国家重点研发计划资助（2022YFC2009905）

# 中枢神经系统
# 退行性疾病临床神经病理学

主　编　王鲁宁　朱明伟　解恒革

副主编　冯　枫　杨国锋　郭燕军

编　者　（以姓氏笔画为序）

王圆圆（国家老年疾病临床医学研究中心／中国人民解放军总医院第二医学中心神经内科）
王鲁宁（国家老年疾病临床医学研究中心／中国人民解放军总医院第二医学中心神经内科）
冯　枫（火箭军特色医学中心神经内科）
朱明伟（国家老年疾病临床医学研究中心／中国人民解放军总医院第二医学中心神经内科）
刘　佳（首都医科大学附属北京天坛医院神经病学中心）
刘家金（中国人民解放军总医院第一医学中心核医学科）
李　珂（国家老年疾病临床医学研究中心／中国人民解放军总医院第二医学中心神经内科）
杨国锋（河北医科大学第二医院老年病科）
沈智辉（中国人民解放军总医院第一医学中心核医学科）
赵恒立（国家老年疾病临床医学研究中心／中国人民解放军总医院第二医学中心神经内科）
徐白萱（中国人民解放军总医院第一医学中心核医学科）
高　雅（河北医科大学第二医院老年病科）
郭燕军（首都医科大学附属北京同仁医院神经内科）
常　燕（中国人民解放军总医院第一医学中心核医学科）
解恒革（国家老年疾病临床医学研究中心／中国人民解放军总医院第二医学中心神经内科）

人民卫生出版社
·北　京·

图书在版编目（CIP）数据

中枢神经系统退行性疾病临床神经病理学 / 王鲁宁，
朱明伟，解恒革主编 . -- 北京 ：人民卫生出版社，
2024. 11. -- ISBN 978-7-117-36802-5
Ⅰ. R741
中国国家版本馆 CIP 数据核字第 20240CJ171 号

| 人卫智网 | www.ipmph.com | 医学教育、学术、考试、健康，购书智慧智能综合服务平台 |
|---|---|---|
| 人卫官网 | www.pmph.com | 人卫官方资讯发布平台 |

中枢神经系统退行性疾病临床神经病理学
Zhongshu Shenjing Xitong Tuixingxing Jibing Linchuang
Shenjing Binglixue

主　　编：王鲁宁　朱明伟　解恒革
出版发行：人民卫生出版社（中继线 010-59780011）
地　　址：北京市朝阳区潘家园南里 19 号
邮　　编：100021
E - mail：pmph @ pmph.com
购书热线：010-59787592　010-59787584　010-65264830
印　　刷：人卫印务（北京）有限公司
经　　销：新华书店
开　　本：889 × 1194　1/16　　印张：17
字　　数：490 千字
版　　次：2024 年 11 月第 1 版
印　　次：2024 年 11 月第 1 次印刷
标准书号：ISBN 978-7-117-36802-5
定　　价：198.00 元
打击盗版举报电话：010-59787491　E-mail：WQ @ pmph.com
质量问题联系电话：010-59787234　E-mail：zhiliang @ pmph.com
数字融合服务电话：4001118166　E-mail：zengzhi @ pmph.com

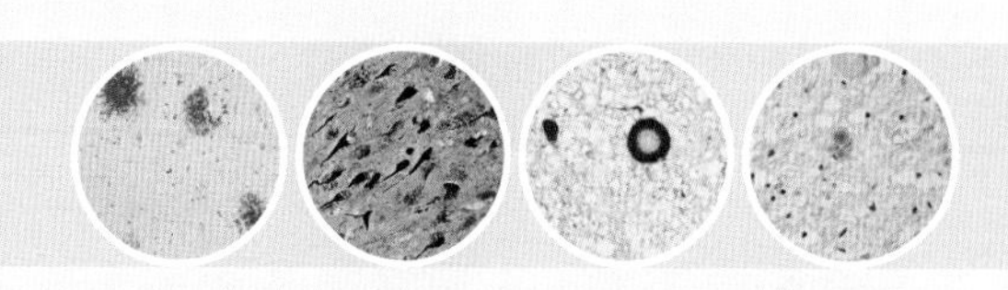

# 主编简介

## 王鲁宁

医学硕士，主任医师，教授，博士研究生导师，曾任中国人民解放军总医院第二医学中心神经内科主任兼老年医学研究所所长，中华医学会神经病学分会神经病理学组组长，中国老年保健医学研究会副会长及老年认知心理疾病分会主任委员，美国哈佛医学院麻省总医院神经病理系访问学者，《中国现代神经疾病杂志》副主编。中国老年保健协会阿尔茨海默病分会荣誉主任委员，《中华老年心脑血管病杂志》副主编。

从事神经病学临床、科研及教学工作50余年，主要研究方向为老年神经病学及神经病理学，特别在神经退行性疾病(阿尔茨海默病、帕金森病)领域具有较深的造诣。先后培养博士后、博士及硕士研究生30余名。任职期间成功申报国家级老年医学重点学科。先后在国内外杂志发表论文百余篇，其中SCI收录20余篇。获军队医疗成果奖二等奖2项。主持及参加多项国家及军队重大科技攻关项目。

## 朱明伟

医学博士，主任医师，中国人民解放军总医院第二医学中心神经内科。曾受邀任日本新潟大学脑研究所病理科客座研究员。现任中华医学会神经病学分会神经病理学组委员，北京医学会神经病学分会神经病理学组副组长，《中国现代神经疾病杂志》编委。

从事老年神经疾病的临床诊疗及神经解剖病理工作30余年，参与北京市神经科临床病理讨论会组委会工作近30年。专注于老年神经退行性疾病的临床病理方法学及诊断学研究，独立完成老年神经病例解剖60余例。在《中华病理学杂志》《中华内科杂志》及《中华神经科杂志》等中华医学会系列期刊发表论文多篇。获军队医学科学技术进步奖二等奖1项，军队医疗成果奖二等奖2项，军队级教学成果奖二等奖1项。参与完成多项国家及军队重大课题，指导10余名博士、硕士研究生完成神经病理相关课题。

## 解恒革

医学博士，主任医师，硕士研究生导师，中国人民解放军总医院第二医学中心神经内科主任。曾赴瑞典卡罗琳斯卡研究院学习。现任中国老年保健协会阿尔茨海默病分会主任委员，中华医学会精神医学分会老年精神病学组委员，《中华老年心脑血管病杂志》执行主编，《中华内科杂志》《中国现代神经疾病杂志》编委，《中华流行病学杂志》通信编委，《中国心理卫生杂志》审稿专家。

从事老年神经病学临床科研与教学保健工作30余年，专长于认知与运动障碍、脑血管病、睡眠障碍与综合医院焦虑抑郁等疾病临床诊治与照护辅导。主持国家主动健康和老龄化科技应对课题2项，发表论文百余篇，获军队医疗成果奖二等奖、北京市科技进步奖二等奖、中华中医药科技进步奖一等奖各1项。

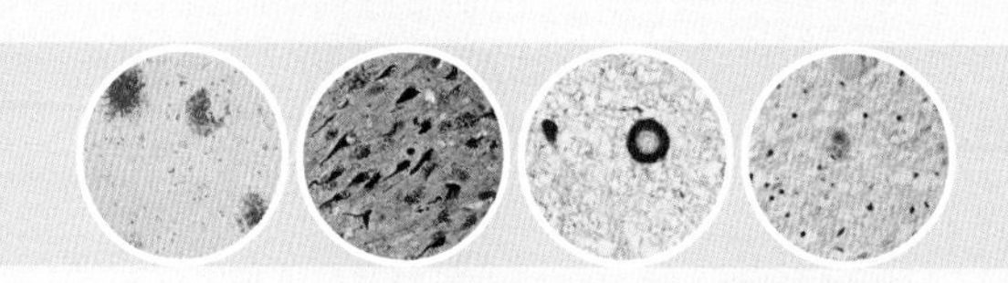

# 副主编简介

## 冯 枫

医学博士，博士后，主治医师，火箭军特色医学中心神经内科。中国人民解放军总医院第二医学中心神经内科博士毕业，第一医学中心神经内科医学部博士后出站。现任中国老年保健协会阿尔茨海默病分会委员，北京神经内科学会认知障碍及相关疾病专业委员会委员、神经精神医学与临床心理分会委员，中国人民解放军医学科学技术委员会神经内科学专业委员会神经病理及遗传病学组委员。

从事神经内科临床工作10余年，主要研究方向为阿尔茨海默病、运动神经元病、额颞叶痴呆等神经退行性疾病的临床及基础研究。以第一作者及通信作者在SCI、MEDLINE及统计源期刊发表论文20余篇。以第一副主译参与《临床神经病学图谱》(第3版)的编写。以第一完成人获军队科学技术进步奖三等奖1项。参与多项国家自然科学基金面上项目、军队医学科技青年培育计划孵化项目。

## 杨国锋

医学博士，主任医师，教授，博士研究生导师，河北医科大学第二医院老年病科（神经内科专业）主任。现任中国老年保健医学研究会老年认知心理疾病分会常务委员，河北省医师协会老年医学分会副主任委员，国家自然科学基金项目评审专家。

主要研究方向为老年期痴呆、帕金森病、老年脑血管病等老年神经系统疾病的临床及基础研究。至今已培养 20 余名硕士、博士研究生。近年以通信作者或第一作者在 *Antioxid Redox Signal*、*Cell Biochem Biophys*、*Neurol Res*、《中华神经科杂志》《中华内科杂志》《中华神经医学杂志》等国内外期刊发表论文 30 余篇，其中多篇被 SCI 及 MEDLINE 期刊收录。以第一完成人获河北省医学科技进步奖一等奖及河北省科技进步奖三等奖各 1 项。以课题负责人获国家自然科学基金、国家重点实验室开放课题、省政府资助临床医学优秀人才、省自然科学基金、省科技厅指令性课题、省卫生厅课题等多项基金资助。

## 郭燕军

医学博士，主任医师，教授，博士研究生导师，首都医科大学附属北京同仁医院神经内科副主任。曾任哈佛医学院麻省总医院神经内科访问学者。现任中华医学会神经病学分会痴呆与认知障碍学组委员，北京医学会神经病学分会委员、痴呆与认知障碍学组委员、感染学组委员，国家朊病毒病监测网络临床专家。

从事神经内科临床和教学工作 20 余年，专注于认知障碍、神经感染与神经免疫疾病的临床、神经病理、影像与基础研究，特别是在朊病毒病相关研究领域取得较多成果。发表论文 70 余篇，主持国家自然科学基金 1 项及国家级继续教育项目 1 项。

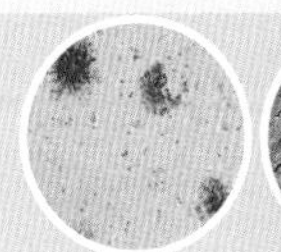 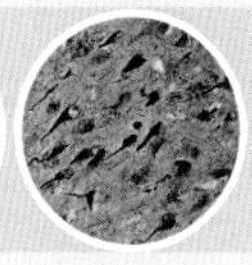 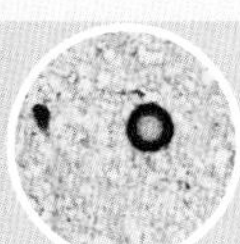 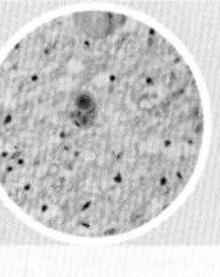

# 序

中枢神经系统退行性疾病是目前国内外神经科学界最为活跃的研究领域之一，也是神经系统诸多疑难重症诊断治疗最为棘手的疾病之一。数百年间，人类陆续认识了以阿尔茨海默病及帕金森病为代表的多种中枢神经系统退行性疾病，而所有这些疾病的发现均有赖于神经病理学的杰出贡献，即使是在科学技术发展已进入蛋白质组学以及分子遗传学的今天，经典的神经病理学依然是我们认识疾病，应用临床新技术，以及寻求有效诊断、治疗靶点不可或缺的重要基础。

与国际临床神经病理学科相比，由于我国临床尸检病例匮乏，在一定程度上制约了该领域的发展。所幸本书的作者团队总结了几十年临床神经病理学的工作经验，并结合目前国内外相关领域的研究进展撰写了《中枢神经系统退行性疾病临床神经病理学》一书，系统介绍开展临床神经病理工作的技术方法和实验设备，特别注重结合临床及神经影像表现对神经系统主要退行性疾病的病理组织学改变进行了详尽阐述，图文并茂，内容丰富，弥足珍贵，为从事神经科学领域工作的临床医师及研究人员，为医学院各级学员提供了一部不可多得的重要参考书。希冀此书能助力我国神经退行性疾病的研究进展，造福更多的患者及家庭。

谨以此序祝贺本书出版，并愿读者能从中获益良多。

中国工程院医药卫生学部院士<br>
中国医学科学院学部委员　田金洲<br>
2024 年 9 月 9 日敬书

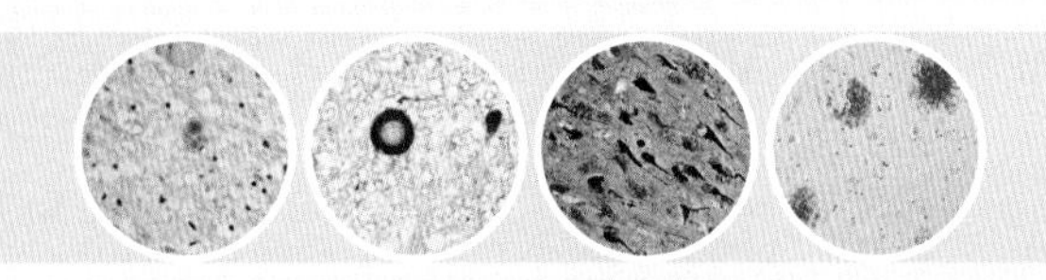

# 前 言

神经退行性疾病是一组以中枢神经系统选择性神经元变性脱失为主要病理改变，临床表现为进行性认知功能障碍以及渐进性运动能力丧失的难治性疾病，也是迄今为止神经系统疾病中研究最为活跃的领域之一。

神经科学对神经退行性疾病的认识始于经典的组织病理学所见，后又实现了从蛋白质病理到分子病理学的飞跃。在这一发展进程中，各种临床评估量表、神经影像改变、疾病相关生物标志物设定以及诸多临床指南的制定均需要得到病理诊断作为“金标准”予以验证。基于对神经退行性疾病临床与基础研究重要性的认识，国际上自20世纪70年代末已相继建立了大型脑组织库，积极开展相关的临床—病理研究，对阐释神经退行性疾病的发病机制以及探索早期诊断、精准治疗起到了有力的推动作用。但我国因解剖病例匮乏，即使获得有限的神经解剖病例，也因未行规范化神经病理检查而不能发挥对临床科学应有的贡献。故此，本书旨在系统介绍临床神经病理的技术方法以及常见神经退行性疾病的病理组织学特征，以期对我国该领域的临床及基础研究工作有所补益。

中国人民解放军总医院具有较高的病理尸检率，特别是第二医学中心（国家老年疾病临床医学研究中心）高度重视临床病理的相关研究，尸检率在医院管理质量评定中历年来均居榜首。因此其下属老年神经内科有幸获得目前国内最大样本的老年神经退行性疾病解剖病例资源。近三十年来，在多项国家及军队科研项目的资助下，完善了组织库建设，并且广泛开展与国际同步化蛋白质病理免疫组化等技术方法，代表了国内神经退行性疾病临床病理诊断的前沿水平。

本书编者主要以中国人民解放军总医院的神经系统解剖病例为素材，结合在该领域的实践经验，同时参考国际文献中神经退行性疾病临床病理研究进展，撰写完成国内神经退行性疾病的临床病理学专著。

该书共分十章，分别介绍神经病理实验室的基本设备及实验技术；中枢神经系统重要解剖结构及组织学特点；神经退行性疾病的临床表现、基本病理组织学改变以及蛋白质病理表达特征，内容丰富，图文并茂，可供从事神经科、老年科、精神科、神经影像以及病理专业的临床医师及相关基础研究人员参考。

本书主编曾师从我国临床神经病理学及临床神经病学前辈黄克维教授。

黄克维教授创建了中国人民解放军总医院神经病理室，为规范化、标准化开展临床神经病理工作奠定了坚实的基础。

书中珍贵的影像及病理图片大多源自多年积累的临床解剖病例，为此衷心感谢中国人民解放军总医院老年神经内科团队几代人的辛勤付出，使得临床资料悉数完整；感谢中国人民解放军总医院病理科及原神经病理室团队的前辈及技术人员共同搭建的神经病理技术平台，使得神经病理的临床及相关研究工作延续至今。

书中部分图片获赠于国际神经病理学专家，包括美国哈佛医学院麻省总医院神经病理实验室 Richardson 教授，日本新潟大学脑研究所高桥均教授以及奥地利维也纳医科大学神经病理室 Budka 教授等，在此一并致谢。

本书还获得国家重点研发计划——AD/PD 影像数据技术规范的建立、诊疗专家共识 / 指南的更新（2022YFC2009905）的大力支持。

限于我们的学识有限，本书缺憾之处难免，因此真诚希望读者给予批评指正，使之日臻完善。

编者

2024 年 4 月

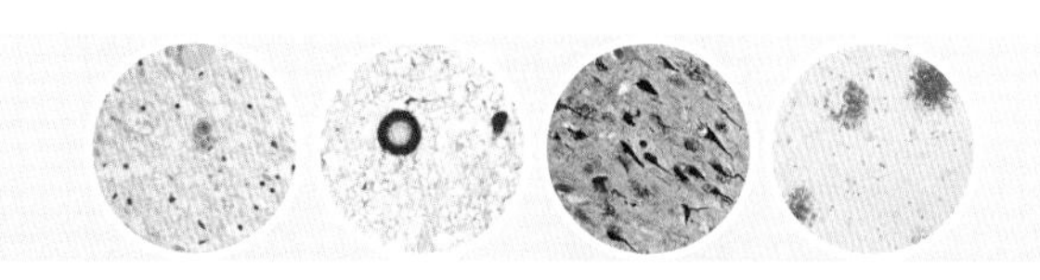

# 目 录

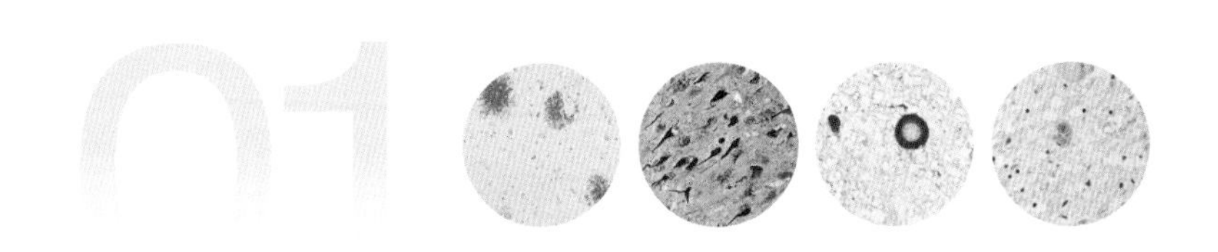

# 第一章

## 脑与脊髓的解剖方法

尽管分子生物学、神经影像学技术的发展使许多神经系统疾病的生前诊断成为现实，亦可通过脑组织活检等方法确诊这些疾病，但对大多数神经退行性疾病而言，由于其组织学改变及病变分布的特殊性，解剖病理检查仍然是诊断这类疾病的最可靠方法，并且解剖病理获得的组织标本亦可为深入研究疾病病理机制提供详尽资料。

### 第一节 脑与脊髓标本的采取

神经系统的解剖应该在具备解剖条件的场所内进行，并需要基本的解剖器械（图 1-1-1）及常用设备与试剂（图 1-1-2）。进行神经解剖前，解剖医师或技术人员应了解病史以及临床医师对解剖有无特殊需求和说明，以便获取详尽的尸检资料。国内外神经病理实验室或普通病理解剖室脑与脊髓标本的采取方法基本相同。

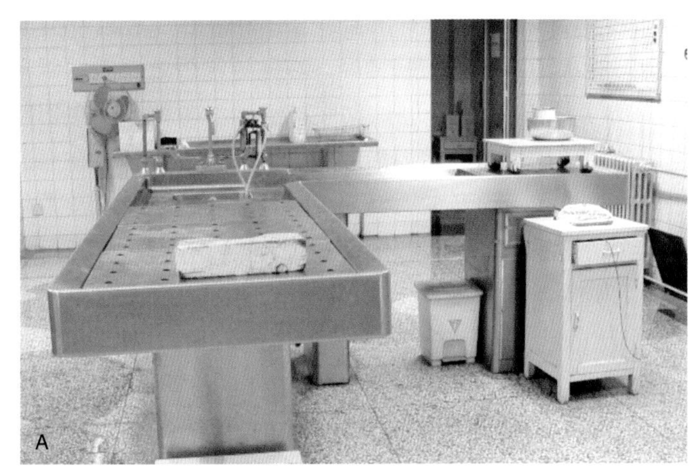


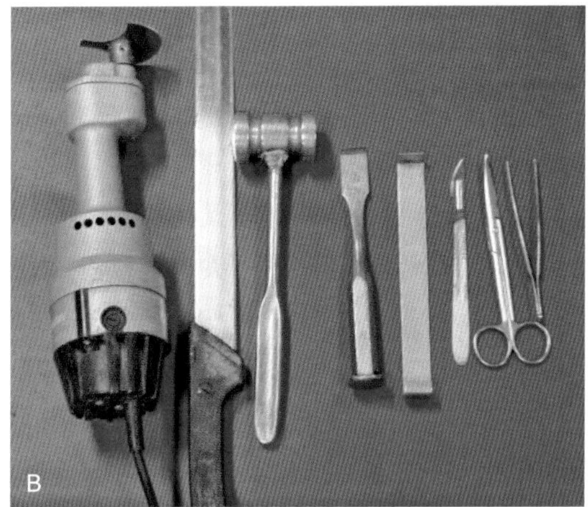


图 1-1-1 脑与脊髓标本采取的场所与器械
A. 解剖台；B. 脑与脊髓标本采取的器械

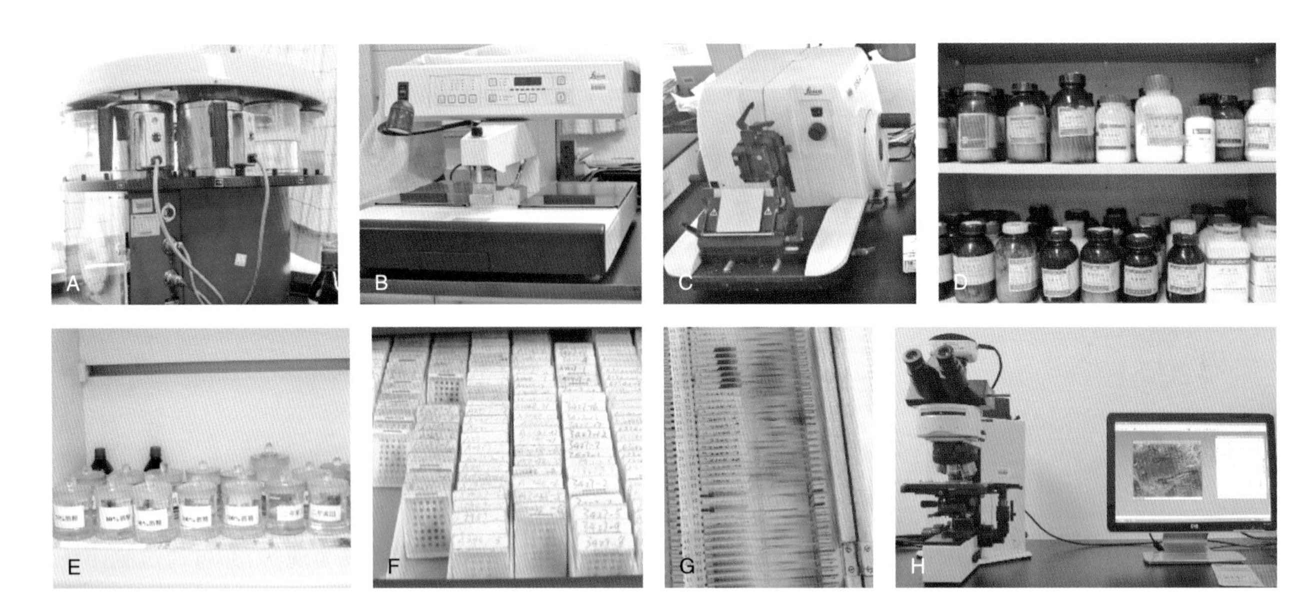


图 1-1-2　神经病理实验室常用设备与试剂

A. 自动脱水机；B. 组织包埋机；C. 组织切片机；D. 组织染色常用试剂；E. 组织切片常规染色流程；F. 脑组织蜡块存档；G. 脑组织切片存档；H. 显微照相系统

## 一、脑大体标本的采取技术

将尸体仰卧位放置于解剖台，后枕部垫木枕，剖检者站在尸体头端。一般选择双侧耳后乳突部起始切开并分离头皮（图 1-1-3A）。暴露颅骨后剥离头皮向前至眉弓处，向后至枕骨粗隆以下（图 1-1-3B）。用刀横断两侧颞肌。环形锯开头顶部颅骨，锯口前起自眉弓上大约 1cm，向后下方走行，经过颞骨鳞部，向后上方达枕骨粗隆部。为确保解剖后颅骨的复位稳定，以耳郭前缘为准，颅骨侧面锯线应呈约 150° 钝角；注意锯口深度勿偏及硬膜及脑组织。揭开颅骨，用手术刀小心将硬脑膜从颅骨分离，注意观察硬脑膜外有无血肿等异常改变。用带齿镊提起额极矢状窦旁硬膜并用小刀切开，将组织剪钝头伸入切口内挑起硬膜，沿颅骨断面环形剪开硬膜至枕骨粗隆部。翻开硬膜后即可暴露大脑半球凸面，应检查硬膜内侧面及大脑半球表面有无出血、渗出及肿物，注意脑回是否肿胀，蛛网膜下腔是否有出血或渗出物。在颅腔前部剪断大脑镰后，轻轻将前部大脑托起，用小尖刀或者尖剪刀逐次切断血管与脑神经。在贴近筛板处离断两侧嗅神经，在靠近视神经孔处离断两侧视神经，在两侧海绵窦处离断颈内动脉、动眼神经和滑车神经。在切断神经与血管时，尽量在远端离断，以便保留较多组织备用。用小刀或剪刀沿颞骨岩部切断小脑幕。在靠近颅底骨孔处先后切断两侧三叉神经、外展神经、面神经、前庭蜗神经（听神经）、舌咽神经、副神经以及舌下神经，剪断两侧椎动脉，用小尖刀在枕骨大孔处将延髓下端与颈髓离断（图 1-1-3C），然后分离并剪断后枕部的硬膜。一手托住大脑顶枕部，另一只手伸入颅后窝保护脑干及小脑，小心地从颅腔内取出完整的脑标本。

取脑后应首先检查全脑外观，观察有无脑组织萎缩或肿胀，表面是否出血（图 1-1-4），是否存在脑组织局部膨出，有无各种脑疝等。然后称重，将检查所见详细记录，并拍照留档。以 10% 甲醛溶液固定脑标本。标本入液时，将脑底部向上，用一细线穿过基底动脉，将脑轻轻提起，悬浮于标本缸内，固定液液面应该超过标本 5cm 左右。

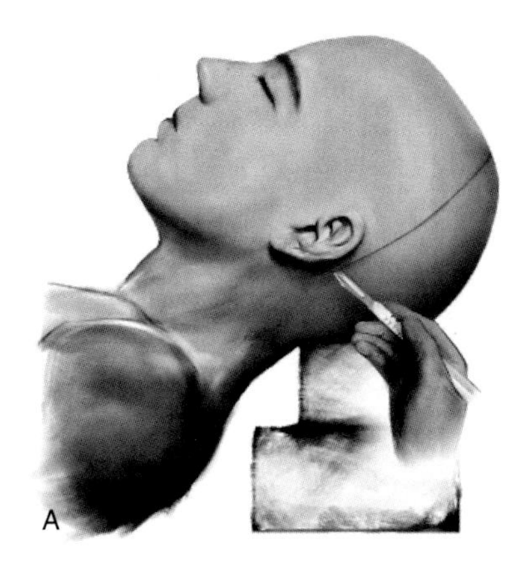

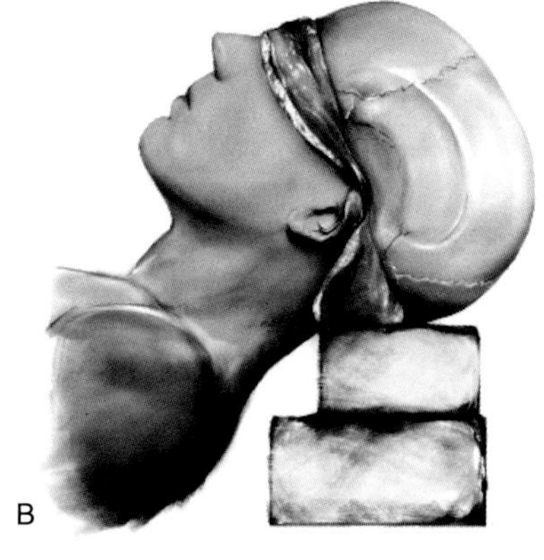

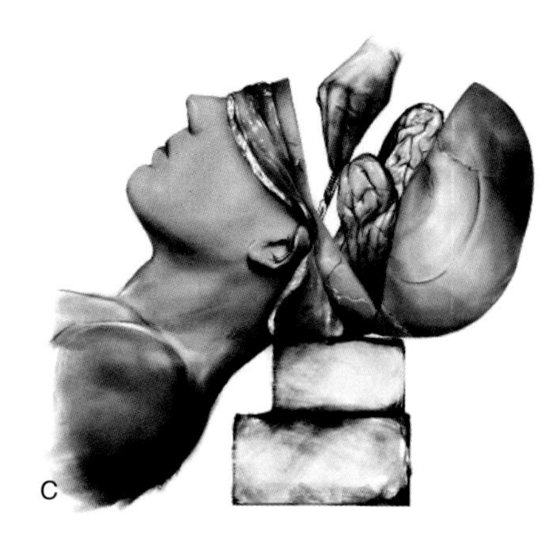


图 1-1-3　开颅取脑

A. 分离头皮；B. 暴露颅骨；C. 开颅取脑

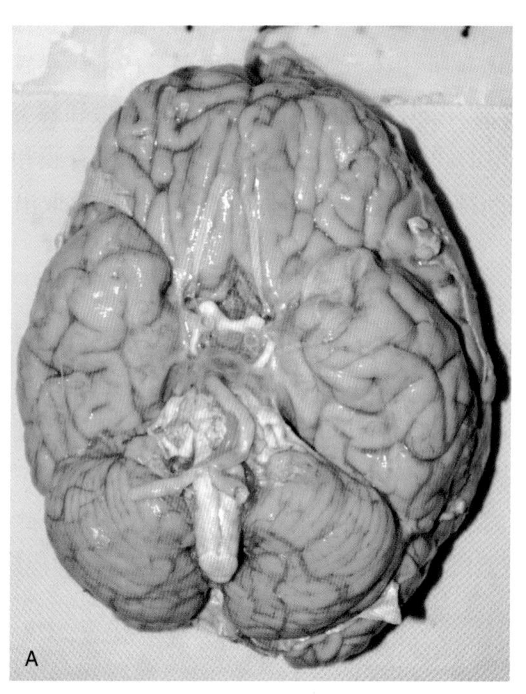

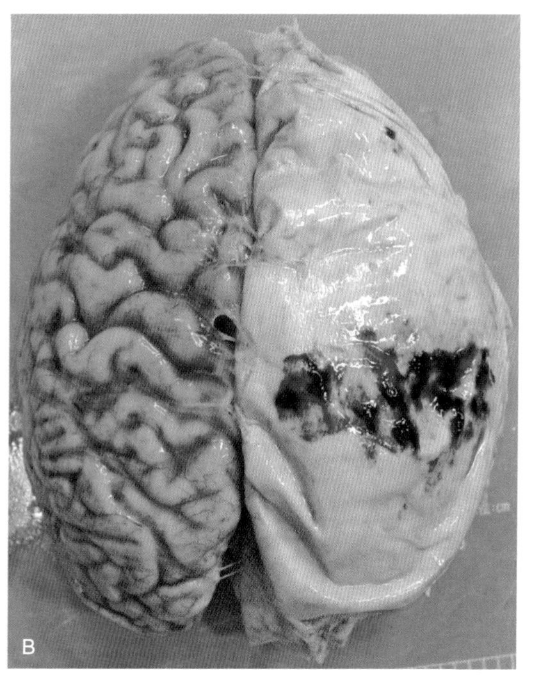


图 1-1-4　新鲜脑标本的大体观察

A. 老年脑底面观；B. 老年脑顶面观（脑沟增宽、脑回变窄、硬膜内侧面新鲜出血）

一般固定 2 周左右，即可进行脑剖面检查并进行组织取材。如需建立组织标本库，则在取出新鲜脑标本后，尽快将需要冰冻保存的脑组织与进行常规病理诊断脑组织分离。国外脑组织库的标准方法是取脑称重后，迅速将大脑和小脑半球从正中切开，一侧半球进行上述的常规固定，用于临床病理诊断，另一半则置于低温冰箱保存，用于生化、分子病理及蛋白质检测。如需要，脑干亦可对称切开后冻存。

神经退行性疾病的电镜观察也很重要，必要时应留取相关的组织标本供超微结构观察。为保证制备理想的超薄切片，所采取的脑组织应在最短时间内置入固定液中，一般要求 1~2 分钟内完成。操作时所用刀剪要锋利，动作要轻巧，避免组织挤压。取材组织块以 1~2mm$^3$ 为宜，一般采用 3%（pH 7.4）新鲜配制的戊二醛固定，置于 4℃冰箱保存，但时间不宜过久。

## 二、脊髓大体标本的采取技术

最常采用的方法是从前方切开椎体，该方法的优点是不影响外观而且可以配合内脏剖解共同完成。一般在胸腹腔脏器取出后再切开椎体。通常从上颈部椎体开始，向下达第4、5腰椎椎体平面。在椎体两侧以50°斜角方向伸入锯刀并锯开椎骨，注意上方应尽量靠近颈枕交界的上颈段椎体，揭开锯刀前方椎体而暴露椎管，然后依次剪断两侧的齿状韧带，在颈膨大及腰膨大节段尽量暴露较多的脊神经根，以便于脊髓取出后固定，根据神经根粗细程度而进行脊髓节段的定位。也可以在脊髓取出椎管前，用细线在左侧$T_1$（第1胸神经）后根，结扎标记，便于以后脊髓节段定位。从椎管下端起始部位将脊髓及硬膜取出。有时病灶位于延髓下端或颈髓上端，可先将大脑、小脑及脑干分离，但不在枕骨大孔处切断延髓与颈髓的连接，待脊髓分离完毕后将脑提起，从枕骨大孔逐渐抽出脊髓，如此脑和脊髓为一完整标本，便于详细观察延髓及颈上节段的病灶。

另一种脊髓组织采取方法是从背侧入路，适合于单纯脑与脊髓解剖的病例。方法是将尸体俯卧位置于解剖台上，木枕垫在颈部。在后枕部经各脊椎的棘突沿中线做纵行切口，直达骶尾部。用小刀向两侧剥离枕部头皮，暴露枕鳞和各椎体，然后分离各椎体棘突两侧的骶棘肌，以便暴露椎体的椎弓。待椎弓暴露充分后，在位于两侧横突根部与横突之间锯开椎弓，并用咬骨钳从骶尾部自下而上打开已离断的椎弓和棘突，进而暴露椎管腔。最后在枕骨大孔下方，环形剪开游离在椎管中的硬脊膜，并在腰骶部低位横断硬脊膜和马尾，然后轻轻用齿镊夹住硬脊膜，提起脊髓，自上而下从两侧离断神经根，这样便可以将脊髓全长完整取出。

## 三、脑和脊髓的组织病理取材

神经系统疾病的脑组织取材部位一般为额极及中央前回。在取中央前回时，应在大脑未切开时先确定中央沟的位置并做好标记，以便切开后容易寻找。中央沟的走行起始于大脑半球的内侧面，转向外侧面后下行。在此沟附近可用墨汁画线或刻画刀痕做标记。此外，还需取顶叶、颞上回、颞中回、枕叶有纹区、海马、基底节（包括尾状核、豆状核、内囊）及丘脑，其中基底节与丘脑的取材最好在灰结节平面进行。脑干需在中脑上丘、下丘，脑桥上、下平面以及延髓上、下平面取材。小脑需取小脑半球及齿状核。此外，还需留取脑血管标本。脊髓组织取材颈髓上段和下段、胸髓上段和下段、腰髓及骶髓。神经退行性疾病的常规脑组织取材代表性部位如图1-1-5~图1-1-9所示。

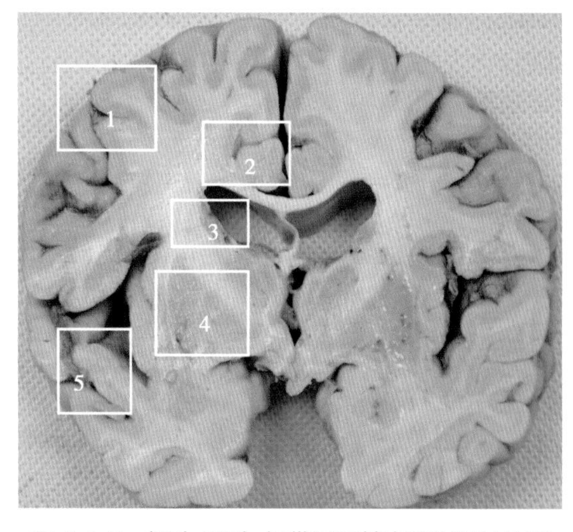


图1-1-5 额叶、颞叶、扣带回及基底节的取材位置
1. 额中回；2. 扣带回；3. 尾状核；4. 苍白球与壳核；5. 颞上回与颞中回

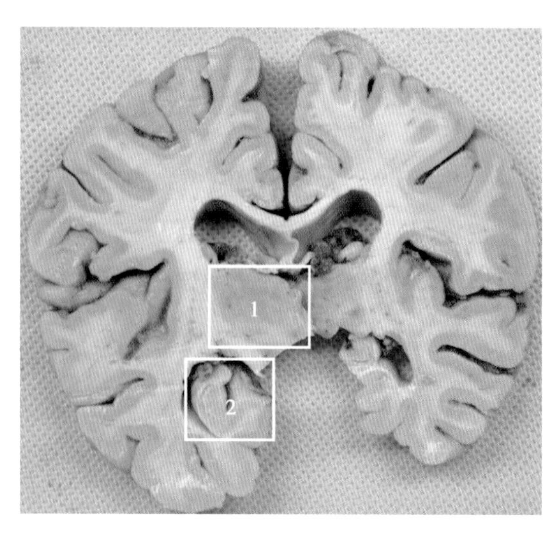


图1-1-6 丘脑及海马的取材位置
1. 丘脑；2. 海马

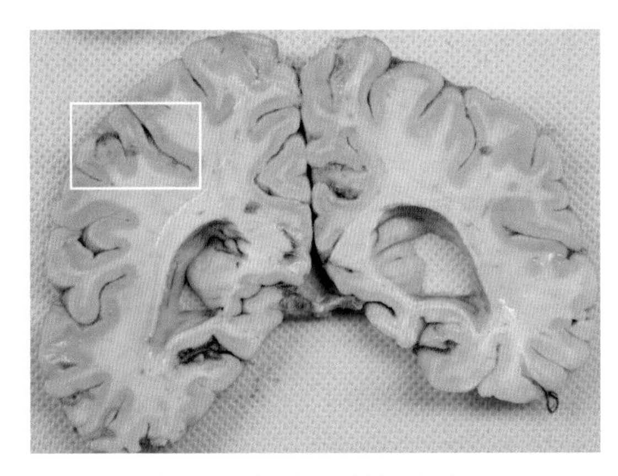

图 1-1-7　顶下小叶的取材位置

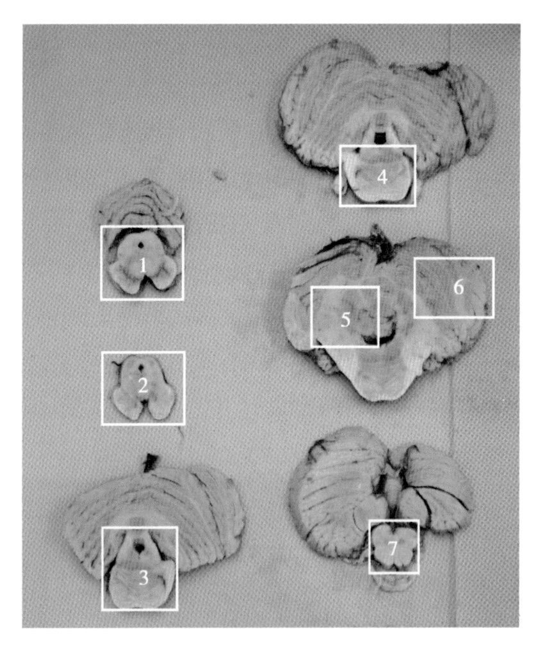


图 1-1-8　脑干及小脑的取材位置
1-2. 中脑；3-4. 脑桥；5. 齿状核；6. 小脑半球；7. 延髓

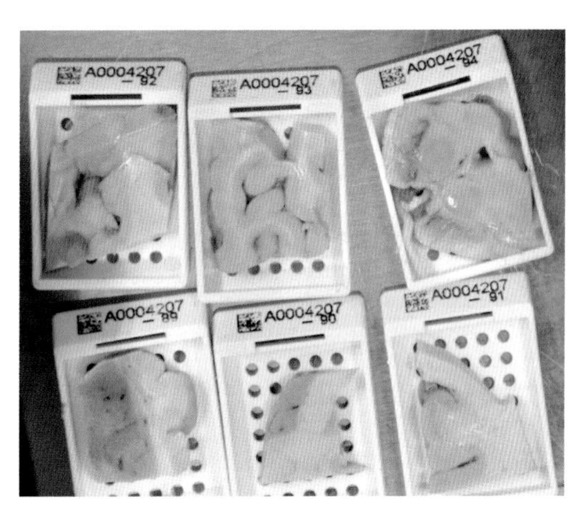


图 1-1-9　取材后的脑组织置于包埋盒

由于神经退行性疾病的病变分布不同，故应根据临床诊断及病变区重点选择取材部位，如对多系统萎缩、脊髓小脑变性及运动神经元病的标本，应尽可能取脊髓的相应受累节段，而对痴呆等疾病，除上述脑区外，还应重点取杏仁核、无名质（Meynert 基底核）、扣带回、顶叶及岛叶皮质等。

（朱明伟　王鲁宁）

# 第二节　标本的大体及显微镜观察

## 一、标本的大体观察

脑标本固定大约 2 周后进行切脑取材，首先从固定液中取出标本并用自来水冲洗数小时后开始切脑。

切脑前应仔细检查大脑、脑干、小脑及脊髓的外观(图 1-2-1、图 1-2-2)。首先观察并分离出脑底主要大动脉及 Willis 环(大脑动脉环),观察记录动脉硬化情况及其程度,有无血栓及动脉瘤。然后剪开上矢状窦,观察有无血栓形成;切除硬膜,检查有无硬膜外、硬膜下出血、渗出或结节。观察蛛网膜有无增厚及色泽是否正常,蛛网膜下腔有无积血、渗出或转移性病灶;动、静脉有无异常,如血管团或动脉瘤等。注意脑回有无萎缩或肿胀,脑沟有无变浅或增宽。观察有无脑疝,并详细记录。脑疝包括海马前疝(海马钩向下疝入小脑幕切迹内)、海马后疝(海马回向下疝入小脑幕切迹内)、扣带回疝(扣带回组织疝入大脑镰下缘前 2/3 与胼胝体之间间隙)、小脑蚓疝(小脑上蚓前部向上疝入小脑幕切迹,可压迫中脑)、小脑扁桃体疝(双侧小脑扁桃体向下突出疝入枕骨大孔)。注意观察脑外表面局灶性病变,如软化、坏死、出血、萎缩、脓肿、肿物等,如存在病变则需要描述并记录其病变范围及性质等,并需拍照存档。

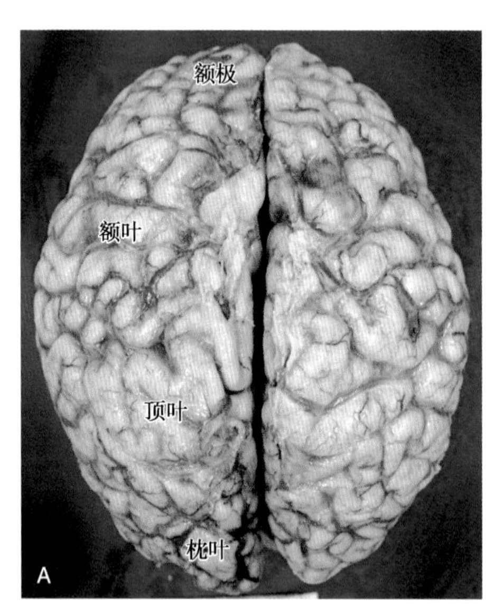


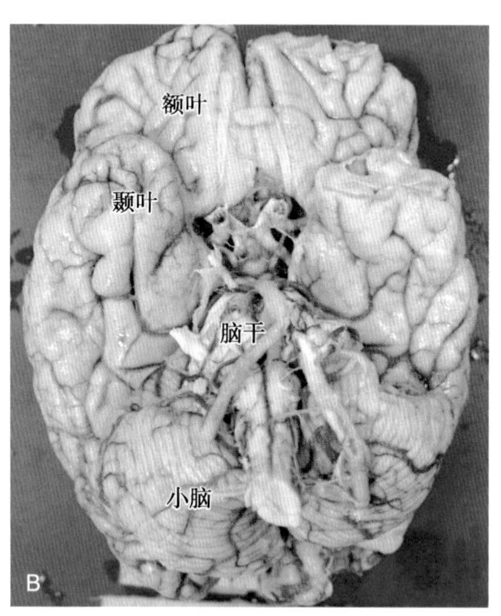


图 1-2-1 老年脑固定后的大体观察

A. 顶面观;B. 底面观

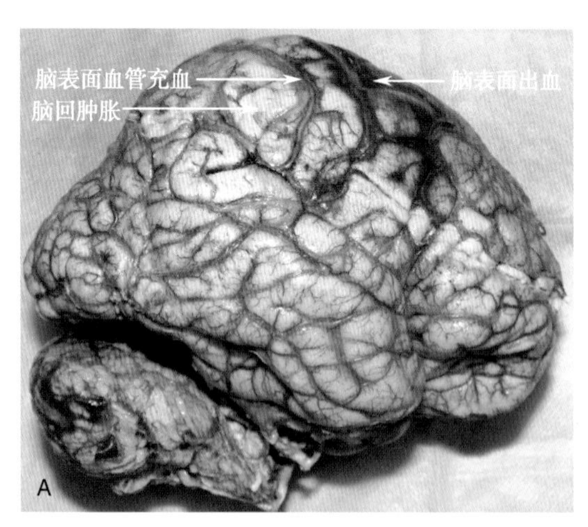


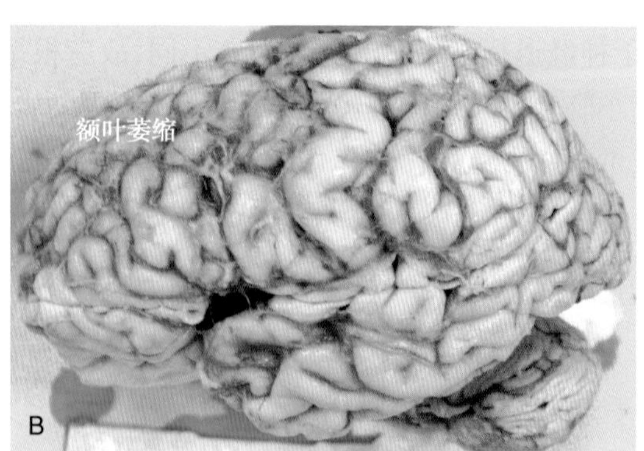


图 1-2-2 患者脑大体观察

A. AD(阿尔茨海默病)合并 CAA(脑淀粉样血管病)患者脑的右侧面观;B. PDD(帕金森病痴呆)患者脑的左侧面观

外观检查后应行脑剖面观察。为准确显示病变特点可选择三种切脑方式,即冠状切脑、矢状切脑及水平切脑。冠状切脑为常规切脑法,可满足大多数病例的病变观察需求。一般中线部位病变,如垂体瘤、畸胎瘤等，可采用矢状切脑法。如需要观察广泛脑白质损伤，如白质脑病、脱髓鞘病变等，则可采用水平切脑法。

冠状切脑法是将脑底向上置于桌面，用脑刀在灰结节处作第一冠状切面，然后再将脑干与小脑在中脑与间脑连接处离断。中脑与间脑离断时，应将手术刀置于脑干垂直方向并以刀尖轻压乳头体后向下插入，分别向左右切断大脑脚，此时轻提小脑半球，即可将脑干与小脑取下。进行大脑冠状切面时，为保证脑片厚薄一致且切面平整，应常规使用切脑框（通常使用不锈钢制成的长方形框），将大脑置于框内，用切脑刀将大脑切成 1~1.2cm 厚度的脑片。依前后解剖次序排列于桌面上或者托盘内。切割脑干时，应先用墨汁在左侧脑干腹侧从中脑至延髓画一墨迹（以便包埋后制成切片时仍能辨认左右侧），然后切成 0.5~0.6cm 厚度的横切片，切片包括小脑。

切脑后即可系统观察大脑、基底节、脑干及小脑的病变（图 1-2-3）。需注意脑室系统是否对称，有无受压或扩大，室管膜有无渗出物；灰白质交界是否清晰，灰质有无增厚或变薄；白质色泽是否正常；脑内有无病灶，如坏死、软化、出血及肿物等。

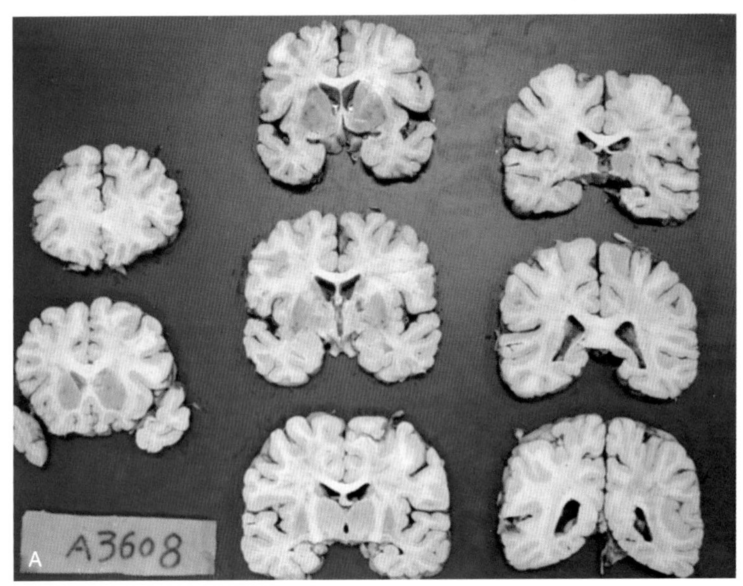


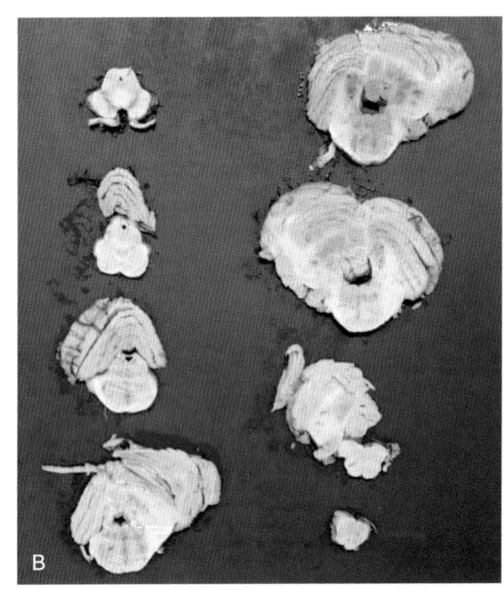


图 1-2-3　大脑、脑干及小脑的切面观察

A. 大脑的各冠状切面；B. 脑干及小脑的各水平切面

根据生前病变部位和病因推断，还可以考虑采用矢状位及水平位切脑，如第三脑室病变或松果体区肿瘤等。从矢状裂处将胼胝体、脑干及小脑沿中线切开，一半作为大体标本保留，另一半则可以再制作冠状切面。

大面积脑梗死或脑出血，较大的胶质细胞肿瘤及同心圆性硬化（Balo 病）等可根据需要水平切脑，以便最大程度暴露病灶，观察其与侧脑室及第三脑室的位置关系。

一些神经退行性疾病如肌萎缩侧索硬化、脊髓小脑变性等，脊髓的观察至关重要。对固定后的脊髓，应注意观察硬脊膜表面有无炎性病变以及出血改变等。在脊髓前、后中线处切开硬脊膜，辨认出脊髓的腹侧及背侧。腹侧可见较大的脊髓前动脉贯穿于脊髓前正中裂内，发出脊神经前根的位置欠整齐。背侧无中间血管，双侧脊髓后动脉位于后外侧沟内，脊神经后根进入脊髓处的位置较整齐，呈直线。脊髓背侧血管较腹侧丰富。观察脊髓形态时，应重点观察颈膨大、腰膨大以及其余脊髓节段的直径，还应观察脊神经前、后根的直径（图 1-2-4）。

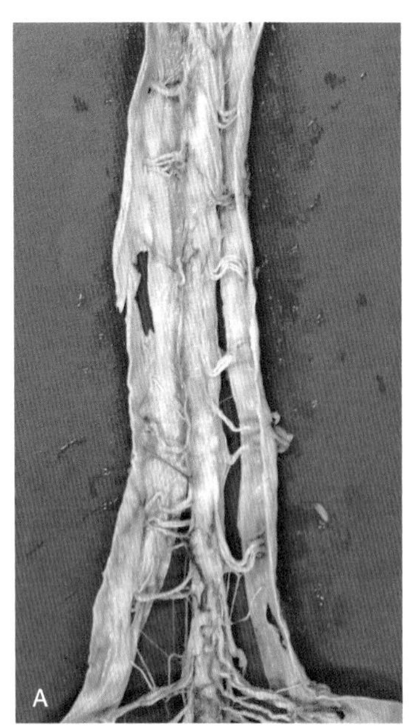


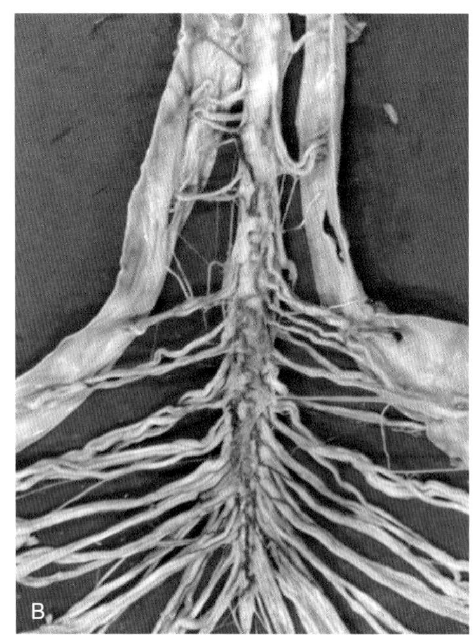


图 1-2-4　脊髓的大体观察

A. 胸髓及神经根；B. 腰、骶髓及神经根

## 二、标本的显微镜观察

### （一）普通显微镜观察

普通光镜观察是神经退行性疾病病理诊断与科学研究最基本的技术手段，包括阿尔茨海默病、帕金森病、运动神经元病在内大多数神经退行性疾病早期病理组织学特征的描述均得益于光学显微镜的观察，至今它仍然是神经退行性疾病病理诊断过程中最重要的环节之一。需检查的组织标本大小一般不应小于 20~25mm$^2$，各脑叶应包括蛛网膜、灰质全层及白质结构。为了较清晰地观察病变在脑组织内分布的特征，有时需制作大切片以供照相及进行镜下定量、定性观察；如完整的双侧半球切片、单侧半球切片或一侧完整的基底节 + 内囊 + 丘脑切片，以及包括乳头体在内的完整间脑切片等。神经病理工作者需掌握神经组织的基本结构，如大脑各叶皮质、小脑皮质、古皮质的分层特征；新纹状体与旧纹状体的区别（新纹状体包含许多小神经细胞及少量大型神经细胞，旧纹状体仅有少量大型神经细胞）；脑干躯体运动核（舌下神经核）以及内脏运动神经核（迷走神经背核）的形态特征。

观察切片时应先用低倍镜（10 倍、20 倍、40 倍依次观察）作一鸟瞰，有时可先用肉眼或 4 倍镜下观察以初步定位，然后详细观察病变性质。既要观察各种神经退行性疾病的共有特征，更要寻找特征性改变如老年斑、神经原纤维缠结、路易体、皮克小体、气球样神经元变性以及其他类型细胞内包涵体结构。每一张切片都应详细观察、描述与记录病变特点，最终将全部观察所见综合分析，结合临床信息完成病理诊断。诊断依据不足时，应补做切片，并进行相关特殊染色，重新观察分析，可能会发现新的诊断线索。

### （二）电子显微镜观察

在形态学上，通常人们将肉眼可见（大于 0.2mm）的称为宏观形态结构，光镜下观察到（大小介于 0.2μm~0.2mm 之间）的称为微观形态结构，而将光镜下难以辨认（小于 0.2μm）的称为超微形态结构。20 世纪 30 年代，德国科学家 Max Knoll 和 Erns 发明了电子显微镜，将人们的视线带入了超微世界领域，这项技术在神经科学中也很快获得了应用。从 20 世纪 60 年代开始，电子显微镜技术被广泛应用于阿尔茨海默病神经原纤维缠结、帕金森病路易体等神经退行性疾病特殊包涵体结构及其生物物理学特性的研究。从最初单纯的超微结构观察到后来的蛋白质免疫电镜方法的应用，极大推动了对这些特殊包涵体生物物理学特性的认识。

电镜观察与普通光镜观察最大的不同是标本制作方法特殊。解剖时取出的新鲜组织迅速用锐利刀剪，切下 1~2mm 大小组织，用滤纸吸取血液及组织液，立刻放入 0~4℃的 2.5%~3% 戊二醛中预固定 1~2 小时，然后用含 0.2mol/L 蔗糖的 0.1mol/L 磷酸缓冲液漂洗大约 1 小时，中间至少换液 3 次。再用 1% 锇酸固定液固定 1~2 小时，温度为 4℃。接着用丙酮进行脱水，于 4℃进入 50%、70% 锇酸各 10~15 分钟，在室温下进入 90% 及 100% 锇酸(3 次)，每次 10~15 分钟。脱水后再浸透约 1 小时方可进行包埋，包埋剂以环氧树脂为基本成分，再加入硬化剂配制而成。经 1∶1 浸透的组织块，换成纯包埋剂，从中挑一块放入包埋囊中，向囊内加入包埋剂，不加盖，37℃过夜。次日升温到 60℃共 48 小时固化，降温后取出包埋块即可进行切片。先制成 1μm 厚的半薄切片，HE(苏木精 - 伊红)或者甲苯胺蓝染色后，光镜下观察，目的在于筛选定位，为与超薄切片在电镜下所见关联起来进行研究，根据半薄切片的定位再制备超薄切片，将超薄切片贴附在有支持膜的支持网上。然后用醋酸铀及枸橼酸铅染色即可用电镜进行观察，电镜观察超薄切片程序与光镜观察一样，由低倍到高倍，纵观全貌，然后仔细观察某一细胞或者细胞的某一部位，如细胞核、细胞质内亚细胞器或者细胞膜，细胞内的特殊包涵体等。

(三) 荧光显微镜及激光共聚焦扫描显微镜观察

**1. 荧光显微镜观察** 荧光显微镜是光学显微镜的一种，用以研究细胞内物质的吸收、运输、化学物质的分布及定位等，也用于现代神经退行性疾病的病理研究中。它以紫外线为光源照射被检样品，使之发出荧光，然后在显微镜下进行观察。荧光显微镜的照明方式通常为落射式，即光源通过物镜投射于样品上；光源为紫外光，波长较短，分辨力高于普通显微镜；它有两个特殊的滤光片，光源前的用于滤除可见光，目镜和物镜之间的用于滤除紫外线，以保护人眼。

荧光显微镜的标本制作有别于普通光学显微镜。其载玻片厚度应在 0.8~1.2mm 之间，过厚的玻片，不仅光吸收多，还不能在标本上聚集激发光。载玻片必须光洁，厚度均匀，无明显自发荧光。盖玻片厚度在 0.17mm 左右，且表面光洁。为了加强激发光，也可使用干涉盖玻片，这是一种特制的表面镀有若干层对不同波长的光起到不同干涉作用的物质(如氟化镁)的盖玻片，它可以使荧光顺利通过而反射激发光，这种反射的激发光可激发标本。对标本的要求是组织切片或其他标本不能太厚，若太厚则激发光大部分消耗在标本下部，而物镜直接观察到的上部不能充分激发。另外，如细胞重叠或杂质掩盖，则影响判断。封裱剂常用甘油，必须无自发荧光，无色透明，荧光的亮度在 pH 8.5~9.5 时较亮，不易很快褪去。一般用暗视野荧光显微镜和油镜观察标本时，必须使用镜油，最好使用特制的无荧光镜油，也可用上述甘油代替，液体石蜡也可用，只是折光率较低，对图像质量略有影响。熟悉激发滤光片的选择原则：一般荧光显微镜配有紫外(激发光波长 330~400nm)、蓝色(420~485nm)、绿色(460~550nm)和紫色(395~415nm)激发荧光滤光片，每种激发滤光片有厚、薄两种，厚的用于观察荧光显微镜的暗视场，薄的用于较明亮视场时。激发滤光片选择要使荧光明亮而背景适中，背景太亮会影响荧光观察，背景太暗则看不见组织细胞结构。

荧光显微镜的使用方法：①打开灯源，超高压汞灯要预热几分钟才能达到最亮点。②透射式荧光显微镜需在灯源与聚光器之间装上所要求的激发滤光片，在物镜的后面装上相应的阻断滤光片。落射式荧光显微镜需在光路的插槽中插入所要求的激发滤光片 / 双色束分离器 / 阻断滤光片的插块。③用低倍镜观察，根据不同型号荧光显微镜的调节装置，调整光源中心，使其位于整个照明光斑的中央。④放置标本片，调焦后即可观察。使用中应注意：未装滤光片不要用眼直接观察，以免引起眼的损伤；用油镜观察标本时，必须用无荧光的特殊油镜；高压汞灯关闭后不能立即重新打开，需经 5 分钟后才能再启动，否则会不稳定，影响汞灯寿命。

**2. 激光共聚焦扫描显微镜观察** 自 20 世纪 80 年代激光共聚焦扫描显微镜问世以来，其在细胞生物学研究领域的应用越来越广泛，在现代临床神经病理学的研究中也已成为不可缺少的重要工具。激光共聚焦扫描显微镜具有普通光学显微镜与荧光显微镜的功能，但与普通光学显微镜比较，它能够对样品的任何一点清晰成像，能够对细胞内部结构进行非浸入式光学断层扫描成像，从亚细胞水平立体、动态地观察被检样品的结构与功能。激光共聚焦扫描显微镜的主要观察对象是活细胞，因此适用于实验病理组织学研究，但随着临床病理研究需求的发展，尤其是为了观察疾病组织亚细胞形态与病理性蛋白质之间的关系，也开始被应用于包括神经退行性疾病在内的许多神经疾病的病理诊断工作中。

激光共聚焦扫描显微镜观察前组织标本的准备与免疫荧光技术相同，最适宜的标本为新鲜组织或冰冻组织，并多采用冰冻切片以减少细胞形态与结构的损伤，同时根据观察目的和仪器类型选择适当的荧光探针。神经退行性疾病的病理研究常使用细胞内病理性蛋白质荧光探针抗体如各种磷酸化 tau 蛋白、α-synuclein（α 突触核蛋白）、TDP-43 蛋白等，以研究各种 tau 蛋白病（tauopathies）、突触核蛋白病（synucleinopathies）及 TDP-43 蛋白病（TDP-43 proteinopathies）等细胞内病理性包涵体形态与蛋白质构象之间的关系。

总之，完成神经退行性疾病解剖病例的临床病理诊断，不仅需要掌握基本的神经病理相关知识，还需要具备基本的检查设备与实验室条件，包括组织固定、包埋、切片、染色、显微镜观察与照相等设备。严格遵循并正确完成病理检查的每一个步骤和环节，最后才可能获得较为正确的神经病理诊断。

（朱明伟　王鲁宁）

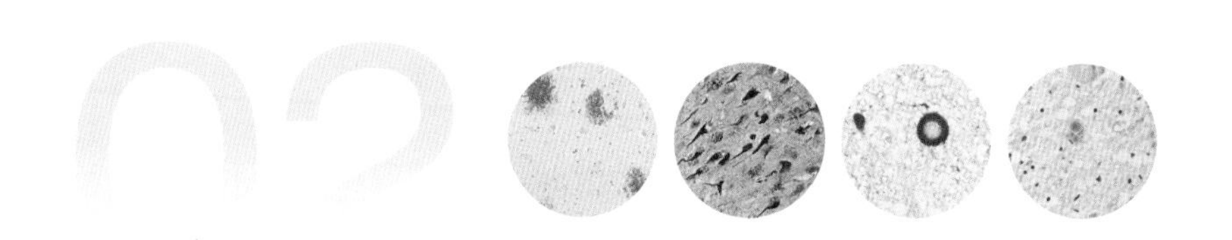

# 第二章

## 脑与脊髓的正常解剖结构及组织学

神经退行性疾病种类繁多,根据临床表现可分为:以认知功能障碍及精神行为异常为突出表现,属痴呆综合征范畴;以各类型运动功能障碍为主要症状,属运动障碍疾病范畴;另有部分病例,病程中既表现为不同程度的认知功能障碍,还表现为突出的运动功能障碍。

神经退行性疾病的不同临床表型与其病理改变累及的中枢与周围神经系统部位有很大关系。大多数神经退行性疾病具有选择性受损的特征,如阿尔茨海默病早期以海马等边缘系统受累为主,帕金森病的运动症状与中脑黑质细胞变性脱失从而使黑质纹状体通路障碍有关,而运动神经元病的主要病变位于中央前回的运动皮质神经元、脑干运动神经核团、脊髓前角细胞以及皮质脑干及皮质脊髓束等。因此,在学习各种神经退行性疾病的病理组织学之前,学习了解相关神经解剖结构及组织学特点十分必要。

### 第一节　大　　脑

大脑由左、右半球通过胼胝体纤维连接而成,是高级神经中枢所在。大脑半球表面凹凸不平,可见呈纵横排列、长短不一的脑沟及脑裂。沟、裂之间的隆起部分为脑回。脑沟与脑回是大脑分区和定位的重要解剖标志。重要的脑沟有外侧裂(lateral sulcus)、中央沟(central sulcus)及顶枕沟(parietooccipital sulcus)等。外侧裂以上及中央沟以前为额叶,外侧裂以下为颞叶。枕叶位于大脑半球后部,前界在内侧面为顶枕沟,在上外侧面为自顶枕沟至枕前切迹(枕叶后部前方约4cm处)的连线。外侧裂以上、中央沟以后及枕叶以前为顶叶(图2-1-1)。岛叶呈三角形,位于外侧裂深部,被额、顶、颞叶掩盖。每个大脑半球包括皮质、白质及深部灰质核团(图2-1-2)。

大脑皮质,也称大脑皮层,是覆盖于大脑半球表面的灰质层,包含运动、感觉、语言等众多脑活动相关的高级中枢,其内分布大量形态各异的神经元、胶质细胞、血管以及细胞外基质(神经毡)。大脑灰质层的神经细胞呈层状分布,不同脑叶及脑功能区的灰质层厚度不一,细胞分层也有差异(图2-1-3A)。

紧邻皮质的是由神经纤维形成的大脑白质(图2-1-3B),也称大脑髓质,内有各种走向的联系纤维,如联合左、右半球的前、后联合纤维,联系大脑皮质与脑干、脊髓和小脑的上、下行纤维,还有同侧半球内的联络纤维等。

大脑半球深部的灰质核团包括基底核、纹状体、丘脑等,详见后述。

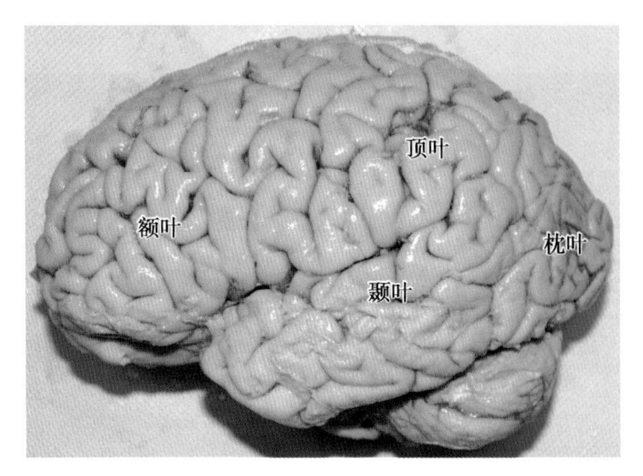


图 2-1-1　脑外侧面观

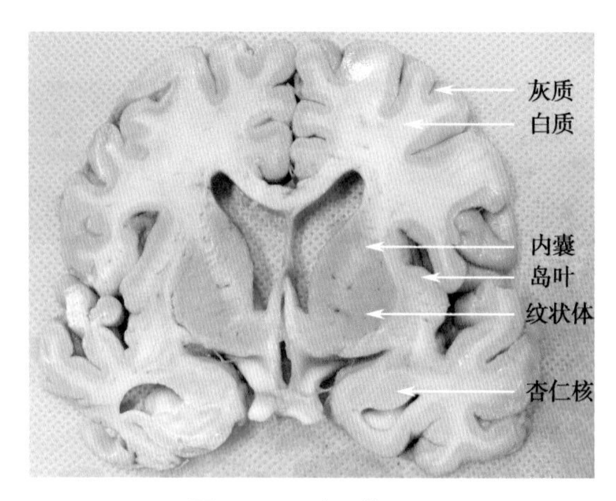


图 2-1-2　脑冠状面观

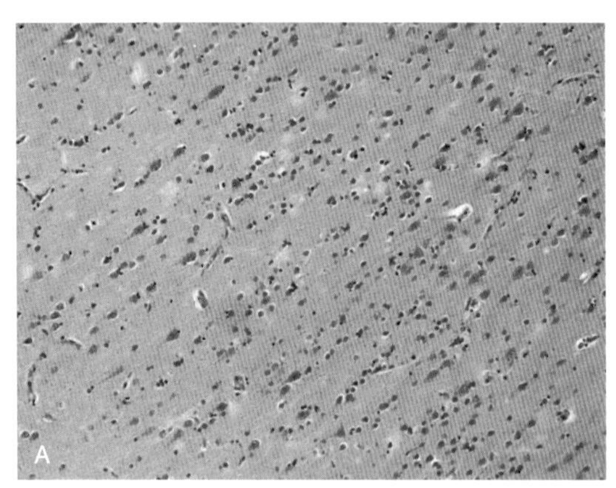


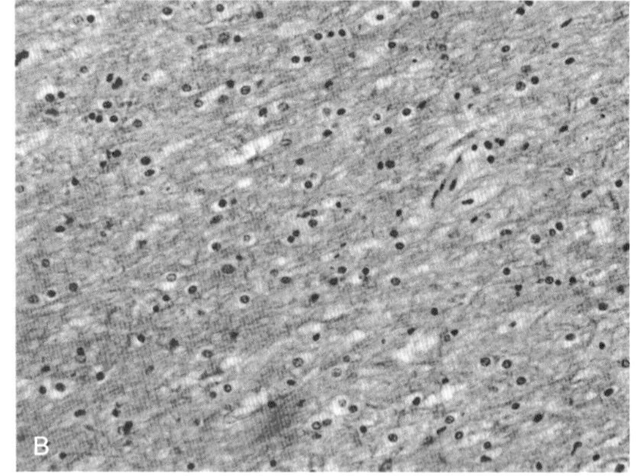


图 2-1-3　大脑灰质及白质的正常组织学结构

A. 正常颞叶皮质结构 HE × 200；B. 正常额叶白质结构 HE × 400

## 一、额叶

额叶位于大脑半球的前部，人类的额叶皮质最为发达，主要包括中央前回，旁中央小叶，额上、中、下回以及额叶眶部。中央沟和中央前沟之间为中央前回，其前部为额上沟和额下沟，两沟之间为额上回、额中回和额下回。额下回的后部参与形成额叶眶部、岛叶三角部和盖部。额叶前端为额极。额叶底面以眶沟分界形成直回和眶回，其最内侧深沟为嗅束沟，容纳嗅束和嗅球。嗅束向后分为内侧嗅纹和外侧嗅纹，其分叉勾勒出的三角区称为嗅三角，也称为前穿质，脑底动脉环前部的许多穿支血管由此入脑。旁中央小叶位于额叶侧面，为中央前、后回的延续部分。额叶皮质灰质较厚，尤其是中央前回运动皮质区，组织学上可见巨大的 Betz 细胞（贝兹细胞）（图 2-1-4）。额叶主要与躯体随意运动、言语、智能、情感等高级思维活动有关。

## 二、颞叶

颞叶位于额叶和顶叶下方及枕叶前方，背侧为外侧裂。梭状回位于颞叶底面的颞下沟和侧副沟之间。侧副沟与海马沟之间为海马旁回。围绕海马沟前端的钩状部分为海马旁回钩。冠状位上海马结构是颞叶的形态学标志（图 2-1-5A）。颞叶皮质相对较薄，但细胞分层清楚（图 2-1-5B）。颞叶负责处理听觉信息，参与记忆和情感活动。颞上回及颞横回为听觉皮质区，颞上回的后部在优势半球为听觉言语中枢，称为 Wernicke 区（韦尼克区）。海马旁回钩为嗅、味觉中枢。颞叶前部主要与精神活动相关。人类的情绪和精神活动不但与眶额皮质有关，与颞叶内侧杏仁核结构有关，也与颞叶内侧的海马与记忆相关。

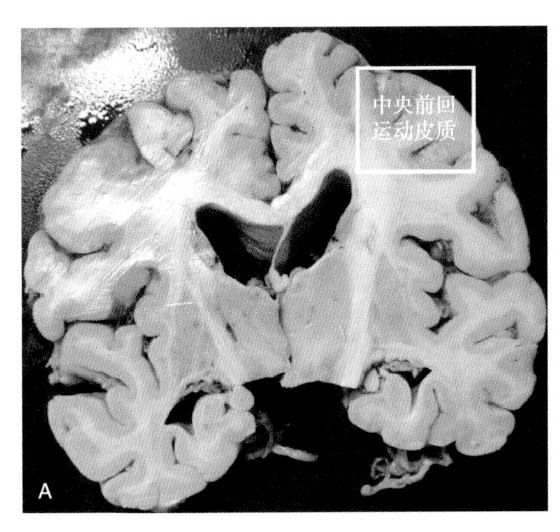


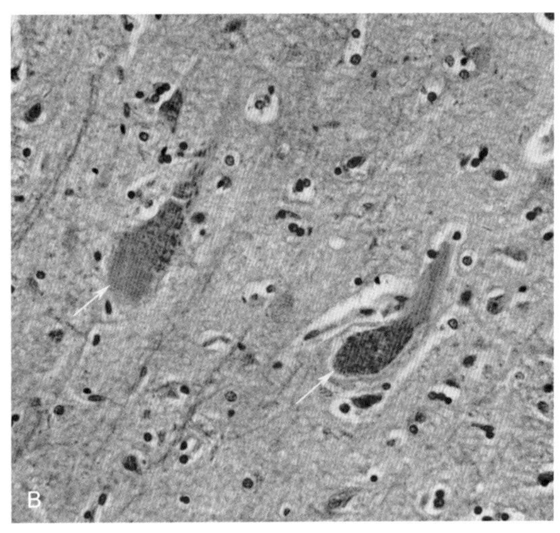


图 2-1-4　额叶运动皮质及组织学

A. 冠状面中央前回运动皮质；B. 运动皮质正常贝兹细胞（箭头）

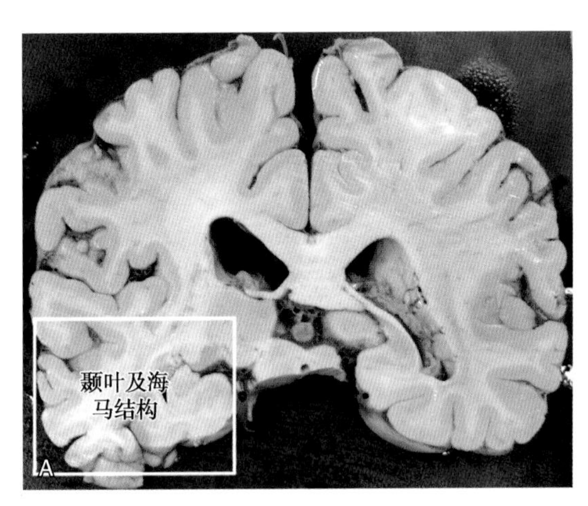


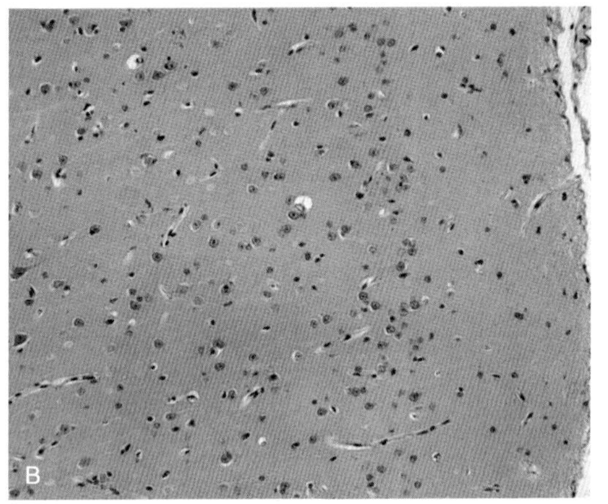


图 2-1-5　颞叶及正常皮质结构

A. 冠状位正常颞叶与海马结构；B. 正常颞叶皮质组织学 HE × 200

## 三、顶叶

顶叶位于大脑表面中央沟之后，顶枕沟之前，下界为外侧裂。在中央沟和中央后沟之间为中央后回，是基本感觉功能的高级中枢所在。横行的顶间沟将顶叶分为顶上小叶和顶下小叶。顶下小叶又包括缘上回和角回。顶叶中央后回皮质的组织结构与额叶运动皮质类似，但锥体细胞的体积稍小（图 2-1-6）。顶上小叶与对侧躯体精细感觉相关，如压力、触觉及关节位置辨别觉等。顶下小叶与语言、阅读以及计算相关。

## 四、枕叶

枕叶位于大脑半球后部，在顶枕沟后方。外侧观时，枕叶面积不大，脑回也较细小。冠状切面距状沟附近皮质有别于大脑其他部位皮质外观，又称枕叶有纹区皮质（图 2-1-7A）。HE 染色和髓鞘染色见大量纵行排列的有纹纤维，它是枕叶与其他脑叶的重要组织学区别（图 2-1-7B）。枕叶纹状区（第一视区）是初级视觉中枢，传递来自视网膜的信息，纹旁区（第二视区）是次级视觉中枢，与视觉信息的加工和综合有关。此外，枕叶纹状区还与两侧大脑半球有广泛联系，对视觉与听觉及其他感觉系统的信息整合具有重要作用。

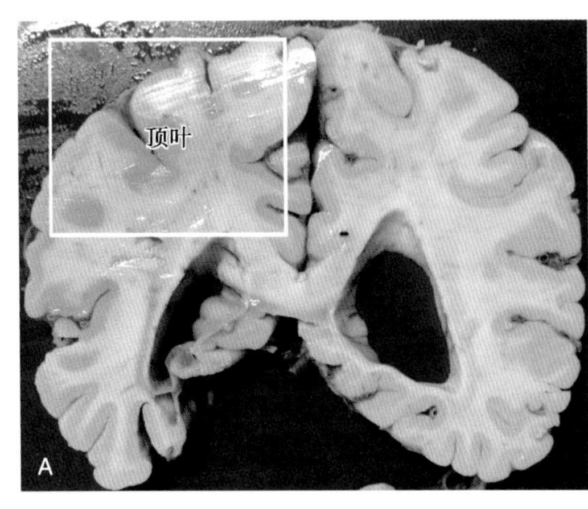


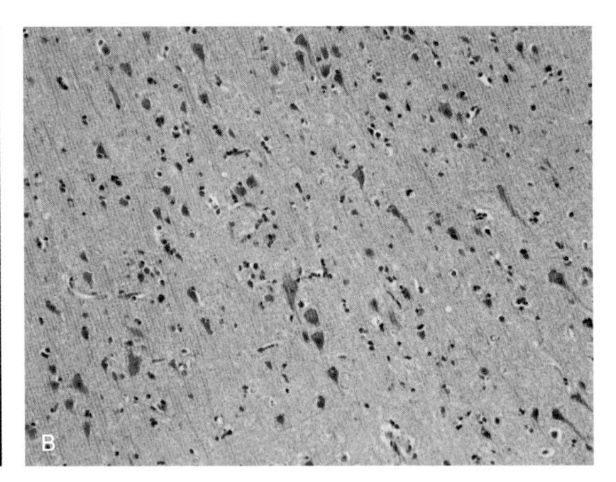


图 2-1-6 顶叶及正常皮质组织

A. 冠状面正常顶叶结构；B. 顶叶皮质正常组织 HE × 200

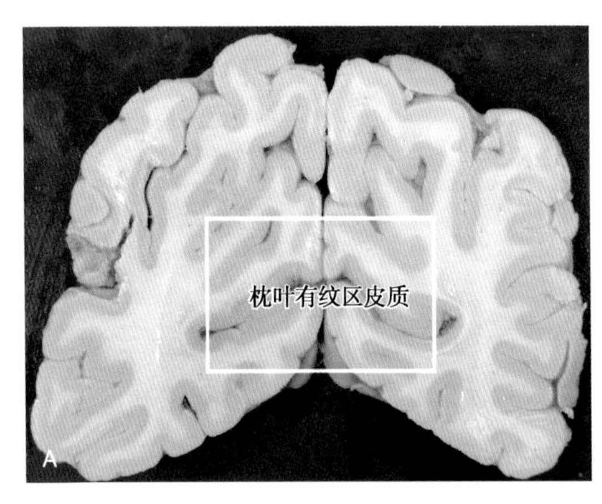


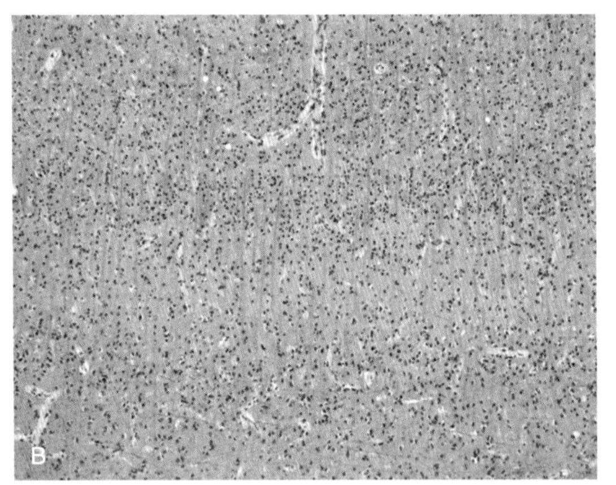


图 2-1-7 枕叶及正常皮质组织

A. 正常枕叶皮质；B. 枕叶有纹区皮质组织学 HE × 100

## 五、扣带回

扣带回位于大脑半球内侧面胼胝体沟与扣带沟之间。扣带回前部（anterior cingulate，前扣带回）和后部（posterior cingulate，后扣带回）均属边缘系统，但二者功能及细胞形态特征不同（图 2-1-8）。前扣带回参与复杂的躯体和内脏运动功能以及疼痛反应，而后扣带回则与感觉、立体定位以及记忆相关。

## 六、边缘系统

边缘系统（limbic system）位于大脑半球内侧面，由扣带回、海马旁回及海马旁回钩等组成，其在大脑与间脑交接处连接成一体，又称边缘叶。边缘叶与邻近皮质，如额叶眶部、岛叶、颞极、海马及齿状回，以及其他皮质下结构，包括与扣带回前端相连的隔区、杏仁复合体、下丘脑、上丘脑、丘脑前核、部分丘脑背侧核以及中脑内侧被盖区，在结构与功能上均有密切的联系，从而构成一个功能系统，称为边缘系统。边缘系统参与感觉、内脏活动的调节，与人类的情绪、行为、学习和记忆等心理活动密切相关。

## 七、海马结构

海马结构主要包括海马、齿状回、海马下托及海马旁回。海马旁回位于海马沟和侧副沟之间，其头端绕海马沟形成海马旁回钩。侧脑室下角底壁上有一弓状隆起，即为海马，其内包绕齿状回（图 2-1-9A）。依据细胞形态及皮质发育的差异，海马被分为 CA1、CA2、CA3 等扇形区（图 2-1-9B）。它们属于古皮质，有分子层、锥体细胞层(海马)及颗粒细胞层(齿状回)三层(图 2-1-9C、D)。海马结构参与海马回路的构成,该环路与情感、学习和记忆等高级神经功能活动有关。海马的锥体细胞,尤其是 CA1 段对缺血、缺氧敏感,容易发生老化变性。海马也是多种神经退行性疾病细胞变性,病理蛋白沉积的好发部位,是所有神经退行疾病病理检查优先关注的病变区。

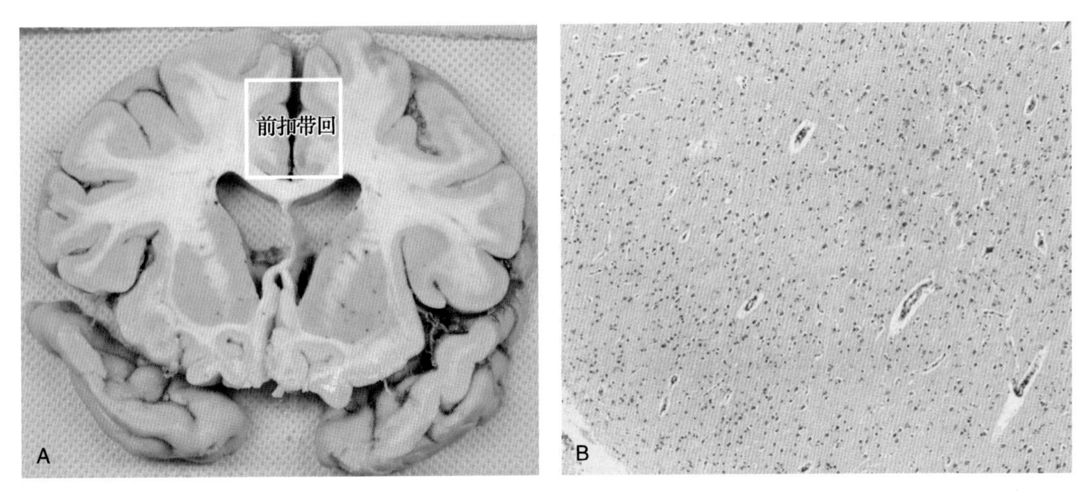


图 2-1-8　扣带回及正常皮质组织

A. 前扣带回正常结构;B. 正常扣带回皮质组织 HE × 100

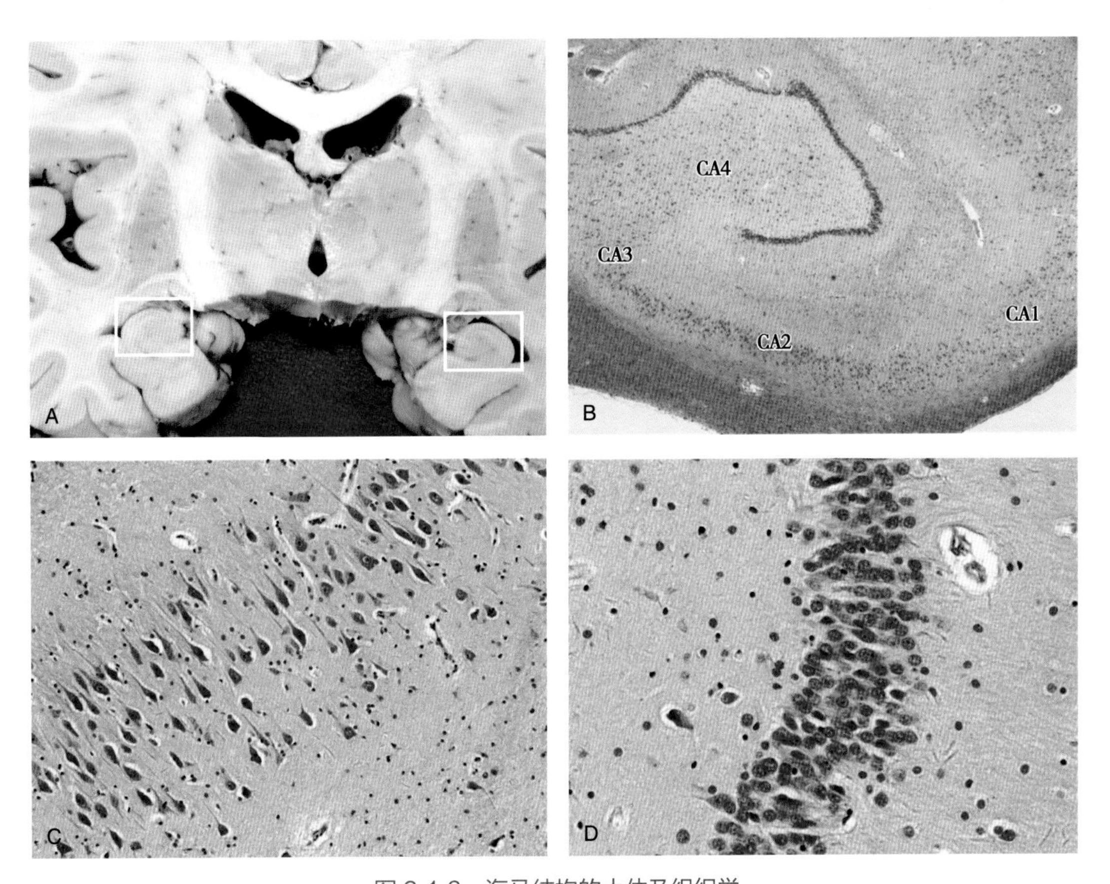


图 2-1-9　海马结构的大体及组织学

A. 正常海马结构;B. 海马锥体细胞分段 HE × 40;C. 正常海马 CA1 段细胞 HE × 200;D. 正常海马齿状回颗粒细胞 HE × 400

(朱明伟)

# 第二节　大脑深部核团

## 一、基底节

基底节是位于双侧大脑半球深部的灰质核团，是组成中枢神经系统锥体外系的主要结构单元。包括尾状核、豆状核（含壳核和苍白球）、屏状核以及杏仁复合体（图 2-2-1A）。这些核团的神经元形态、大小、密度及神经纤维分布具有各自的特点（图 2-2-1B~D）。此外，与锥体外系功能有关的丘脑底核、黑质和红核也有学者将其视为基底节的组成部分。它是众多运动功能障碍疾病的病变好发区。

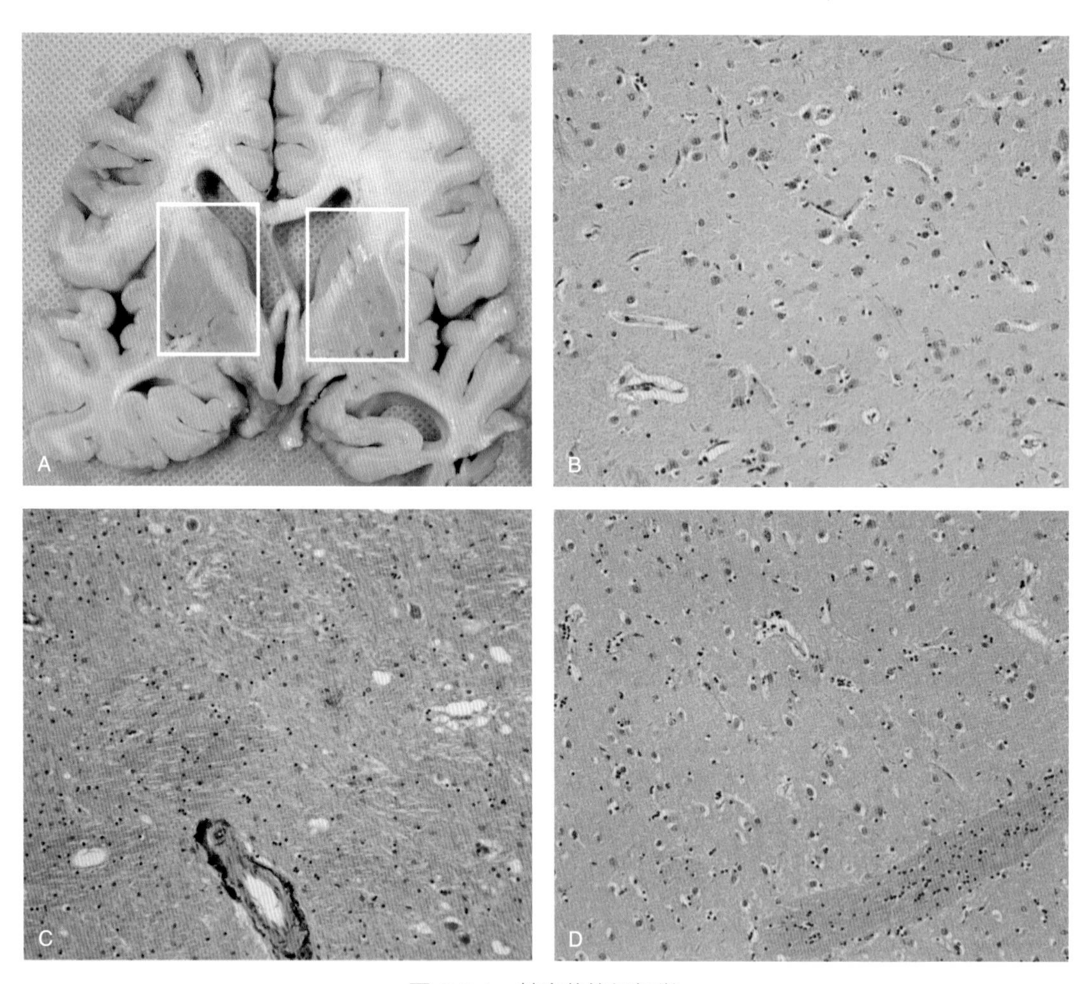


图 2-2-1　基底节的组织学

A. 正常老年的基底节结构；B. 尾状核组织学 HE × 200；C. 苍白球组织学（伴血管假钙化）HE × 200；D. 壳核组织学 HE × 200

## 二、杏仁核

杏仁核位于颞叶前部、侧脑室下角顶端上方，又称杏仁复合体（图 2-2-2A）。杏仁核一般分为两大核群，即皮质内侧核群和基底外侧核群。杏仁核的神经元形态及密度（图 2-2-2B）与纹状体、苍白球等不同。

即使在杏仁核内部，不同核群的神经元形态及密度也差异较大。人类脑杏仁核的纤维联系至今尚未完全明确。有研究认为杏仁核的传入纤维来自嗅球及嗅前核，经外侧嗅纹终止于皮质内侧核，来自梨状区及间脑的纤维终止于基底外侧核。杏仁核也被认为是边缘系统的组成部分，接受下丘脑、丘脑、脑干网状结构和新皮质的纤维。杏仁核的传出纤维通过隔区、丘脑下部前区之后越过前连合，一部分经髓纹终止于缰核，另一部分不进入髓纹而直接终止于丘脑下部和中脑被盖网状结构。另外，杏仁核与前额叶皮质、扣带回、颞叶前部、岛叶腹侧之间有往返纤维联系。杏仁核的功能极其复杂，具体的功能定位尚不十分清楚，但大量动物实验和临床实践证明，杏仁核与精神、情感以及学习记忆有关，并且参与机体自主神经功能调节。

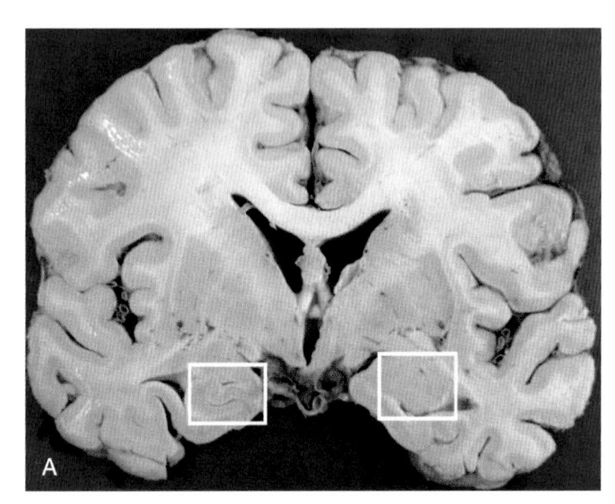

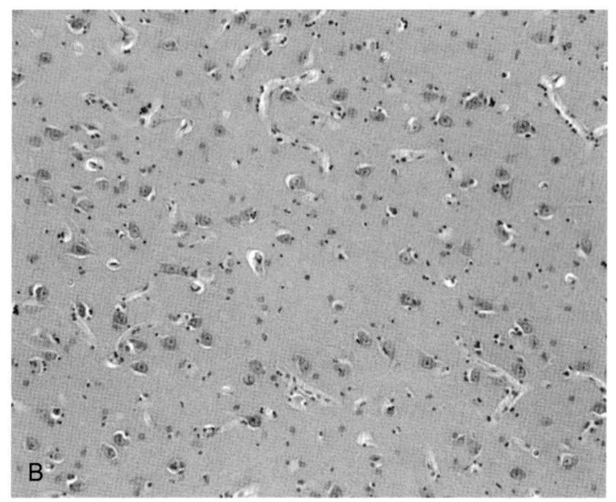


图 2-2-2　杏仁核的结构与组织学

A. 冠状面正常杏仁核；B. 正常杏仁核组织 HE × 200

## 三、Meynert 核

大脑半球的腹内侧区有一重要解剖结构，被称为基底前脑区（basal forebrain），包括隔区、嗅结节、白质前连合下方以及部分杏仁核。与胆碱能神经递质相关的核团均位于基底前脑区，其中由大细胞组成的核群被称为无名质（substantia innominata），最早由 Meynert（迈纳特）描述，后被称为 Meynert 核（basal nucleus of Meynert），又称基底核（basal nuclei）（图 2-2-3）。

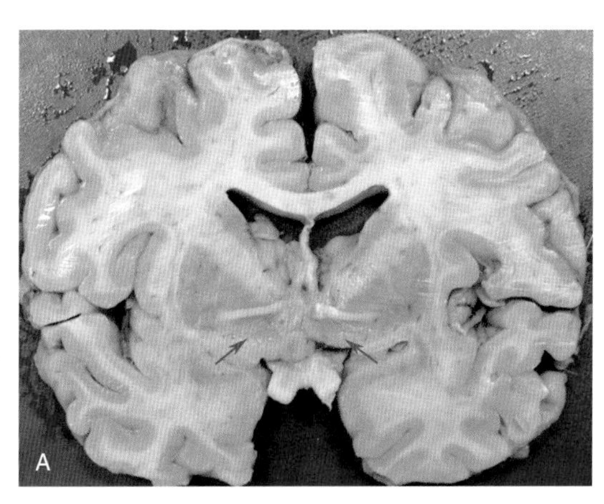

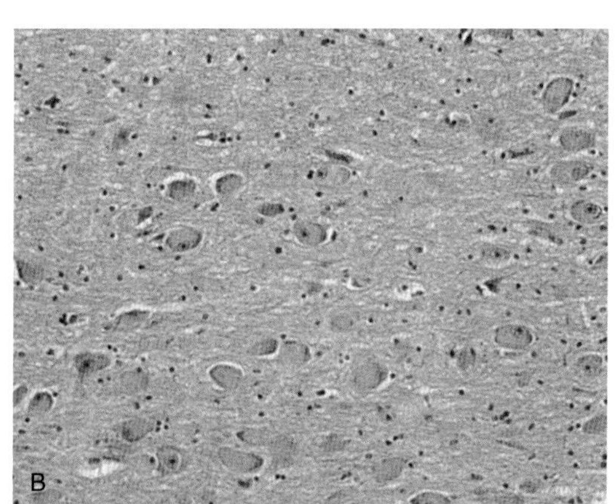


图 2-2-3　Meynert 核的结构与组织学

A. 冠状面示 Meynert 核（箭头）；B. Meynert 核细胞形态 HE × 200

Meynert 核是大脑胆碱能神经纤维投射的主要发源地，这些纤维途经扣带回至大脑半球内侧面；经外束和最外束到达大脑皮质外侧；经终纹（terminal stria）至杏仁核及颞叶皮质；经隔核（septal nuclei）及穹隆到达海马。Meynert 核与认知功能密切相关，在注意力、记忆力以及学习能力等诸多方面起重要作用，对阿尔茨海默病、路易体痴呆、皮克病以及帕金森病的病理生理研究有重要意义。

## 四、间脑

间脑位于双侧大脑半球深部中央，包括丘脑与下丘脑（图 2-2-4A），其内侧为第三脑室，外侧面与大脑深部其他邻近结构相连。丘脑与大脑皮质、脑干、小脑和脊髓等结构有广泛联系，因此与认知、感觉以及运动控制等重要功能相关。下丘脑与保持人体神经内分泌稳定、控制自主神经系统、情感反应以及睡眠调节有关。

丘脑是间脑中最大的卵圆形灰质核团，位于第三脑室两侧。左、右丘脑借灰质团块（称中间块）相连。丘脑背侧有一“Y”字形薄层纤维，其将丘脑分为前核群、内侧核群及外侧核群。丘脑各核团的神经元形态、大小及密度均不同（图 2-2-4B）。老年人丘脑的神经元内易出现脂褐素增多。丘脑是感觉传导的中转站，除嗅觉外，各种感觉的传导通路均在丘脑内更换神经元，然后投射到大脑皮质。丘脑对感觉进行初步分析与综合，大脑皮质对感觉进行精细分析与综合。丘脑还参与情感与认知的调节。

下丘脑位于第三脑室底部，是自主神经的皮质下中枢，与边缘系统及脑干网状结构关系密切。下丘脑自前向后分为前部（视前区和视上区）、中部（结节区）及后部（乳头体区）。下丘脑内含有许多细胞核团及神经纤维束，如视上核、室旁核等（图 2-2-4C、D）。下丘脑通过复杂的传入与传出纤维与中枢神经系统的其他部位相互联系，调节脑垂体前、后叶激素的分泌和释放，维持人体内环境稳定，参与调节自主神经系统功能，调控水及电解质代谢，调节体温、摄食、睡眠、性行为以及内脏活动。

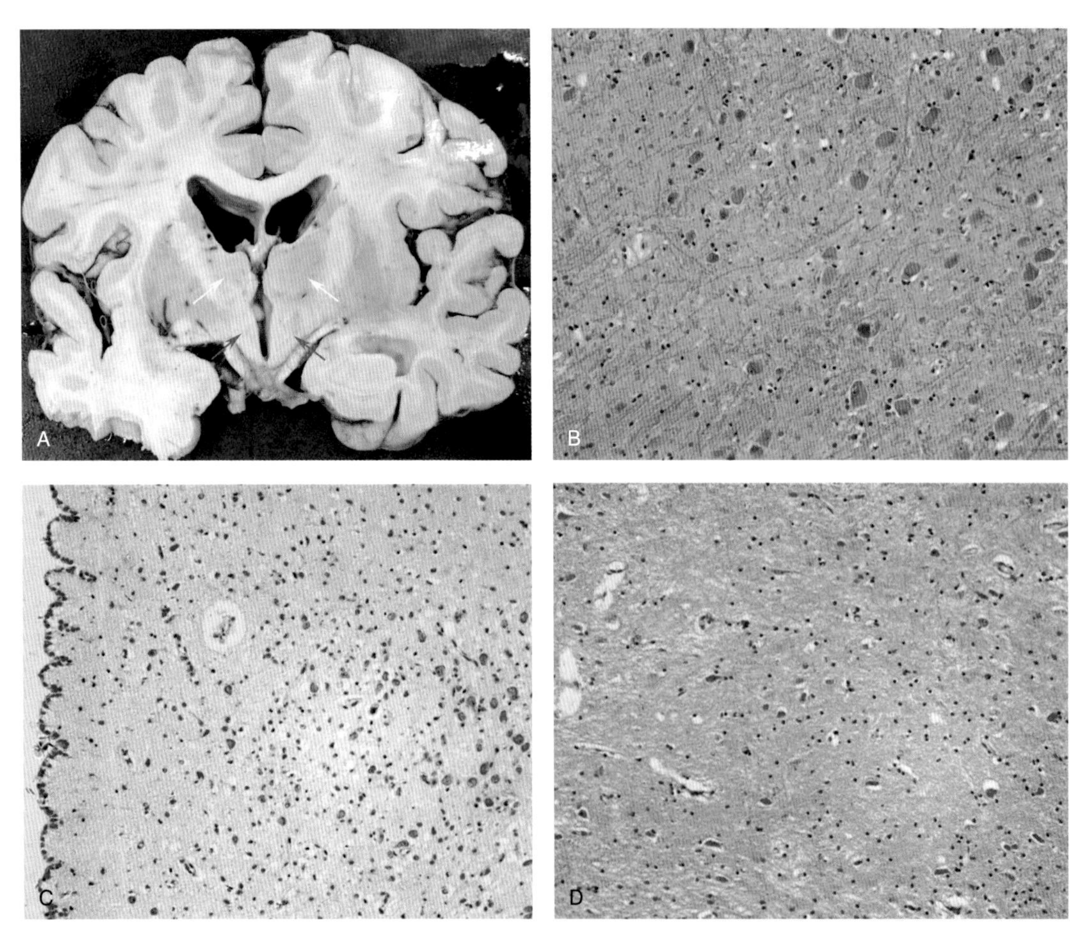


图 2-2-4　丘脑、下丘脑的结构与组织学

A. 冠状面示丘脑（黄色箭头）与下丘脑（蓝色箭头）；B. 丘脑 HE × 200；C. 室旁核 HE × 100；D. 乳头体 HE × 100

## 五、丘脑底核

丘脑底核又称 Luys 核，为一梭状结构，位于底丘脑和中脑的移行部，冠状面呈双凸镜外形（图 2-2-5A），以小细胞成分为主（图 2-2-5B），其间穿插许多神经纤维。目前认为丘脑底核可能是黑质的延续，并参与组成锥体外系功能环路。在进行性核上性麻痹和齿状核红核苍白球路易体萎缩症等疾病中，丘脑底核是其病变的核心结构。

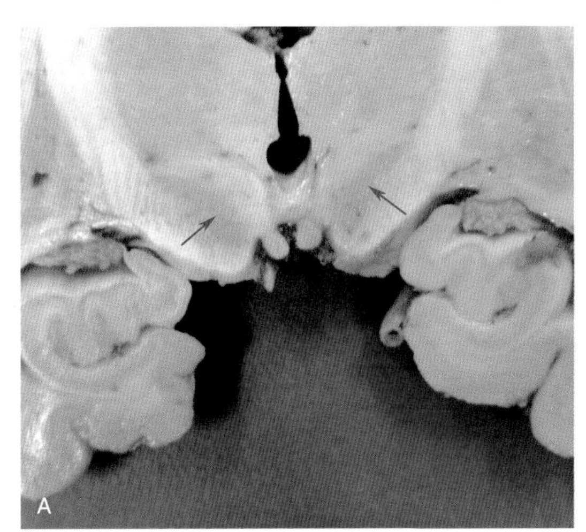


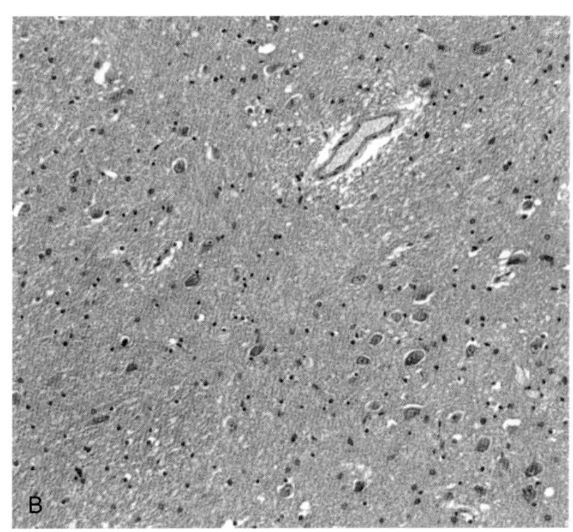


图 2-2-5　丘脑底核的结构与组织学

A. 冠状面示丘脑底核（箭头）; B. 丘脑底核 HE × 200

# 第三节　脑　　干

脑干位于脊髓和大脑之间，呈不规则柱状体，由延髓、脑桥和中脑组成。

## 一、延髓

延髓又称延脑，是脑干最下方的结构，位于小脑正前方，其上界的腹侧面以一横沟与脑桥相隔，下方在平齐枕骨大孔水平与脊髓连接。延髓腹侧前正中裂的两侧分别有一锥形隆起，主要由皮质脊髓侧束的纤维聚集而成，其在延髓和脊髓交界处可见大部分纤维交叉至对侧。锥体外侧的卵圆形隆起内含下橄榄核（图 2-3-1A）。延髓背侧下部形似脊髓，上部中央管敞开为第四脑室，构成菱形窝的下部。在延髓背侧下部，脊髓的薄束和楔束向上延伸，分别扩展为膨隆的薄束结节和楔束结节，其深面有薄束核和楔束核，它们是薄、楔束终止的核团。在楔束结节的外上方有隆起的小脑下脚，由进入小脑的神经纤维构成，构成第四脑室边界的一部分。延髓上、中、下切面显示腹侧、背侧及背外侧分布的神经核团及神经纤维束均不同。第九～十二对脑神经发出的核团，以及参与感觉及运动信息处理的许多神经纤维束均位于延髓（图 2-3-1B~D）。延髓内部分神经核团还接受内脏感觉信息的传入，调控心跳、血压、呼吸及消化等重要生理功能，因此延髓受损常可危及生命。此外，橄榄核、迷走神经背核及舌下神经核等核团是许多神经退行性疾病的常见受累部位。

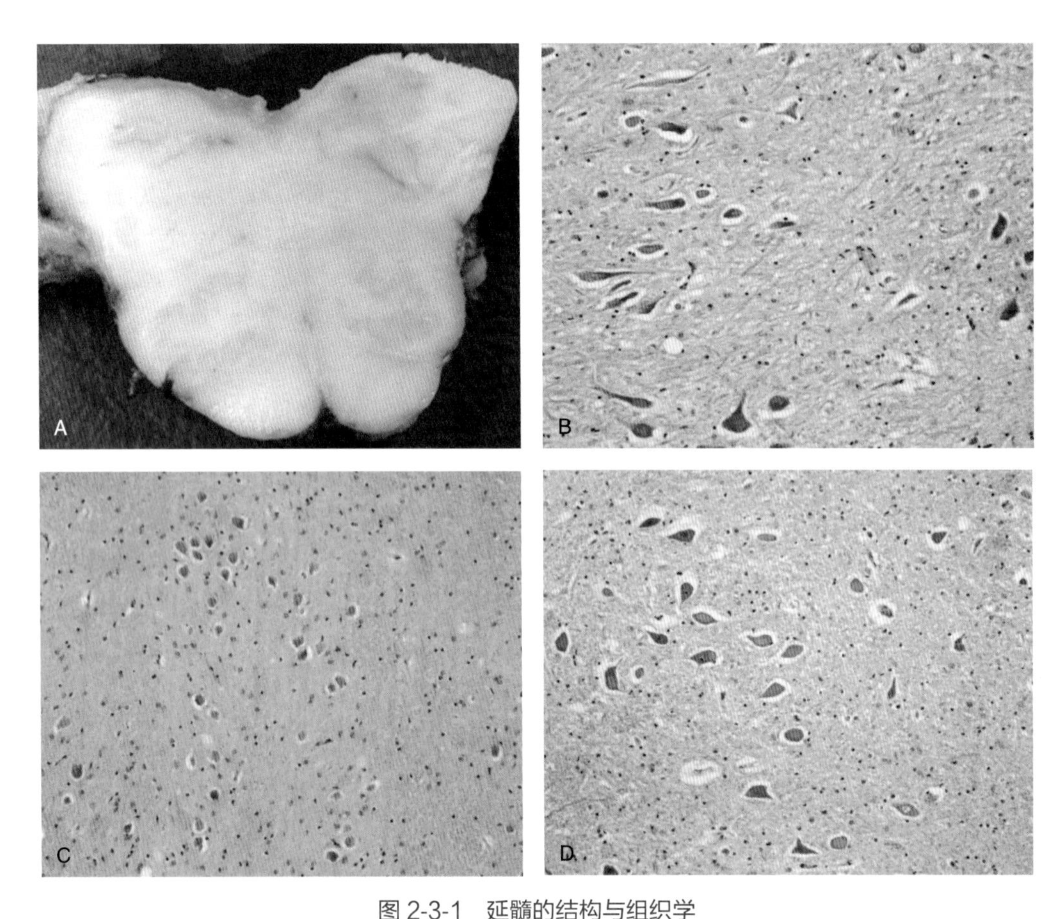


图 2-3-1　延髓的结构与组织学

A. 延髓中上部横切面；B. 迷走神经背核 HE × 200；C. 橄榄核 HE × 200；D. 舌下神经核 HE × 200

## 二、脑桥

脑桥位于中脑与延脑之间，其腹侧称脑桥基底部，为白色横行状隆起。脑桥基底部有纵行的基底沟，基底动脉经此通过。脑桥两侧的脑桥臂又称小脑中脚，由对侧脑桥核发出的白质纤维构成，与小脑皮质相联系，协调肢体活动。面神经核、蜗神经核、展神经核以及三叉神经脑桥核均位于脑桥背侧。脑桥上部的蓝斑核又称青斑核，其胞质内含有色素颗粒，外观呈蓝青色，由中等大小神经元构成（图 2-3-2A、B）。脑桥的上、中、下切面均可显示腹侧的基底部，HE 及髓鞘染色显示主要由纵横交错的神经纤维束及其间的脑桥核构成（图 2-3-2C、D）。脑桥背侧含有各种运动、感觉及自主神经细胞核团。第四脑室两侧的蓝斑核被认为是脑桥上部的标志性结构，内含单胺能神经元，参与大脑醒觉、警戒以及自主神经功能的调节。脑桥正中部的中缝核主要由 5- 羟色胺能神经元组成，发出的神经纤维与丘脑、海马及大脑皮质等有广泛联系，参与情绪、记忆、睡眠等生理功能的调节。

## 三、中脑

介于间脑与脑桥之间，由背侧的四叠体及腹侧的大脑脚包绕组成。四叠体为丘状隆起，上方称上丘，是视反射的皮质下中枢，下方称下丘，为听反射的皮质下中枢（图 2-3-3A）。四叠体下方为中脑导水管。中脑腹侧为大脑脚，其内侧有两个重要的神经核团，即红核与黑质（图 2-3-3B、C）。红核位于中脑中线两侧，切面呈微红色，接受小脑神经纤维，并发出红核脊髓束。红核及其联系的神经纤维组织受损时，可引起小脑性动作性震颤或小脑性共济失调。红核下方大脑脚背侧是中脑最大的细胞核团，即中脑黑质，黑质因其神经元胞质内富含黑色素颗粒，切面呈黑色，故此得名。黑质贯穿于中脑全长并向上延伸至间脑尾侧。黑质细胞的退变及减少是帕金森病的主要病理学基础。中脑导水管腹侧正中旁两侧是细胞密集的动眼神经核(图 2-3-3D)。中脑是眼球运动功能的重要调节中枢,在神经退行性疾病、脑血管病、免疫脱髓鞘疾病及感染性疾病等发生时均易受损。

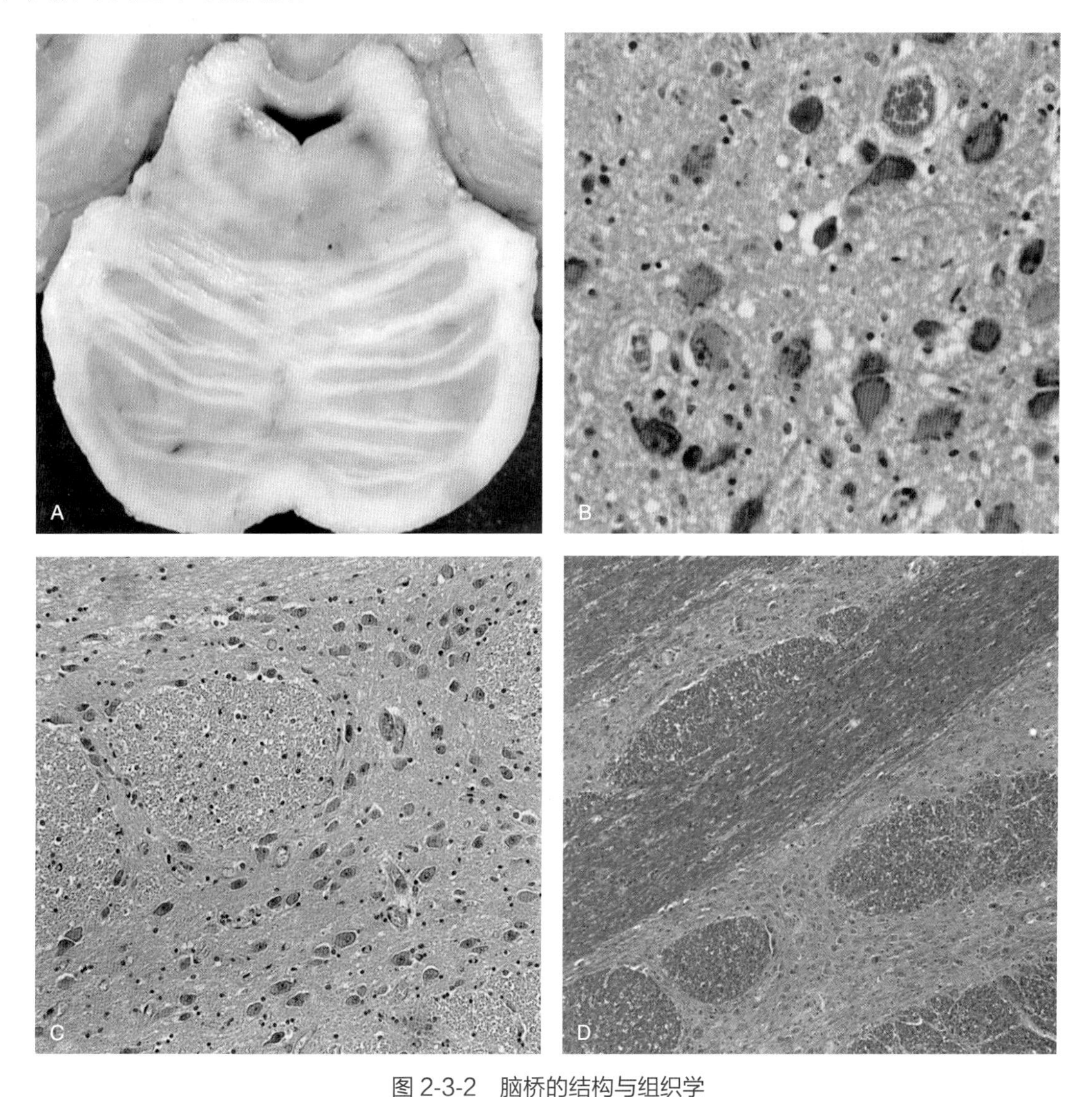

图 2-3-2　脑桥的结构与组织学

A. 脑桥上部横切面; B. 蓝斑核神经元 HE × 400; C. 基底部的桥横纤维与桥核 HE × 200; D. 基底部的髓鞘染色 LFB × 100

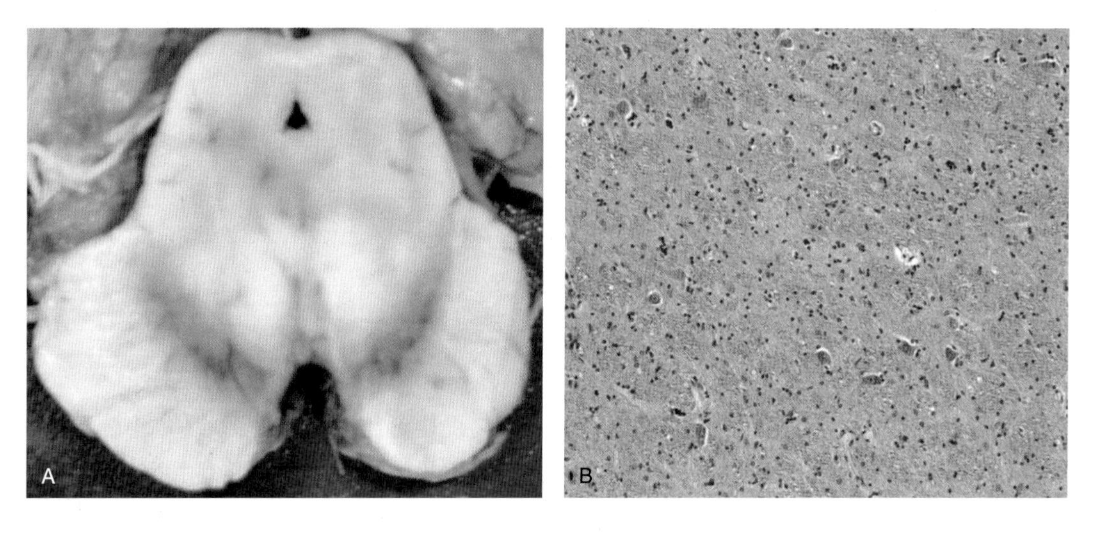

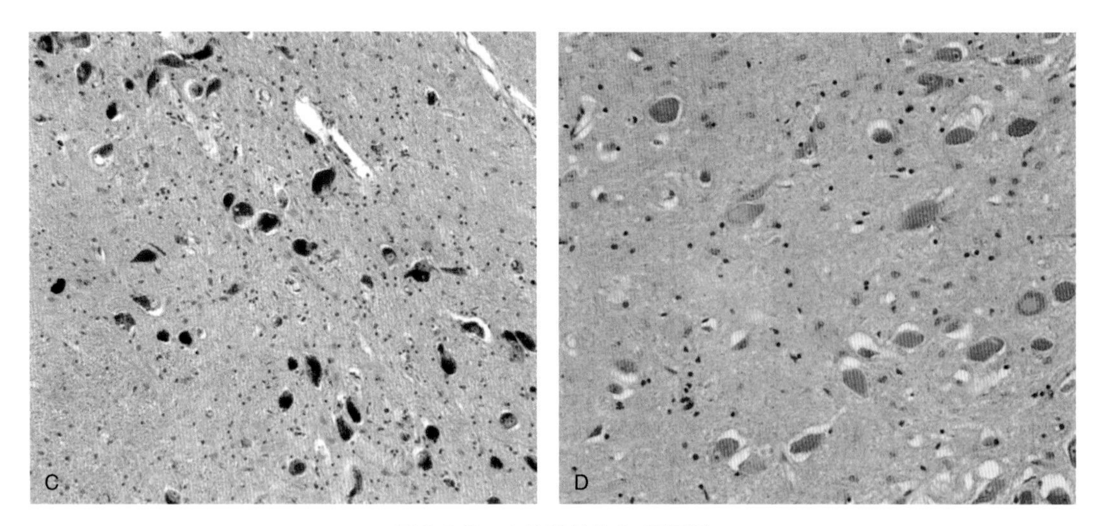


图 2-3-3 中脑的结构与组织学
A. 下丘切面；B. 红核 HE × 200；C. 黑质 HE × 200；D. 动眼神经核 HE × 200

## 四、网状结构

网状结构位于脑干中央，由许多大小不一的神经元及大量纤维束交织而成，因状如网络，故称网状结构（图 2-3-4）。网状结构贯穿于延髓、脑桥、中脑被盖及顶盖部，接受大量传入并发出各种传出纤维。传入纤维来自额叶、纹状体、下丘脑、小脑以及脊髓；传出纤维包括上达丘脑、丘脑下部、纹状体以及小脑的纤维束，还有下抵脊髓的网状脊髓束。网状结构的主要功能是控制觉醒、注意、睡眠等不同层次的意识状态，调整呼吸、消化、血管等内脏活动，并参与躯体运动功能如肌张力改变等。帕金森病、多系统萎缩等神经退行性疾病的 α-synuclein（α 突触核蛋白）蛋白病理改变常累及脑干网状结构。

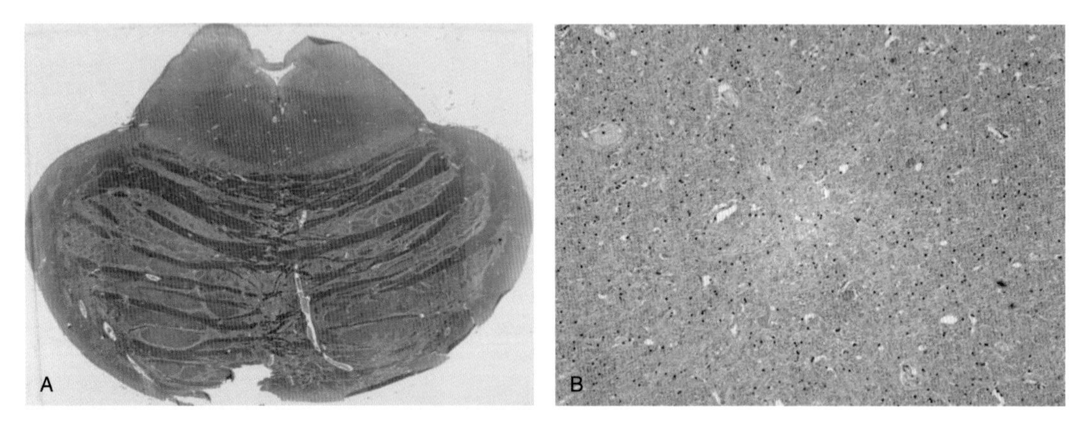


图 2-3-4 网状结构的组织学
A. 脑桥中部大切片髓鞘染色示其被盖部灰质及基底部纤维束结构；B. 网状结构 HE × 100

# 第四节 小 脑

小脑位于颅后窝，在大脑半球后方，覆盖脑桥及延髓，借助由纤维束构成的绳状体（小脑下脚）、脑桥臂（小脑中脚）及结合臂（小脑上脚）三对小脑脚分别与延髓、脑桥及中脑相连。外形上由小脑蚓、小脑半球和小脑扁桃体三部分组成。小脑中间有一纵贯上下的狭窄部分，称为蚓部。蚓部两侧为小脑半球，为卵圆形。在小脑蚓部和半球表面有平行的沟和裂，呈皱襞状分布，将小脑分割成多个回和叶（图 2-4-1A、B）。其中后外侧裂和原裂是小脑分叶的主要依据。后外侧裂将小脑分成绒球小结叶和小脑体两大部分，而原裂将小脑体分成前叶和后叶。小脑下方靠近小脑蚓部两侧的小脑半球突起称为小脑扁桃体。

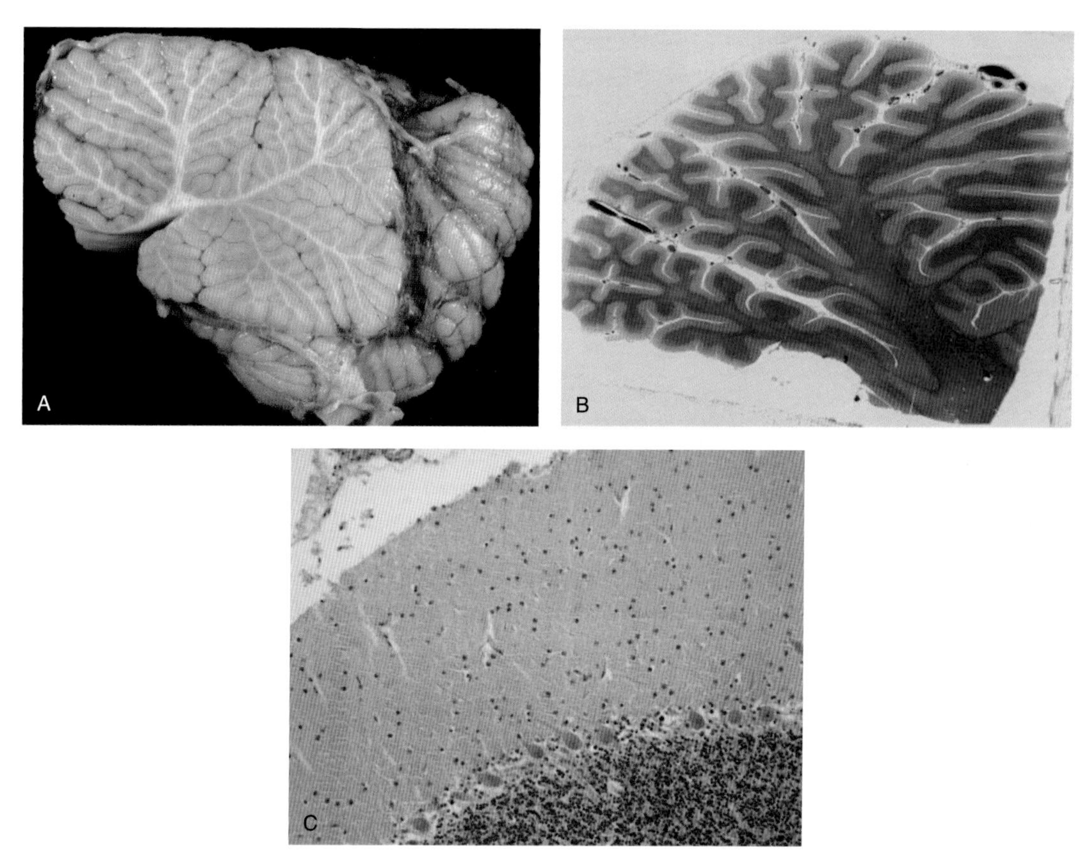

图 2-4-1　小脑半球的结构及组织学

A. 小脑半球的矢状切面（日本新潟大学高桥均教授赠予）；B. 小脑半球切片正常髓鞘染色；C. 小脑皮质 HE × 200

小脑表面覆盖的灰质称为小脑皮质，下方为小脑髓质，即白质。髓质由出入小脑的神经纤维和四对小脑深部核团组成。小脑皮质由外向内分为三层，分别为分子层、浦肯野细胞层和颗粒细胞层。分子层内细胞稀少，表浅为小星状神经细胞，深层为较大的"篮状"细胞，轴突与浦肯野细胞层联系（图 2-4-1C）。浦肯野细胞层由浦肯野细胞组成，该细胞胞体较大，树突走向分子层，而轴突则延伸至颗粒层及小脑核团。颗粒层为密集的小圆形神经细胞，其接受来自脊髓和橄榄核的冲动。各小脑叶的组织结构相同。在小脑左、右半球深部的髓质中，各存在四对由神经细胞群构成的神经核团，由内向外侧分别为顶核、栓状核、球状核和齿状核（图 2-4-2A、B），其中栓状核和球状核又合称为间位核。

小脑通过与大脑、脑干和脊髓之间的联系纤维参与躯体平衡和肌张力的调节。目前亦有研究表明小脑与某些认知功能相关，如执行复杂运动所需要的心理过程。小脑是遗传性共济失调的主要受累部位；进行性核上性麻痹与皮质基底节变性常累及小脑齿状核；多系统萎缩的小脑病变范围广泛。

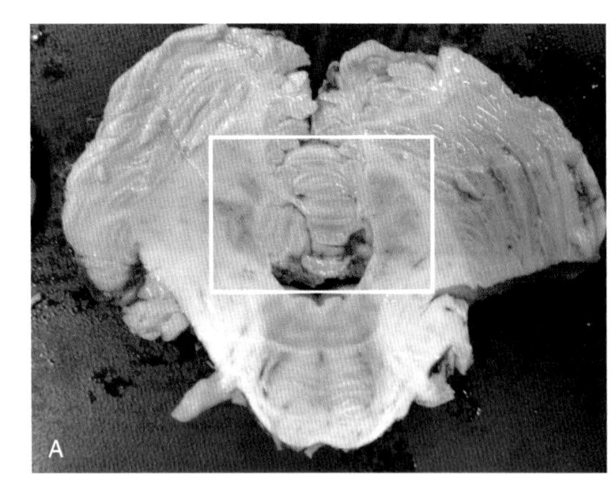

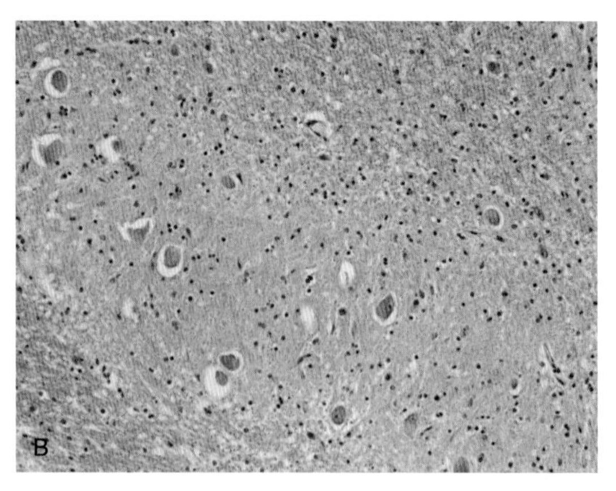


图 2-4-2 小脑深部核团的结构及组织学
A. 小脑深部核团大体所见；B. 小脑齿状核镜下所见 HE × 200

# 第五节 脊 髓

脊髓系中枢神经系统的一部分，位于椎管内，呈扁圆柱状，全长约 45cm。脊髓上端与延髓相连，下端呈圆锥形，终止于第 1、2 腰椎交界处。脊髓分为颈、胸、腰、骶及圆锥五部分，圆锥下方为终丝，系软膜的延续，最后固定于尾椎。脊髓分为 31 个节段，颈髓由 8 个节段组成，胸髓由 12 个节段组成，腰、骶髓分别由 5 个节段组成，尾节仅有 1 个节段。脊髓在颈、腰段分别形成颈膨大（由 5~8 颈节及 1~2 胸节构成）和腰膨大（由 1~5 腰节及 1~2 骶节构成）。在与脊髓节段相当处分别发出 31 对脊神经，含运动前根及感觉后根。

脊髓的横切面显示位于中央部的灰质和周围的白质。灰质呈蝴蝶形或“H”状，其中心有中央管，中央管前后的横条状灰质称灰质连合，将左、右两半脊髓灰质连在一起，灰质由前角和后角组成。前角内含有大型运动细胞（图 2-5-1A、B），其轴突贯穿白质，经前外侧沟走出脊髓后组成前根。颈段脊髓的前角发达，其前角细胞发出纤维支配上肢肌肉。后角内的感觉细胞含痛觉和温度觉的次级神经元，并在后角底部存在小脑本体感觉径路的次级神经元胞体。脊髓前、后角之间还有向两侧突出、体积稍小的侧角，纵切面上称外侧柱，横切面上称中间外侧角，含有自主神经系统的下级神经中枢细胞（图 2-5-1C）。胸髓侧角和骶髓分别是交感神经和部分副交感神经的初级中枢，参与内脏反射活动及心血管功能调节，其中骶髓 onuf 核（奥奴弗罗维奇核）是多系统萎缩早期选择性损害的重要核团。

脊髓白质主要由上行（感觉）和下行（运动）的有髓神经纤维组成，分为前索、侧索和后索。前索位于前外侧沟内侧，由白质前连合连结，主要包含下行纤维束如皮质脊髓前束、顶盖脊髓束、内侧纵束和前庭脊髓束。侧索位于脊髓侧方的前外侧沟和后侧沟之间，包含上行和下行传导束，其中上行传导束为脊髓丘脑侧束和脊髓小脑前、后束，下行传导束为皮质脊髓侧束和红核脊髓束。后索位于后外侧沟的内侧，主要为上行传导束，传导本体觉和一部分精细触觉。颈髓的后索分为内侧的薄束和外侧的楔束。脊髓的腰、骶段是下肢运动感觉及泌尿生殖功能活动的控制中枢。腰髓前角细胞发达，胞体较大（图 2-5-1D），与其支配下肢运动有关。腰髓前角细胞是肌萎缩侧索硬化及脊髓性肌萎缩的主要病损区之一。

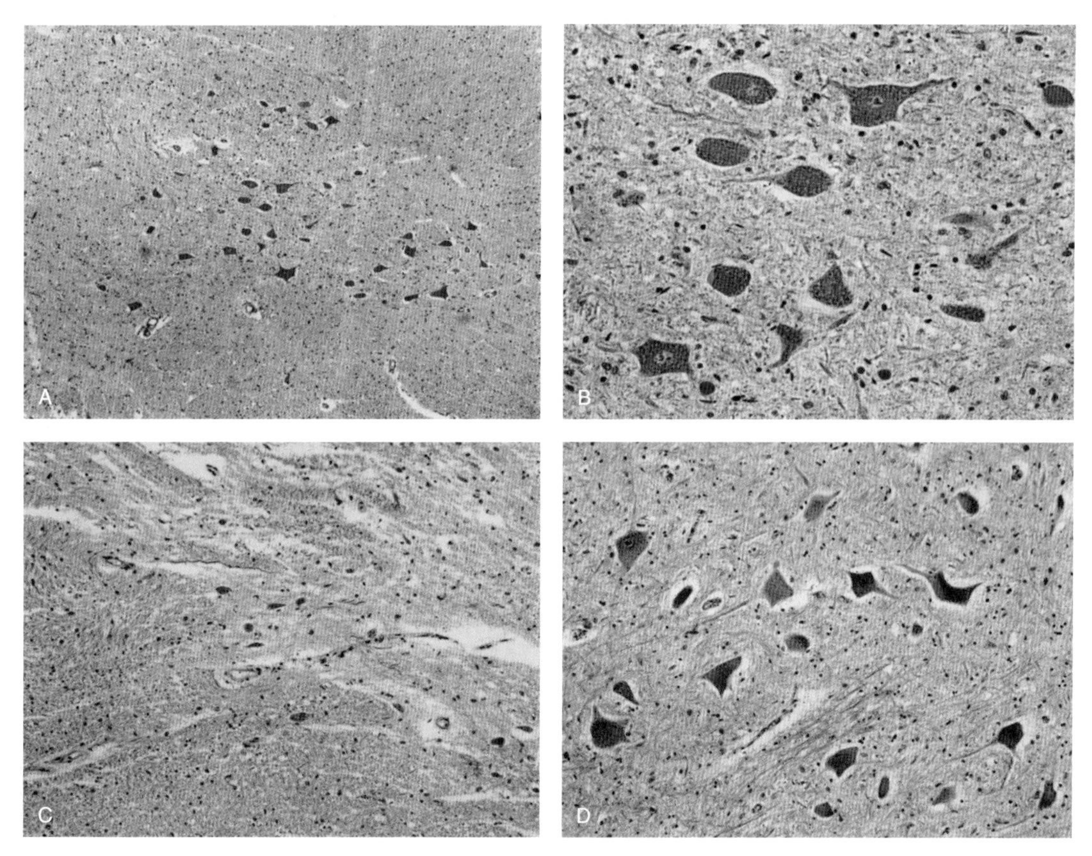

图 2-5-1　脊髓的组织学

A. 颈髓前角细胞 HE × 100；B. 颈髓前角细胞胞质内可见尼氏颗粒 HE × 400；
C. 胸髓中间外侧角细胞 HE × 200；D. 腰髓前角细胞 HE × 400

# 第六节　内脏神经系统

是完整神经系统的组成部分，因其功能活动不受人的意志支配，故称自主神经或植物神经，与躯体神经一样，它含有感觉和运动两种纤维。内脏运动神经系统包括交感神经和副交感神经系统两部分。交感神经和副交感神经的相互调节可维持机体的内部平衡。一些中枢神经退行性疾病的内脏神经系统亦是其细胞变性、脱失，出现病理性包涵体的"重灾区"，存在病理性蛋白聚集，熟悉外周自主神经系统的解剖和组织结构对理解神经退行性疾病的临床表现和发病机制具有重要帮助。

## 一、交感神经

交感神经的皮质下高级中枢位于下丘脑后部，低级中枢位于颈$_8$或胸$_1$~ 腰$_3$节段的脊髓灰质侧角，该部位的神经元轴突形成节前纤维，随脊髓前根和脊神经到达脊椎两旁的交感神经节。交感神经节是交感神经节后神经元胞体的所在部位，根据位置分为椎旁神经节和椎前神经节。椎旁神经节排列于脊柱两侧，共有 22~25 对，节间由神经纤维（节间支）相连，形成交感干（链）。交感干在颈段有颈上神经节、颈中神经节和颈下神经节，颈下神经节常与第 1 胸神经节合并成星状神经节。交感干在胸段有 11~12 个节，腰段有 4 个节，骶段有 4~5 个节。交感干左、右两支在尾骨前方相遇形成一个共同的尾神经节或称奇神经节。椎前神经节位于腹腔及盆腔的脊柱前方，包括位于腹主动脉根两侧的腹腔神经节（其内细胞密集，有大量少突胶质细胞及神经纤维束)(图 2-6-1A),位于肾动脉根部的主动脉肾神经节;此处还有肠系膜上神经节和肠系膜下神经节(均位于同名动脉的起始部)。

## 二、副交感神经

副交感神经系统依神经元所在部位不同分为脑干组和脊髓组,均为低级中枢。

脑干组主要源于中脑的 E-W(Edinger-Westphal)核,其纤维终止于瞳孔括约肌及睫状肌。另有源于延髓上泌涎核、下泌涎核和迷走神经背核。上泌涎核发出的副交感纤维可达颌下腺、舌下腺、泪腺及鼻腔的黏膜腺体,而下泌涎核发出的副交感纤维分布于腮腺。迷走神经背核发出的副交感纤维经由迷走神经广泛分布于内脏器官,如心脏、气管、胃肠道等。

脊髓组的副交感神经元位于骶髓的 2、3、4 节段侧角细胞区,其发出节前纤维构成盆神经,支配膀胱、生殖器以及降结肠以下消化管。

所有内脏组织均存在自主神经,并受其支配。在这些内脏组织中可观察到初级神经元(又称内脏神经丛)(图 2-6-1B~D)。

交感神经兴奋引起瞳孔散大、内脏及皮肤血管收缩、血压升高、心率加快、支气管扩张以及胃肠蠕动功能抑制;而副交感神经兴奋则表现为瞳孔缩小、心率减缓、血压下降、胃肠蠕动及消化腺分泌增加。交感和副交感神经的相互拮抗与制约对维持和调节机体的内平衡十分重要。

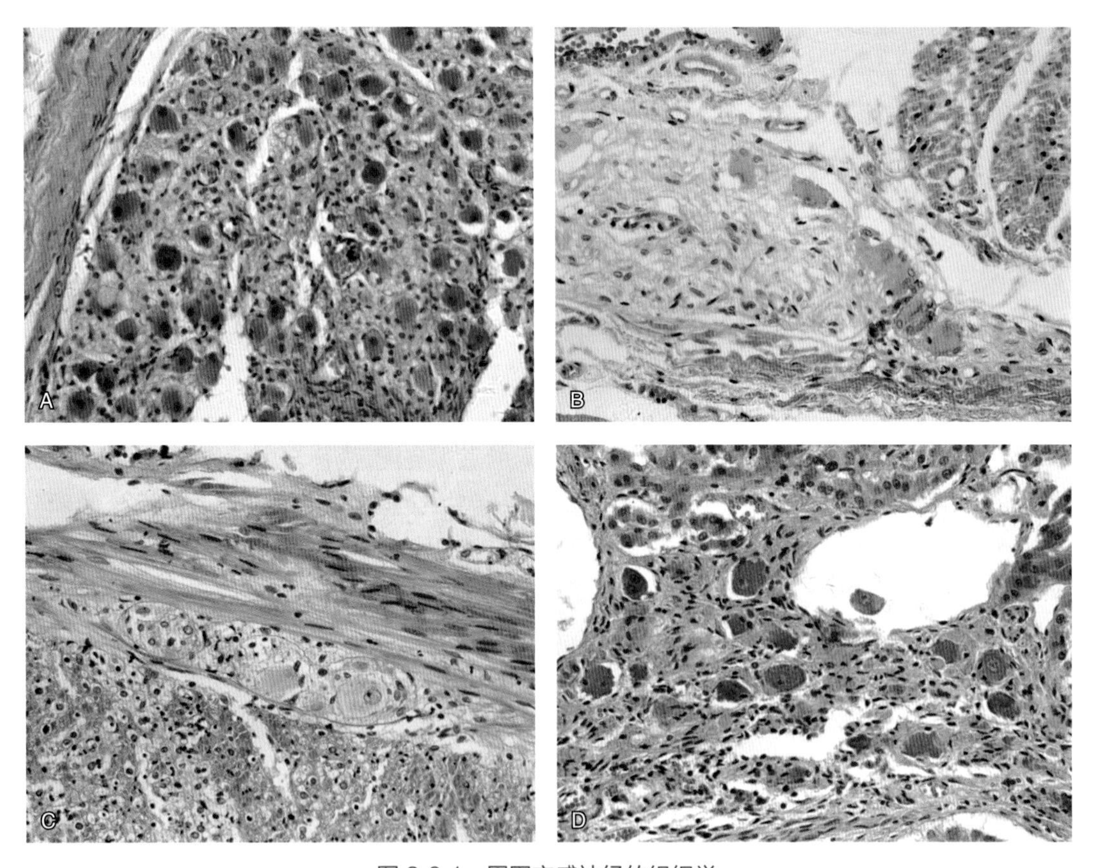


图 2-6-1 周围交感神经的组织学

A. 椎旁交感神经节 HE × 400; B. 食管肌间神经丛 HE × 400; C. 空肠肌间神经丛 HE × 400; D. 肾上腺髓质交感神经丛 HE × 400

(朱明伟)

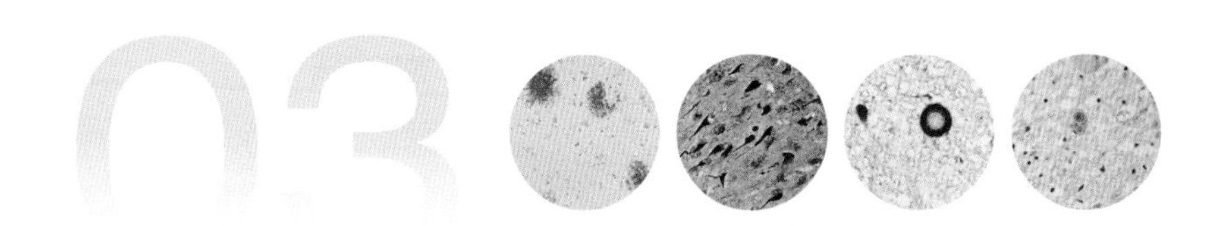

# 第三章

# 神经退行性疾病常规神经病理技术与方法

学习掌握神经退行性疾病常用的传统与现代病理组织学检查方法，对做出精准、合理的临床病理诊断至关重要，下文简要介绍各种染色方法，具体操作步骤详见附录一。

## 第一节　常规组织染色方法

### 一、苏木精 - 伊红染色法

简称 HE 染色（hematoxylin and eosin staining）法，是石蜡切片技术最常用的染色法之一。苏木精染液为碱性，主要使细胞核内的染色质与胞质内的核糖体着紫蓝色；伊红为酸性染料，主要使细胞质和细胞外基质中的成分着红色（图 3-1-1）。

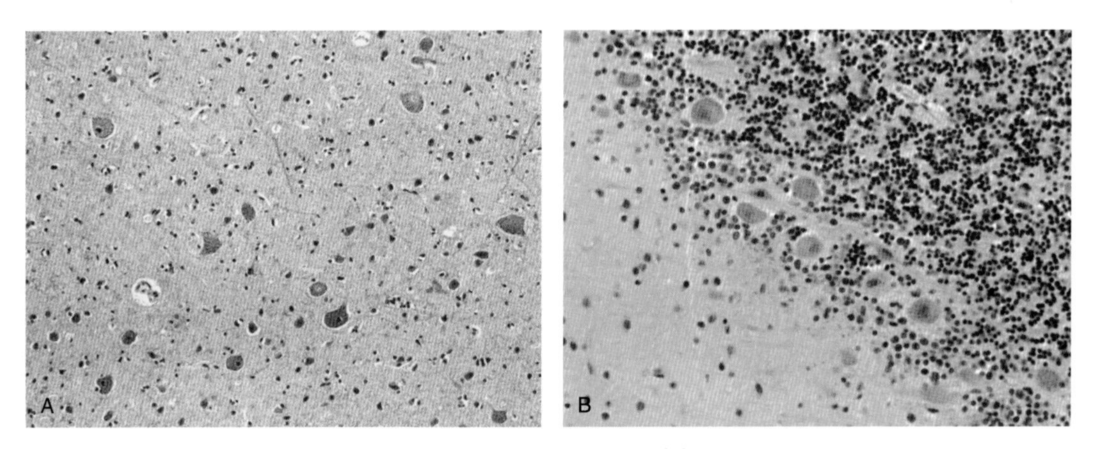


图 3-1-1　脑组织的 HE 染色
A. 大脑运动皮质神经元及胶质细胞 HE × 200；B. 小脑皮质浦肯野细胞及颗粒细胞 HE × 400

### 二、尼氏体染色法

尼氏体（Nissl body）是分布于神经细胞胞质内的三角形或椭圆形小块状物质，能被碱性染料如甲苯胺蓝、焦油紫、亚甲蓝等染成紫蓝色，尼氏体染色法是最早的神经病理组织学染色方法之一。显示尼氏体的方法有多种，如焦油紫法、甲苯胺蓝法、缓冲亚甲蓝法等，可根据实验室经验选择适合的染色方法。本书介绍焦油紫法和甲苯胺蓝法，前者尼氏体呈紫色、胶质细胞呈淡紫色、背景无色；后者细胞核呈淡蓝色、尼氏体呈深蓝色、背景无色（图 3-1-2）。

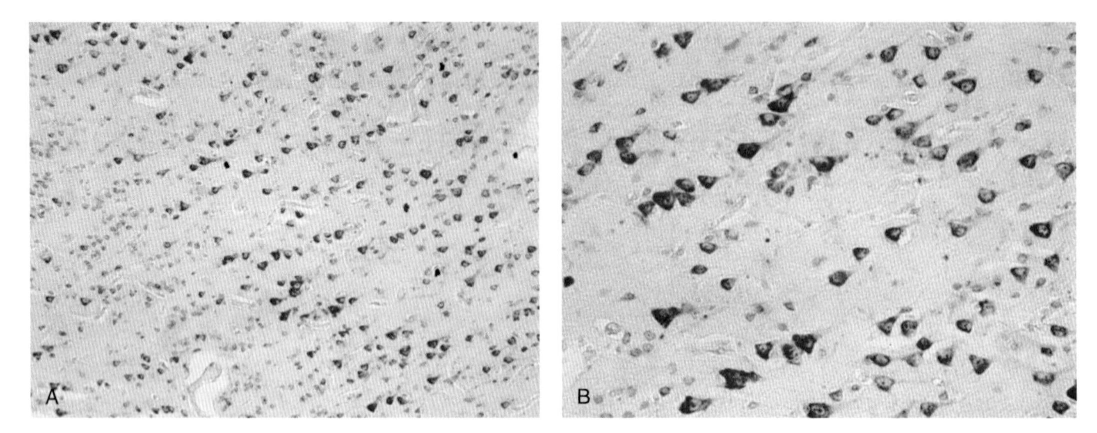

图 3-1-2 脑组织的尼氏染色
A. 尼氏染色 ×200；B. 尼氏染色 ×400

## 三、Luxol fast blue 髓鞘染色法

髓鞘是包裹在神经轴突外的管状鞘样结构，呈节段性，主要成分为鞘磷脂，类脂质占 60%，蛋白质占 40%。一些神经退行性疾病如运动神经元病、多系统萎缩、脊髓小脑变性等，存在广泛的神经传导通路退变伴髓鞘脱失。因此，髓鞘染色对这些疾病的病理观察尤为重要。髓鞘染色方法有 Weigert 法、Loyez 法、Weil 法、Kluver & Barrera 法（Luxol 固蓝 - 焦油紫法）与 Luxol fast blue 法。本文仅介绍目前常用的 Luxol fast blue 法，髓鞘呈青绿色，细胞核呈蓝色，其他组织呈伊红色（图 3-1-3）。

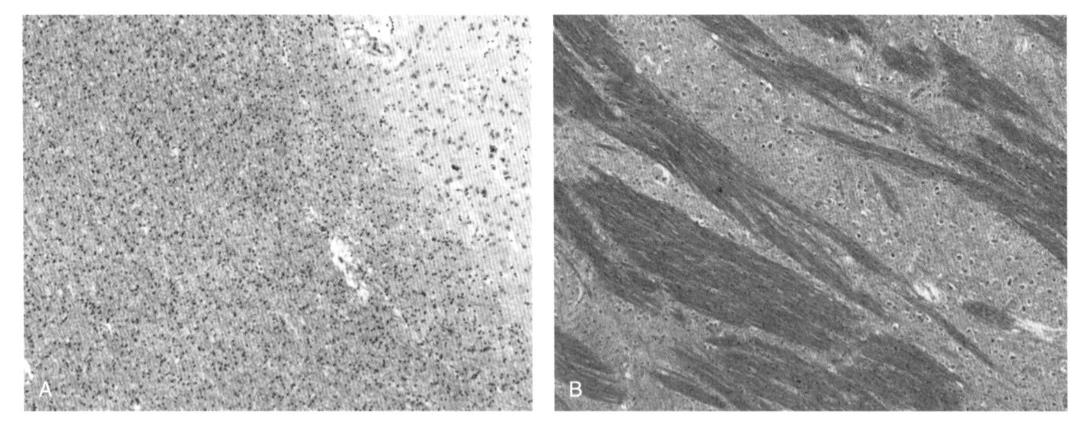

图 3-1-3 脑组织的 Luxol fast blue（LFB）染色
A. 枕叶灰白质交界髓鞘 LFB × 100；B. 脑桥基底部髓鞘 LFB × 100

## 四、刚果红染色法

阿尔茨海默病神经组织老年斑以及脑淀粉样血管病管壁主要结构成分是淀粉样蛋白，这种蛋白用碘染色像淀粉，即遇碘呈赤褐色，再加硫酸变蓝色，和淀粉的染色相同，但它并不是真正的淀粉，而是一种蛋白质，也称淀粉样物质。化学分析显示其 90% 为淀粉样原纤维蛋白，10% 为糖蛋白。脑内淀粉样蛋白常沉积于小血管壁和血管周围间隙以及神经毡。在 HE 染色切片中，淀粉样蛋白呈淡红色均质化或云朵样

结构,有时和血管玻璃样变性难以区别。通常采用特殊染色方法鉴定其是否为淀粉样蛋白。淀粉样蛋白对刚果红有选择性亲和力。刚果红是一种分子结构呈长条状的偶氮染料。其分子中的氨基容易和淀粉样蛋白的羟基结合,从而使淀粉样蛋白着色。刚果红染色的淀粉样蛋白在普通光镜下呈橙红色,偏振光下具有双折光性,呈苹果绿色(图3-1-4)。

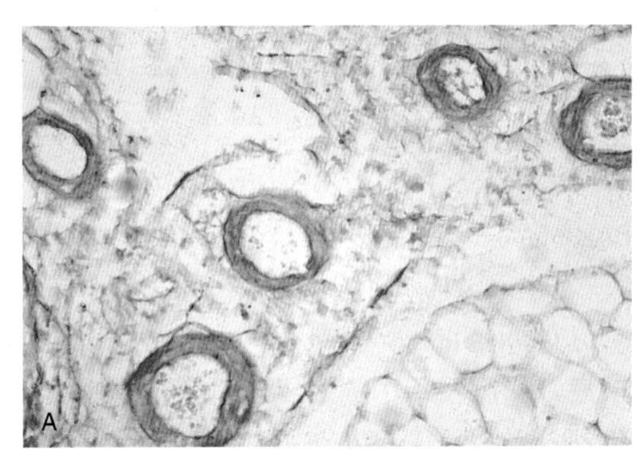
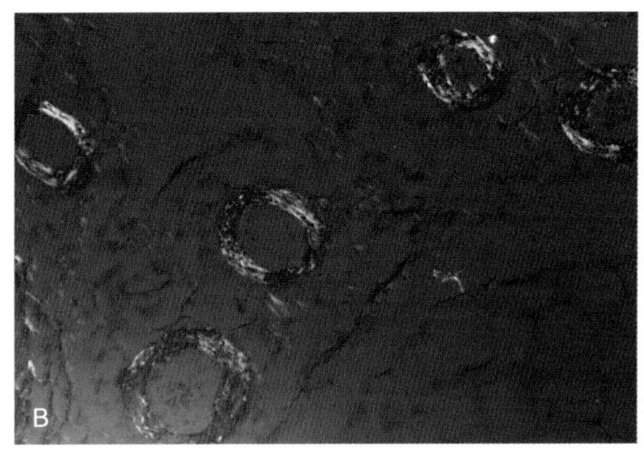

图3-1-4 系统性淀粉样变性患者肾上腺血管的刚果红染色

A. 普通光镜所见刚果红染色 ×200;B. 偏振光下呈苹果绿色刚果红染色 ×200

## 五、Holzer染色法

神经组织中,除神经细胞外,还有大量的胶质细胞,它们不仅具有支撑、营养神经元的功能,还参与一些神经退行性疾病病理生理过程。大多数神经退行性疾病的神经细胞脱失区伴有胶质细胞增生,而反映神经元脱失与胶质细胞增生程度传统方法是Holzer染色,该方法染色的神经胶质细胞核和神经胶质纤维呈紫蓝色(图3-1-5)。

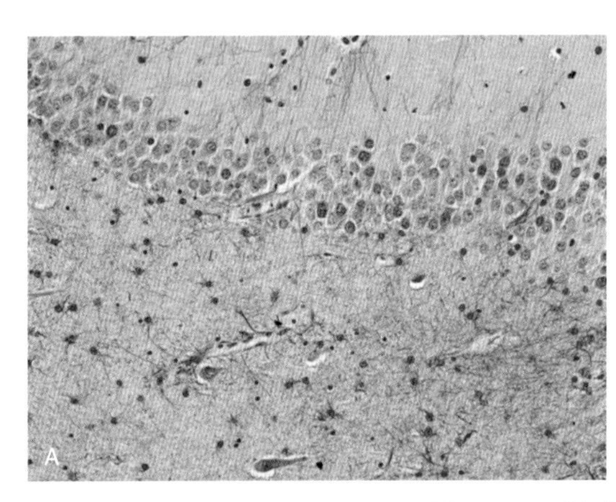
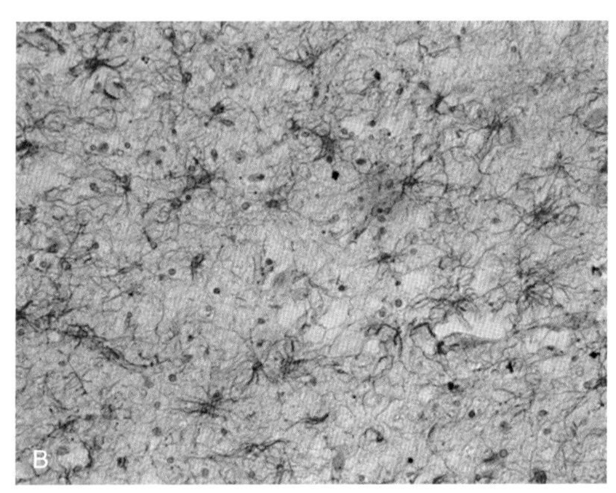

图3-1-5 脑组织的Holzer染色

A. 正常人海马胶质细胞及纤维Holzer染色 ×200;B. 进行性核上性麻痹患者中脑上丘胶质细胞增生Holzer染色 ×400

# 第二节 常用银染色法

经典的银染色方法如Bielschowsky染色等对初始认识阿尔茨海默病及皮克病的组织病理改变具有重要意义。后来又有一些新的银染色方法被发明,如Bodian染色、Gallyas染色、Campbell-Switzer染色等,对老年斑的定量或半定量以及显示多种神经退行性疾病的神经原纤维缠结、神经元内皮克小体、多系统萎缩少突胶质细胞包涵体等均有重要作用。这些方法至今仍是神经退行性疾病病理诊断的常用银染色方法。下面对 Bielschowsky 染色、Bodian 染色及 Gallyas 染色法进行简要介绍。此外，在神经退行性疾病尤其是阿尔茨海默病的病理研究中，有些实验室常使用 Thioflavin-S 染色，虽然它不属于银染色法，但由于其主要用于观察老年斑，因此一并进行介绍。

## 一、Bielschowsky 染色法

切片在用氨银液处理前先用硝酸银进行浸染。银沉积在神经原纤维和轴索上，用甲醛还原液还原成可见的金属银（黑色），然后进行氯化金调色，这一步是清除银浸染导致的黄色背景，使切片更透明，控制最后的染色强度，改善神经和其他组织间的染色差异。硫代硫酸钠用于去除组织中过剩的银和终止银浸染。该方法由德国神经病理学家 Max Bielschowsky 与 Cobb Stanley 一同在 Cajal 染色方法基础上改进。采用这种染色法，Alois Alzheimer 观察发现了阿尔茨海默病脑组织中的老年斑与神经原纤维缠结。该方法之后被多次改良修订，还可用于其他神经退行性疾病，如观察进行性核上性麻痹的神经原纤维变性。在 Bielschowsky 染色中，神经细胞、轴索、树突及神经原纤维均为深褐色至黑色，背景为淡黄或红色（图 3-2-1）。

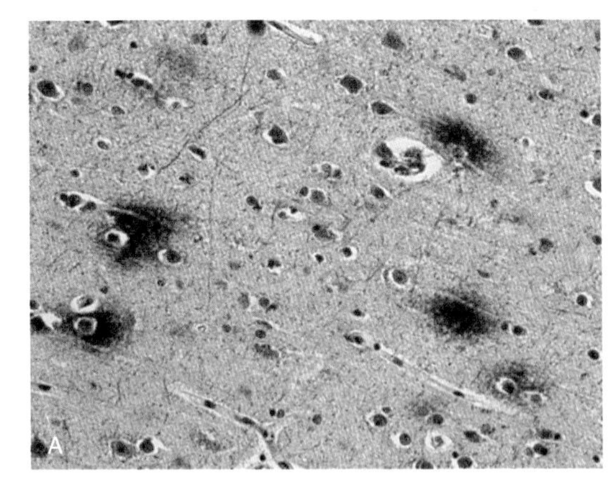

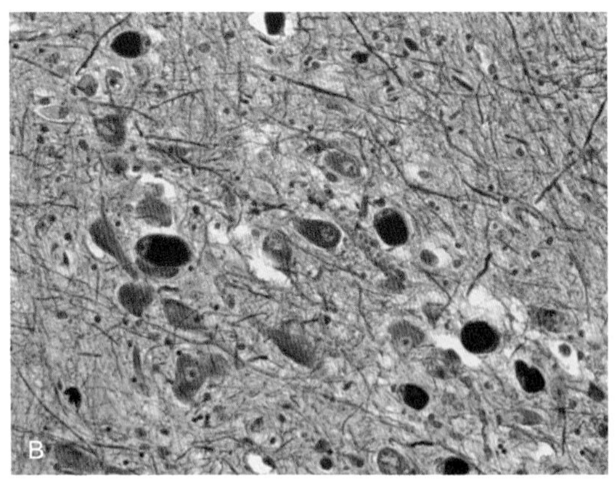


图 3-2-1 脑组织的 Bielschowsky 染色（哈佛医学院麻省总医院 Richardson 教授赠予）
A. 阿尔茨海默病患者大脑皮质老年斑 Bielschowsk × 400；
B. 进行性核上性麻痹患者动眼神经核神经原纤维缠结 Bielschowsky × 200

## 二、Bodian 染色法

使用蛋白银加金属铜，其中金属铜可以替换结缔组织中的银，使神经纤维与结缔组织容易分辨，用对苯二酚将银还原成可见金属银的形式，然后用氯化金调色，草酸可以还原氯化金，增强切片中金的沉淀。该方法是由美国神经解剖学家 David Bodian 在 1936 年发明。后来被改良成为观察阿尔茨海默病老年斑和神经原纤维缠结、皮克病皮克小体的重要银染色方法之一。在 Bodian 染色中，有髓纤维、小的无髓纤维及神经原纤维呈黑色；阿尔茨海默病神经原纤维缠结显示位于胞质内朱褐色火焰状或线团样结构（图 3-2-2）。

## 三、改良的 Gallyas-Braak 银染色

Gallyas 银染色方法是匈牙利神经外科医师兼实验神经病理学家 Gallyas F 于 20 世纪 70 年代初发明，后经他本人及 Braak 等改良修订，逐渐被推广应用，目前成为国际广泛认可的对多种神经退行性疾病病理诊断很有价值的银染色方法。与 Bielschowsky、Bodian 等传统银染色方法不同，它采用硝酸镧液预先浸泡

组织，抑制了各种背景结构，只显示各种异常的神经细胞和胶质细胞中变性的嗜银结构。对阿尔茨海默病的神经原纤维缠结、多系统萎缩的少突胶质细胞包涵体及进行性核上性麻痹的星形细胞缠结均很敏感，已成为许多神经病理实验室以及脑组织库中神经退行性疾病病理诊断常规使用的银染色方法。本书介绍改良的 Gallyas-Braak 银染色法，其神经原纤维缠结、胶质细胞纤维缠结均呈褐色（图 3-2-3）。

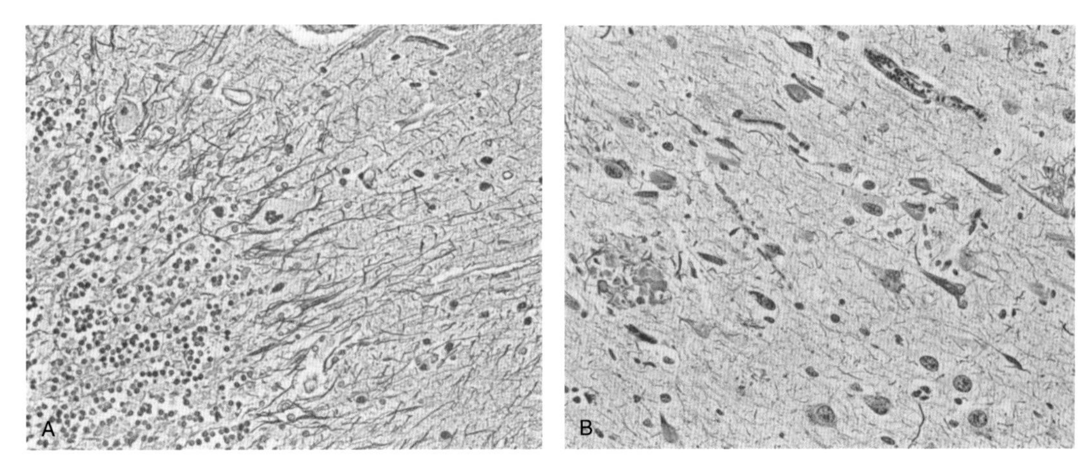


图 3-2-2　脑组织的 Bodian 染色
A. 小脑皮质及浦肯野细胞正常神经纤维 Bodian × 400；
B. 阿尔茨海默病患者海马神经原纤维缠结及老年斑 Bodian × 400

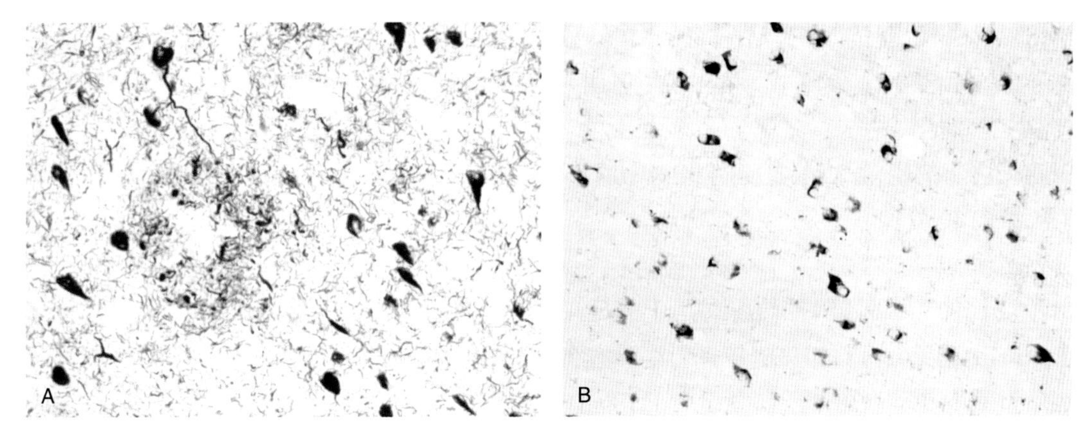


图 3-2-3　脑组织的 Gallyas-Braak 染色
A. 阿尔茨海默病海马神经原纤维缠结 Gallyas-Braak × 200；
B. 多系统萎缩小脑白质少突胶质细胞包涵体 Gallyas-Braak × 400

### 四、Thioflavin-S 染色

该方法显示老年斑效果较好，是 1991 年美国阿尔茨海默病（CERAD）神经病理诊断指南推荐的染色方法，因此在北美许多神经病理实验室比较常用，神经炎斑和血管壁上的淀粉样物质在荧光显微镜下呈强黄白色荧光。

## 第三节　免疫组织化学染色技术

免疫组织化学（简称免疫组化）染色技术（immunohistochemistry technique）又称免疫细胞化学（immunocytochemistry)技术，是利用抗原与抗体特异性结合的原理和特定的标记技术，对组织和细胞内特定抗原或抗体进行定位、定性或定量检测的一门现代免疫组织染色技术，已被广泛用于病理学研究和临床病理诊断的各个领域。近40年来，大多数神经退行性疾病的病理机制研究以及病理诊断已迈入蛋白质时代，在这一进程中，蛋白质抗体免疫组化技术日趋完善成熟，广泛应用，其功不可没。

## 一、免疫组化染色操作准备

神经退行性疾病病理诊断与研究的免疫组化染色技术一般用于检测冰冻切片和石蜡切片的组织或细胞。神经组织离体后应及时取材并立即进行冰冻切片，切片可在 -20℃或 -80℃保存。如行石蜡切片，取材后也应迅速固定，尽可能保存细胞内抗原成分和原有形态结构。组织石蜡切片的固定液一般为10%的中性缓冲甲醛液(pH 7.2~7.4)，固定时间4~6小时为宜，一般不宜超过24小时。固定时间不足，组织结构显示不佳，抗原弥散；固定时间过长，会封闭或破坏组织抗原。冰冻切片的固定液为冷无水丙酮(4℃)、95%的乙醇和纯甲醇，固定10~20分钟为宜。

免疫组化染色切片厚度一般为3~4μm。有时一个组织块需做多种抗体染色，可进行连续切片，切片贴附在防脱的硅化载玻片上，于60~65℃烤箱中，烤片60~120分钟。

在免疫组化染色中，通常采用磷酸盐生理盐水缓冲液(phosphate buffer saline，PBS)稀释抗体和浸洗切片，而充分浸洗切片可以增强特异性染色和减少非特异性染色。经甲醛液固定并石蜡包埋的组织在固定过程中，组织中抗原蛋白容易与甲醛产生交联，组织蛋白和抗原蛋白间也会形成交联，使组织中抗原决定簇被封闭，抗体难以和抗原充分结合，因此，需要进行组织切片前的处理即抗原修复(antigen retrieval)。是否需要进行抗原修复，应参照第一抗体使用说明。常用的抗原修复方法如下。

### (一) 蛋白酶消化

常用胰蛋白酶消化，方法是先配制0.1%胰蛋白酶消化液(pH 7.8)，然后将切片置入预热37℃的胰蛋白酶消化液消化30分钟。

### (二) 热处理

包括微波炉加热，高压锅加热等。用于热处理的液体有蒸馏水、0.01mol/L柠檬酸缓冲液(pH 6.0)、Tris-EDTA(pH 8.0)。微波炉加热法是将切片浸泡在抗原修复液中，用微波炉(850~1 000W)加热10分钟，停止加热后自然冷却。高压加热法适合于PrP抗体免疫组化染色，方法是用高压锅加热抗原修复液至沸腾，放入切片，切片完全浸泡在修复液内，盖紧高压锅盖，继续加热至减压阀喷气，开始计时90~120秒。停止加热后自然冷却。

此外，在应用免疫组化技术时，需要采用适当方法消除内源性酶、内源性生物素及内源性色素等影响染色效果的因素。

免疫组化染色结果受多种因素影响，因此，在染色中应设立阳性和阴性对照。有时，在进行免疫组化染色时，加入一抗容易被带电荷的结缔组织所吸附，造成非特异性背景染色，为此，在加一抗前，可以用正常的非免疫动物血清封闭组织中能和抗体吸附结合的位点，阻止组织对抗体的非特异性吸附，减少非特异性背景染色。使用的正常血清与所用的二抗密切相关。切记在滴加血清封闭后，丢去组织片上的血清即可，不用PBS洗，直接滴加一抗孵育切片。

在免疫组化染色时，正确使用抗体也至关重要。首先，一抗应与检测试剂盒配套，临床病理诊断中常用的一抗主要是鼠和兔的单克隆抗体及兔的多克隆抗体，不同动物种属来源的抗体，要与相应动物种族的二抗相匹配，除非有特别的二抗试剂。其次，注意了解各种抗体染色要求与说明，有否抗原修复条件。掌握好抗体稀释度，获得最佳染色效果。

选择适当的显色剂。免疫组化染色在抗原、抗体结合后，抗原-抗体结合物是无色的，需要利用抗体中标记的酶催化显色剂的化学反应(氧化还原反应),使显色剂被氧化或还原成有色的难溶性沉淀,即显色反应。沉淀物的部位就是抗原 - 抗体结合部位。用于免疫组化染色的显色剂有多种,常用的如 3,3-二氨基联苯胺四盐酸盐(3,3-diaminobenzidine tetrahydrochloride,DAB)、3- 氨基 -9- 乙基咔唑(3-amino-9-ethylcarbazole,AEC)、固红(fast red TR salt)及固蓝(fast blue BB salt)等。DAB 显色液需要新鲜配制,用后不能再保存。一般显色 3~10 分钟,在镜下控制,阳性结果呈深浅不一棕色,DAB 显色后,组织切片经二甲苯透明,用中性树胶封片,可以长期保存。如果使用 AEC 显色,其显色液也应新鲜配制,同样,用后不能保存,一般显色 3~10 分钟,在镜下控制,阳性结果呈深浅不一的红色。用苏木精复染要浅染,避免盖住 AEC 的颜色。AEC 显色后,组织切片不能用二甲苯透明,只能用水溶性胶封片。

## 二、免疫组化染色方法

免疫组化染色包括一步法、二步法及三步法。一步法又称直接法,二步法和三步法称间接法。

一步法是将抗体标记酶直接标记在第一抗体(一抗)上,目前常用的标记酶包括辣根过氧化物酶(horseradish peroxidase,HRP)、碱性磷酸酶(alkaline phosphatase,AKP、ALP、AP)。染色时,滴加一抗与组织细胞抗原结合,形成抗原 - 抗体结合物,然后加入显色剂显色,常用的一步法为 EPOS 一步法。

二步法是将抗体标记酶标记在第二抗体(二抗)上,染色时,滴加一抗与组织细胞抗原结合,形成抗原 - 抗体结合物,然后加入二抗与一抗结合,把抗原 - 抗体结合物放大,最后加入显色剂显色,二抗上的标记酶与显色剂反应,形成有色沉淀定位在组织细胞中,常用的二步法有 LDP 法。

三步法中,二抗标记生物素(biotin),第三抗体(三抗)为链霉抗生素蛋白(streptavidin),抗体标记酶在三抗上。染色时,滴加一抗与组织细胞抗原结合,形成抗原 - 抗体结合物,然后加入二抗与一抗结合,把抗原 - 抗体结合物放大,再加入三抗,三抗链霉抗生素蛋白通过生物素与二抗连接,把一抗和二抗结合物放大,最后加入显色剂显色。三抗上的标记酶与显色剂反应,形成有色沉淀定位在组织细胞中。常用的三步法有 LSAB 法。

一般来说,一步法由于抗体与抗体连接步骤少,干扰染色因素也少,染色特异性高,但由于没有将抗原 - 抗体结合物放大,所以,染色敏感性低。相对而言,二步法和三步法中,连接抗体步骤多,能够将抗原 - 抗体结合物进行特异性放大,其敏感性高,但由于在放大抗原 - 抗体结合物过程中,增加了影响染色结果的因素,因此,特异性亦有所降低。常用免疫组化染色方法如下。

### (一) EnVison 法

该方法采用聚合物技术的二步法,是非生物素检测系统,不需要进行封闭内源性生物素,加一抗前不需要用正常血清封闭,具有敏感性高、操作简便和非特异性染色少等优点,是目前最为常用的方法之一。只有 EnVison/HRP/ 抗鼠 / 抗兔二抗工作液。阳性结果呈深浅不一的棕色,细胞核呈蓝色。

### (二) LSAB(SP)法

该方法采用链霉抗生物素蛋白 - 生物素技术,其中链霉抗生物素蛋白与生物素具有很强亲和力,三步法染色,加入二抗和三抗可将抗原 - 抗体结合物不断放大,敏感性较高。试剂盒为包含生物素标记的抗鼠 / 抗兔 / 抗羊免疫球蛋白工作液,标记 HRP 的链霉抗生素蛋白(streptavidin/HRP)工作液。阳性结果呈深浅不一的棕色,细胞核呈蓝色。

### (三) EPOS 法

采用聚合物技术的一步法,敏感性高,不需要进行封闭内源性生物素操作,加一抗前不需要用正常血清封闭,最大优点是操作步骤少、染色时间短、几乎没有非特异性背景染色,缺点是抗体种类少、一抗只标记 HRP。试剂盒只需要选用 EPOS 一抗,不用检测试剂盒。阳性结果呈深浅不一的棕色,细胞核呈蓝色。

## 三、神经退行性疾病常用的诊断与研究性抗体

目前神经退行性疾病的病理诊断常用商用蛋白质抗体有Aβ(包括Aβ42和40)、AT8(磷酸化tau)、α-synuclein、pTDP-43、PrP(3F4)、Ubiquitin、P62等。不同厂商生产不同克隆方式的蛋白质抗体，按说明要求采用相应的二抗或三抗、一步法或二步法进行染色。如AT8(磷酸化tau)抗体和Aβ抗体可采用SP法；α-synuclein抗体和ubiquitin抗体可采用EnVison法。此外，GFAP抗体常用于观察神经退行性疾病胶质细胞增生程度。CD68用于观察神经细胞坏变后吞噬细胞的活化情况。常用抗体免疫组化染色结果见图3-3-1。随着特异性病理蛋白检测技术的广泛应用，神经退行性疾病的临床病理诊断较传统组织学染色方法更为准确，如今精准的蛋白质病理诊断对神经退行性疾病的临床表型多样性有了更深入的认识。

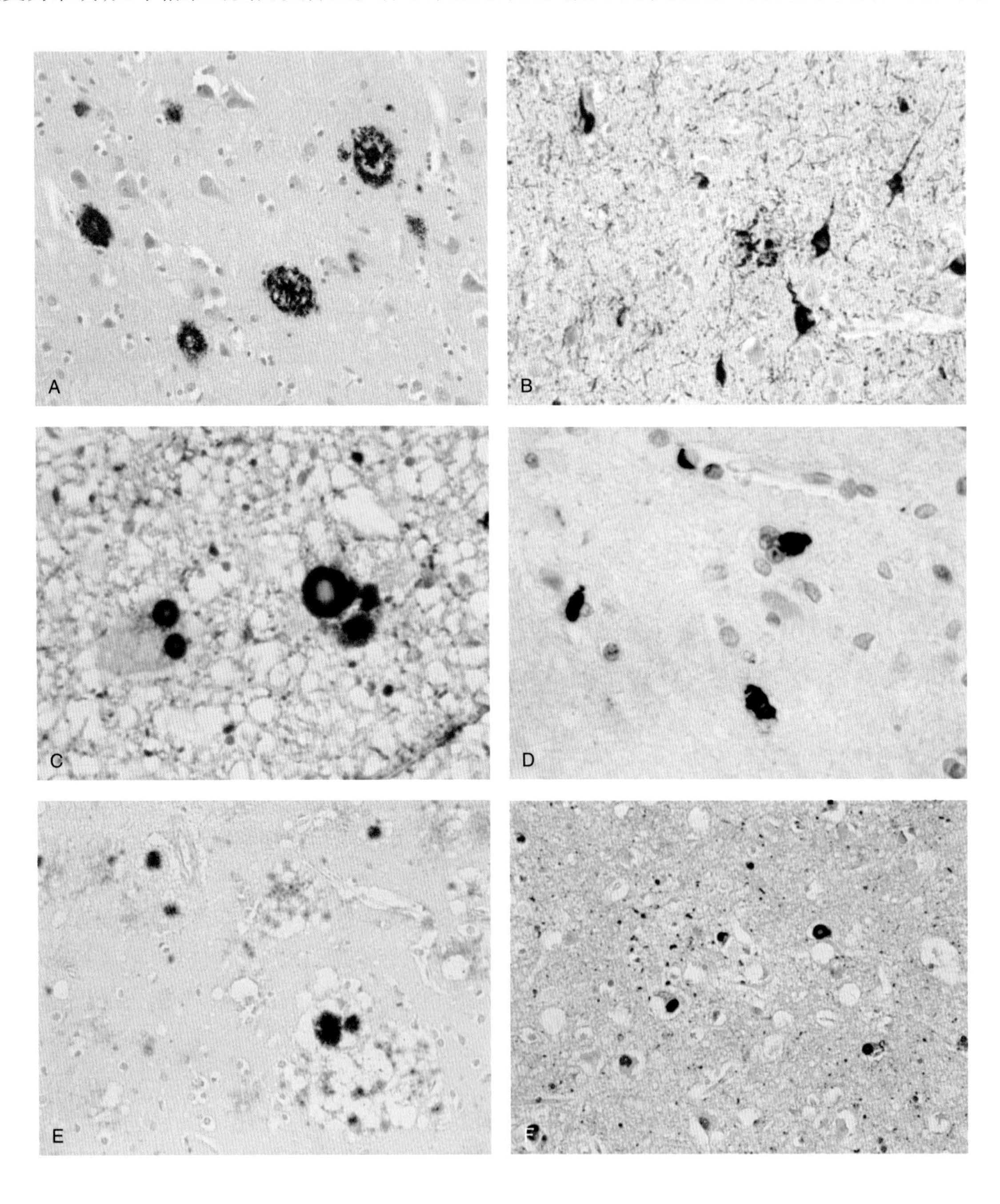

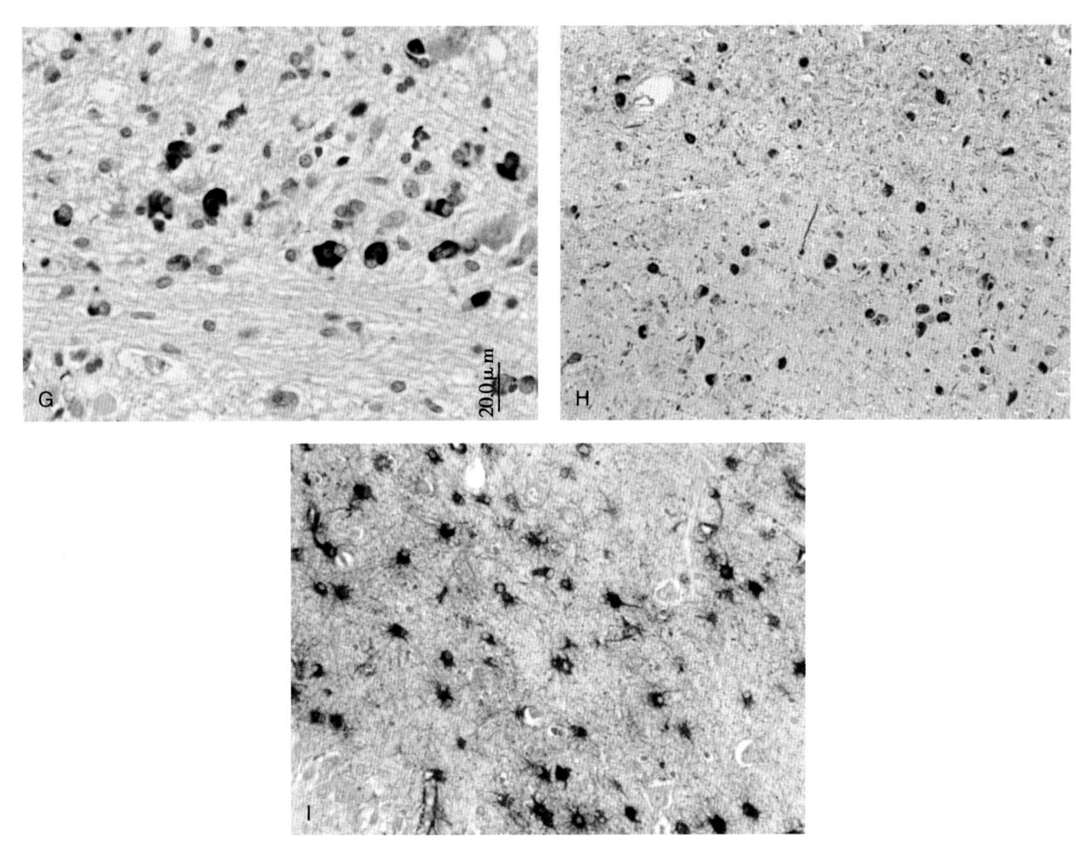


图 3-3-1　神经退行性疾病常用蛋白质免疫组化染色

A. AD 额叶皮质淀粉样蛋白沉积斑 Aβ × 400；B. AD 顶叶皮质神经原纤维缠结 AT8 × 400；C. DLB（路易体痴呆）脑桥蓝斑核经典脑干型路易体 α-synuclein × 1 000；D. MND（运动神经元病）额叶皮质少突胶质细胞 TDP-43 蛋白阳性包涵体 pTDP-43 × 1 000；E. 新变异型 CJD（克罗伊茨费尔特 - 雅各布病）皮质斑点样 PrP 蛋白沉积 PrP（3F4）× 400（Budka 教授馈赠切片）；F. DLB 顶叶皮质 Ub 阳性路易体 ubiquitin（泛素）× 400；G. MSA（多系统萎缩）脑桥少突胶质细胞包涵体 α-synuclein × 400；H. AD 海马神经原纤维缠结 P62 蛋白表达 P62 × 400；I. AD 海马胶质细胞增生反应 GFAP × 400

## 第四节　免疫荧光组织化学技术

免疫荧光组织化学（immunofluorescence histochemistry）技术是由 20 世纪 40 年代 Coons 及其同事建立，将免疫荧光技术和细胞形态学技术结合而成的一门新的免疫荧光组织化学技术方法。自诞生以来，由于具有特异性高、快速而准确的细胞水平定位等特点，在当代神经病理研究与诊断领域发挥着重要作用。

### 一、免疫荧光组化技术操作准备

虽然免疫荧光组化技术与一般的免疫组化技术有很多相同之处，但也有一些不同之处。

直接法免疫荧光染色时组织切片通常为冰冻切片，组织不需要固定，其离体后马上取材，用低温恒冷切片机切片。如果不能立刻冷冻切片或冷冻切片后不能马上染色，应将组织或冷冻切片放入 –30℃冰箱保存，如果超过 24 小时，最好放入 –80℃冰箱保存。冰箱保存时组织或切片应密封，以免干涸。

间接法免疫荧光染色时，组织切片可以用冷冻切片，也可以用石蜡切片，组织切片厚度为4~5μm。冷冻切片的组织不用固定，冷冻切片后切片用冷丙酮（4℃）固定10分钟。石蜡切片组织固定方法同免疫组化染色。

免疫荧光染色时，一般选用无荧光载玻片和无干涉盖玻片，切片应贴在硅化或涂胶玻片上。免疫荧光染色常用的缓冲液是pH 7.4的磷酸盐生理盐水缓冲液（PBS），用于稀释抗体和浸泡切片。同样，需要设立对照片。石蜡切片是否需要抗原修复，需要仔细了解抗体说明与要求。

直接法不需要进行血清封闭，间接法则需要根据二抗种类选择相应血清封闭组织。免疫荧光染色时，要正确选择抗体。荧光素标记的二抗大多是含单一动物的免疫球蛋白，因此，需要根据一抗的动物源性来选择相应的二抗配套试剂，如选择不当，则免疫荧光染色就会失败。

免疫荧光染色后一般不需要进行组织背景复染。如果FITC标记抗体染色有非特异性荧光背景，可用伊文思蓝试剂复染，背景呈红色荧光。依文思蓝复染适用于结果为亮黄绿色荧光的FITC标记抗体，而不适用于结果为橙红色荧光的FRITC标记抗体。依文思蓝复染是在抗兔孵育经PBS洗后进行，复染后再经PBS洗，然后封片。切片染色后不需要脱水透明，可以直接用缓冲甘油封片剂封片。经免疫荧光染色后切片应及时观察，否则荧光会慢慢减弱，如果不能马上观察，也应将染色切片放低温、暗处冰箱保存，可延缓荧光衰减。

## 二、免疫荧光组化染色操作方法

### （一）直接法

将抗体标记荧光素→荧光抗体与组织细胞抗原结合→形成有荧光素的抗原-抗体结合物→激发光（紫外光）照射，荧光素发出可见荧光→荧光显微镜观察。最大优点是操作步骤少，染色快，很少产生非特异性背景染色。不需要检测试剂盒，只需要选择目的荧光标记抗体（一抗）。目前神经退行性疾病病理中使用的荧光标记抗体种类尚不多，主要用在实验研究性病理工作中。其染色步骤详见附录一，阳性结果荧光呈明暗不一的亮黄绿色（FTIC标记抗体）或橙红色（TRITC标记）。

### （二）间接法

将二抗标记上荧光素→一抗与组织抗原结合→二抗与一抗结合→形成有荧光素的抗原-抗体结合物→激发光（紫外光）照射荧光素发出荧光→荧光显微镜观察。该法特点是在染色中加入荧光素标记的二抗与一抗结合，使抗原-抗体结合物不断放大，敏感性提高。一抗不需要标记荧光素，可选择的一抗种类相对较多。用一个试剂盒可以分别检测各种抗原，可用于石蜡切片染色。染色步骤详见附录一，阳性结果同直接法。

# 第五节 分子病理方法简介

分子病理学技术（molecular pathology technique）通常是指在病理组织学基础上，将分子生物学和细胞遗传学的一些技术、方法，应用于检测组织细胞在分子水平上的生物标志物来辅助病理诊断，指导临床治疗。目前常开展的原位杂交技术、荧光原位杂交技术、聚合酶链反应和流式细胞分析技术等，在神经病理临床实践中，主要应用在神经系统肿瘤、感染疾病的早期诊断，鉴别诊断以及指导和评估临床治疗。在神经退行性疾病的临床病理诊断与研究中，除前面介绍的免疫组化和免疫荧光染色方法外，也常常使用免疫印迹技术进行蛋白质分子病理鉴定。

免疫印迹技术是检测蛋白质混合液中某种目的蛋白的定性方法，也可以作为确定一种蛋白质在不同细胞或者同一种细胞不同条件下的相对含量，即蛋白质半定量方法。相对应于检测DNA的Southern blotting（DNA印迹）和RNA的Northern blotting（RNA印迹），蛋白质印迹又被称为Western blotting。由于被检目的蛋白常用抗体来检测，因此通常又称免疫印迹技术（immunoblotting）。

免疫印迹技术基本原理：蛋白质印迹技术的原理和过程与DNA和RNA印迹技术类似。蛋白质样品依据其分子量大小经SDS-聚丙烯酰胺凝胶分离后，将带有蛋白质分离区带的凝胶与硝酸纤维素膜（nitrocellulose membrane）紧贴，组成“凝胶-膜三明治”，置于低压高电流的直流电场内，以电驱动为转移方式，可将凝胶上分离区带转印到硝酸纤维素膜上，最后使转移后的硝酸纤维素膜与特定的抗体反应，经显色后对已知蛋白质进行定性及半定量分析。其过程包括蛋白质样品制备，SDS-聚丙烯酰胺凝胶电泳，转移电泳，免疫显色。

免疫印迹技术主要用于检测样品中特异性蛋白质是否存在，并可进行半定量分析。许多神经退行性疾病相关蛋白如tau，α-synuclein，TDP-43等均存在异常磷酸化作用，尤其是tau相关疾病，不同疾病类型，不同*tau*基因突变可导致不同tau的磷酸化位点。因此，在对tau蛋白病谱临床病理分型及鉴别诊断中，较常使用蛋白免疫印迹技术。

本章介绍了中枢神经退行性疾病常规组织学方法，常用银染色方法以及常见神经退行性疾病相关蛋白质免疫组化染色方法。通过常规病理组织染色方法可以初步明确是否存在神经组织退行性变；特殊的银染色方法基本可以检测出常见神经退行性疾病神经元和胶质细胞胞质内特征性病理包涵体结构，依据这些检查可以大致将其归类；目前特异性病理蛋白免疫组化染色是常见和罕见神经退行性疾病病理类型确诊的主要手段。将来，期待发现更具特异性的病理蛋白亚型，使得神经退行性疾病的病理诊断更精准化。

（朱明伟）

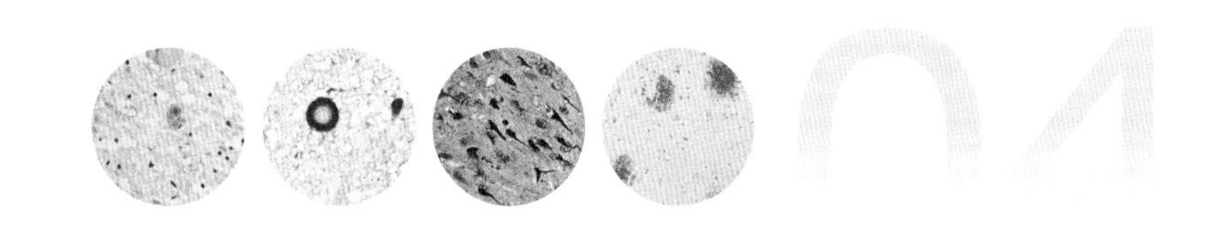

# 第四章

## 神经退行性疾病的概述及分类

### 第一节　脑老化与神经退行性疾病

脑老化（brain aging）是指脑结构、功能及化学物质随年龄增加的改变，它不是单一的节点，而是整个变化过程的总和。正常脑老化老年人的临床表现主要为记忆及认知心理的改变，如健忘，以近记忆力减退为著；其运动功能退化，表现为运动迟缓、平衡障碍、容易跌倒等，脑老化过程中脑内多种神经递质含量的相对不足或失衡。

正常脑老化的常见形态学改变：通常 60 岁以后，大脑重量逐渐下降。年龄相关的脑大体改变包括不同程度的皮质萎缩、白质体积减少、脑室扩大、脑动脉粥样硬化及蛛网膜增厚等。生前神经影像可直观显示脑老化的改变，如结构影像显示随年龄增加出现的脑沟增宽，脑室扩大，部分灰质核团萎缩，以及脑室旁白质异常信号增多等（图 4-1-1）。正常认知功能老年人脑组织病理学也可以观察到神经元及胶质细胞脑老化的形态学改变，如神经元内脂褐素（lipofuscin）增多，皮质浅层出现大量淀粉样小体（corpora amylacea）（图 4-1-2）。其中，脂褐素是一种常见的年龄相关性细胞质内色素颗粒，推测它可能是溶酶体系统衍生的残余小体，常见于脑神经和脊神经的运动核团，以及红核、丘脑、苍白球、下橄榄核和小脑的齿状核 HE 染色呈淡棕色或黄色颗粒。淀粉样小体是一种位于星形细胞突起内，呈嗜碱或嗜酸性层状排列的球形结构，PAS 染色和 ubiquitin 抗体免疫染色易显示。淀粉样小体常见于软脑膜下、脑室周围和血管周围区域。另外在老年脑的皮质表层及中层，尤其是内嗅皮质第 2 层和杏仁核常见 ubiquitin 阳性颗粒小体，这种颗粒小体被认为存在于营养不良性轴索内。

随着年龄增长，正常认知功能老年人脑组织学检查也可显示中、小血管老化改变，表现为血管管壁钙化，血管周围间隙扩大，小动脉管壁增厚，平滑肌及弹力纤维减少等（图 4-1-3）。

在正常脑老化过程中，有些病例的海马、内嗅皮质等边缘结构常存在数量不等的老年斑、神经原纤维缠结、神经元颗粒空泡变性（granulovacuolar degeneration）以及 Hirano 小体（平野小体）（图 4-1-4）。其颗粒空泡变性在 HE 染色下，可见神经元胞质内单个或多个直径为 3~5μm 的颗粒空泡样结构，主要见于海马 CA1 锥体细胞。电镜观察显示颗粒空泡具有膜性结构，在透明基质内见电子密度颗粒。采用磷酸化神经丝蛋白、tubulin、tau 和 ubiquitin 抗体也可以标记这些颗粒。推测这种空泡变性是由于细胞骨架蛋白降解中溶酶体结构的自噬现象。Hirano 小体是由 Hirano 在关岛型帕金森综合征 - 痴呆复合征（Parkinsonism dementia complex of Guam）患者的海马组织内观察到的一种棒状小体（rod-like body）。HE 染色显示其为具有折光性且强嗜伊红染色的卵圆形、杆状、球状或圆柱形结构，通常见于海马 CA1 锥体细胞旁。Hirano 小体实际上是一种细胞内结构，一般认为其位于神经元的突起内。电镜下 Hirano 小体呈特征性晶体样结构。免疫表达 actin、肌动蛋白结合蛋白（actin-binding protein）、tau 以及神经丝（NF），其病理意义尚不清楚。

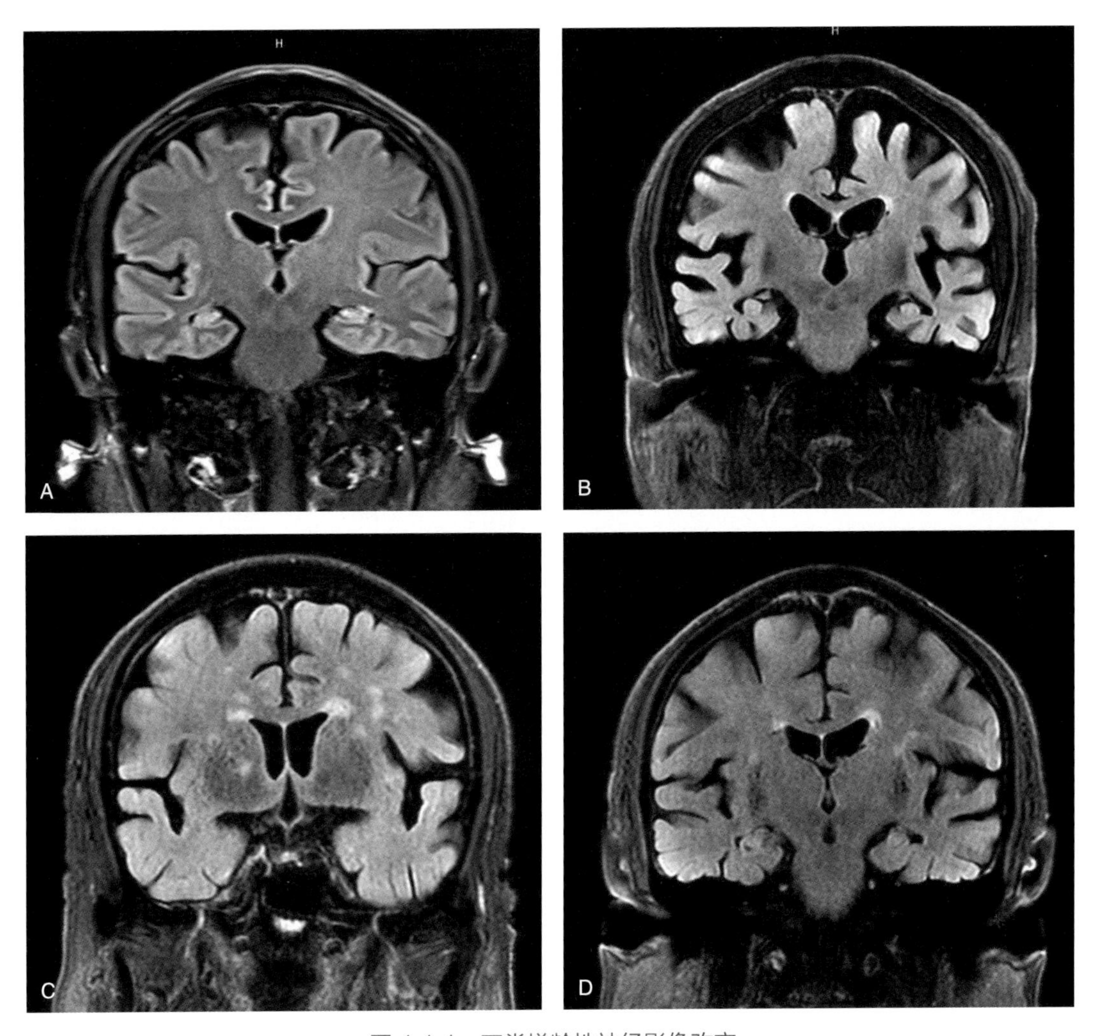


图 4-1-1　正常增龄性神经影像改变

A. 81 岁认知功能正常老年人皮质脑沟及海马的增龄性改变；B. 94 岁认知功能正常老年人皮质脑沟及海马的增龄性改变；C、D. 84 岁认知功能正常老年人冠状位脑室周围白质的轻度变性改变

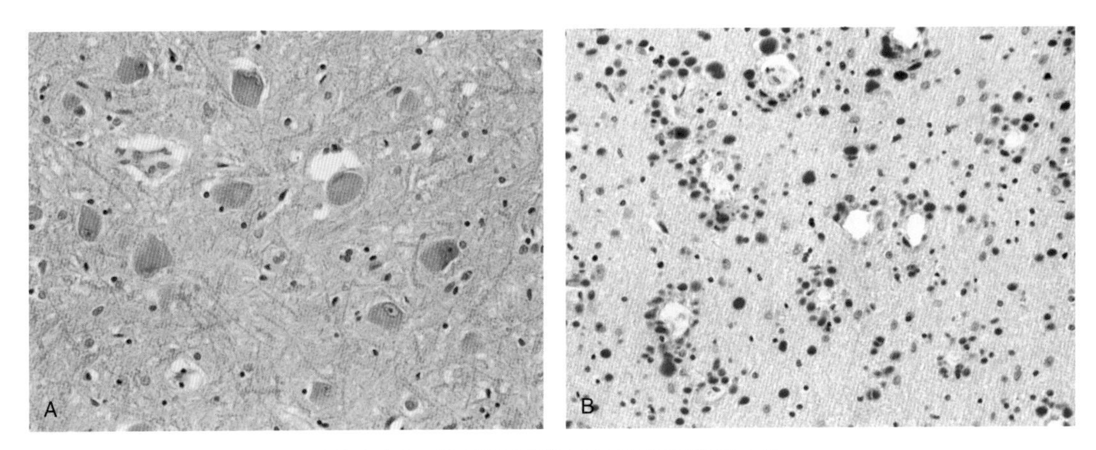


图 4-1-2　神经元内脂褐素沉积及淀粉样小体

A. 百岁老年人丘脑神经元脂褐素沉积 HE×400；B. 81 岁老年人脑软脑膜下大脑皮质血管周围大量淀粉样小体形成 HE×400

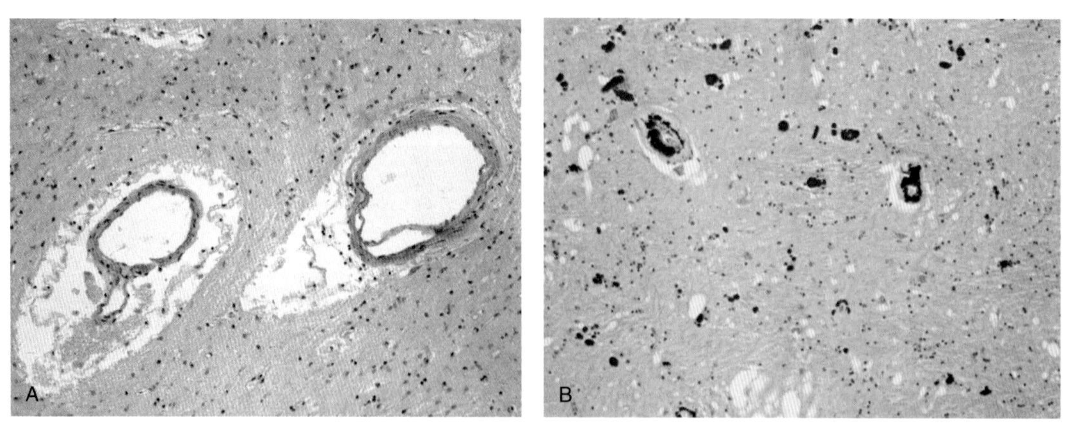


图 4-1-3　脑血管老化的形态学改变

A. 81 岁老年人丘脑血管周围间隙扩大 HE × 200；B. 90 岁老年人苍白球血管钙化 HE × 200

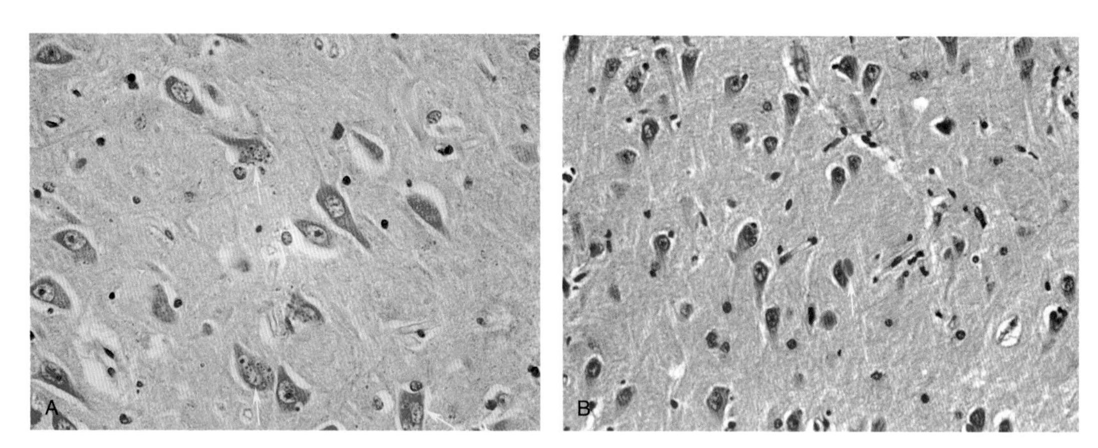


图 4-1-4　神经细胞颗粒空泡变性及 Hirano 小体

A. 79 岁老年人海马锥体细胞胞质内的颗粒空泡变性(箭头)HE × 400；

B. 83 岁老年人海马 CA1 段的红色棒状 Hirano 小体(箭头)HE × 400

常规组织学检查显示正常脑老化过程中，其额、颞叶等新皮质神经元数量相对保留，但内嗅皮质、海马 CA1 区和海马下脚存在轻度萎缩和神经元脱失。其他皮质下结构如壳核、乳头体、丘脑、下丘脑以及 Meynert 基底核的神经元无明显脱失。脑干的中脑黑质致密带常存在年龄相关性神经元数量减少。

近年来，采用蛋白抗体免疫组化染色观察一组神经功能相对正常老年人，发现其不同年龄段病例中，均存在一定比例病例的大脑组织边缘系统，尤其是海马 CA1 和海马旁回，杏仁核可见 tau 蛋白阳性神经原纤维缠结(图 4-1-5)，相对而言，其神经细胞脱失不明显；高龄老年人大脑新皮质 Aβ 蛋白沉积发生比率较高，多以弥散性沉积斑或脑淀粉样血管病形式出现(图 4-1-6)。另外，还发现在邻近脑室或蛛网膜下腔的软脑膜下组织，血管周围可见 tau 蛋白阳性星形细胞变性(图 4-1-7)，又称老化相关星形细胞 tau 蛋白病。上述改变均被认为是一种正常老化改变。

脑老化过程中除了上述形态改变外，也存在相应的组织细胞生理、生化及代谢等多方面的变化，目前老化(aging)的细胞，分子及遗传机制尚不清楚。只有清楚了正常老化过程及机制，才能进一步正确认识和探究老化相关神经退行性疾病的发生、发展规律。

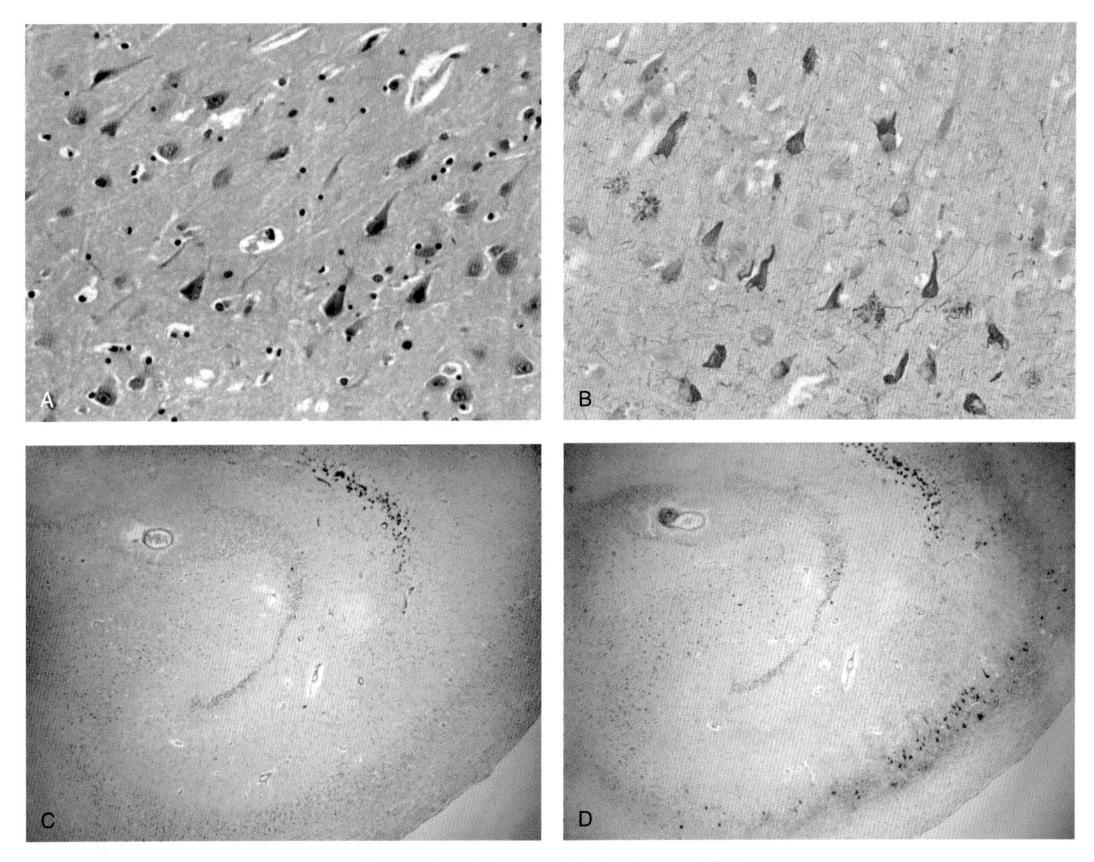


图 4-1-5　老化相关的神经原纤维缠结

A. 90 岁老年健忘患者脑内海马锥体细胞神经原纤维缠结及颗粒空泡变性(轻度)HE × 400；B. 硝酸银染色 × 400(图 A 同一部位)；C. 80 岁正常认知老年人脑内海马锥体细胞未见明显脱失，局灶钙化 HE × 40；D. tau 阳性神经原纤维缠结(图 C 同一区域)AT8 × 40

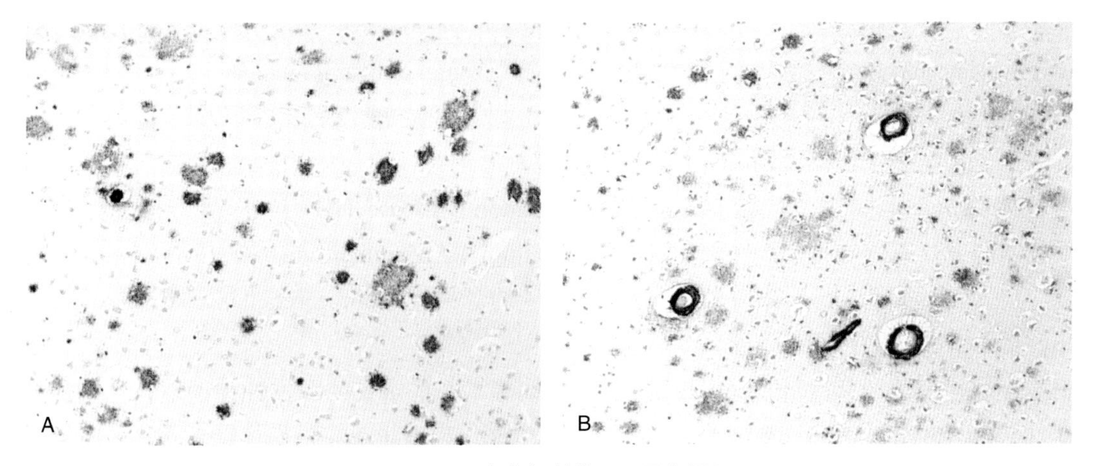


图 4-1-6　老化相关的 Aβ 蛋白沉积

A. 认知正常百岁老人枕叶皮质可见大量 Aβ 弥散斑 Aβ × 200；B. 同一患者的顶叶皮质可见 Aβ 阳性血管 Aβ × 200

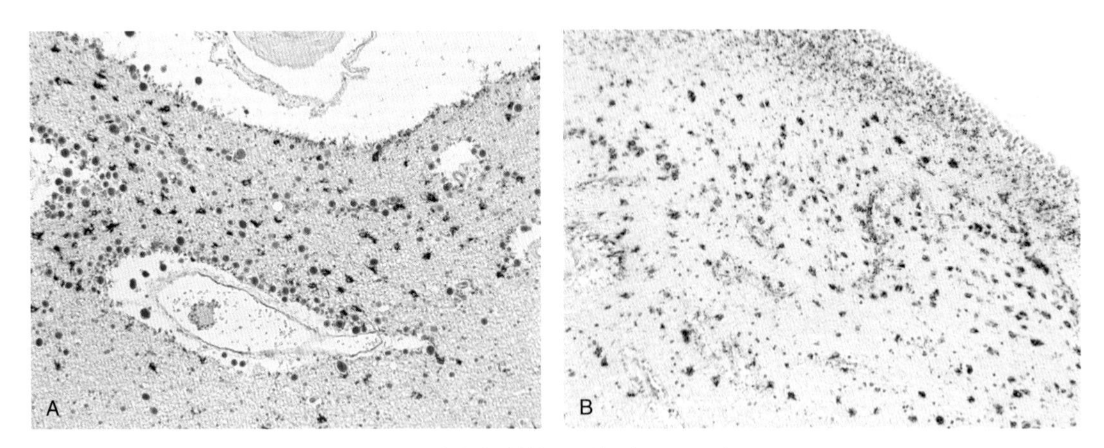


图 4-1-7　老化相关的星形细胞 tau 蛋白沉积
A. 78 岁老年人脑软脑膜下及血管周围磷酸化 tau 阳性星形细胞 AT8 × 200；
B. 83 岁老年人脑侧脑室室管膜下磷酸化 tau 阳性星形细胞 AT8 × 200

# 第二节　神经退行性疾病的分类

## 一、神经退行性疾病的病理研究简述

神经退行性疾病（neurodegenerative disease）的详细临床及病理描述始于 20 世纪初，如 Arnold Pick（1904）、Alois Alzheimer（1907）以及 Frederich H Lewy（1913）分别采用经典的神经病理组织学方法描述了皮克病（Pick's disease，PiD）、阿尔茨海默病（Alzheimer's disease，AD）和帕金森病（Parkinson's disease，PD）的病理组织学特征，由此开创了神经退行性疾病临床病理研究的第一个黄金时代。

其后数十年间，其他神经退行性疾病如运动神经元病（motor neuron disease，MND）、多系统萎缩（multiple system atrophy，MSA）以及进行性核上性麻痹（progressive supranuclear palsy，PSP）等相继被提出。自 20 世纪 90 年代开始，伴随神经影像和分子生物学技术的快速发展和进步，神经退行性疾病的临床病理研究迎来了又一个快速发展期。一些家族遗传性神经退行性疾病的致病基因位点得以确认，例如位于 4 号染色体的 *huntingtin* 基因导致亨廷顿病（Huntington's disease，HD），位于 14 号染色体的 *PS1* 基因和 1 号染色体的 *PS2* 基因导致家族性阿尔茨海默病（familial Alzheimer's disease，FAD），位于 14 号染色体的 *Ataxin3* 基因导致脊髓小脑共济失调 3 型 / 马查多 - 约瑟夫病（spinocerebellar ataxia type 3，/Machado-Joseph disease，SCA3/MJD）等。

采用免疫组化染色和 Western blotting 分析技术，明确了一些常见的散发性神经退行性疾病的神经细胞内特征性包涵体的蛋白质成分，如 AD 的神经原纤维缠结以及 PD 的路易体的成分分别为 tau 蛋白和 α-synuclein 蛋白异常沉积，从而为进一步研究神经退行性疾病的发病机制提供了新路径。

绝大多数神经退行性疾病为散发病例，仅少部分具有明确家族遗传特征。目前尚未发现基因变异与散发性疾病发生存在明确关联。虽然大多数神经退行性疾病的病因尚不清楚，但近 30 年随着蛋白质化学技术方法的不断发展，各种神经退行性疾病特征性包涵体结构的蛋白质病理研究取得了可喜的成果，并且近 20 年来，对一些新的少见神经退行性疾病的认识与发现有了长足进展。

随着蛋白质分离、纯化技术和免疫组化方法的进步，神经退行性疾病的蛋白质病理学研究取得了重大进展，使得神经科学在蛋白质水平上对神经退行性疾病的发生、发展有了进一步的认识，而且随着免疫组化在神经病理诊断及研究领域的广泛应用，显示神经退行性疾病的特征性病理组织学改变多与蛋白质异常聚集或沉积有关。沉积在神经组织内的多种病理性蛋白被检出，因此在蛋白质学研究的基础上提出了“蛋白病”（proteinopathies）这一名称，继而在病理组织学上也根据病理性蛋白的沉积种类、分布区域、组织学特征等，对各种神经退行性疾病提出了新的分类，产生了多种病理性蛋白病，如 tau 蛋白病（tauopathies）以及突触核蛋白病（synucleinopathies）等。

认识这些病理性蛋白在神经退行性疾病中的表达，不仅为探寻疾病的发生机制提供线索，而且可以成为疾病早期诊断的生物标志物以及治疗药物设计的分子靶点。

## 二、神经退行性疾病的发病机制

除一些家族遗传性神经退行性疾病，通过分子遗传方法明确了致病基因及发病原理外，大多数散发性神经退行性疾病的病因及发病机制目前尚不清楚。流行病学研究揭示增龄与老化是诸多常见神经退行性疾病主要危险因素。近些年的转基因疾病模型的实验研究显示，以下一些亚细胞器及细胞代谢，涉及错误折叠蛋白质病理性聚集的诸多环节均参与神经退行性疾病的病理生理机制中。

### （一）病理性蛋白质传播

免疫组化研究显示诸多常见神经退行性疾病的神经细胞或胶质细胞内存在特征性包涵体，这些包涵体均含有相对特异性蛋白质。这些蛋白质通常是正常细胞蛋白的功能性蛋白成分，但当出现蛋白质构象异常，即错误折叠时或蛋白质变异株时，容易出现病理性聚集，形成包涵体结构。目前的研究提示老化相关神经退行性疾病的特征性蛋白 tau、α-synuclein、Aβ、TDP-43 等均具有细胞间传播特性（cell-to-cell transmission of pathological proteins），又称朊病毒样传播（prion-like propagation）。该假说目前获得以下病理观察结果的支持：①疾病脑组织蛋白沉积具有特征性分布模式；②胚胎细胞移植入帕金森病脑组织后，尸检发现移植细胞内存在 α-synuclein 阳性包涵体结构；③诸多转基因动物疾病模型证实存在 tau、α-synuclein 和 Aβ 蛋白细胞间传递现象。

### （二）细胞兴奋性毒性机制

所谓细胞兴奋性毒性（excitotoxicity）是指细胞因过多的正常代谢产物蓄积而受损的病理生理过程。在神经退行性疾病实验动物模型上，观察到神经元坏死及凋亡与谷氨酸递质蓄积，通过刺激 N- 甲基 D- 天冬氨酸（NMDA）受体，导致一系列细胞内级联反应，使得其结构受损，功能丧失。

### （三）线粒体功能障碍

线粒体是细胞内重要的能量代谢结构单元。老化的人体组织标本，超微结构观察显示线粒体结构存在不同形式和程度的受损。神经退行性疾病实验动物模型研究中证实存在线粒体功能障碍（mitochondrial dysfunction），分子生物学检查显示老化的神经细胞内线粒体 DNA 转录水平异常，蛋白质代谢降解功能下降，影响细胞能量转换和有害代谢产物清除。

### （四）遗传因素

一些神经退行性疾病如脊髓性肌萎缩、遗传性共济失调、家族性 AD 等，已明确其致病基因位点，并经转基因动物实验证实了其致病机制。

### （五）老化

老化过程中，出现核糖核酸合成减少，蛋白分解功能退化导致异常蛋白聚集，氧自由基对线粒体酶和神经元内胞质蛋白的损伤等。

神经退行性疾病的共同特点是；选择性（selective）破坏一个或多个系统的神经元，病灶常对称分布；病变发展为不可逆性，进行性加重；临床和病理表现可以典型或不典型，往往呈多样性，不同疾病间可以互有重叠（overlap）现象。其基本组织病理改变包括：神经细胞萎缩变性或消失；胶质细胞反应性增生如星形胶质细胞增生、肥大，胶质纤维增生，小胶质细胞增生为棒状细胞；无炎性细胞反应。

## 三、神经退行性疾病的分类

原发神经退行性疾病分类除传统的临床-病理组织学分类外，目前文献中还广泛采用蛋白质病理分类方法。临床-病理组织学分类主要依据临床表现、组织学改变特点和病变分布特征进行评估。据此神经退行性疾病可分为认知功能障碍（痴呆）和运动功能障碍两大组疾病：以痴呆为突出表现的疾病，包括阿尔茨海默病（AD）、皮克病（PiD）和额颞叶痴呆（frontotemporal dementia，FTD）等；以各种形式运动症状为突出表现的疾病，包括帕金森病（PD）、多系统萎缩（MSA）、运动神经元病（MND）和亨廷顿病（HD）等。此外，还有临床表现为痴呆和运动症状并存的疾病，如路易体痴呆（dementia with lewy body，DLB），进行性核上性麻痹（progressive supranuclear palsy，PSP）和皮质基底节变性（corticobasal degeneration，CBD）等。

在大多数神经退行性疾病中均存在特征性病理组织学改变，如阿尔茨海默病中的神经原纤维缠结（neurofibrillary tangle，NFT）和老年斑（senile plaque，SP）；帕金森病中的路易体（lewy body）；皮克病中的皮克小体（Pick body）以及皮质基底节变性的星形细胞斑（astrocytic plaque）等。根据这些特征性细胞内包涵体的主要蛋白质成分，神经退行性疾病又可以分为tau蛋白病、突触核蛋白病、TDP-43蛋白病、多聚谷氨酰胺病及朊病毒（蛋白）病。

## 四、神经退行性疾病的病理改变与神经影像学的关系

不同神经退行性疾病的病理改变往往累及不同的大脑结构，产生不同的临床表现，有的具有其相应的影像学特点。基于临床诊疗思维路径，从认知、精神、运动等不同临床特征出发，根据患者表现，结合其神经影像学大脑结构、功能、代谢和分子特征，从而让导致神经精神功能障碍的大脑异常改变在早期就能被“看得见、看得准、分得清”，是神经影像学在疾病诊断中的重要价值。随着分子影像学的不断发展，神经退行性疾病的多种病理性蛋白可被标记，并被用于生前的病因诊断及鉴别诊断。

阿尔茨海默病（AD）作为痴呆的主要病因，临床特征包括认知障碍、精神行为症状和日常生活功能衰退，晚期尚可出现运动迟缓等帕金森综合征表现。帕金森病（PD）作为运动障碍的主要病因，临床特征包括静止性震颤、运动迟缓、肌肉强直、平衡功能障碍等运动症状，以及精神行为紊乱、植物神经功能失调、感觉异常等非运动症状，如抑郁、焦虑、淡漠、幻觉、失眠、快速眼动睡眠期行为异常、便秘、小便失禁、体位性低血压，嗅觉减退、感觉异常与疼痛等。在临床诊断中，AD和PD经常需要与路易体痴呆、额颞叶痴呆特殊变异型、进行性核上性麻痹、皮质基底节变性、正常颅压脑积水、脑小血管病、多系统萎缩、特发性震颤、克-雅病以及抑郁症或特殊药物副作用导致的临床症状相鉴别。

磁共振检查是临床首选的检查手段，但是如果没有条件完成磁共振检查或患者情况不允许，则至少应完成头颅CT检查。基于视觉的影像学评估应重点关注大脑皮层、额叶、颞叶、海马结构、后皮层、中脑顶盖、黑质、脑白质、小脑、脑室等特定部位，并排除脑血管病、占位、炎症等疾病引起的运动和认知改变。大部分结构在横轴位上均能得以显示，后皮层萎缩、进行性核上性麻痹尚需矢状位成像，内侧颞叶萎缩的评估以垂直于海马长轴的冠状位成像为优选。

高分辨薄层 $T_1$ 序列具有多参数、多方位成像和软组织分辨率高的优势，可以实现脑组织微观结构的可视化，通过全皮层萎缩、海马结构萎缩（AD）、顶枕叶萎缩（后皮层萎缩，皮质基底节变性）、前额叶萎缩（额颞叶痴呆）、前颞叶萎缩（语义性进行性失语或语义性痴呆）、外侧裂萎缩（进行性非流利性失语）、小脑萎缩（多系统萎缩）、中脑顶盖萎缩（进行性核上性麻痹）、脑室扩大（正常压力脑积水）等不同萎缩模式的可视化判读能够协助临床诊断与鉴别。

磁敏感加权成像（SWI）和定量磁化率成像（QSM）利用不同组织间磁敏感度的差异产生图像，对于

静脉血流及脱氧血红蛋白丰富的小病灶非常敏感，常用于观察微出血、钙化灶及铁沉积。中脑铁负荷增加有助于路易体痴呆和 PD 的诊断。皮层微出血和大脑凸面含铁血黄素沉积则是淀粉样脑血管病的特异表现。

弥散加权成像（DWI）和液体抑制反转恢复序列（FLAIR sequence）显示皮层和基底节异常高信号是克 - 雅病（CJD）的特征性表现。FLAIR 和 $T_2$ 加权像有助于显示炎症、脑白质异常信号，对炎症、脑小血管病的鉴别诊断有重要价值。$T_2$ 加权像中脑“十字征”则有助于多系统萎缩的诊断。

基于“精神影像学（psychoradiology）”理论体系，以高分辨率结构 MRI 的 3D-$T_1$、$T_2$-FLAIR、SWI、DWI 等多个序列为基础，辅以图像后处理与定量分析方法，实现了一次扫描获得多个定量诊断参数，形成涵盖脑积水、全脑萎缩评分、海马萎缩 MTA 评分、白质高信号 Fazekas 评分、脑微出血、脑小血管病一体化报告系统（图 4-2-1），可为精神障碍、认知障碍、脑小血管病等多种脑疾病（或脑功能障碍）患者提供个体化的临床辅助诊断与疗效评价。可用于 AD、额颞叶痴呆、血管性痴呆、抑郁障碍等疾病的诊断与鉴别诊断（表 4-2-1）。

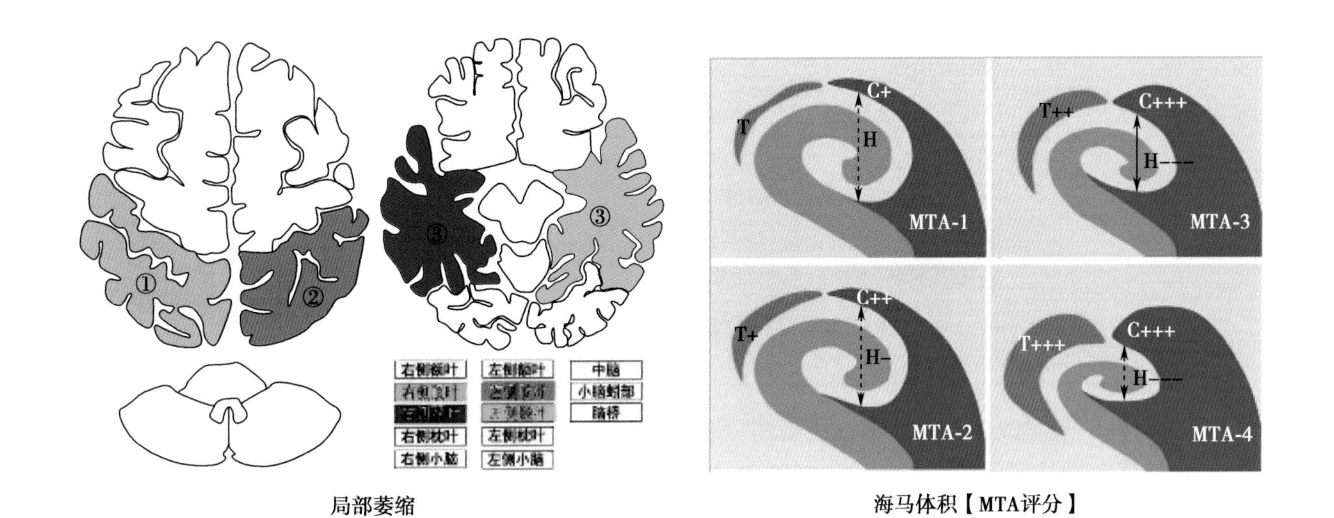


局部萎缩　　海马体积【MTA评分】

脑血流灌注

图 4-2-1　精神影像一体化报告系统

表 4-2-1 常见痴呆的神经影像特征与视觉评估方法

| 疾病类型 | 受累部位与征象 | 特征性评估方法 |
|---|---|---|
| 阿尔茨海默病 | 内侧颞叶萎缩，广泛皮质萎缩，脑室扩大（图 5-1-1，图 5-1-2A） | 内侧颞叶萎缩（MTA）视觉评分 |
| 额颞叶痴呆行为变异型 | 前额叶萎缩 | 刀片征 |
| 语义性进行性失语或语义性痴呆 | 前颞叶萎缩 | 羽毛征或刀片征 |
| 进行性非流利性失语 | 左侧额叶、岛叶萎缩伴外侧裂扩大 | |
| 进行性核上性麻痹 | 中脑被盖萎缩，第三、四脑室扩大，小脑上脚萎缩 | 蜂鸟征、牵牛花征或鼠耳征 |
| 皮质基底节变性 | 累及感觉运动皮层的、不对称性额顶叶萎缩 | |
| 路易体痴呆 | 轻中度非特异性广泛性脑萎缩，中脑背侧萎缩 | |
| 帕金森病痴呆 | 轻中度非特异性广泛性脑萎缩，尾状核萎缩，侧脑室和第三脑室扩大 | 黑质燕尾征消失 |
| 多系统萎缩 | 小脑、脑干、小脑中脚萎缩 | 桥脑十字征，壳核间隙征 |
| 后皮层萎缩 | 顶枕叶萎缩 | Koedam 视觉评分 |
| 正常压力脑积水 | 脑室扩大，顶部脑沟变窄，外侧裂扩大 | DESH 征、Evan's 比 |
| 克 - 雅病 | $T_2$ 信号增强，液体抑制反转恢复序列和弥散加权成像（DWI）显示皮层和基底节异常高信号 | 皮层缎带征，基底节曲棍球棒征 |
| 脑淀粉样血管病 | 脑叶出血，皮层微出血，脑凸面蛛网膜下腔出血，皮层表面含铁血黄素沉积，炎性可逆性白质改变 | |
| 脑小血管病 | 脑白质 $T_2$ 和 FLAIR 高信号，腔隙性梗死，血管周围间隙，脑微出血，近期皮层下小梗死 | 白质高信号 Fazekas 评分 |

AD 特征性病理学改变包括大脑皮层萎缩，Aβ 蛋白沉积形成老年斑、tau 蛋白过度磷酸化形成神经原纤维缠结以及大量神经元丢失。$^{11}$C-PiB、$^{18}$F-AV45 能与 Aβ 特异性结合，从而反映活体脑组织中 Aβ 沉积的部位和浓度，在 AD 患者额叶、颞叶及顶叶的摄取明显升高。因此 Aβ 示踪剂 PET（图 5-1-2C）检查成为 AD 生前病因学诊断的重要手段，但是 Aβ 示踪剂滞留率在 AD 患者随访时与基线相比变化不大，因此 Aβ-PET 不适于 AD 的分期和预后评估。$^{18}$F-THK 系列（图 5-1-2D）、$^{18}$F-AV1451 等和 AD 特异的 3R/4R tau 蛋白异构体亲和力高。近期研究表明，AD 存在 4 种 tau-PET 扩散亚型，包括典型的边缘叶为主型（33%）、内侧颞叶保留型（17%）、非典型的枕颞叶后部为主型（31%）及左侧颞叶为主型（19%），说明 tau 蛋白的病理性沉积模式与临床表型相关，因此 tau-PET 将有助于鉴别典型 AD（遗忘为主型）与非典型 AD。

PD 病理特点为黑质内多巴胺能神经元大量变性丢失及残留神经元胞质中 Lewy 小体形成。现有多巴胺能神经元示踪剂的主要作用靶点包括位于多巴胺能神经元突触前膜的多巴胺转运蛋白（DAT）、囊泡单胺转运蛋白 -2（VMAT2）及位于突触后膜的多巴胺受体（DR）。PD 患者双侧尾状核、壳核的 DAT 摄取降低，而 DR 摄取在早期升高，晚期逐渐降低。DAT 成像已成为研究 PD 的重要影像学手段之一，DAT 摄取正常已被 PD 诊断指南列入排除标准。

神经影像学还是鉴别 PD 与其他帕金森综合征如多系统萎缩（MSA）、路易体痴呆（DLB）、进行性核上性麻痹（PSP）、皮质基底节变性（CBD）的重要手段。MSA 可根据临床表现分为帕金森型（MSA-P）及共济失调型（MSA-C），MSA-P 纹状体的 DAT 摄取多明显降低，MSA-C 的结构 MRI 常见脑桥“十字征”改变。DLB 壳核的 DAT 摄取降低，DAT-PET 检测已被列入 DLB 的诊断标准，且 Aβ-PET 可见标记 Aβ 的示踪剂摄取升高（图 5-2-1D）；内侧颞叶无萎缩通常支持 DLB 的诊断（图 5-2-1A），岛叶尤其是前岛叶萎缩是 DLB

不同于其他痴呆的重要特点。PSP 与 PD 的 DAT-PET 显像表现相似，但 PSP 在尾状核改变更显著，而 PD 在壳核改变更大，且结构 MRI 提示 PSP 存在中脑萎缩及“蜂鸟征”。CBD 在基底节区存在 DAT 不对称性摄取降低，tau-PET 可见皮质及基底节区摄取升高，且结构 MRI 存在皮质及基底节区的不对称性萎缩。

葡萄糖代谢率是发生神经退行性变的重要依据，目前多用 $^{18}$F-FDG 测量人体内葡萄糖代谢。在 AD 早期，后扣带回、海马、楔前叶出现不对称性代谢降低（图 5-1-2B），并逐渐扩展至颞顶叶，当进入中晚期时额叶亦受累，此时低代谢区多对称分布。然而，各种类型的神经退行性变都会出现不同程度的葡萄糖代谢降低，如正常脑老化常在额叶至外侧裂区域、前扣带回出现，但海马不受累，可与 AD 鉴别；额颞叶变性主要表现为额颞叶、前扣带回低代谢，伴额颞叶明显萎缩，有别于 AD；PD 表现为苍白球、壳核、丘脑、脑桥、小脑及感觉运动区代谢升高而运动前皮质、顶枕叶皮质代谢降低；MSA 多为壳核和小脑代谢降低，与分型相关；DLB 也可出现双侧颞顶叶低代谢（图 5-2-1B），枕叶代谢明显降低而后扣带回不受累形成“扣带回岛征”，对 DLB 的诊断具有较高的特异性；PSP 主要为中脑及双侧丘脑、尾状核代谢降低；CBD 则为单侧或双侧基底节区及大脑皮质不对称性代谢降低。

此外，与病理改变密切相关的神经影像学改变还是神经退行性疾病与其他神经系统疾病的重要鉴别手段（详见第十章）。

（解恒革 朱明伟 冯 枫）

# 第三节 tau 蛋白病

tau 蛋白病（tauopathies）是指一组以病理性 tau 蛋白沉积于神经组织内为特征的神经退行性疾病。tau 蛋白病的主要病理生理过程是由可溶性 tau 蛋白演化成不溶性的过度磷酸化 tau 蛋白，形成纤维状沉积于神经组织内，不仅可以沉积于神经元内，亦可累及胶质细胞，即星形胶质细胞及少突胶质细胞。tau 蛋白病的多种临床表型取决于病理性 tau 蛋白沉积的部位以及涉及的细胞种类，如主要沉积于神经细胞内，还是胶质细胞内，或是二者兼有；也与病理性 tau 蛋白的同型异构体的不同亚型相关，如 3R-tau 或 4R-tau。

tau 蛋白病包括阿尔茨海默病（Alzheimer’s disease，AD）、皮克病（Pick’s disease，PiD）、进行性核上性麻痹（progressive supranuclear palsy，PSP）、皮质基底节变性（corticobasal degeneration，CBD）、17 号染色体相关的额颞叶痴呆合并帕金森综合征（frontotemporal dementia with parkinsonism linked to chromosome 17，FTDP-17）、肌萎缩侧索硬化 - 帕金森综合征 - 痴呆复合征（amyotrophic lateral sclerosis Parkinsonism dementia complex，ALS-PDC）、嗜银颗粒病（argyrophilic grain disease，AGD）、原发性年龄相关 tau 蛋白病（primary age-related tauopathies，PART）、球状胶质细胞包涵体 tau 蛋白病（globular glial tauopathies，GGT）、进行性皮质下胶质细胞增生症（progressive subcortical gliosis，PSG），以及伴钙化的弥散性神经原纤维缠结病（diffuse neurofibrillary tangles with calcification，DNTC）等。

## 一、正常 tau 蛋白与病理性 tau 蛋白简介

正常 tau 蛋白是一种可溶性微管相关蛋白（microtubule associated protein，MAP），主要存在于中枢神经系统的神经细胞内，在星形胶质细胞以及少突胶质细胞内也有分布。在正常成年人脑内，tau 蛋白是一种磷酸化蛋白质。

tau 蛋白是微管相关蛋白（MAP）大家族的主要成员，与微管蛋白（microtubule protein）共同组成微管

系统而成为神经元的细胞骨架，磷酸化 tau 蛋白具有稳定微管作用，在轴浆运输过程中发挥重要生理功能，保持神经元的正常代谢及转运能力。

编码 tau 蛋白的 *MAPT* 基因位于 17 号染色体长臂的 17q21 位点，共有 15 个外显子，由外显子 2、3 和 10 的轮替性 mRNA 剪切作用，产生 6 种同源蛋白成分，它们的肽分子由 352~441 个氨基酸组成。由于选择性剪切而形成 6 种 tau 的同型异构体（isoform），其中 3R-tau 及 4R-tau 与 tau 蛋白病的关联更为密切。根据由外显子 9、10、11 和 12 分别编码的 31 或 32 个氨基酸组成羧基端 3 或 4 串联重复序列不同，这 6 种同源蛋白分属 3（3R）或 4（4R）微管结合域 tau 蛋白。成年人脑组织的 3R-tau 和 4R-tau 同源蛋白比例接近 1，但 4R-tau 同源蛋白具有更强的微管稳定作用。另外，转录后一定数量的 tau 磷酸化修饰也具有稳定微管作用。但过磷酸化或者异常部位磷酸化则可导致 tau 相关的细胞骨架变形、聚集，进而丧失正常功能。目前研究证明阿尔茨海默病、皮克病、进行性核上性麻痹、皮质基底节变性和 17 号染色体相关的额颞叶痴呆合并帕金森综合征的神经细胞和胶质细胞特征性包涵体均与 tau 的异常聚集有关。

阿尔茨海默病脑组织中不溶性 tau 蛋白的 Western blot 分析结果显示为由 68kD、64kD 和 60kD 构成的三条宽带，有时还存在不恒定出现分子量为 72kD 的一条小窄带。阿尔茨海默病的神经原纤维缠结（NFT）中的 tau 包括所有 6 种同源成分即含有 3R-tau 和 4R-tau 同源蛋白。

皮克病脑组织中未去磷酸化、不溶性 tau 蛋白的 Western blot 分析结果显示为由 64kD 和 60kD 构成的低分子双带。去磷酸化后分析结果主要成分为 3R-tau 同源蛋白。在进行性核上性麻痹（PSP）和皮质基底节变性（CBD）的脑组织未去磷酸化、不溶性 tau 蛋白的 Western blot 分析结果显示相同的分子条带，为由 68kD 和 64kD 构成的高分子双带。去磷酸化后的主要成分均为 4R-tau 同源蛋白。

FTDP-17 具有常染色体显性遗传特征。该病是目前发现的唯一与 tau 基因突变相关的神经系统退行性痴呆。在数十个患 FTDP-17 的家系中，已鉴定出十余种不同的 tau 基因突变类型。一些 FTDP-17 病例的脑组织病理检查发现类似皮克病的皮克小体或类似皮质基底节变性中的星形胶质细胞斑，免疫组织化学染色显示这些神经元胞质和胶质细胞内包涵体均为 tau 的异常聚集。但由于 tau 基因存在许多不同类型突变，FTDP-17 脑组织未去磷酸化、不溶性 tau 的 Western blot 分析结果可以表现上述几种疾病的任何一种分子条带特征。去磷酸化 tau 分析含有 3R-tau 和 4R-tau 同源蛋白。由于阿尔茨海默病、皮克病、进行性核上性麻痹、皮质基底节变性和 FTDP-17 病理组织学改变主要与 tau 蛋白异常聚集有关，因此它们被统称为 tau 蛋白病族或 tau 蛋白疾病谱（tauopathies）。

## 二、病理性 tau 蛋白沉积的病理组织学检测方法

过度磷酸化 tau 蛋白可以广泛沉积在神经细胞、胶质细胞以及神经毡（neuropil）内，电子显微镜可见这些沉积物为双螺旋丝结构，其间缠绕直丝及管状丝，并混合有糖原颗粒。

过度磷酸化 tau 蛋白在神经组织内沉积的各种病理组织学形态可经组织化学染色（histochemical staining）以及免疫组织化学染色（immunohistochemical staining）显示。

### （一）组织化学染色

常用的组织化学染色方法包括 Bielschowsky 银染法、Bodian 银染法、Gallyas 银染法以及 thioflavine-S 染色法。

Bielschowsky 和 Bodian 银染法是传统组织化学染色方法，二者均可显示神经原纤维缠结、皮克小体、球形缠结以及老年斑等，但 Bodian 银染法对显示正常轴索更加清晰。

Gallyas 银染法目前已广泛应用于 tau 蛋白病的病理诊断，其最大的优点在于几乎可以显示所有 tau 蛋白病的病理组织学特征，如神经原纤维缠结、嗜银颗粒以及星形胶质细胞斑等，而正常神经组织不着色，故组织切片的背景洁净。

亦可进行 thioflavine-S 染色，该方法可显示 β 淀粉样蛋白（Aβ）结构，如老年斑脑淀粉样血管病（CAA），还可显示神经原纤维缠结。

（二）免疫组织化学染色

通过免疫组织化学（组化）染色方法进行过度磷酸化 tau 蛋白检测是 tau 蛋白病的病理组织学诊断“金标准”。目前广泛应用的商品化抗体为 AT8 磷酸化 tau。

AT8 免疫组化染色可清晰显示不同 tau 蛋白病的特征性病理组织学改变，如神经原纤维缠结、皮克小体、进行性核上性麻痹（PSP）中的球形缠结、皮质基底节变性（CBD）中的“气球样细胞”以及各种胶质细胞包涵体等。

AT8 免疫组化染色多应用于石蜡包埋组织切片，即使是长期保存的标本亦可显色良好。但如果组织标本在福尔马林液中固定时间过久（10 年以上），有可能显示神经丝和神经突起的数量有所减少，此时行抗原修复，可以提高免疫组化染色的质量。

目前也有单克隆抗体应用于 3R-tau 及 4R-tau 的检测，有助于不同类型 tau 蛋白病的鉴别诊断，但这些抗体对经福尔马林液固定标本的保存时间有较高要求，一般固定 6 个月后染色结果不理想，此时应进行抗原修复。

## 三、病理性 tau 蛋白沉积的形态学改变

（一）磷酸化 tau 免疫组化染色在神经元胞质中的表达

1. 缠结前期（pretangle）　缠结前期表现为胞质内弥散 tau 蛋白表达（diffuse cytoplasmic neuronal tau immunoreactivity）。磷酸化 tau 蛋白免疫组化染色可显示神经元胞质内结构的谱系改变（wider spectrum），即神经元胞质内包涵体由不成熟到成熟的一系列变化。

缠结前期的形态学改变为神经细胞胞质内散在分布 tau 免疫组化阳性颗粒物，还可见细胞核核周染色增强，但此时不能肯定这种改变是否会发展为典型的神经原纤维缠结，因此采用了“神经元胞质内弥散性 tau 免疫组化表达”的病理组织学描述性诊断，亦称为“缠结前期”。

缠结前期虽然可经磷酸化 tau 免疫组化显色，但 Gallyas 银染以及 P62/ubiquitin 免疫组化染色为阴性。

2. 神经原纤维缠结（neurofibrillary tangle，NFT）　神经原纤维缠结位于神经元胞质内，呈匙形、球形或火焰状，边界清楚，免疫组化染色显示清晰（图 4-3-1A、B）。所谓“鬼影”缠结，是指神经元胞膜崩解后残留的神经原纤维缠结形态，其对免疫组化染色的着色程度下降。

3. 皮克小体（Pick body）　皮克小体位于神经元胞质内，为胞质内神经原纤维呈球状聚集而成。皮克小体多为单个，少有多发，大小与神经细胞核相仿，有时可大于神经细胞核。磷酸化 tau 免疫组化染色可清楚呈现（图 4-3-1C）。进一步确认皮克小体可选择组织化学嗜银染色，其 Bielschowsky 或 Bodian 法均为阳性，但 Gallyas 法不着色，呈阴性改变。

4. 球形包涵体（spherical inclusion）　“球形包涵体”是一描述性病理诊断名称，指细胞质内出现圆形或球状结构，其大小不一，而且对各种染色的显色形式均不符合前述皮克小体的诊断标准。这些球形包涵体对 4R-tau 免疫组化染色呈阳性反应，也可被 Gallyas 银染法着色。有专家称其为“皮克小体样包涵体”（Pick body-like inclusions）。

5. 其他改变　在一些伴 *MAPT* 基因突变的病例中，应用磷酸化 tau 免疫组化染色可见细胞核周围环状着色，但胞质显色不著，或者仅在胞质内存在一些点状（dots）阳性结构。

（二）磷酸化 tau 免疫组化染色在神经元突起中的表达

1. 营养不良性神经元突起（dystrophic neurite）　营养不良性神经元突起多出现在淀粉样斑周围，

tau 免疫组化染色多显示圆形、椭圆形或长圆形的阳性沉积物，也可经银染色显示。部分小圆形的突起改变可见于不伴有淀粉样斑的老龄脑。

2. 颗粒状（grain）改变　磷酸化 tau 免疫组化染色可以检出神经毡（neuropil）内的病理性蛋白沉积，其表现为梭形、小杆状或逗号状结构（图 4-3-1D）。上述病理改变最初是在嗜银颗粒病（argyrophilic grain disease，AGD）中描述，如应用 P62、ubiquitin 以及 4R-tau 染色均可呈阳性反应。

3. 神经丝（thread）改变　神经毡内有大量神经元突起交织成网状，而细长的神经突起坏变所形成的片段可经磷酸化 tau 免疫组化染色显示，称为神经毡神经丝（neuopil threads），而且这些坏变的神经丝常和轴索伴行。

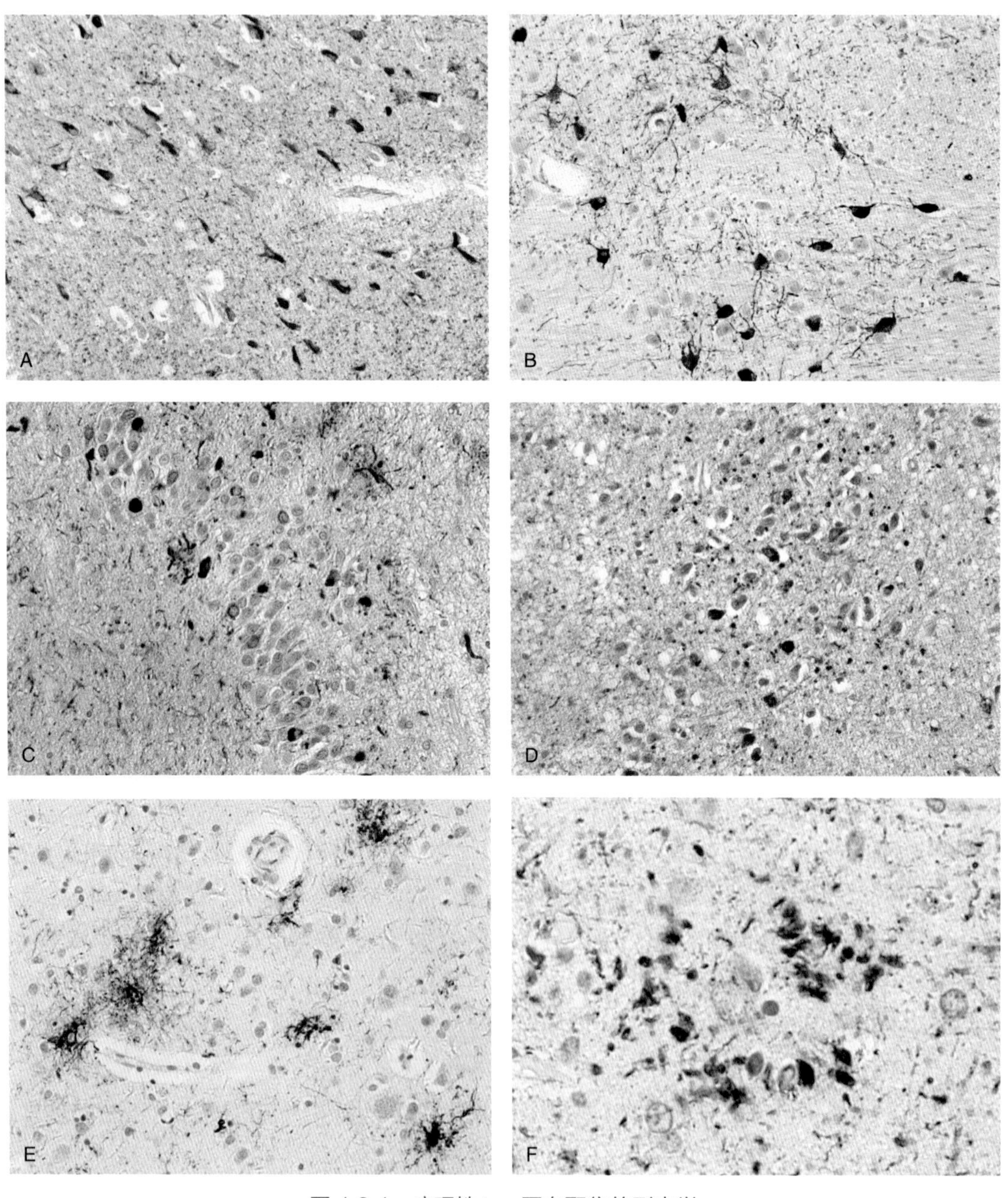


图 4-3-1　病理性 tau 蛋白聚集的形态学

A. AD 海马神经原纤维缠结 AT8×200；B. PSP 脑桥神经原纤维缠结 AT8×200；C. 皮克病海马颗粒细胞皮克小体 AT8×400；D. AD 合并嗜银颗粒病杏仁核嗜银颗粒 AT8×400；E. PSP 额叶皮质丛状星形细胞变性 AT8×400；F. CBD 额叶皮质星形细胞斑 AT8×400

值得注意的是，如果这种改变出现在白质，多称为“丝样改变”（thread-like），而且认为其源于少突胶质细胞。

### （三）磷酸化 tau 免疫组化染色在星形胶质细胞中的表达

坏变的星形胶质细胞对磷酸化 tau 免疫组化染色有不同的形态学表达，因此命名也有所不同，有些命名是某些疾病的特征性病理组织学改变，如“进行性核上性麻痹”中的“丛状星形细胞”（tufted astrocyte），“皮质基底节变性”中的“星形细胞斑”（astrocytic plaque）。也有学者采用“星形细胞缠结”（astrocytic tangle）或“胶质纤维缠结”（glial fibrillary tangle）描述出现在星形胶质细胞内的小球形包涵体。

**1. 丛状星形细胞（tufted astrocyte）** 其形态学特征为星形细胞近端聚集多量纤维状或星芒状的 tau 免疫组化阳性反应结构（图 4-3-1E）。应用 Gallyas 银染色法可清晰显示丛状星形细胞，P62 及 4R-tau 免疫组化染色亦呈阳性。但 ubiquitin 染色结果不确定。

**2. 星形细胞斑（astrocytic plaque）** 磷酸化 tau 免疫组化染色可见纤维呈环状聚集，提示星形胶质细胞的远端纤维破坏，低倍显微镜下观察亦可呈斑块状，高倍镜下可见坏变纤维较神经丝（threads）短且粗（图 4-3-1F）。应用 Gallyas 银染、P62 及 4R-tau 免疫组化染色法，星形细胞斑均呈阳性反应。

**3. 刺状星形胶质细胞（thorn-shaped astrocyte）** 磷酸化 tau 免疫组化染色可见星形胶质细胞呈多个小刺状突起，其对 Gallyas 银染色呈阳性。刺状星形胶质细胞多见于老年脑的软脑膜下及室管膜下，如在大脑灰质及白质内出现也可呈簇状分布。

**4. 分枝状星形胶质细胞（ramified astrocyte）** 磷酸化 tau 免疫组化染色见带有中心核的星形细胞突起呈分枝状改变。应用 Gallyas 银染色可见其不同程度着色。该命名多用于描述皮克病中的 tau 免疫组化染色阳性星形胶质细胞。

**5. 球状星形胶质细胞包涵体（globular astrocytic inclusions，GAIS）** 该包涵体经磷酸化 tau 免疫组化染色显示为小球状或细颗粒状沉积物，位于星形胶质细胞突起的近端，与丛状星形细胞相似，但 Gallyas 银染色呈阴性。

**6. 其他改变** 在部分老龄脑的大脑皮质可见特征性的 tau 免疫组化阳性沉积物呈细颗粒状沿星形胶质细胞突起弥散分布，极难与嗜银颗粒病（AGD）中所描述的“发丝样”（hair-like）改变相鉴别，也不易与染色过程中的细胞体（cell soma）过度着色区别。这种改变也被称为“树丛状星形胶质细胞”（bush-like astrocyte），但不被 Gallyas 银染着色，可见于进行性核上性麻痹（PSP）等其他疾病脑内，可能是 tau 蛋白磷酸化聚集为纤维状 tau（fibrillary tau）过程中的某一阶段。

此外，血管周围的星形胶质细胞足触也可以显示 tau 免疫组化染色阳性以及不同程度的 Gallyas 银染着色。

### （四）tau 蛋白病的神经病理表型

依据神经病理组织学改变以及病理性 tau 蛋白的沉积特点可将 tau 蛋白病进行分类，主要包括：皮克病、进行性核上性麻痹（PSP）、皮质基底节变性（CBD）、嗜银颗粒病（AGD）、原发性年龄相关 tau 蛋白病（PART）、球状胶质细胞包涵体 tau 蛋白病（GGT）、17 号染色体微管相关 tau 蛋白基因突变型额颞叶痴呆伴帕金森综合征 tau 蛋白病（tauopathy associated with FTDP-17*MAPT*）等。上述疾病将在相关章节内详细描述。

此外，在一些其他病因的疾病中也可有 tau 蛋白病理改变，如 AD 及唐氏综合征（Down syndrome）、路易体病、慢性创伤性脑病（chronic traumatic encephalopathy，CTE）以及朊病毒病（prion disease）等。因此，病理性 tau 蛋白在神经退行性疾病中的病理生理作用非常值得关注。

目前根据 tau 蛋白在过度磷酸化过程中所形成的“错误折叠蛋白”（misfolded protein）亚型，对 tau 蛋白病做如下主要分类。

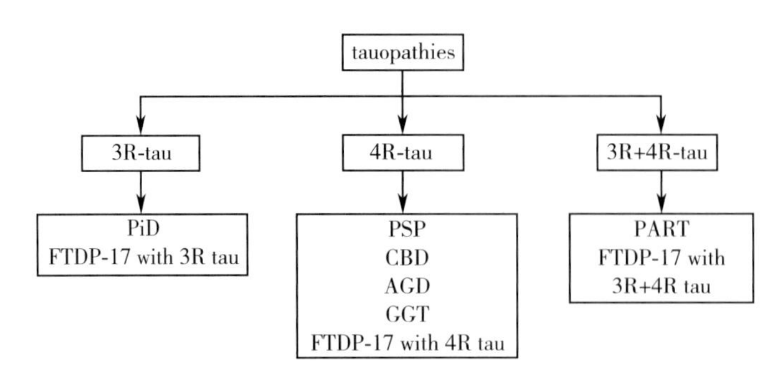


tauopathies：tau 蛋白病；3R-tau：3R-tau 蛋白；4R-tau：4R-tau 蛋白；PiD：皮克病；CBD：皮质基底节变性；PSP：进行性核上性麻痹；AGD：嗜银颗粒病；GGT：球状胶质细胞包涵体 tau 蛋白病；PART：原发性年龄相关 tau 蛋白病；FTDP-17 with 3R + 4R tau：17 号染色体相关的额颞叶痴呆合并帕金森综合征 3R + 4R tau 蛋白病

（冯　枫　朱明伟　杨国锋　高　雅　解恒革）

# 第四节　突触核蛋白病

1997 年，人们首次在“常染色体显性遗传家族性帕金森病”（autosomal dominant familial Parkinson’s disease）的病例中发现编码 α 突触核蛋白（α-synuclein）的基因存在变异，而且帕金森病的标志性病理组织学改变——路易体（Lewy body）的主要成分即为 α 突触核蛋白。此后，大量尸检报告发现这种病理性蛋白亦可见于帕金森病痴呆（PDD）、路易体痴呆（DLB）以及多系统萎缩（MSA）患者的脑内，多聚集于神经元或胶质细胞胞质内，提示上述疾病虽然临床表现各异，但可能具有共同的发病机制。目前将脑内有病理性 α 突触核蛋白沉积的一组神经退行性疾病统称为“突触核蛋白病”（synucleinopathies），主要包括帕金森病、帕金森病痴呆、路易体痴呆以及多系统萎缩，此外还包括 Hallervorden-Spatz 病和神经轴索营养不良（neuroaxonal dystrophy）等。

## 一、突触核蛋白简介

1988 年在太平洋电鳐鱼体内发现突触核蛋白，因其主要位于神经突触前膜及细胞核膜上，故名突触核蛋白。此后研究表明，人脑内有大量突触核蛋白家族中的 α 突触核蛋白分布，可见于神经元细胞突触前膜以及非神经元细胞内，如星形胶质细胞及少突胶质细胞内，亦可见于血管壁的平滑肌细胞和内皮细胞壁上。值得注意的是，中枢神经系统外亦可表达 α 突触核蛋白，如施万细胞（Schwann cell）和骨骼肌细胞等，表明该蛋白在神经递质的释放等方面有着重要作用。

人类的突触核蛋白家族（synuclein protein family）包括 α 突触核蛋白、β 突触核蛋白以及 γ 突触核蛋白三类，但目前发现仅 α 突触核蛋白（α-synuclein）与神经退行性疾病密切相关。病理性 α 突触核蛋白纤维丝已经在帕金森病（PD）、帕金森病痴呆（PDD）、路易体痴呆（DLB）以及多系统萎缩（MSA）患者的脑内检出。

α 突触核蛋白的正常生理功能包括参与多项信息通路的传导以及神经突触的重塑，与细胞分化和多巴胺摄取调控密切相关。在相关基因突变、蛋白降解异常以及线粒体、内质网等能量装置功能紊乱的情况下，α 突触核蛋白可发生错误折叠，形成不溶性的大分子纤维丝沉积于神经组织内，引起细胞毒性以及氧化应激反应。目前，应用免疫组化方法及相应抗体可以准确检出病理性 α 突触核蛋白的表达。

## 二、病理性 α 突触核蛋白沉积的组织学改变

### （一）神经细胞内 α 突触核蛋白沉积

路易体（Lewy body）是帕金森病的病理组织学特征性改变，早在 1912 年就已经被发现，其位于神经元的胞质内，常规病理组织学 HE 染色呈嗜伊红的粉色球形体，周边围绕空晕（halo）。典型的路易体多见于脑干黑质、蓝斑以及迷走神经运动核团，神经元胞质内可有单个或多个路易体存在。

除路易体外，苍白体（pale body）也是常见的病理组织学改变。苍白体多见于黑质细胞内，1930 年被首次描述，其表现为体形较大的球形体，嗜伊红染色，但球体周边无晕圈，其多将色素细胞胞质内的色素颗粒挤至一侧。文献中曾有作者质疑苍白体的病理意义，直至应用免疫组化方法以及相关抗体证实了其蛋白质结构才停止了争议，目前认为苍白体为路易体的前体。

路易体痴呆（DLB）患者均可见大脑皮质广泛分布路易体。典型皮质型路易体为无结构的嗜伊红小体，与脑干色素细胞内路易体不同的是皮质型路易体周边少有晕圈。

1988 年，人们发现上述神经元内包涵体可以表达泛素（ubiquitin），此后神经病理工作者多采用 ubiquitin 免疫组化方法来更好地显示此类包涵体。但自 1997 年后，磷酸化 α-synuclein 抗体得以广泛应用，不仅显示路易体的效果明显优于 ubiquitin 染色，而且更加深入地诠释了该包涵体的病理性蛋白本质。应用相应的 α-synuclein 免疫组化染色不仅可以清晰显示典型路易体、不典型皮质型路易体（图 4-4-1A、B）以及色素细胞内的苍白体，还可见神经元胞质内的颗粒沉积物（grains in cytoplasm）。神经毡（neurople）内的病理性 α 突触核蛋白沉积也可经免疫组化染色检出，表现为神经毡内路易体样的球形体、粗细不等的神经突起以及路易神经丝（图 4-4-1C）。

### （二）胶质细胞内 α 突触核蛋白沉积

神经胶质细胞内的 α 突触核蛋白异常沉积，是多系统萎缩（MSA）的主要病理诊断依据，这种病理改变经常规 HE 染色不易显现，但在 Gallyas 银染色切片中清晰可见。

在 MSA 的尸检病例中，发现其少突胶质细胞胞质内可见包涵体，即“胶质细胞胞质包涵体”（glial cytoplasmic inclusion，GCI），亦称 Papp-Lantos 小体。应用 α 突触核蛋白抗体经免疫组化染色可见 α 突触核蛋白在少突胶质细胞胞质内沉积明显（图 4-4-1D）。多系统萎缩神经病理工作组提出 MSA 的病理诊断标准，强调了 α 突触核蛋白阳性 GCI 的病理诊断意义，认为如果在脑内发现大量 α 突触核蛋白阳性 GCI，即使临床无明确相关病史，亦可诊断为“肯定”（definite）的 MSA 病例。

### （三）神经系统外 α 突触核蛋白沉积

曾有文献报道中枢神经系统以外的器官组织内发现 α 突触核蛋白沉积，例如在帕金森病患者的颌下腺以及肠道内发现了该蛋白的异常沉积。有学者提出应进一步关注中枢神经系统外的 α 突触核蛋白沉积是否存在于疾病早期，其与疾病进程的关系，以及能否作为一项鉴别诊断的生物学指标，以将原发性 PD 与其他帕金森综合征（PDS）如 PSP、MSA 等相鉴别。

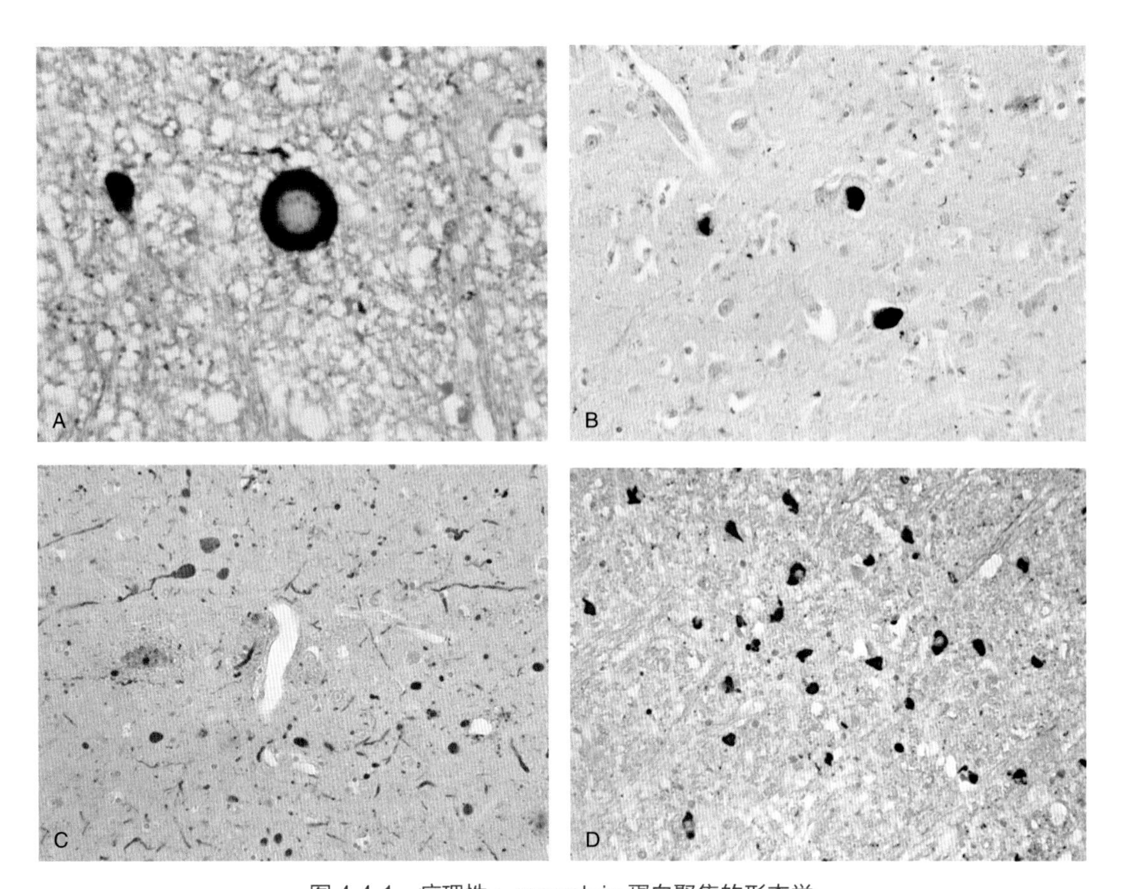


图 4-4-1　病理性 α-synuclein 蛋白聚集的形态学

A. DLB 迷走神经背核路易体 α-synuclein × 1 000；B. DLB 颞叶皮质路易体 α-synuclein × 400；
C. PD 杏仁核路易体及轴束变性 α-synuclein × 400；D. MSA 延髓少突胶质细胞包涵体 α-synuclein × 400

## 三、α 突触核蛋白在其他神经退行性疾病中的表达

虽然 α 突触核蛋白在神经组织中的大量沉积成为突触核蛋白病（synucleinopathies）的主要病理诊断依据，但其在其他神经退行性疾病中亦有不同程度的表达。有文献报告大约 60% 的家族性或散发 AD 患者脑内同时存在路易体，特别是杏仁核区域不仅有磷酸化 tau 蛋白沉积，亦有 α 突触核蛋白沉积的病理改变。

此外，在 Down 综合征、PSP，甚至正常老龄（无临床症状）脑内也可见 α 突触核蛋白表达。

## 四、突触核蛋白病与突触核蛋白病理组织学改变

目前根据特征性神经病理组织学改变以及免疫组化突触核蛋白异常沉积，认为突触核蛋白病（synucleinopathies）应包括帕金森病（PD）、帕金森病痴呆（PDD）、路易体痴呆（LBD）以及多系统萎缩（MSA）。但在某些神经退行性疾病中也可能出现 α 突触核蛋白表达，从病理组织学诊断层面可将其描述为“突触核蛋白病理改变”。

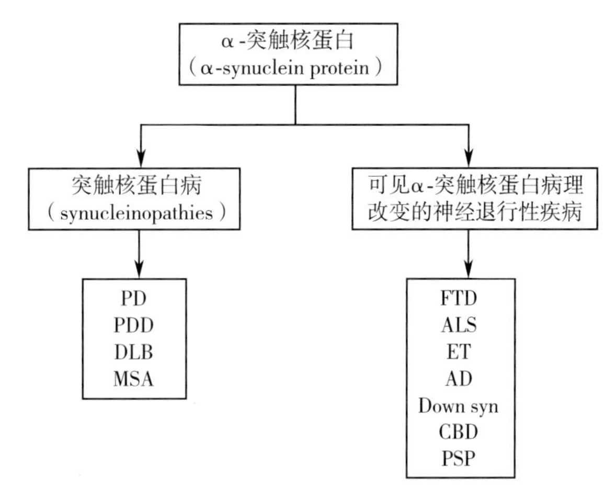


PD：帕金森病；PDD：帕金森病痴呆；DLB：路易体痴呆；MSA：多系统萎缩；FTD：额颞叶痴呆；ALS：肌萎缩侧索硬化；ET：特发性震颤；AD：阿尔茨海默病；Down syn：唐氏综合征；CBD：皮质基底节变性；PSP：进行性核上性麻痹

（冯　枫　王鲁宁　朱明伟　解恒革　高　雅）

# 第五节　TDP-43 蛋白病

TDP-43 蛋白系多功能的 DNA 和 RNA 结合蛋白，位于细胞核内，具有广泛的生理功能，在调控人体 RNA 代谢、调节 mRNA 的转运及稳定性等多种生理功能中起重要作用。TDP-43 蛋白与神经退行性疾病的关联始于该蛋白与肌萎缩侧索硬化（ALS）和额颞叶变性（FTLD）的临床病理研究，但近年逐渐增多的研究报告提示 TDP-43 蛋白的病理性沉积亦可见于 AD、DLB 等多种神经退行性疾病，而且涉及增龄以及缺血、创伤等病理过程，因此 TDP-43 蛋白在神经退行性疾病中的致病机制以及对多种疾病进程的影响受到广泛关注。TDP-43 蛋白病（TDP-43 proteinopathies）包括散发性和家族性泛素阳性包涵体额颞叶变性（FTLD-U）以及肌萎缩侧索硬化等。

## 一、TDP-43 蛋白简介

TDP-43 蛋白由位于 1 号染色体的 *TARDBP* 基因编码，具有 414 个氨基酸，相对分子质量 43kD，存在于细胞核内。TDP-43 蛋白广泛存在于人类多种组织及细胞内，如中枢神经系统、心、肺、肝、脾、肾以及肌肉组织内，参与细胞内 RNA 转录、选择性剪切以及 mRNA 稳定性调控等多项重要生理活动。

正常人体中，生理性 TDP-43 蛋白主要位于组织细胞的细胞核内，仅少量分布于核周的细胞质中。但在疾病状态下，某些致病因素由于如过度磷酸化、泛素化、蛋白降解转运障碍等，可以导致生理性 TDP-43 蛋白丧失正常功能且溶解性显著降低，进而聚集形成形态各异的包涵体，并由细胞核内转移至细胞质内沉积，成为不同疾病的病理组织学标志物，这些包涵体均可经磷酸化 TDP-43 免疫组化染色显示。电镜下观察发现这些包涵体呈纤维束状，由直径 10~20nm 的直丝以及高电子密度的嗜锇颗粒组成。

与 tau 蛋白病（tauopathies）和突触核蛋白病（synucleiopathies）的新分类定义相同，目前将以病理性

TDP-43 蛋白沉积为主要神经病理组织学特征的一组疾病统称为 TDP-43 蛋白病。有学者认为可将 TDP-43 蛋白病分为两类，一类是以单纯病理性 TDP-43 蛋白在神经组织内沉积为特点，主要涉及的疾病为 ALS 和 FTLD；另一类是参与其他蛋白病的病理过程，如 AD、DLB 以及 PSP 等。

分子遗传学研究已发现以 *GRN*、*TMEM106B*、*APOE* 等为代表的数十种基因突变与 TDP-43 蛋白病相关。基因突变有可能促使 TDP-43 蛋白在细胞内错误定位和集蓄进而产生神经毒性，并诱导细胞凋亡，但 TDP-43 蛋白在多种神经退行性疾病中的确切致病机制仍需深入探讨。

## 二、病理性 TDP-43 蛋白沉积的组织学改变

病理性 TDP-43 蛋白可沉积于多种神经退行性疾病中。

### （一）肌萎缩侧索硬化的 TDP-43 蛋白病理组织学改变

肌萎缩侧索硬化（ALS）是以上、下运动神经元渐进性坏死导致肌无力、肌萎缩的神经退行性疾病，部分病例伴有认知功能障碍。常规神经病理学观察可见脊髓前角运动神经元胞质内存在形态不一的包涵体，如 Bunina 小体（Bunina body），其呈嗜伊红的不规则颗粒状，多存在于细胞核周；亦可见神经元胞质中有路易体样透明包涵体，表现为包涵体中心为嗜伊红颗粒，周边围以空晕。上述包涵体均可由泛素（ubiquitin）免疫组化染色显示。虽然这种泛素化包涵体是 ALS 的重要病理组织学改变，但因为其他神经退行性疾病中所见的皮克小体、神经原纤维缠结以及路易体等亦可有泛素免疫反应，故认为泛素免疫组化反应缺乏特异性。直至 2006 年人们发现 ALS 患者脊髓和脑内泛素免疫反应阳性包涵体的主要成分为 TDP-43 蛋白，TDP-43 蛋白的病理性沉积才成为 ALS 的特征性病理组织学改变。

病理性 TDP-43 蛋白可见于 ALS 患者神经系统的多个部位，除脊髓前角运动神经元外，亦可见于脑干的面神经核、疑核、下橄榄核以及舌下神经核。在合并有认知障碍的 ALS 患者脑内，可发现病理性 TDP-43 蛋白沉积于大脑皮质及海马神经元内。TDP-43 阳性包涵体可呈球状、线样或颗粒状小体（图 4-5-1A），形态各异，除见于神经元外，少数还可累及少突胶质细胞、星形胶质细胞以及营养不良性轴索。此外，病理性 TDP-43 蛋白主要沉积于细胞质内，仅少数见于细胞核内。

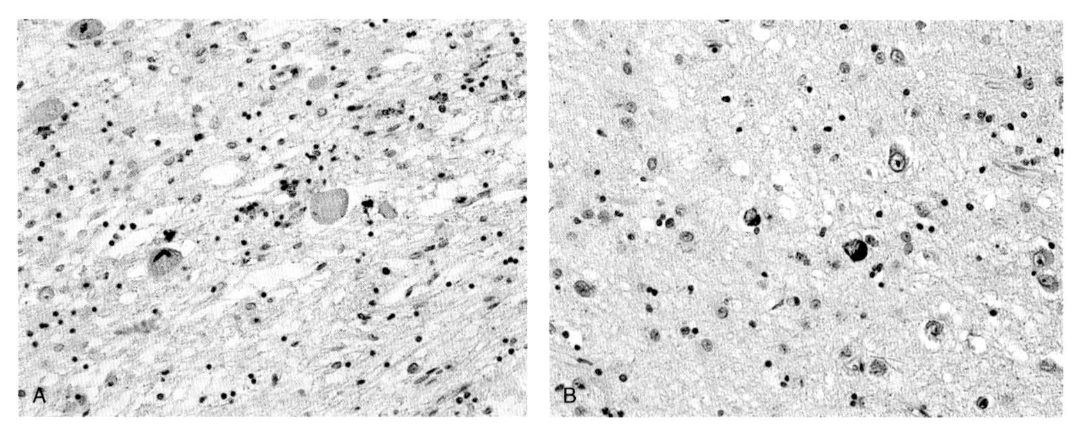


图 4-5-1　病理性 TDP-43 蛋白包涵体

A. ALS 脊髓前角神经元胞质丝状包涵体 pTDP-43 × 400；B. AD 杏仁核神经元胞质包涵体 pTDP-43 × 400

### （二）额颞叶变性的 TDP-43 蛋白病理组织学改变

额颞叶变性（FTLD）是一组痴呆综合征，其临床表现、神经病理改变、分子遗传学表型以及病理性蛋白在脑内的沉积均具有很强的异质性，目前对这组疾病有多种分型方法，其中 FTLD-TDP 亚型与 TDP-43 蛋白密切相关。

在 FTLD-TDP 患者脑内，病理性 TDP-43 蛋白可沉积于神经元胞质、神经元胞核、胶质细胞胞质以及坏变的神经元突起内，形成神经元胞质包涵体（neuronal cytoplasmic inclusions，NCIs）、神经元核内包涵体（neuronal intranuclear inclusions，NIIs）、胶质细胞胞质包涵体（glial cytoplasmic inclusions，GCIs）以及营养不良性轴索（dystrophic neuities，DNs）。

2011 年，神经病理学家结合临床表现、病理形态学改变以及分子遗传学特征提出 FTLD-TDP 的亚型分类，具有一定的临床病理学指导意义。

1. A 型　其特点是在大脑皮质表层存在大量 NCIs、DNs 以及数量不等的 NIIs；该型主要见于 FTLD-TDP 伴 *GRN* 突变的病例中。

2. B 型　此型主要表现为大脑皮质表层及深层均可见大量 NCIs，仅有少量 DNs，鲜有 NIIs；该型多见于 FTLD-TDP 伴 *C9orf72* 六核苷酸重复序列（GGGGCC）异常扩增的病例中。

3. C 型　该型特点为大脑皮质表层可见大量形态冗长的 DNs，罕见或无 NCIs 及 NIIs；最常存在于散发并伴有语义性痴呆的病例中。

4. D 型　其特点为新皮质分布大量 NIIs，而少见 NCIs 和 DNs，值得注意的是海马一般不受累；此型多见于 FTLD-TDP 伴 *VCP* 突变的病例中。

进一步的研究工作仍将继续，以寻求临床、病理以及分子遗传学更好的分型方法，并探讨其对临床应用的价值。

（三）TDP-43 蛋白与“年龄相关边缘叶 TDP-43 脑病”

基于大样本尸检资料的研究，神经病理学者于 2019 年以专家共识的形式提出“年龄相关边缘叶 TDP-43 脑病”（limbic-predominant age-related TDP-43 encephalopathy，LATE）这一概念，尽管对其能否作为一个独立的疾病实体尚有争议，但 TDP-43 蛋白与神经退行性疾病的相关性被再次强调。

该专家共识提出 LATE 的神经病理改变主要见于 80 岁以上的高龄患者群，其海马、嗅球等部位可见病理性 TDP-43 蛋白沉积，可以合并海马硬化，但亦可单独存在；临床多表现为遗忘型认知障碍，与 AD 的症状相似。

LATE 患者脑内的 TDP-43 蛋白沉积始于杏仁核，然后累及海马、额颞叶等部位，这提示 TDP-43 蛋白在认知障碍发生发展中的病理生理作用，以及与其他病理性蛋白之间的关联性，如常见于 AD 中的 β 淀粉样蛋白（Aβ）以及 tau 蛋白的沉积。

LATE 命名的提出为深入研究 TDP-43 蛋白对脑老化以及神经组织退行性变进程的影响指出了新的研究方向。

（四）TDP-43 蛋白与其他神经退行性疾病

除以病理性 TDP-43 蛋白为主要沉积物的一组 TDP-43 蛋白病外，该病理性蛋白亦可在其他神经退行性疾病中有所表达。如 AD、突触核蛋白病中的 DLB、PD、PDD 以及 tau 蛋白病中的 PSP、CBD 等；部分海马硬化病例中也可见病理性 TDP-43 蛋白沉积。

AD 是老年期认知障碍中的主要类型，老年斑及神经原纤维缠结是其标志性病理组织学改变，而有尸检资料表明，早期 AD 患者脑内即有 TDP-43 蛋白的异常聚集，且扩展次序始于杏仁核（图 4-5-1B），进而延伸至海马、颞叶、额叶及基底节区。

路易包涵体是诊断 PD、DLB 以及 PDD 必备的病理组织学依据，而 α-synuclein 蛋白是该包涵体的主要成分。然而，有研究资料表明除 α-synuclein 蛋白以外，TDP-43 蛋白也是路易包涵体的成分之一，并认为 TDP-43 蛋白促进了 α-synuclein 蛋白的聚集。

在各种 tau 蛋白病的病理组织学改变中，也发现有 TDP-43 蛋白沉积，其或单独沉积于脑组织的某一区域，如 PSP 患者的海马齿状回颗粒细胞，或与 tau 蛋白共同沉积于同一细胞内，如 CBD 患者脑内的气球样细胞。

上述改变提示TDP-43蛋白在神经退行性疾病中的重要作用,值得予以更多的关注或研究。

(冯 枫 朱明伟 杨国锋 高 雅 王鲁宁)

# 第六节 其他病理性蛋白

## 一、泛素蛋白

泛素蛋白(ubiquitin protein)是一种细胞应激反应蛋白,它是ATP依赖的泛素-蛋白酶体系统(ubiquitinproteasome system,UPS)的重要辅助因子。UPS的蛋白降解过程涉及两个独立而又连续级联步骤:首先是ubiquitin结合靶蛋白质合成多泛素肽链降解信号,在ubiquitin活化酶(E1)、结合酶(E2)和连接酶(E3)作用下产生靶蛋白质的泛素化(ubiquitination);26S蛋白质小体复合物系统识别和降解多泛素肽链降解信号释放游离的、可再利用的ubiquitin。这一蛋白质降解系统在清除有害或异常蛋白以及分解短寿命蛋白中起重要作用。由于作用于很多底物蛋白质及代谢过程,因此在一些疾病状态下常常发生UPS病理失常。与UPS相关的病理状态可以分为两种情况:一种是UPS功能丧失,如UPS酶突变或底物蛋白基因突变导致某些蛋白质代谢停滞;另一种情况是UPS功能活动亢进导致靶蛋白质的异常或过度降解。

在神经退行性疾病中,阿尔茨海默病、帕金森病、运动神经元病等均存在UPS功能活动异常的证据。帕金森病和路易体痴呆的路易体除α-synuclein外,ubiquitin也是其重要蛋白质成分。采用ubiquitin抗体免疫组化显示在经典和皮质型路易体的周边,经典路易体的辐射环,皮质型路易体的核心均成强阳性。这些阳性染色部位分别相当于HE染色的路易体的周晕,电镜下的辐射丝状结构。尽管路易体同时含有α-synuclein和ubiquitin蛋白成分,但还不清楚α-synuclein异常聚集是否以结合状态形式存在,也不清楚路易体形成中α-synuclein是否为UPS唯一靶蛋白。最近报道,德国一个帕金森病家系中发现编码泛素再循环同工酶(ubiquitin C-terminal hydrolase,UCH-L1)的基因存在突变现象,因此有人提出由于这种基因突变导致游离ubiquitin不足,使得一种尚未认识蛋白质降解代谢停滞,这种蛋白质对神经元的毒性作用导致其他蛋白质聚集。肌萎缩侧束硬化(amyotrophic lateral sclerosis,ALS)和运动神经元包涵体痴呆(MND-inclusions dementia)的脊髓和脑干运动神经元胞质内常常出现ubiquitin阳性的包涵体。这种ubiquitin阳性包涵体形态特征为蓬松的丝团样(skein inclusion)或球形包涵体(spherical inclusion)。有报道认为ALS病程短者阳性率高,病程越长包涵体阳性发现可能性减少。此外,有报道在ALS伴痴呆或泛素包涵体阳性额颞叶变性的额叶、颞叶、内嗅皮质神经元和海马齿状颗粒细胞也发现类似形态的ubiquitin阳性包涵体。运动神经元病的病因目前仍然不明确。少数家族性病理已明确存在特定的基因突变,但大多数散发性病例缺乏特定蛋白质异常聚集的证据,因此,ubiquitin在这组疾病发病中的病理意义有待进一步解释。

## 二、肉瘤融合蛋白

肉瘤融合蛋白(fused in sarcoma,Fus)系多功能DNA/RNA结合蛋白,其定位于细胞核,但亦可穿梭于胞核与胞质。

有研究发现,Fus蛋白在RNA转录、剪接和microRNA的加工过程中发挥作用,而且Fus蛋白的过度表达可以损伤线粒体,进而导致神经细胞死亡。Fus蛋白与部分ALS以及FTD病例相关。目前将细胞内含有 Fus 蛋白包涵体的这一类具有相似病理组织学特征的疾病称为 Fus 蛋白病，如 ALS-Fus 以及 FTLD-Fus 等。

（杨国锋　高 雅）

# 第七节　朊病毒病

朊病毒病是一组由正常朊病毒蛋白构型错误折叠成致病性朊病毒蛋白（$PrP^{Sc}$）引起的可传播性神经退行性疾病。病变主要累及大脑皮质、基底节、丘脑及小脑皮质等。大体可见大脑、小脑不同程度萎缩，海马结构相对保留。光镜下神经毡内出现大量空泡结构，呈海绵样改变，伴有不同程度神经元脱失及反应性胶质细胞增生，但无炎性反应表现。有的病变区可出现淀粉样斑。

朊病毒病的病理性蛋白是正常神经细胞含有的朊病毒蛋白（$PrP^{C}$）因错误折叠形成的一种可传播性致病蛋白（$PrP^{Sc}$）。目前发现它可引起人类散发性和家族性朊病毒病，以及牛、羊等动物朊病毒病。人类朊病毒病包括散发性克 - 雅病（sporadic Creutzfeldt-Jakob disease）、家族遗传性朊病毒病（如 Gerstmann-Strussler 综合征）（图 4-7-1A、B）、致死性家族性失眠症（fatal familial insomnia）、医源性克 - 雅病（iatrogenic Creutzfeldt-Jakob disease）（图 4-7-1C、D）、新变异型克 - 雅病（new variant Creutzfeldt-Jakob disease）（图 4-7-1E、F）及特定地区性朊粒蛋白（Kuru disease，库鲁病）等。详见第八章。

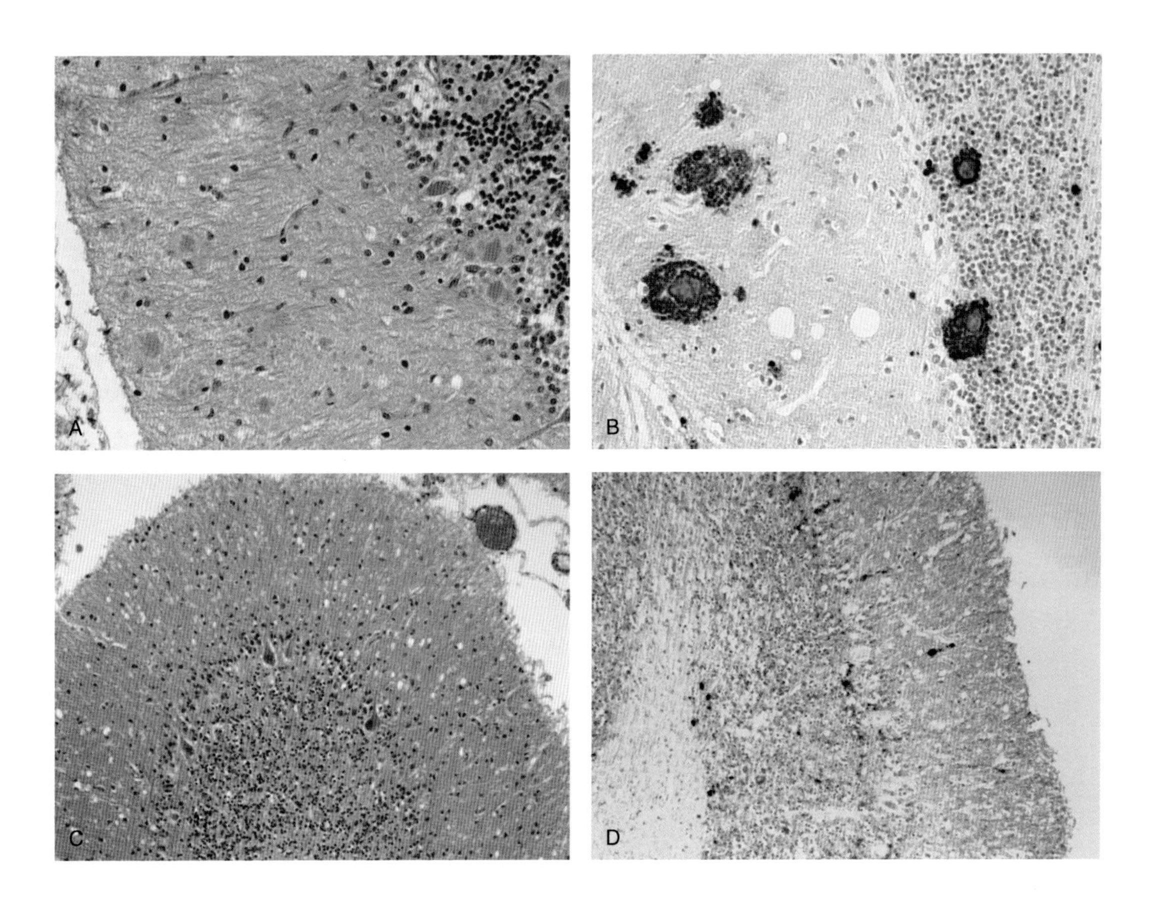

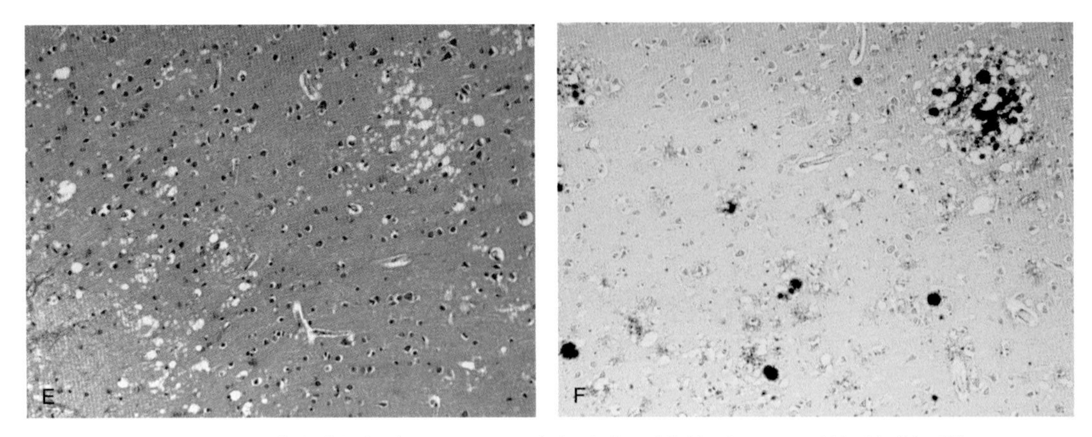


图 4-7-1　朊病毒病组织病理及 PrP 蛋白免疫病理(奥地利 Budka 教授馈赠切片)

A. 家族性 GSS 小脑皮质多发淀粉样斑块沉积 HE×400；B. 家族性 GSS 小脑皮质 PrP 阳性斑 PrP(3F4)×400；C. 医源性 CJD 的小脑组织海绵状变性 HE×200；D. 医源性 CJD 的小脑组织 PrP 颗粒状沉积 PrP(3F4)×200；E. 新变异型 CJD 的皮质组织海绵状变性 HE×200；F. 新变异型 CJD 的皮质组织 PrP 斑点样沉积 PrP(3F4)×200

（朱明伟）

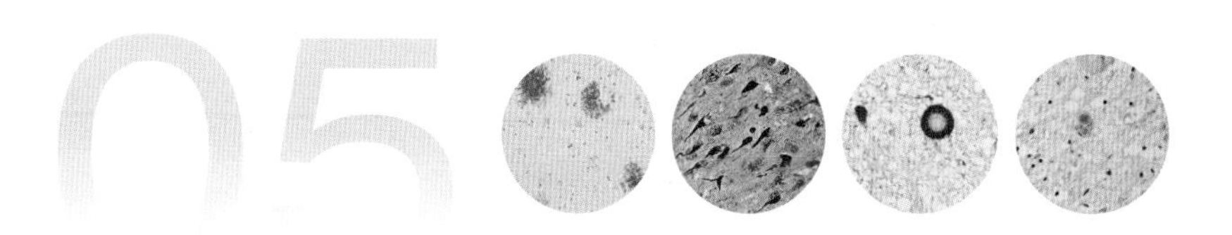

# 第五章

## 神经退行性认知障碍疾病

### 第一节　阿尔茨海默病

#### 一、概述

1906 年 Aloid Alzheimer 报告首例阿尔茨海默病（Alzheimer's disease，AD）的临床和解剖病理发现。自此以后百余年间，该病一直被认为是一个临床病理学疾病实体。自 20 世纪 70 年代，人们逐渐认识到 AD 是老年人认知功能障碍及痴呆患者中最常见，也是首要疾病类型。临床上，它隐袭起病，缓慢进展；早期表现近期记忆力下降，以遗忘症为特征，随后出现远期记忆功能受损；病程进展阶段，又常出现语言功能障碍及定向力受损症状。随着病情进一步发展，患者出现情绪不稳和各种精神行为症状；日常活动能力下降，并逐渐丧失社交和独自生活能力。疾病晚期，所有语言交流功能丧失，表现为缄默不语，同时出现吞咽困难及肢体运动功能障碍，患者处于植物状态，长期卧床。往往因并发肺部感染等疾病导致多脏器衰竭死亡。脑病理检查发现两大细胞学特征病变，即神经元胞质内神经原纤维缠结和细胞外特征性老年斑，又称淀粉样蛋白斑。

自 Aloid Alzheimer 报告首例 AD 以后的 60 年间，其临床病理研究报告处于相对漫长的沉寂时期。原因是多数学者误认为老年人群痴呆的主要原因是脑动脉硬化脑血管病。所以，直到 20 世纪 70 年代，欧美以及日本等发达国家先后迈入人口老龄化时期，AD 才开始受到广泛的重视即关注，随后开展了大量流行病学调查。欧美国家流行病学数据显示 60~75 岁人群痴呆的患病率为 4%；76~80 岁组为 12%；85~89 岁组增至 27%；90 岁以上组高达 40%。65 岁以后每增加 5 岁，AD 的发病率和患病率均增加 1 倍。进入 21 世纪，我国人口老龄化进程加速，最近公布的全国人口统计数据显示 65 岁及以上老龄人口占总人群的 15.4%，已迈入老龄化社会。国内获得公认的近期认知功能障碍及痴呆大样本、多地区联合临床流行病学调查显示 65 岁以上人群痴呆的患病率为 5.14%，AD 的患病率为 3.21%；65 岁以上人群痴呆的发病率为 12.14/1 000 人年，AD 的发病率为 8.15/1 000 人年。

传统的“阿尔茨海默病”概念（NINCDS-ADRDA，1984）包括两方面内容：其一是临床上满足“痴呆”（dementia）的诊断标准；其二是脑组织病理学检查满足年龄相关性老年斑与神经原纤维缠结的半定量标准。此后 30 年间，AD 的结构影像和分子影像标志物、脑脊液蛋白质生物标志物，以及临床 - 病理关联性研究不断获得新成果。这些成果促使临床专家认为有必要对 AD 的传统概念进行重新定位和解读。2007 年，由 Dubois 等不同界别专家共同发起的阿尔茨海默病新研究用诊断标准工作组（International Work Group for New Research Criteria for Diagnosis of AD，IWG）发表了更新 AD 传统的“临床 - 病理学实体”

(a dual clinicopathological entity)理念,推荐将AD定义为"临床-生物学实体"(a dual clinicobiological entity)新概念。新的AD概念,强调阿尔茨海默病是一个由临床无症状期、前驱期(轻度认知功能障碍)以及临床痴呆期不同阶段构成的临床病理生理过程连续体。2011年,由美国NIA-AA(National Institute on Aging-Alzheimer's Association,NIA-AA)召集的北美临床专家团队分别就AD的轻度认知障碍(MCI)期、痴呆(dementia)期定义及诊断标准达成共识;与此同时,欧美神经病理专家对1997年版AD神经病理评估指南进行了更新修订。十余年来,AD领域研究成果日新月异,这两大国际协会适时更新了AD知识新理念及相关术语,推荐将传统意义上的阿尔茨海默病"Alzheimer's disease"术语用于专指疾病生前诊断的"临床生物学表型";阿尔茨海默病理"Alzheimer's pathology"术语主要供基础神经科学工作者和神经病理研究者使用。总之,新的AD疾病理念强调:"Alzheimer's disease"这一术语代表的是一种独特的"病理变化过程",这个病理变化过程具有相对特征性脑组织病理形态学改变,包括老年斑(senile plaque,SP)和神经原纤维缠结(neurofibrillary tangle,NFT),伴神经元和突触脱失及功能障碍,常合并脑淀粉样血管病(cerebral amyloid angiopathy,CAA)等改变。2018年NIA-AA推出了AD"研究框架"(research framework)建议。对此前AD定义进行了修订,补充及诠释。认为AD既可以在死后被病理检查证实,也可以通过生前生物标志物检查明确其基本病理过程。更新AD"研究框架"主要是用于临床药物试验观察,探索早期干预性措施是否可以有效防止疾病进展,尚不适合用于常规的临床照料及健康管理诊断标准。

迄今为止,AD的病因仍不清楚。流行病学调查显示10%~15%AD病例有家族遗传倾向,其余85%~90%病例为散发。分子生物学检测分析发现19号染色体上的*ApoE 4*等位基因是散发性AD患者发病的危险因素。老龄是发生痴呆和AD的主要危险因素。其他一些因素如外伤、绝经、受教育程度以及长期脑微小血管损伤等也可能是促发本病发生的重要原因。报告的早发性、家族性AD的致病基因为*APP*、早老素Ⅰ(presenilin 1,*PSEN1*)、早老素Ⅱ(presenilin 2,*PSEN2*)等。

## 二、临床表现及神经影像

临床上绝大多数AD患者为散发性病例,通常好发于60岁以上老年人群。

典型AD(typical AD)的临床表现为隐袭起病,进行性智能下降。早期表现为近记忆障碍,学习新知识困难,语言词汇量减少,情感淡漠或易激惹。随疾病进展患者远、近记忆力均明显受损,人物、地点及时间定向力障碍,不认识以往的朋友甚至家人,昼夜不分,时常走失,同时社会交往及日常生活能力逐渐丧失,可出现精神行为异常,如妄想及幻觉。中晚期表现为吞咽功能受限,尿便失禁,少数患者可有癫痫发作,四肢运动功能障碍,肌张力增高。最终患者卧床不起,肢体屈曲或强直,呈缄默或去皮质状态。以往患者多在发病后5~10年内死亡。

家族性AD的临床症状出现较早,通常40岁左右起病,可表现为常染色体显性遗传,目前发现的致病基因分别位于1号、14号和21号染色体上。其临床表现与散发AD稍有不同,存在不同变异型。

非典型AD(atypical AD)临床包括:额颞叶行为变异型、进行性失语型及后皮质萎缩型等。患者常以精神行为异常为首发或突出的症状,或者表现为显著的语言功能丧失以及视觉功能障碍,但记忆功能保留较好。

脑结构影像(包括CT和MRI)检查:早期或者轻度认知功能障碍患者,可无显著脑萎缩改变。中晚期或者高龄发病AD病例,其典型脑MRI改变显示为颞叶钩回间距扩大,海马和杏仁核明显萎缩,颞叶外侧和基底部或顶叶内外侧皮质脑沟增宽,侧脑室扩大(图5-1-1)。

AD生物标志物:目前划定AD的AD生物标志物指标有两大类,即结构与分子神经影像和体液蛋白生物标志物。神经影像标志物中,AD蛋白质特异性分子影像是目前临床应用研究的热点。脑PET或SPECT检查,通过观察静脉注射各种分子标记示踪剂后脑组织摄取值变化反映AD的病理生理改变,有助于 AD 的早期诊断及鉴别诊断。目前临床实践中,应用较多示踪剂有针对葡萄糖代谢的 $^{18}$F-FDG 显像剂及针对淀粉样蛋白沉积的 PiB 示踪剂,包括新近正在临床试验的 tau 蛋白示踪剂,这些分子影像结合分析可大大提高 AD 生前临床诊断准确性。示踪剂 $^{18}$F-FDG 是葡萄糖类似物,进行 FDG-PET 检查可了解脑组织神经元代谢状态,间接反映神经元变性脱失程度。AD 早期的 $^{18}$F-FDG PET 可见颞、顶叶,颞上回及后颞叶,后扣带回,楔前叶皮质葡萄糖代谢降低(图 5-1-2B),降低程度和累及脑皮质区域与其临床表型及疾病进程具有相关性,晚期病例额叶、枕叶可以不同程度受累。2014 年国际工作组(International Working Group,IWG)-2 的 AD 诊断标准已将 $^{18}$F-FDG-PET 定为评判 AD 病情严重程度的生物标记物。脑淀粉样蛋白沉积斑是 AD 两大病理标志之一,针对脑淀粉样蛋白沉积的 PET 检查有助于生前早期诊断轻症晚发型 AD 或家族性早发型 AD。目前,最常用的脑淀粉样蛋白示踪剂是 $^{11}$C 标记 PiB 复合物,$^{11}$C 标记 PiB 复合物的 PET 检查在临床实践应用已经十余年,临床影像与死后病理检查结果一致性高,国内亦有部分医院可开展此项检查(图 5-1-2C)。与淀粉样蛋白分子成像以及脑 CT 或 MRI 等结构影像检查相比,tau 分子 PET 成像更能反映临床功能的恶化与脑组织中病理性 tau 蛋白聚集演变进程之关系,因此,有关 tau 分子 PET 成像的示踪剂近年来成为神经影像研究的热点,越来越受到重视。新近报告的 $^{18}$F 标记的 T807、T808 等复合物与 tau 蛋白结合的特异性更高;另一种 tau 标记物 $^{18}$F-AV-1451 的 PET 显示 AD 患者在大部分皮质均有较多结合,$^{18}$F-AV-1451 结合与大脑皮质的区域性萎缩程度有关。本院近期开展了 tau 蛋白示踪剂(THK-5317)的 PET 检查初步应用观察研究,结果令人满意(图 5-1-2D)。总之,反映 AD 脑淀粉样蛋白质的分子成像技术已经比较成熟,反映其脑组织中神经原纤维缠结的 tau 分子成像检查应用前景值得期待。

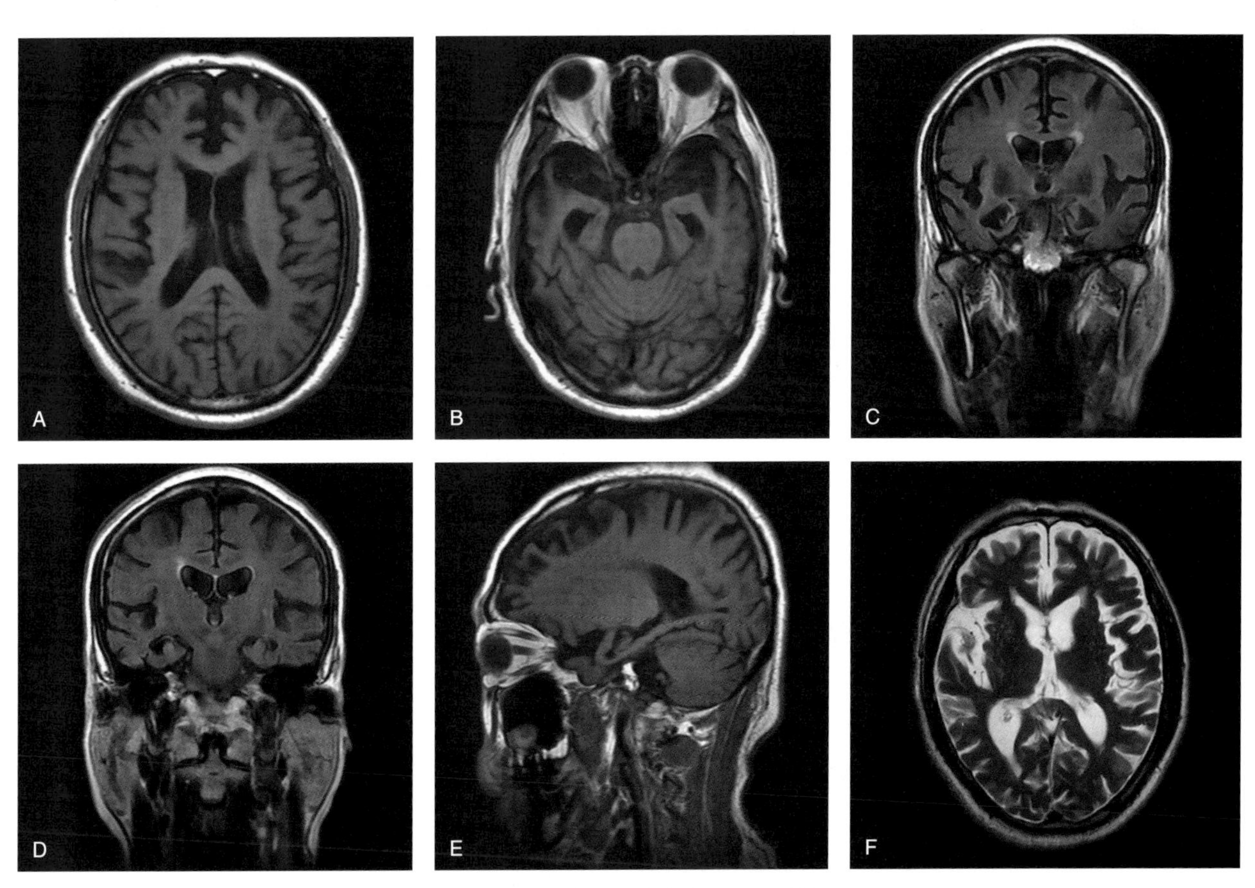


图 5-1-1　重度 AD 患者的脑 MRI 特征

A. 轴位 $T_1$ 像示额、顶叶萎缩,枕叶相对保留;B. 轴位 $T_1$ 像示颞叶内侧及海马萎缩;C. 冠状位 Flair 像示杏仁核显著萎缩,外侧裂增宽;D. 冠状位 Flair 像示颞叶及海马显著萎缩,脑室扩大;E. 矢状位 $T_1$ 像示额、顶叶及海马结构萎缩,枕叶及小脑保留;F. 轴位 $T_2$ 像示脑白质轻度病变

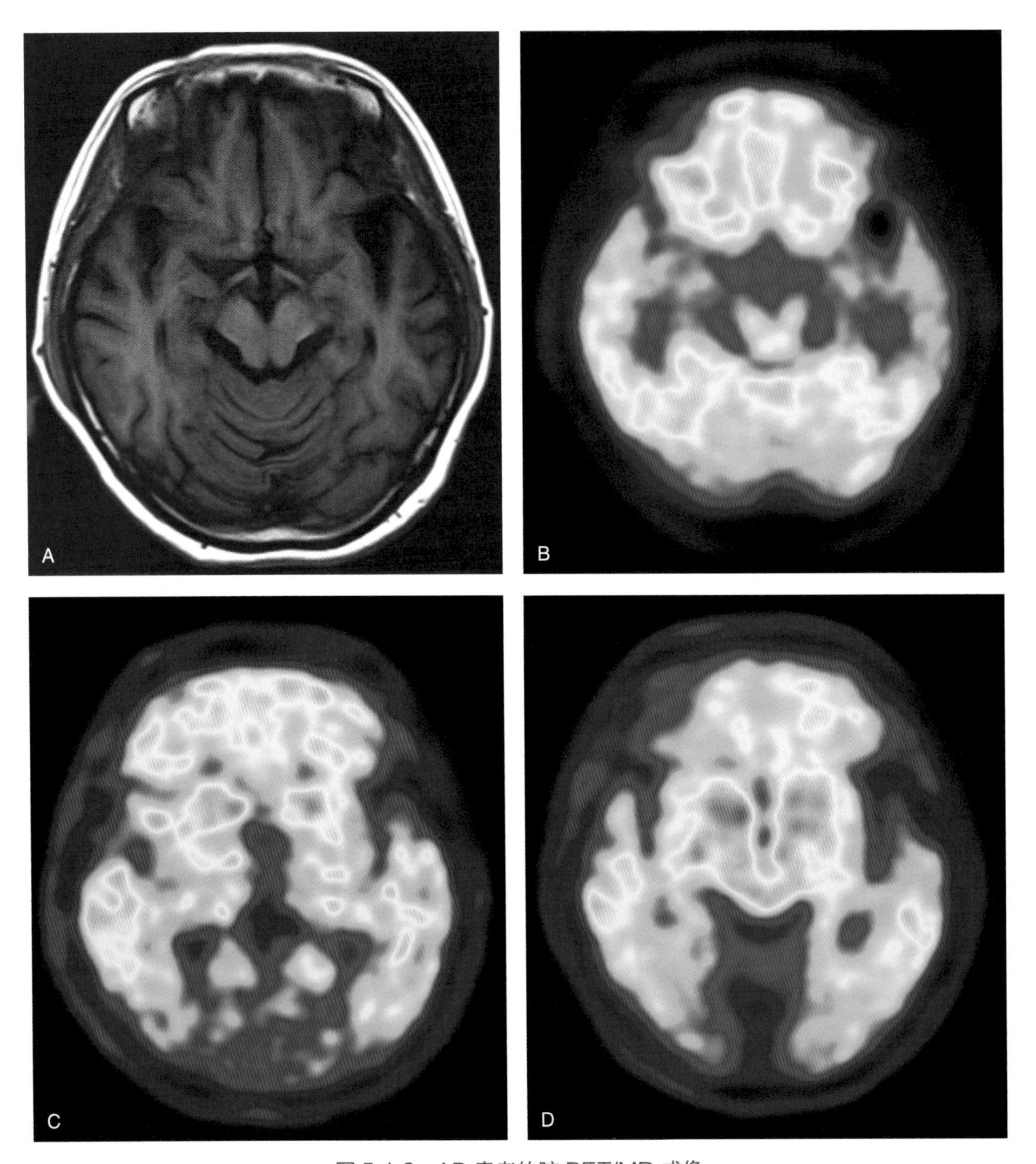


图 5-1-2　AD 患者的脑 PET/MR 成像

A. 双侧颞叶萎缩；B. 双侧颞叶 $^{18}$F-FDG 摄取减低；C. 双侧额叶及颞叶可见 $^{11}$C-PIB（Aβ 蛋白示踪剂）广泛摄取（红色）；D. 双侧额叶及颞叶可见 $^{18}$F-THK5317（tau 蛋白示踪剂）摄取（红色）

AD 的体液生物标志物检查：主要指脑脊液特异性蛋白检测，生前明确认知障碍及痴呆的病因具有重要诊断意义。AD 前驱期或早期脑脊液总 tau（t-tau）和磷酸化 tau（p-tau）升高，Aβ 1-42 降低。新的 AD 研究用诊断指南中该项检测指标被列入 AD 生前诊断的重要生物标志物。因腰穿检查系创伤性检查，国内目前较少有医院将其作为 AD 诊断的常规检查项目。

AD 生物标志物检查及其临床意义：根据新的 AD 疾病概念，体液生物标志物检查、脑蛋白分子成像检查有助于在生前确诊 AD，因此不断探索敏感性和特异性高的生物标志检查指标是近 20 年来 AD 研究领域重要聚焦点之一。表 5-1-1、表 5-1-2 总结了现有生物标志物种类及其临床应用价值。

在 AD 早期阶段，或者前驱期，进行一些记忆力、神经心理、语言功能、精神行为等量表测试，诸如常用的简易精神状态检查（MMSE）、蒙特利尔认知评估量表（MoCA）、神经精神量表（NPI）、波士顿语言量表、临床痴呆评定（CDR）等，对于其临床诊断及鉴别诊断具有一定参考价值。

表 5-1-1　AD 生物标志物的 A/T/N 系统

<table>
<tr><td rowspan="3">A</td><td>Aβ 聚结或相关病理状态</td></tr>
<tr><td>脑脊液的 Aβ42 或 Aβ42/Aβ40 比值</td></tr>
<tr><td>针对淀粉样蛋白的 PET 成像</td></tr>
<tr><td rowspan="3">T</td><td>tau 蛋白异常聚结（神经原纤维缠结或相关病理状态）</td></tr>
<tr><td>脑脊液的磷酸化 tau（p-tau）</td></tr>
<tr><td>针对 tau 蛋白的 PET 成像</td></tr>
<tr><td rowspan="4">N</td><td>神经组织变性或神经元损伤</td></tr>
<tr><td>MRI 示解剖结构异常（萎缩）</td></tr>
<tr><td>$^{18}$F-FDG PET 成像</td></tr>
<tr><td>脑脊液的总 tau（t-tau）</td></tr>
</table>

表 5-1-2　AD 相关生物标志物简介及其对应临床状态类别

<table>
<tr><th>AT（N）结果</th><th colspan="2">生物标志物对应的临床状态类别</th></tr>
<tr><td>A–T–（N）–</td><td>正常 AD 生物标志状态</td><td rowspan="5">AD 病理的连续改变<br>Alzheimer’s 连续体</td></tr>
<tr><td>A+T–（N）–</td><td>AD 病理改变</td></tr>
<tr><td>A+T+（N）–</td><td>AD</td></tr>
<tr><td>A+T+（N）+</td><td>AD</td></tr>
<tr><td>A+T–（N）+</td><td>AD 以及合并可疑非 AD 病理改变</td></tr>
<tr><td>T+（N）–<br>A–T–（N）+<br>A–T+（N）+</td><td colspan="2">非 AD 病理改变<br>非 AD 病理改变<br>非 AD 病理改变</td></tr>
</table>

## 三、病理改变

### （一）大体改变

通常患者新鲜脑重较正常同龄人减轻，其脑重在 900~1 100g。脑萎缩程度与痴呆严重程度和病程有关。大体观察显示大脑普遍性萎缩，但以双侧额、颞、顶叶为著，表现为脑回变窄，脑沟增宽（图 5-1-3），萎缩最初开始于颞叶内侧面，尤其是海马及海马旁回。运动皮质一般不受累，通常枕叶也相对保留较好。有些病例可能出现非对称性的额叶和 / 或颞叶萎缩，此时需要与额颞叶痴呆鉴别。如果存在明显不对称性的罗兰多周围（peri-Rolandic）萎缩时应该排除皮质基底节变性的可能性。冠状切面见皮层灰质变薄，脑沟增宽，外侧裂扩大，侧脑室系统和第三脑室对称扩大，尤其是侧脑室颞角，显示内嗅皮质变薄和海马及杏仁核体积缩小（图 5-1-4）。基底节及丘脑一般无明显肉眼改变，但大约 1/3 阿尔茨海默病病例的脑干黑质、蓝斑色泽变浅。

### （二）镜下改变

脑内边缘皮质和新皮质依序发生选择性神经细胞脱失、神经原纤维缠结、伴胶质细胞增生（图 5-1-5 A、B、D），是 AD 早期组织病理改变，与正常老年人脑的组织形态学改变没有本质上的区别。但这种病变不断扩展到其皮质区，同时还存在细胞外老年斑结构。有学者将阿尔茨海默病镜下组织学病变分为阳性及阴性病变特征。阳性病变是指大量淀粉样蛋白斑和神经原纤维缠结、神经毡线丝、营养不良性变性轴索、胶质细胞增生、小胶质细胞活化以及嗜刚果红脑淀粉样血管病，神经元颗粒空泡变性（图 5-1-5C）及平野（Hirano）小体也较常见。阴性病变包括神经元脱失及突触密度减少。新皮质如额叶、颞叶、顶叶神经元存在不同程度脱失，同时伴星形胶质增生，病变严重病例大脑皮质浅表层可见微空泡改变或称海绵状态。海马（图 5-1-5E、F）、内嗅皮质、杏仁核、前脑基底核（Meynert 核）及岛叶皮质等古皮质区也是 AD 病变重灾区。

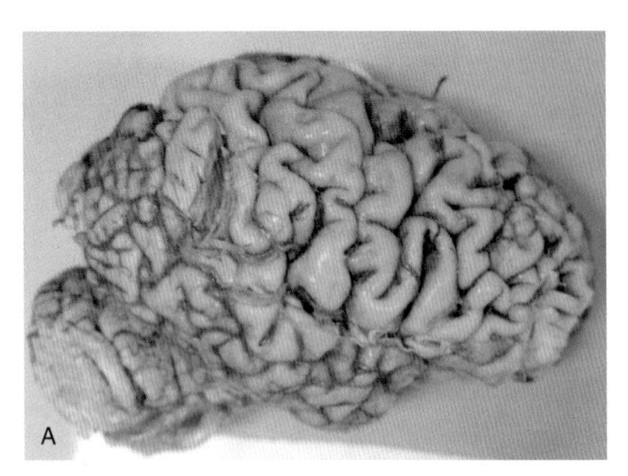
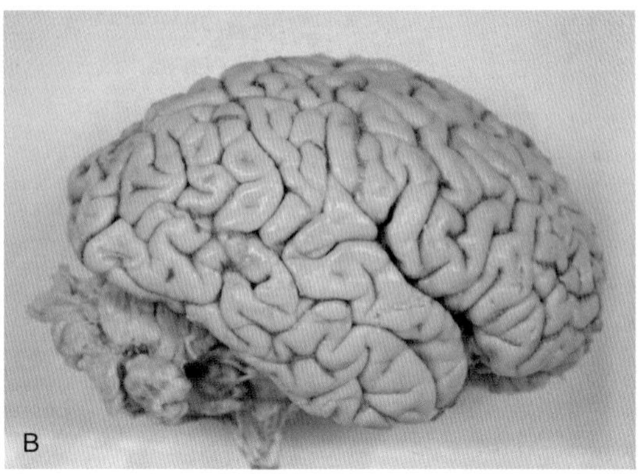

图 5-1-3　AD 患者脑的大体观察

A. AD 患者（8 年病程）脑侧面观示额、顶叶显著萎缩；B. 认知正常老年的脑侧面观

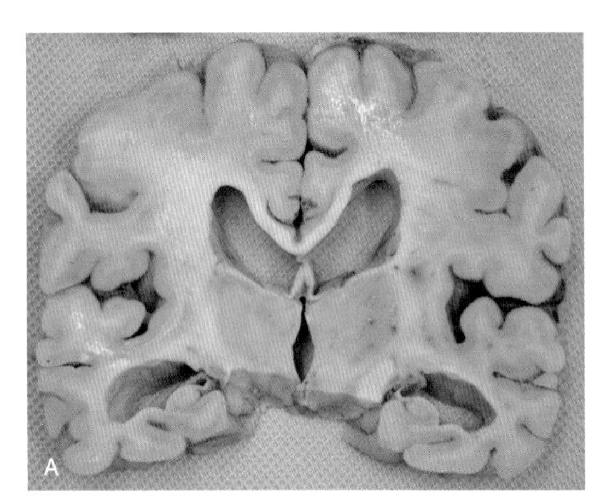
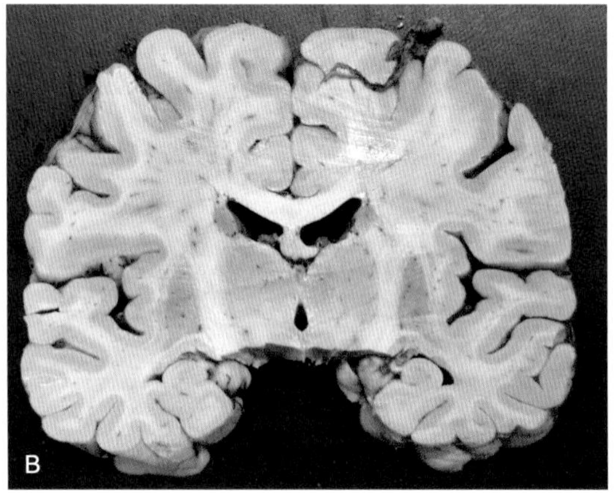

图 5-1-4　AD 患者脑的大体观察

A. AD 患者脑冠状位示海马及颞叶萎缩，灰白质界限欠清晰；B. 认知正常老年的脑冠状面

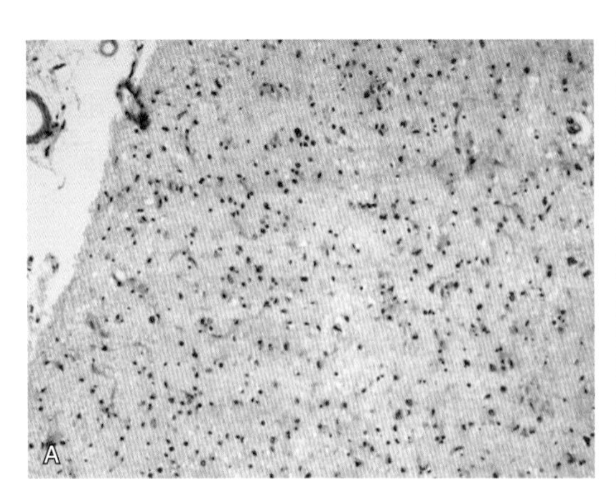
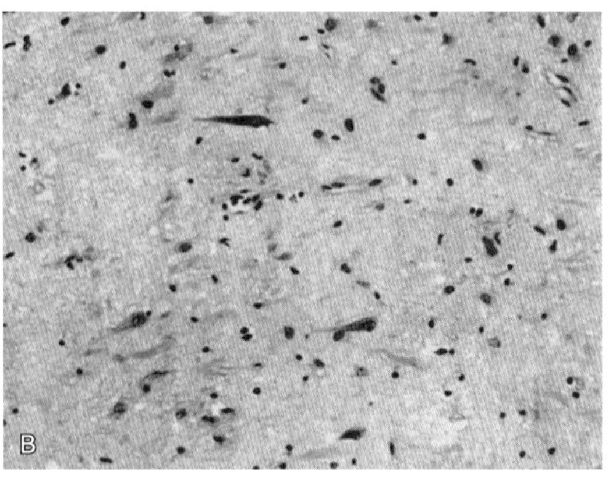

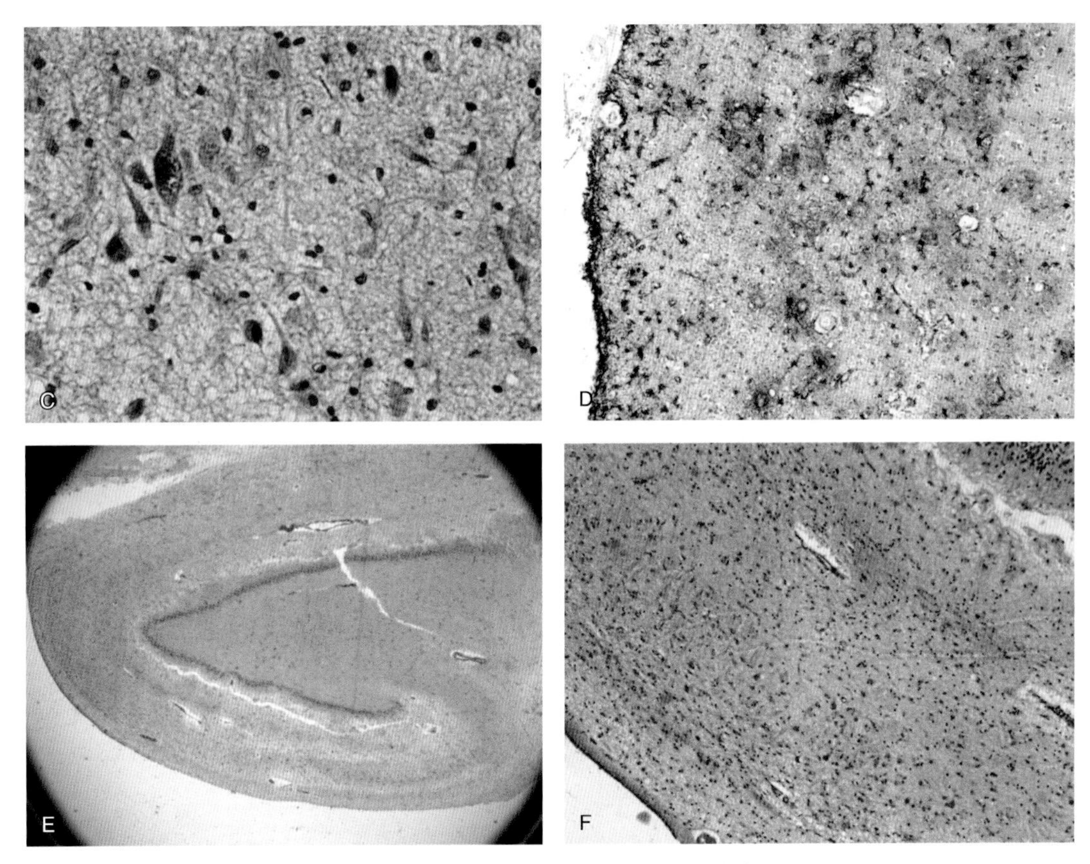

图 5-1-5　AD 患者脑的基本组织学改变

A. 大脑皮质神经细胞显著脱失伴胶质细胞增生 HE × 200；B. 残留的神经细胞可见神经原纤维缠结 HE × 400；C. 神经细胞萎缩及颗粒空泡样变 HE × 400；D. GFAP 染色显示海马旁回皮质胶质细胞增生 GFAP × 100；E. 海马锥体细胞几乎完全脱失 HE × 20；F. CA1 段锥体细胞消失，残存鬼影样缠结伴胶质细胞增生 HE × 100

AD 最具病理诊断价值的两大病理组织学改变是神经原纤维缠结（neurofibrillary tangles，NFTs）和老年斑（senile plaque，SP），但其他病理组织学改变也不容忽视。

1. 神经原纤维缠结

（1）NFTs 构成：NFTs 是由过磷酸化的 tau 蛋白丝聚集而成。虽然已经明确 NFTs 是由过磷酸化 tau 蛋白聚集形成，但正常 tau 蛋白如何转化形成双螺旋丝（PHF）的机制尚不清楚。阿尔茨海默病脑组织中未去磷酸化、不溶性 tau 的 Western blot 分析结果显示其由 68kD、64kD 和 60kD 构成的三条宽带，也有报告还存在不恒定出现的 72kD 分子条带。超微结构观察见阿尔茨海默病的 NFTs 主要由直径为 20nm 的 PHF 构成，含少量直径为 15nm 的直丝。NFTs 中的 tau 由所有 6 种同源成分即含有 3R-tau 和 4R-tau 同源蛋白成分构成，但其构成比例不十分恒定。一些体外及体内实验证明多种激酶和磷酸化酶具有调节 tau 的磷酸化作用，但对 tau 的过磷酸化起直接作用的确切机制尚不明确。广义上，阿尔茨海默病的 NFTs 既包括神经元胞质内经典的 NFTs，也还涉及神经毡的线丝结构（thread）以及参与老年斑组成的营养不良性轴索。

（2）NFTs 形态学特征：又称为神经元内丝样包涵体，通常位于神经细胞胞体及树突部。HE 染色显示细胞内 NFTs 呈火焰状或丝团样（skein-like appearance），微嗜碱性；细胞外纤维缠结呈嗜酸性。采用改良的 Bielschowsky 染色、Gallyas 和 Bodian 银染色检测 NFTs 更敏感（图 5-1-6）。由于其主要蛋白成分为磷酸化 tau 蛋白，因此 tau 蛋白抗体如 Alz50、AT8 等是目前 NFTs 最敏感的检测方法。不同部位神经元

NFTs 形态各异，如海马锥体细胞内的 NFTs 多呈火焰状（图 5-1-7A、B），而在 Meynert 核以及脑干的圆形神经细胞内的 NFTs 多呈球形，额、顶叶等新皮质区的 NFTs 可以表现为线团样或月牙形，呈层状分布（图 5-1-7C、D）。阿尔茨海默病的 NFTs 含有 3R-tau 和 4R-tau，以前者构成比例较高（图 5-1-7E、F）。一些变性程度严重的病例，在海马 CA1 和内嗅皮质神经元消亡后，可以观察到 NFTs 还能存在相当时间，通常称为细胞外缠结或“鬼影”（ghost），实际上是原来细胞内神经原纤维缠结的一种墓碑样标志（tombstone）。

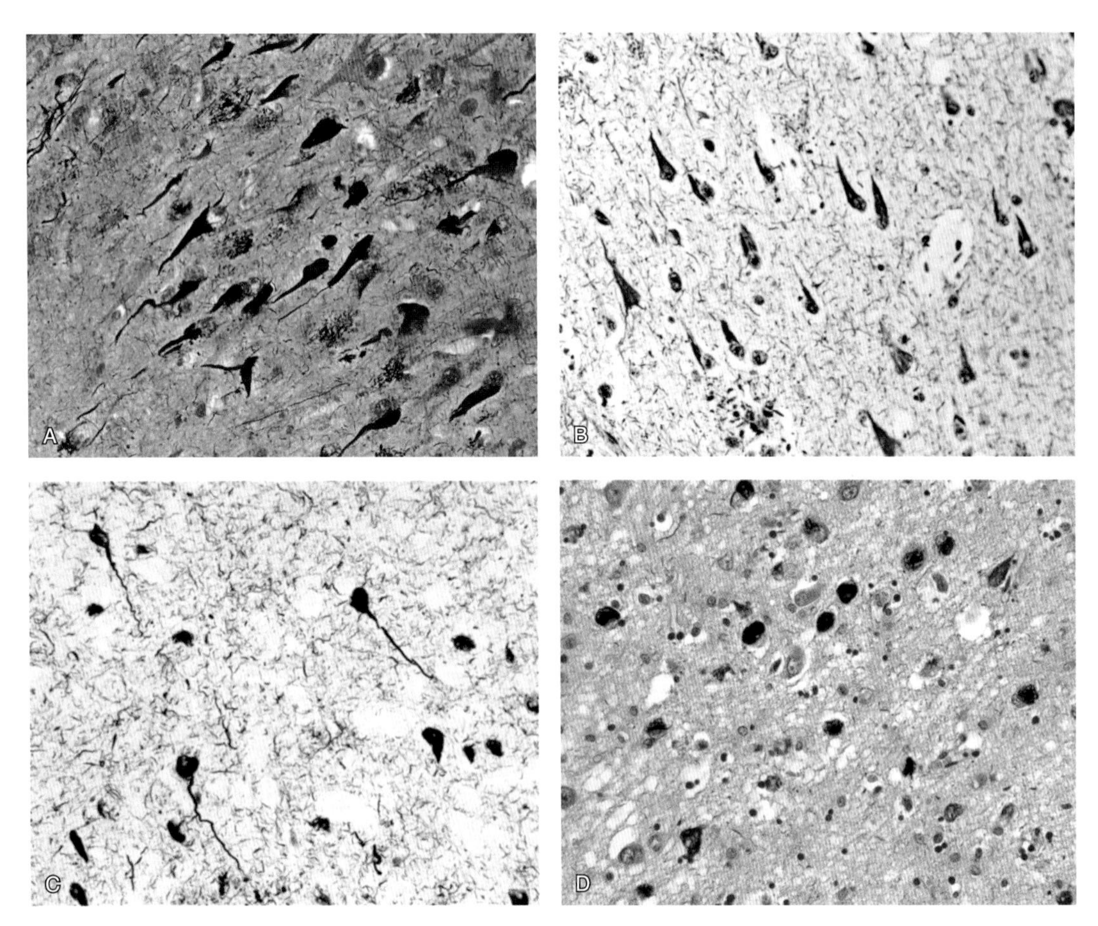


图 5-1-6 AD 神经原纤维缠结（银染色）

A. 海马锥体细胞火焰状神经原纤维缠结硝酸银染色 ×200；B. Bodian 染色显示的海马锥体细胞神经原纤维缠结形态 Bodian×200；C. 海马锥体细胞胞体及轴束神经原纤维缠结、神经毡线丝结构 Gallyas-Braak×400；D. 杏仁核细胞呈球团样缠结 Gallyas-Braak×400

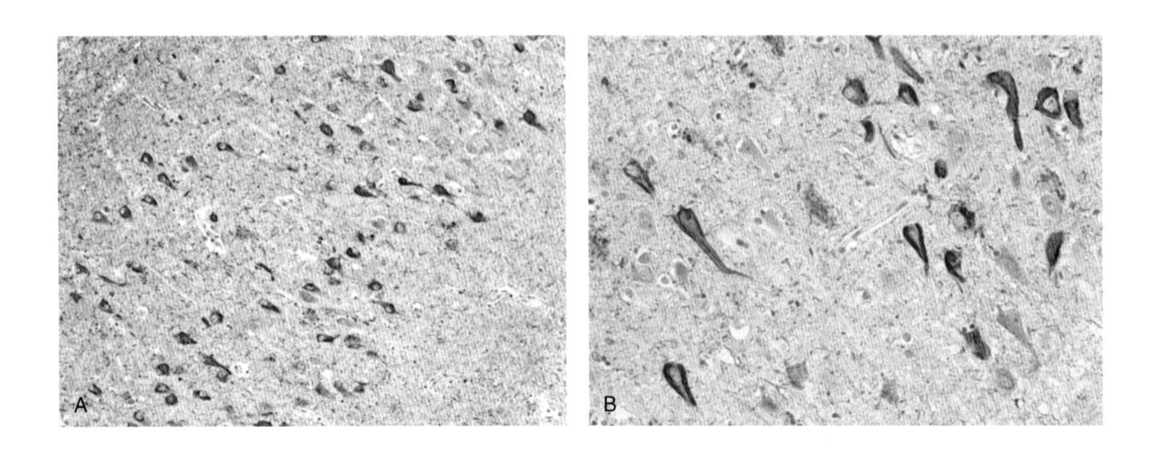

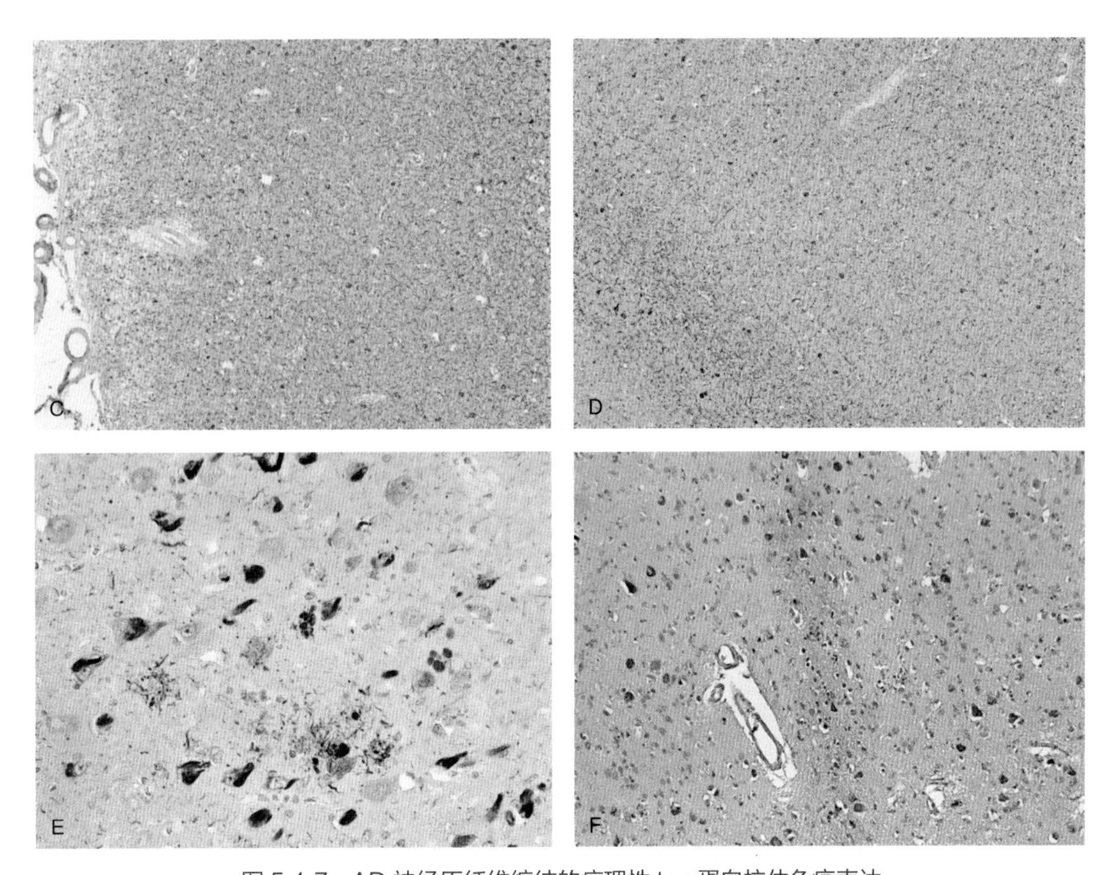


图 5-1-7　AD 神经原纤维缠结的病理性 tau 蛋白抗体免疫表达

A. CA1 段锥体细胞磷酸化 tau 阳性神经原纤维缠结 AT8 × 200；B. 位于胞体的神经原纤维缠结多呈锥体形 AT8 × 400；C. 额叶皮质神经原纤维缠结及线丝的分布特征 AT8 × 100；D. 顶叶皮质神经原纤维缠结及线丝的分布特征 AT8 × 100；E. 3R-tau 表达强阳性 3R-tau × 400；F. 4R-tau 表达弱阳性 4R-tau × 400

早期 NFTs 呈散在分布，此时只能用磷酸化 tau 蛋白免疫组化检测到，而各种银染不能显示。成熟期的 NFTs 含有双螺旋丝和少量的直线丝成分，此时，各种银染可显示典型的缠结形态。疾病晚期神经元死亡，细胞残余碎片被吞噬细胞消化，缠结显示为细胞外嗜酸性“墓碑”（tombstone）或“鬼影”（ghost）样结构，随着时间推移，tau 蛋白免疫活性逐渐丧失，而 Aβ 蛋白沉积在其周围呈斑样形态，并有星形胶质突起侵入，这时 NFTs 的 GFAP 免疫反应可呈阳性。

（3）NFTs 分布：研究发现 AD 脑 NFTs 呈顺序性分布特点，又称等级分布方式，早期开始于海马、海马旁回、内嗅皮质、杏仁核和颞叶联络皮质。也有研究报道，脑内 NFTs 的密度分布规律按照从高级多式（multimodal）联络皮质如颞上沟或颞下回到单式（unimodal）联络皮质、初级感觉皮质逐次减少。边缘系统及边缘旁区如颞极、岛叶、扣带回等部位为中等密度区。NFTs 与老年斑的分布范围有所不同，老年斑广泛分布于大脑新皮质，包括初级感觉和运动皮质、枕叶视觉皮质等部位，但在海马及颞叶内侧部相对较少。此外，NFTs 还具有层状分布特点，如内嗅皮质的Ⅱ、Ⅳ层大型神经元内较多见，而Ⅲ、Ⅴ、Ⅵ层神经细胞内相对较少；联络皮质的Ⅱ、Ⅲ、Ⅴ层锥体神经元内容易出现。1991 年，Braak 等根据银染色显示的 NFTs 和神经毡线丝从跨嗅皮质（transentorhinal）/ 内嗅（entorhinal）皮质到大脑新皮质的进展过程及分布情况，提出将脑内 NFTs 分为 6 个时相（stage）。1 至 2 时相，NFTs 主要见于跨内嗅皮质、内嗅皮质、海马 CA1 和下脚；3 至 4 时相阶段的 NFTs 累及边缘系统；5 至 6 时相的 NFTs 累及额、颞、顶叶等新皮质。研究还发现临床上存在认知功能障碍或痴呆患者脑内 NFTs 都在 Braak 分期的 4 时相以上。采用脑组织大切片染色比较适合进行 Braak 分期（图 5-1-8）。

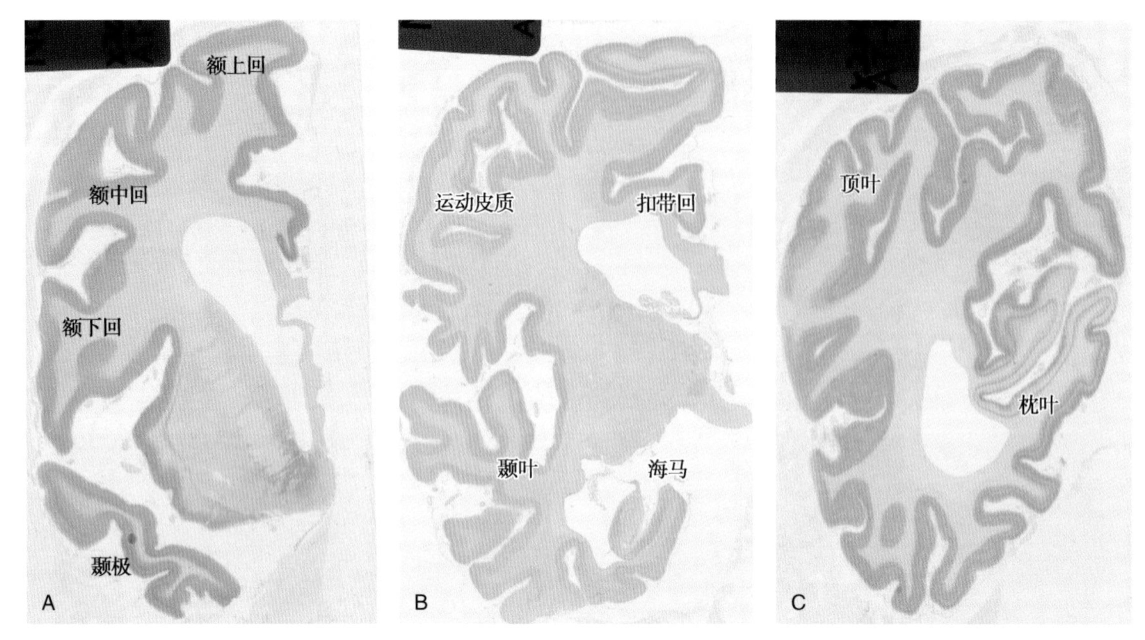


图 5-1-8 神经原纤维缠结 Braak 分期(AT8 染色)(日本新潟大学高桥均教授赠予)
A. 颞极层面显示额叶及扣带回皮质 tau 阳性; B. 乳头体层面显示海马、颞叶、额叶运动皮质 tau 阳性;
C. 顶、枕叶 tau 阳性

(4)神经毡丝(neuropil threads):广泛分布于阿尔茨海默病灰质区神经毡内的线丝样结构(thread-like structure)(图 5-1-9A),主要见于皮质的Ⅱ、Ⅲ层。它的密度常与痴呆的程度相关。一般认为其为神经细胞树突内骨架蛋白变性形成,故实际上仍属于神经元变性的一部分。其主要病理性蛋白表达成分为 tau(图 5-1-9B)、NF 及 ubiquitin。超微结构显示为 PHF 和少量直丝与 NFTs 相同。

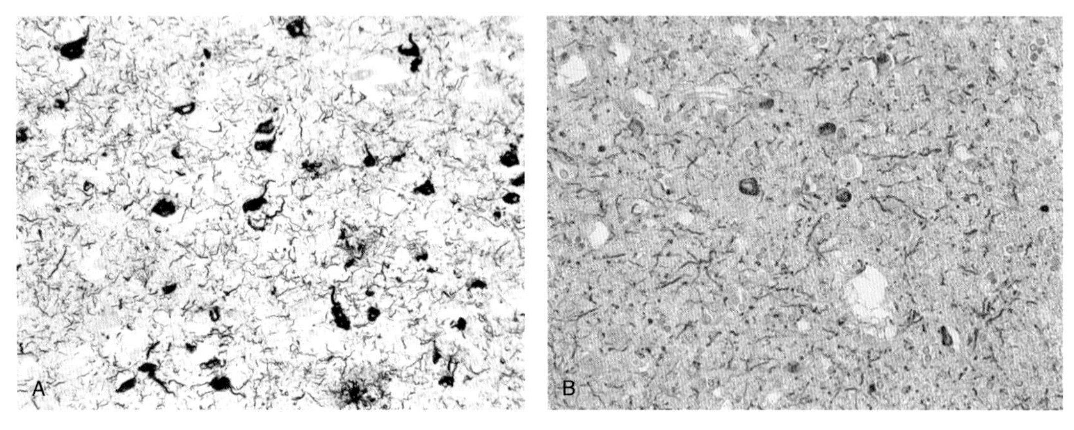


图 5-1-9 神经毡线丝结构
A. 海马旁回神经毡大量嗜银线丝结构 Gallyas-Braak × 400; B. 颞叶皮质 tau 阳性神经毡线丝 AT8 × 400

2. 淀粉样蛋白斑

(1)淀粉样蛋白斑主要构成:老年斑形成于脑内,其主要成分为丝状淀粉样蛋白质。实际上它是一种淀粉样前体蛋白(amyloid precursor protein,APP)水解产物 Aβ 肽成分。

(2)淀粉样蛋白斑形态特征

1)老年斑(SP):位于神经毡内,直径为 4~200μm,免疫组织化学检查显示它是由复杂的病理性蛋白质成分构成的球状结构,它是阿尔茨海默病两大重要组织病理学标志之一。HE 和刚果红染色均可以显示老年斑中心的淀粉样物质结构,但这两种染色对观察老年斑周围结构不理想。采用改良的 Bielschowsky 染色、Bodian 染色等检测各种形态的老年斑比较理想(图 5-1-10)。如采用 Aβ 抗体免疫组化染色则能更好地观察阿尔茨海默病脑内淀粉样蛋白沉积的各种形态,以及相关的老年斑和血管壁病变,神经病理学家依据其密度、形态将其分为弥散斑、致密斑及核心斑等(图 5-1-11)。Aβ 蛋白抗体免疫组化染色可同时观察到神经炎斑(neuritic plaques)和弥散斑(diffuse plaques)。

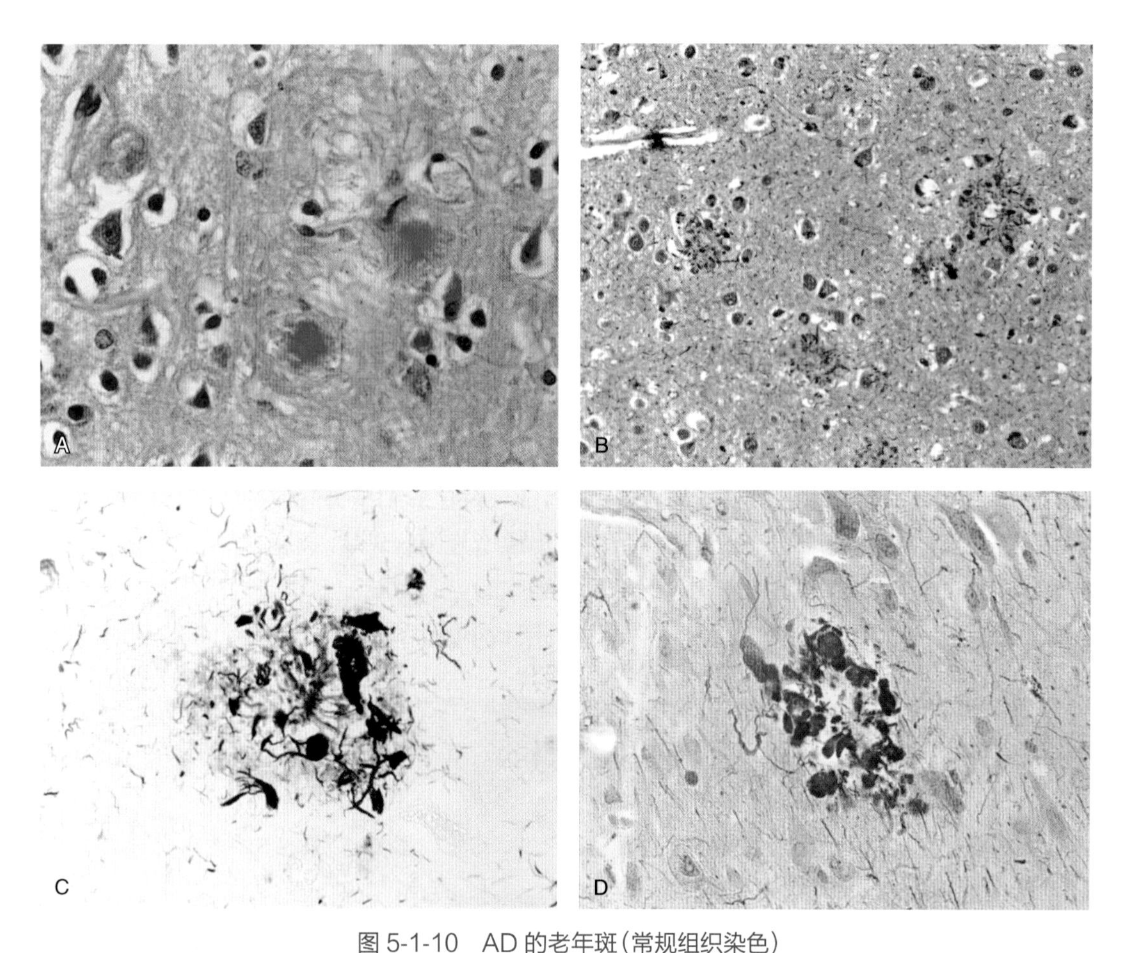


图 5-1-10 AD 的老年斑(常规组织染色)

A. 枕叶皮质典型的淀粉样老年斑 HE × 400;B. 海马旁回神经毡多个老年斑 Bodian × 200;
C. 神经轴束变性构成的老年斑 Gallyas-Braak × 400;D. 神经轴束变性构成的老年斑硝酸银染色 × 400

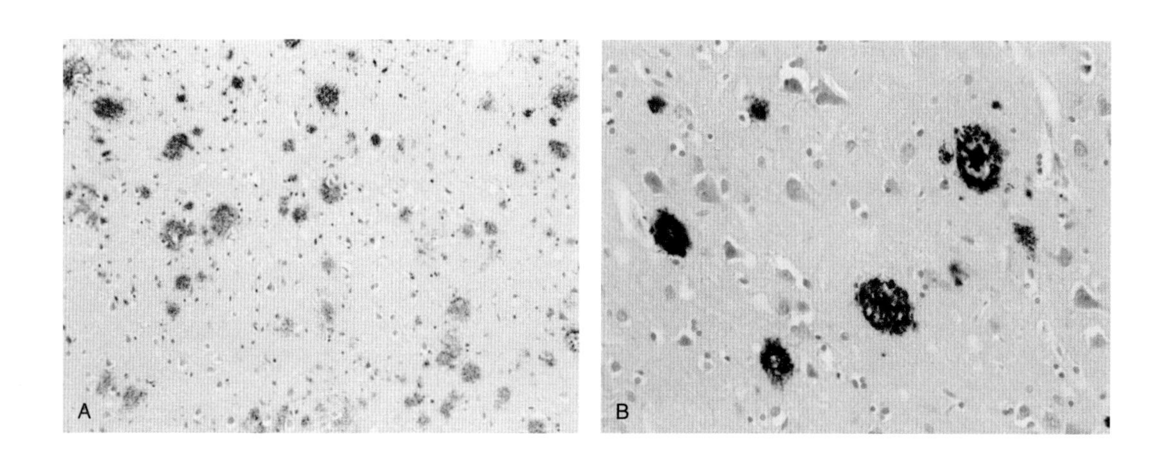

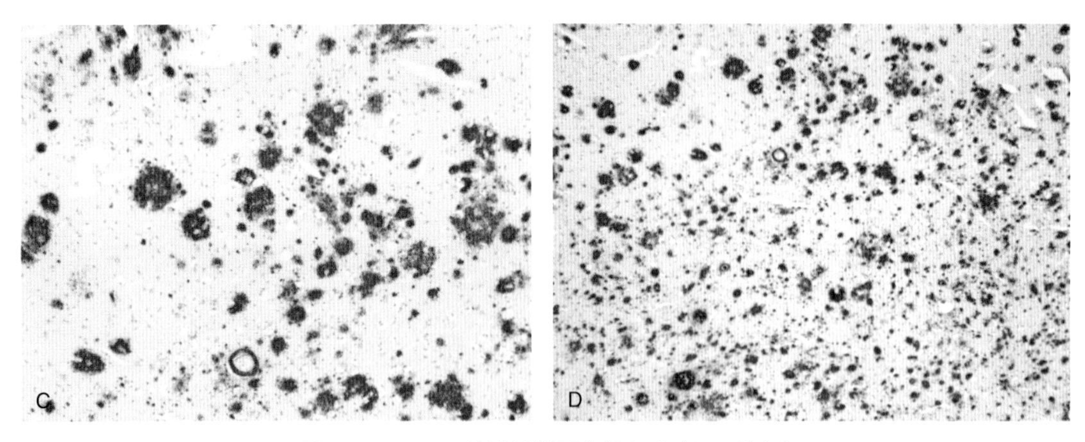


图 5-1-11　AD 的淀粉样蛋白沉积斑（Aβ 染色）
A. 弥散斑 Aβ × 200；B. 核心斑 Aβ × 400；C. 致密斑 Aβ × 200；D. 大脑皮质高密度混合型 Aβ 沉积斑 Aβ × 100

2）神经炎斑（neuritic plaques）：严格意义讲，称为轴索变性斑更科学，后者才更准确反映斑块周围结构的成分与来源。典型的神经炎斑其周边为变性的神经元突起，呈放射状群聚，并环绕其中心淀粉样蛋白物质结构形成花环状，也有外观似球状（图 5-1-12A）。斑的外周部分常常有星形细胞和小胶质细胞聚集。电镜观察见中心的丝状淀粉蛋白呈针尖样放射状排列，周围环绕星形细胞突起或肿胀变形的神经轴索成分。有的斑显示为充填于细胞外间隙的丝状淀粉样蛋白聚集成不规则状斑块。淀粉样蛋白通常位于细胞膜表面结构和细胞质中的包囊结构中。病理状态下小胶质细胞的突起常与淀粉样蛋白交织在一起或将其包绕成束。斑的神经轴索成分内可见层状或致密小体。这种层状小体类似溶酶小体，并且常常与双螺旋丝共存，

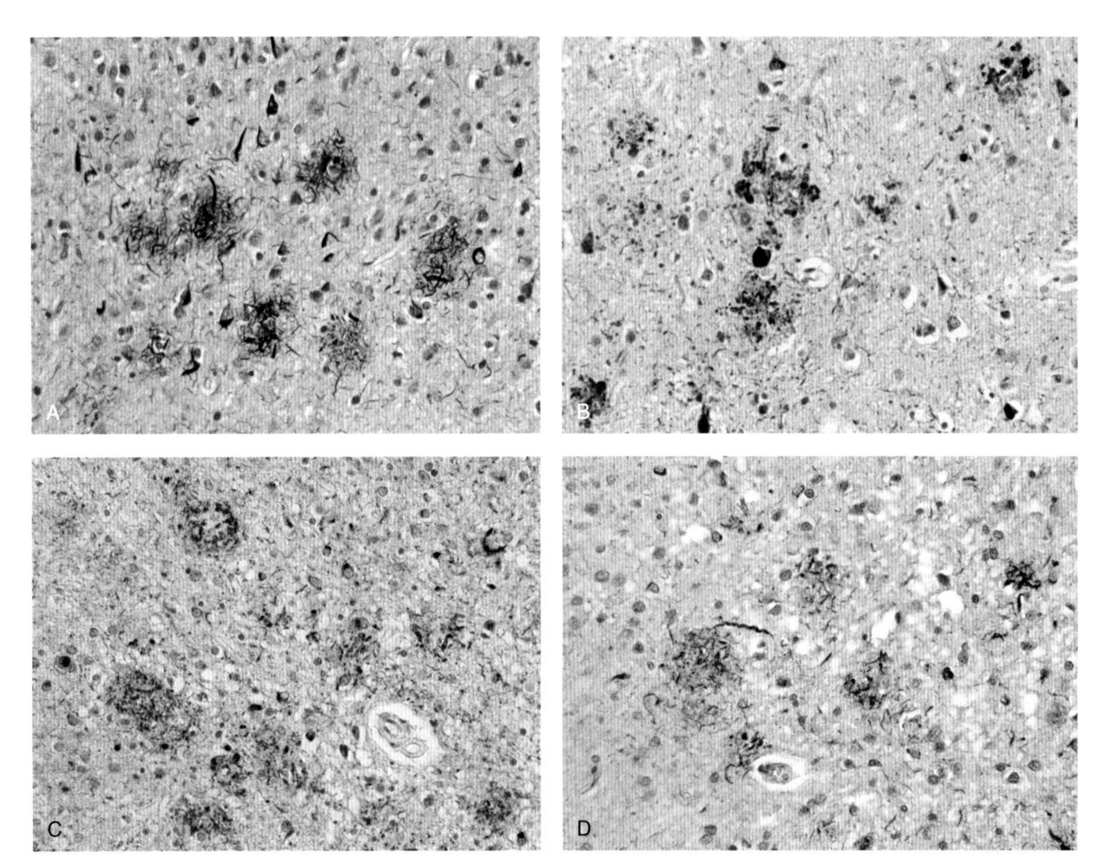


图 5-1-12　银染色及蛋白质免疫染色显示 AD 神经炎斑
A. 嗜银性神经炎斑 Gallyas-Braak × 400；B. 神经炎斑 Ub 蛋白表达阳性 ubiquitin × 400；C. 磷酸化 tau 蛋白表达强阳性 AT8 × 400；D. 3R-tau 表达阳性 3R-tau × 400

有的神经突起内只有双螺旋丝成分。斑的外周营养不良性轴索变性含有多种蛋白成分：一些轴索含有溶酶体相关性致密小体，其对色素颗粒 A 和 ubiquitin 免疫染色阳性，而对 tau 免疫染色无活性表达；另一些轴索含有 PHFs 结构，对磷酸化 tau、3R-tau、4R-tau、ubiquitin（图 5-1-12B-D）和磷酸化神经丝免疫表达反应阳性。除了 Aβ 蛋白抗体外，还有其他抗体如 ApoE 也可以标记神经炎斑。

3）弥散斑（diffuse plaques）：弥散斑是一种缺乏变性轴索环绕，形态不规则的单独以 Aβ 蛋白成分为主的斑样结构，中心淀粉样蛋白没有清晰的轮廓。超微结构观察发现丝状淀粉蛋白（fibrillar amyloid）成分很少。荧光素染色如 thioflavine S 及一些银染色不容易检测到这种类型淀粉样蛋白斑。由于其对 Aβ 抗原表型具有特异反应（尤其是 Aβ42-43），因此采用 Aβ 免疫组化检测弥散斑最为敏感。有研究者认为这种斑亦常见于许多非痴呆老年人或仅有轻度认知功能损害老年脑的新皮质，并认为这种弥散斑会进一步演化成神经炎斑。弥散斑出现在阿尔茨海默病的各个阶段，主要见于纹状体和小脑皮质。与神经炎斑相比，弥散斑的病理诊断意义较小。

（3）淀粉样蛋白沉积分期：基于 1991 年 Braak 等报告的内侧颞叶开始的神经原纤维缠结呈顺序性进展分布特征，Thal DR 等于 2002 年报告了采用 Camplell-Switzer 银染色方法、Aβ 抗体免疫组化染色方法观察到一组不同年龄、不同阶段认知功能受损的病例脑内 Aβ 蛋白沉积分布规律，与其临床 CDR 评分值进行了相关性分析，提出了 Aβ 蛋白脑内沉积的 Thal 分期方案。将脑内 Aβ 蛋白沉积分为 5 个时相或阶段（phase）。Phase 1：表现为额、颞，顶和枕叶皮质广泛 Aβ 蛋白沉积，主要分布于皮质Ⅱ、Ⅲ、Ⅳ和Ⅴ层，呈局灶性弥散斑形态。Phase 2：在 Phase 1 基础上，Aβ 蛋白沉积扩展至内嗅皮质、海马 CA1 段和岛叶皮质。此外，在杏仁核、扣带回也存在不同程度受累。phase 3：在 phase 1 和 2 基础上，皮质下灰质核团包括尾状核、壳核、屏状核、前脑基底核、无名质、丘脑以及下丘脑等可见 Aβ 蛋白沉积。phase 4：Aβ 蛋白沉积进一步扩展至中脑黑质，上、下丘，红核，脑桥和延髓的网状核，延髓下橄榄核等，但还没有出现小脑 Aβ 蛋白沉积。phase 5：该阶段显著特征是累及脑桥各灰质结构以及小脑半球分子层可见 Aβ 蛋白沉积。并且分析发现脑内 Aβ 蛋白沉积存在随着 AD 临床症状进展、其他病理改变进展情况，呈等级递进式扩展，各时相（分期阶段）间存在连续性，该分期与临床痴呆症状程度存在一定关联性；尽管与 NFTs 的 Braak 分期相比，其与认知功能下降关系的密切程度相对较低。2012 年 NIA-AA 新版 AD 病理诊断指南采用 Thal 等报告的 Aβ 蛋白沉积分相方案，仅稍作简化，作为“ABC”评分方案的组成部分之一。

3. 脑淀粉样血管病（cerebral amyloid angiopathy，CAA） CAA 是阿尔茨海默病十分常见且重要的组织病理特征。表现为蛛网膜下腔，大脑和小脑皮质中、小动脉管壁内淀粉样蛋白沉积（图 5-1-13A、B）。虽然老年人可以单独发生 CAA，但在阿尔茨海默病病例更为普遍。除中、小动脉外，毛细血管和小静脉也常常发生淀粉样蛋白沉积，因此有人根据脑皮质 Aβ 沉积血管将 CAA 分为两类，一类主要累及软脑膜及皮质中、小动脉，另一类主要以微小动脉和毛细血管为主，其中毛细血管型 CAA 的 Aβ 片段与 AD 老年斑的 Aβ 分子片段相同，故有人认为毛细血管型 CAA 与 AD 病理损害间关系更密切。实践中，AD 脑内往往两类 CAA 可同时存在（图 5-1-13C、D）。AD 的 CAA 也好发于枕叶，其严重程度与老年斑和神经原纤维缠结密度缺乏相关性。目前认为 ApoE 的 ε4 和 ε2 等位基因与 CAA 严重性有关。

4. 其他病理改变

（1）有大宗脑库病例研究报告大约 40% 的重度 AD 病例，存在仅限于杏仁核的 α-synuclein 蛋白阳性路易病理改变（图 5-1-14A），Dickson 教授将其归为 AD 的独立亚型。在 NIA-AA 2012 版 AD 病理评估指南中，在路易体病分类单独列出“杏仁核优势型”可能就是这一研究发现的体现。另外，在一些高龄或超高龄 AD 脑的边缘结构，尤其是海马、海马旁回、杏仁核存在不同密度的 TDP-43 蛋白包涵体结构（图 5-1-14B），它与 FTLD-TDP-43 蛋白病的包涵体类型、分布及密度均有不同，可归为老化相关的边缘系统优势型 TDP-43 蛋白病（LATE）。

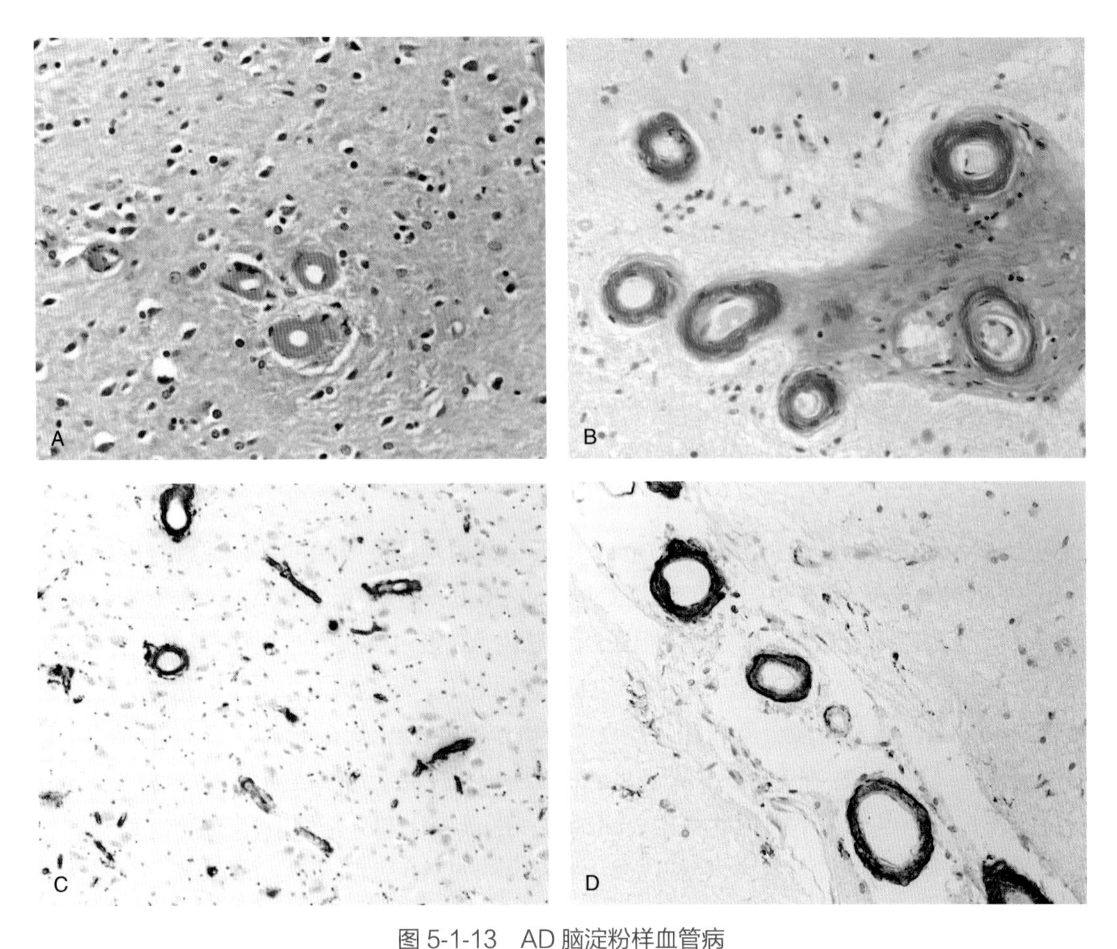


图 5-1-13　AD 脑淀粉样血管病

A. 枕叶皮质小血管壁均一、嗜伊红染色 HE × 400；B. 皮质及软脑膜小血管嗜刚果红阳性刚果红 × 200；C. 脑皮质内毛细血管型 CAA Aβ × 100；D. 蛛网膜下腔血管 CAA Aβ × 200

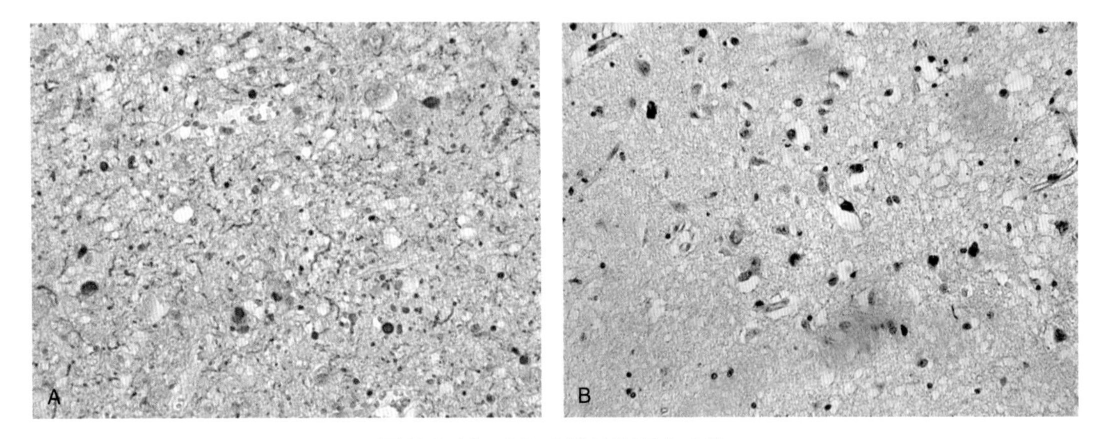


图 5-1-14　AD 合并其他蛋白变性

A. 杏仁核突触核蛋白阳性路易体及轴束变性 α-synuclein × 400；B. 杏仁核磷酸化 TDP-43 阳性细胞包涵体 pTDP-43 × 400

（2）AD 脑组织普遍存在反应性星形胶质细胞增生和小胶质细胞活化。这些胶质细胞反应常常发生在淀粉样致密核心斑内及其周围，神经元脱失和皮质微空泡区。有人推测这种小胶质细胞异常活化可能与 Aβ 肽的淀粉样斑形成有关，毒性 Aβ 蛋白纤维诱发小胶质活化导致一些有害细胞因子的分泌，进一步攻击损伤神经元。也有研究发现这些胶质细胞增生或活化反应与病变区域内神经原纤维缠结密度呈正性相关。

（3）AD 患者大脑白质也存在不同程度的病理改变，包括白质体积减少，不同程度白质髓鞘脱失，这种髓鞘改变可能主要是由于新皮质神经元变性脱失的继发性改变。另外,在大脑深部白质区还可以见到血管周围间隙扩大,或多发腔隙梗死灶,这种改变可能与小动脉硬化、微血管变性有关。

(4)皮质下结构亦常出现相应的病理改变,如纹状体可以出现弥散性淀粉蛋白斑;NFTs或神经毡丝可见于脑干的中缝背核、中脑黑质、脑桥蓝斑以及脊髓前角运动神经元等。阿尔茨海默病Meynert基底核的神经细胞脱失及神经原纤维缠结变性具有重要的临床意义,因为Meynert基底核是大脑皮质胆碱能递质投射系统的主要核团,该核团的神经元消失可引起皮质胆碱能递质水平显著降低。

(5)有学者强调神经元脱失和突触密度减少是阿尔茨海默病两大主要阴性病理组织学征象。神经元脱失是AD大脑皮质萎缩的组织学基础。一般在HE染色下就能观察到大脑新皮质,如额叶、颞叶、顶叶神经元存在不同程度细胞数量减少或单位面积内密度减低,同时伴星形胶质增生,皮质浅表层可呈微空泡改变或称海绵状态。海马、内嗅皮质、杏仁核、前脑基底核(Meynert核)、岛叶皮质等古皮质区也存在明显的神经元脱失伴胶质细胞增生。如采用尼氏(Nissl)染色或NeuN抗体免疫染色,则更易显示神经元脱失程度。神经元脱失的区域和层状分布方式与神经原纤维缠结分布形式相匹配。有研究发现在同一区域内神经元脱失的数量超过NFTs阳性神经元数量,因此认为神经元脱失可能较单一的NFTs对认知功能损害的影响更大。另外,同一区域内神经元脱失程度与NFTs密度之间出现不匹配,可能提示阿尔茨海默病神经元死亡存在不同的机制,一是含有缠结成分的神经元死亡后遗留有细胞外鬼影样缠结痕迹;二是胞质内并未出现缠结神经元死亡的现象,采用细胞凋亡标记方法的研究显示死亡神经细胞存在凋亡现象。当前这类神经元的死亡机制尚无明确解释。

神经突触密度和数量的减少也是AD皮质萎缩的重要组织结构病变基础。通常应用突触素抗体进行免疫组化染色,电镜观察显示神经突触密度与数量不同程度减少。用突触素免疫组化标记显示新皮质及海马突触常常明显减少,与同龄老年人比较可减少30%~50%。它的时空分布和层状分布特征与AD的神经元脱失程度相匹配。有研究发现在某些特定区域突触密度减少可能超过相应的神经元脱失程度,这似乎表明AD突触病变先于神经元脱失,或提示残存的神经元数量与突触密度不匹配,同样突触密度与数量的减少程度与AD的临床认知功能下降程度密切关联。

5. 家族遗传性AD临床病理　家族遗传性AD患者脑病例虽少,但对认识AD的发病机制很有价值。分子遗传研究发现21号染色体上淀粉样前体蛋白(*APP*)基因、14号染色体上早老蛋白1(presenilin-1, *PS1*)基因,以及1号染色体上早老蛋白2(presenilin-2, *PS2*)基因突变与家族遗传性AD发生相关,其中报道最多的类型为14号染色体上PS1基因突变。这组家族遗传性AD患者的发病与APP异常降解产物相关。*APP*基因位于21号染色体上,该基因交替性剪切分别产生含有695,751和770个氨基酸的大分子肽。

*PS1*基因位于14号染色体上,它编码8种跨膜蛋白。研究发现*PS1*基因突变与脑组织Aβ42含量升高的家族性AD有关。有文献报告*PS1*和*PS2*基因突变相关的脑神经病理改变与散发性AD的病理形态改变相同,但程度较其严重,主要是Aβ42沉积于脑内。*PS1*基因突变病例的病理改变类型和密度存在一定的变异性,即有的病例主要是Aβ蛋白沉积,另一些病例主要出现神经原纤维缠结。也有报道不同突变类型可以出现特殊的病理改变如M146V突变存在轻度皮质空泡化改变;E280A突变病例的神经毡内有大量空泡和胶质细胞增生;A260V突变病例的海马颗粒细胞出现皮克小体样包涵体。Crook等1998年报道*PS1*基因外显子9缺失的芬兰家系中,患者临床表现为进行性痴呆和痉挛性下肢轻瘫。在这个家系中5位患者的神经病理改变具有独特性,即在大脑初级皮质、联络皮质和海马内发现大量圆形嗜伊红且边缘清楚的棉绒样斑。该斑表达Aβ42/43,但不含Aβ40,也没有淀粉样蛋白中心,只有少量轴索变性成分。电镜下未观察到丝状淀粉蛋白。另有不同于典型AD的组织学改变是可见皮质脊髓侧索变性。

Down综合征患者脑内出现阿尔茨海默型病理改变有不少文献报告。与老年人散发性AD比较,Down综合征脑的病理改变有以下特点:大体上表现为双侧颞上回萎缩明显,镜下见淀粉样斑较散发性

AD 严重。

6. 非典型或者变异型 AD 脑病理 20%~25% 的 AD 病例其脑组织学改变存在非典型表现。典型的 AD 病理改变为新皮质内同时出现大量 SP 和 NFT。早在 20 世纪 80 年代，Terry 等报道一组病例脑内主要改变为大量 SP，而 NFT 很少或缺乏。这组病例占他们所观察的老年痴呆病例 20%~30%。这组病例又被称为老年斑优势型阿尔茨海默病（SP predominant AD）。此外，Ulrich 等也报道一组高龄老年痴呆患者，其脑内内嗅皮质、海马和杏仁核出现大量 NFT，但新皮质的 NFT 和 SP 很少，他们称之为神经原纤维缠结优势型阿尔茨海默病或只有缠结的老年痴呆（senile dementia with tangles only）。近年来，有学者对脑库大宗 AD 病例采用硫磺素 S 染色，荧光显微镜观察，分析其脑内 NFT 分布情况与临床、遗传因素间的关系，得出了大约 25% 的 AD 病理分布不典型，这些病例脑内病变表现为边缘系统缠结优势型和海马结构相对保留型（萎缩不明显，缠结稀少）。

报告的非典型 AD 临床常见以视空间障碍、语言障碍或精神行为障碍为主要特点。以视空间障碍为主要表现的称为后部皮质萎缩（posterior cortical atrophy，PCA）；以失语为主要表现的以 logopenic 型进行性失语常见；以额叶症状如精神行为障碍为早期和主要表现的称为额叶变异型 AD。

（1）后部皮质萎缩型 AD：Benson 于 1988 年报告 5 例以视觉功能障碍为首发症状的痴呆患者，MRI 检查均显示大脑后部皮质萎缩，故将其命名为“后部皮质萎缩”（PCA），临床表现以视觉认知和 / 或视空间判断能力缺失伴进行性认知功能减退为特征。2007 年，Snowden 等回顾 523 例认知障碍患者的资料，其中 4.6% 因存在视觉障碍而被诊断为 PCA。PCA 的组织病理学研究较少。Hof 等报道 PCA 的神经炎斑和 NFT 主要见于初级视觉皮质和颞顶枕叶深部的视觉联合区，前额叶分布很少。而 Tang-Wai 等发现 PCA 与 AD 的神经炎斑分布无明显差异；前者的 NFT 较后者在 Brodmann17 和 18 区密度多，而海马和下托少，其他脑区两者无显著差异。报告的 PCA 病理发现差异可能与患者年龄、病情程度及染色技术等有关。

（2）原发进行性失语型 AD：原发性进行性失语（primary progressive aphasia，PPA）的特征是早期出现显著的语言障碍，包括语义性痴呆、进行性非流利性失语和 logopenic 型进行性失语。约 60% 的 PPA 于左外侧裂周围、左侧或双侧额颞叶可见神经元脱失、胶质细胞增生、皮质海绵样变性（皮质Ⅱ、Ⅲ层为著）等非特异性改变。约 20% 的 PPA 存在类似 AD 的病理改变，但分布局限，表现为局部有 NFT、淀粉样沉积或 SP。另有部分 PPA 的病理特点与皮克病类似，主要位于左额顶颞叶的皮质，海马少见。还有一些尸检发现 PPA 脑内可存在 MSA、CBD 和 MND 病理特点。一般认为 PPA 中的语义性痴呆、进行性非流利性失语属于额颞叶变性，logopenic 型进行性失语的病理特点则更倾向 AD 样改变。有研究已证实 logopenic 型进行性失语与外侧裂周围区的后部和顶叶下部的萎缩有关，尤其在左侧大脑半球更明显。24 例尸检诊断的 logopenic 型进行性失语病例中最常见的改变是 AD 病理改变，占 50%（12 例），FTLD-TDP-43 病理改变占 38%（9 例），仅有 3 例呈 FTLD-tau 病理改变。

（3）额叶变异型 AD（frontal variant Alzheimer’s disease，fvAD）指早期和主要表现为额叶症状如精神行为障碍的 AD。1999 年 Johnson 等总结 3 例以执行功能障碍为早期主要表现的患者尸检结果，发现大量淀粉样斑和 NFT 沉积，故最早报道了 fvAD。大部分 fvAD 符合可能的行为变异型额颞叶痴呆（bvFTD）的诊断标准，但前者的病理基础是淀粉样蛋白沉积和神经原纤维缠结形成，淀粉样蛋白 PET 检查为阳性，而后者为阴性，这是生前区分两者的重要检查手段。

（三）病理诊断标准

传统的组织方法时期已观察到正常老年脑中也常常见到 SP 和 NFT 等 AD 样病理组织学改变，只是其分布范围局限，而且密度相对较低，采用磷酸化 tau 蛋白免疫组化染色后，在各年龄段老年人群脑中更为常见，神经病理学家达成共识，称之为“老化相关性神经原纤维缠结”。正常老年人的 SP 主要是弥散斑，也可以有少量神经炎斑，但其 tau 蛋白阳性营养不良性轴束成分少。在海马及内嗅皮质可见少量

NFT，但一般都在 Braak Ⅲ期以内。由于正常老年人和轻度认知功能障碍病例脑病理组织学改变存在部分重叠现象，在 20 世纪很长一段时间内，脑内发现 SP 和 NFT 时是否应做出 AD 的病理诊断，神经病理学家一般都认为需结合临床痴呆病史。

20 世纪 80 年代前，没有统一的 AD 神经病理诊断标准与共识。由于各实验室采用的染色方法、组织取材部位不同，AD 病理诊断宽严不一，影响流行病学认知心理学量表、生物标志物及治疗试验研究。为此，迫切需要一套公认的神经病理诊断指南与标准。于是在 1985 年以来的近 40 年间，由美国国家老龄化研究所（NIA）主持先后制定了 4 版 AD 病理诊断标准与共识，了解其主要内容也相当于认识了 AD 神经病理近 40 年来研究重大成果，现介绍如下：

1. Khachaturian 诊断标准　1985 年，美国国家老龄化研究所（NIA）的 Khachaturian 主持制定 AD 诊断标准草案，该草案包括由神经病理专家小组提出的第一个可操作的病理诊断标准，通常又称 Khachaturian 诊断标准。其要点是：

（1）诊断 AD 组织学观察应该包括额叶、颞叶、顶叶、杏仁核、海马结构、基底节、黑质、小脑皮质和脊髓。

（2）在脑组织切片上，$1mm^2$ 或 200 倍视野内观察，满足以下条件可以诊断为 AD：① 50 岁以下患者，在任一新皮质区，每个视野内超过 2~5 个 SP 或 NP 和 NFT；② 50~65 岁患者，观察到 NFT，且 SP 超过 8 个；③ 66~75 岁患者，视野内观察到 NFT，且 SP 超过 10 个；④ 76 岁以上患者，新皮质不一定存在 NFT，但 SP 超过 15 个。这个诊断标准强调 SP 的定量计数及年龄因素是诊断 AD 的主要条件。该方案曾被广泛引用参考多年，但存在一些缺点，如没有重视 SP 类型与痴呆的关系，只强调了 50 岁以下病例 NFT 数量的意义，对其他年龄段病例 NFT 的病理诊断意义强调不够，该标准仅考虑对新皮质的病变进行定量，而淡化了对海马、杏仁核、内嗅皮质病变的病理诊断意义。

2. CERAD 诊断标准　美国由 NIA 支助的阿尔茨海默病注册登记联盟（CERAD）的神经病理工作组，于 1991 年公布了新的 AD 病理诊断标准草案，名为 CERAD 标准。该标准对大体观察进行描述时，强调观察描述新皮质萎缩部位及程度，海马和内嗅皮质是否存在萎缩及程度；黑质蓝斑外观；是否存在脑血管硬化以及梗死灶部位和分布区。镜下观察至少应该包括额中回，颞上、中回，顶下小叶，海马及内嗅皮质，中脑黑质层面。建议采用石蜡包埋组织，切片厚度 6~8μm，采用改良的 Bielschowsky 或硫磺素 S 染色检测 SP、NFT 和脑淀粉样血管病（CAA），也可以进行刚果红染色观察类淀粉蛋白沉积。

CERAD 神经病理诊断分三步进行。首先，在 100 倍视野内评估任一最大密度新皮质区内 SP 和 NFT 的密度，CAA 的程度及分布。其次，进行上述新皮质 SP 半定量结果的年龄校正（分为 50 岁以下、50~75 岁、75 岁以上）。最后，根据上述半定量评估情况，结合临床病史，可将 AD 的病理诊断确定度分为肯定、可能和可疑三种。该方案也是基于新皮质神经炎斑（SP）的半定量分析，结合临床病史信息和患者年龄诊断 AD。CERAD 方案虽然较 Khachaturian 方案有改进，但仍然存在不足，主要是没有特别重视 NFT 的病理诊断意义，也没有考虑到杏仁核、海马和内嗅皮质病变的意义。Braak 等在同年发表了他们的研究报告，根据 NFT 脑内等级分布情况，提出 AD 的 NFT 分期模式。该研究结果强调了 NFT 的顺序性扩展分布与认知功能障碍间存在显著相关性。Braak 的 NFT 分期方案后被多数研究者接受，用于临床病理相关性研究，但该方案未反映 SP 的病理意义。

3. NIA- 里根研究所诊断共识　美国国家老龄化研究所和里根研究所（NIA-Reagan Institute）在 1997 年召集神经病理专家（AD 工作小组）协商讨论，达成新的具有重要里程碑意义的 AD 病理诊断共识方案。新的方案兼顾神经炎斑（NPs）和神经原纤维缠结（NFTs）两大病理组织学标志物的诊断价值。该方案将 AD 的组织学检查结果分为 3 个概率等级。首先按照 CERAD 方案半定量记录新皮质神经炎斑（NP）密度及分布，按照 Braak NFT 分期模式进行 NFT 评估。如果新皮质出现重度 NP 分布，而 NFT 相当于 Braak Stage Ⅴ/ Ⅵ期，考虑痴呆为 AD 病变引起；如果新皮质出现中等密度 NP 分布，NFT 相当于 Braak

Stage Ⅲ/Ⅳ期则考虑痴呆可能由AD病变引起；如新皮质出现少量或少数NP分布，NFT相当于Braak Stage Ⅰ/Ⅱ期，考虑痴呆由AD病变引起的可能性小。

4. NIA-AA的AD病理评估指南　为适应AD新的“临床-生物学”概念，2010年前后NIA-AA召集国际神经病理专家小组起草、讨论并达成AD神经病理评估方案新共识，并将其与临床系列诊断标准共同刊载于*Alzheimer & Dementia*杂志(2012年)。新的AD病理评估指南强调了蛋白质及分子病理技术在疾病诊断中的应用。新版AD神经病理评估指南，不再强调临床病史背景，且不单纯依据组织学方法进行选择性半定量评估新皮质脑区的SP及NFT。更新版指南推荐采用Aβ、tau、α-synuclein、TDP-43等蛋白质抗体，进行“套餐式”免疫组化染色方法，评估每个痴呆或者无痴呆临床症状病例的脑组织AD样病理改变，即所谓的“ABC”score方案，观察主要指标包括细胞外淀粉样蛋白蓄积(Aβ deposits)，神经元胞质内神经原纤维缠结(neurofibirillary tangle，NFT)和神经毡中神经炎斑(neuritic plaque，NP)。“ABC”score方案中，“A”代表脑内淀粉样蛋白(amyloid protein)沉积，评估依据2002年Thal等提出的脑内Aβ deposits分期框架；“B”是指1991年Braak等提出的NFT银染色法分级系统或者2006年tau抗体免疫组化染色分级系统；“C”则代表1991年“CERAD”AD病理诊断方案中神经炎斑评估指标。分别对这3项指标进行细化定量评估，可操作性强，综合“A”“B”“C”三项指标评分值(表5-1-3)，判断AD病理改变对痴呆或认知功能障碍的贡献度，即概率之高低(表5-1-4)。

表5-1-3　AD神经病理改变的“ABC”计分方案

| | |
|---|---|
| A：淀粉样蛋白沉积斑 | A0　无 |
| | A1　Thal 1或2期 |
| | A2　Thal 3期 |
| | A3　Thal 4或5期 |
| B：神经原纤维缠结 | B0　无 |
| | B1　Braak Ⅰ或Ⅱ期 |
| | B2　Braak Ⅲ或Ⅳ期 |
| | B3　Braak Ⅴ或Ⅵ期 |
| C：神经炎斑 | C0　无 |
| | C1　CERAD稀少 |
| | C2　CERAD中等密度 |
| | C3　CERAD常见 |

表5-1-4　整合AD病理改变的“ABC”计分值对应的临床认知障碍贡献度(2012)

| **A：淀粉样蛋白斑(Thal分期)** | **B：神经原纤维缠结计分(Braak分期)** | | | **C：神经炎斑** |
|---|---|---|---|---|
| | **B0或B1(无或Ⅰ/Ⅱ)** | **B2(Ⅲ/Ⅳ)** | **B3(Ⅴ/Ⅵ)** | |
| A0(0) | 无 | 无 | 无 | C0(无) |
| A1(1/2) | 低 | 低 | 低 | C0或C1(无或稀疏) |
| | 低 | 中 | 中 | C2或C3(中等至密集) |
| A2(3) | 低 | 中 | 中 | C0~C3的任一值 |
| A3(4/5) | 低 | 中 | 中 | C0或C1(无或稀疏) |
| | 低 | 中 | 高 | C2或C3(中等至密集) |

同时，脑病理检查时记录其他病理改变情况，包括路易体病（Lewy body disease），脑血管病（cerebrovascular disease）和血管性脑损伤（vascular brain injury），海马硬化（hippocampal sclerosis，HS）和 TDP-43 包涵体（TDP-43 inclusion），嗜银颗粒病（argyrophilic grain disease）等。分析 Lewy 样病理改变、海马硬化、TDP-43 病理包涵体以及脑动脉硬化、脑梗死及 CAA 对认知功能受损的贡献程度。据此，可对检查病例的临床认知功能障碍推断为由单纯性 AD 病理改变还是混合性病理改变导致的可能性（概率程度）。新版 AD 病理诊断共识是目前公认为较科学合理的病理方案。

## 四、临床与病理关联

AD 患者的临床病程中认知功能症状的发生主要与边缘系统、新皮质和基底前脑核等组织结构变性程度密切相关。AD 的病变呈顺序性扩展模式，一般从内嗅区开始，逐渐扩展到海马、基底前脑核、杏仁核以及颞叶、额叶的新皮质。其中，以海马等边缘系统受累最重。边缘系统损害时表现为记忆力减退，学习新知识困难，情感和性格改变。随着病变进一步发展到广泛的大脑皮质损害，即可出现语言、视空间功能障碍，最终表现为全面的智能衰退。此外，阿尔茨海默病往往合并不同程度的黑质、蓝斑色素细胞脱失，因此，患者可出现肢体强直、少动等锥体外系体征。

多数临床病理关联研究均认可新皮质 NFT 密度与全面性认知功能下降有关，因此 NFT 被认为是病理诊断 AD 的可靠指标；新皮质弥散性淀粉斑，内嗅皮质、海马和杏仁核出现 NFT 并不是诊断 AD 可靠指标。但临床病理实践中确实存在少数病例，其临床有认知功能障碍或痴呆病史，病理检查发现新皮质 NFT 缺失或稀少，其主要脑组织发现是存在广泛皮质内高密度各种类型 Aβ 蛋白斑，此时可考虑诊断“老年斑优势亚型”AD。

了解上述典型 AD 疾病的临床 - 病理关联性，对进一步认识理解 AD 的临床亚型或变异有很大帮助。表现为非典型 AD 症状的病例，比如以突出的精神行为症状为早期表现者，需要考虑与额颞叶变性痴呆鉴别，以视觉症状或者巴林特（Baliant）综合征起病的病例，需要考虑与 CJD 鉴别，以进行性语言功能障碍发病的病例，需要考虑与额颞叶变性之进行性失语症相鉴别。中晚期的 AD 病例多合并存在帕金森综合征。此时，首先应注意这些病例是否由于 AD 本身病变进展累及脑干神经核从而导致出现帕金森综合征表现，亦应考虑 AD 合并 PD 的可能性，以及 AD 合并其他疾病，如多发脑梗死等。

（朱明伟　王鲁宁　解恒革　徐白萱　常　燕）

## 临床解剖病例介绍

### 病例 1　进行性记忆力障碍伴智能减退 19 年，渐进性肢体震颤伴强直 11 年。

【现病史】

患者男性，92 岁，离休干部。自 73 岁始逐渐出现记忆力减退，表现为记不住刚刚提问过的问题，经常不能按计划完成安排好的事情；阅读报纸时，常常不能正确理解其意。同时伴入睡困难等失眠症状，服用多种镇静安眠剂，无明显效果。初期，这些症状并未引起工作人员和家属重视，误认为正常老化现象，直到 5 年后神经科查体记录见患者反应迟钝，远、近记忆力均明显减退，如回答不了“抗日战争结束年代”“西安事变的地址和时间”，自己的年龄也回答不正确；但计算力正常，定向力尚好，自发语言流畅。肢体运动功能正常，无局灶性阳性体征。临床考虑为“可疑阿尔茨海默病”。

此后患者的生活能力进一步下降，阅读报纸时，理解更加费力，不能书写信件。平时与他人谈话时，常常语言重复，内容前后颠倒。生活习性由爱好整洁、讲卫生变得懒散、邋遢、不按时洗漱。病后 6 年神经科检查发现：除记忆力障碍加重外，出现计算困难，时间、地点定向力障碍；语言重复,连贯性差。脑神经无异常,四肢肌力正常,肌张力略增高,左上肢动作性震颤,双手轮替笨拙。深浅感觉正常;腱反射对称,病理征阴性,双侧掌颌反射阳性。住院期间曾给予盐酸苯海索和金刚烷胺,后因出现幻觉症状而停药。

病后7年时出现行为异常,如经常夜间要求穿衣外出,不停劝阻,有时争辩说“已天亮”。居家时,常走错房间。时常独自呆坐不语。病后8年(1981年),出现行走时步态异常,肢体不自主抖动加重。查体发现患者自发言语贫乏,表情呆板,张口困难。四肢肌力正常,肌张力增高明显,左手持续静止性震颤。站立时身体前冲。临床考虑“阿尔茨海默病合并帕金森病”。试用卡比多巴25mg/次,3次/d,以及卡左双多巴缓释片75mg/次,2次/d。初期症状改善明显,约1个半月后疗效逐渐减退,之后停药。病后10年时,患者已呈高度瘫痪状态,无言语反应,牙关紧闭,四肢关节屈曲,卧床不起。长期内科住院管饲维持营养,生命体征相对稳定。病后16年,因疑似局灶癫痫发作转神经内科治疗。

【既往史】

冠心病30年,心电图示完全性右束支传导阻滞。无外伤及毒物接触史。

【个人史】

爱人及子女身体健康。

【家族史】

父母死因不详,家族中弟兄姐妹无痴呆和运动疾病史。

【查体】

患者呈高度痴呆状态,无自发语言。面部表情呆板,张口困难。可自动睁眼,眼球同轴,水平及垂直方向运动幅度小。患者卧床呈屈曲位姿势。四肢肌力正常,四肢肌张力呈齿轮样增高,左手静止性震颤,双足趾静止性震颤。颈部张力高,呈强直状。翻身及起立困难,站立时身体前倾,行走时身体前冲。四肢腱反射对称,双侧巴宾斯基征(Babinski征)、查多克征(Chaddock征)阴性。掌颌反射阳性。

【辅助检查】

电生理检查:脑电图检查见普遍性慢波节律。

头颅CT(1982年5月):皮质脑沟增宽,右顶叶局灶低密度影,侧脑室及第三脑室扩大。

头颅MRI(1990年7月):双侧额叶、颞叶、顶叶皮质脑沟及外侧裂增宽,侧脑室对称性扩大,侧脑室体及后角白质异常信号,第三脑室扩大呈球形改变。

99m-Tc-HMPAO标记SPECT(1992年7月):双侧额、颞、顶叶皮质、基底节区放射性减低,左侧半球为著。

【诊疗经过】

入院后因吞咽困难、肢体运动困难而长期卧床,给予经鼻留置胃管维持营养。间断多次发生误吸,发热,查血白细胞增高,胸部X线提示肺炎,多次使用抗菌药物治疗,症状反复。于1992年11月4日再次出现发热,体温37.5℃,双肺大量湿啰音,呼吸困难。血白细胞$11.8\times10^9/L$,中性粒细胞80%,虽经抗生素治疗,于11月8日呼吸循环衰竭死亡。

临床诊断:阿尔茨海默病合并帕金森病,肺部感染呼吸衰竭。患者死亡时92岁,总病程19年。

【病理结果】

1. 大体病理　新鲜脑重1 080g,固定后观察双侧大脑半球对称,弥散性脑萎缩,以额、颞叶为著。大脑外观脑回变窄,脑沟增宽。双侧颈内动脉、大脑中动脉及基底动脉可见散在黄色粥样斑块。冠状层面：额、颞叶皮质灰质明显变薄，厚度2~3mm，灰白质界限清楚。左侧额、顶叶内侧可见1cm×2.5cm×6cm陈旧软化灶。双侧枕叶及右侧尾状核可见腔隙软化灶。侧脑室明显扩大，双侧尾状核头部萎缩。第三脑室扩大呈球形。中脑黑质及脑桥蓝斑色泽变淡。

2. 镜下病理　HE染色额、顶叶蛛网膜增厚，皮质分层结构清楚，神经细胞明显脱失或减少，以额叶为著，同时伴有胶质细胞增生。皮质及蛛网膜下腔小动脉管壁增厚，中层可见淀粉样物质沉积，部分血管呈"双筒样"改变，刚果红染色偏光镜下观察血管壁呈苹果绿外观。左侧额、顶、枕皮质浅层分层样坏死，分子层相对保留，2~3层坏死区内神经细胞消失，代之以格子细胞及增生的纤维星形胶质细胞。基底节区血管周围间隙扩大，血管壁钙化，散在米粒至黄豆大小坏死灶，神经细胞数量轻度减少。髓鞘染色：脑室旁白质、基底节及大脑脚轻度髓鞘脱失。Bodian染色显示额叶皮质大量老年斑和神经原纤维缠结，神经炎斑密度20~30/100倍视野。颞叶皮质可见大量神经原纤维缠结。双侧海马Sommer段神经细胞数量几乎完全脱失，残留的神经细胞胞质内可见颗粒空泡变性，Bodian染色显示海马区锥体细胞大量神经原纤维缠结，神经毡内少量老年斑。Meynert核及杏仁核神经细胞数量减少伴有胶质细胞增生，Bodian染色显示有神经原纤维缠结。丘脑神经细胞数量明显减少伴有胶质细胞增生。乳头体萎缩，结构不清。中脑黑质及脑桥蓝斑色素细胞明显脱失，部分色素颗粒外溢，未见路易包涵体。在黑质及基底节神经细胞内见球形小体，小脑齿状核细胞无明显减少，浦肯野细胞数量轻度脱失，贝格曼(Bergmann)细胞增生。脊髓灰白质结构清楚，神经细胞数量无明显脱失，髓鞘染色见脊髓侧索轻度脱髓鞘改变。Gallyas-Braak银染色显示海马，额叶、颞叶皮质大量神经原纤维缠结，相当于Braak Ⅴ级，上述Gallyas-Braak染色阳性结构其tau免疫染色阳性。

【神经病理诊断】

阿尔茨海默病合并黑质球形体色素变性。

## 病例2　认知功能障碍5年，伴进行性行动困难5年。

【现病史】

患者男性，90岁，离休干部。自1988年无明显诱因逐渐出现记忆力减退，亲属代诉其常常叫不出熟悉的人名，忘记要做的事，反复提问同一问题；同时出现性格固执，时常发脾气。病后2年记忆力障碍加重，不能正确说出参加工作的时间及主要工作经历，但生活仍可以自理，吃饭、穿衣和洗漱有规律，可以阅读报纸。与此同时，被发现活动缓慢，动作不灵活。病后5年时出现与人交谈困难，常常说话词不达意，读书和报纸后不能理解其意，不能分辨家人之间的关系。后行动困难逐渐加重，翻身、起床及穿衣等需要他人帮助料理。主动语言明显减少。1995年12月因肺部感染后气管分泌物排出不畅窒息1分钟。抢救成功后，主动言语能力丧失，仅可自动睁眼，无四肢主动运动，检查呈去皮质状态，管饲维持营养，生命体征稳定，于病后10年(1997年)转入神经内科进一步治疗。

【既往史】

1965年因直肠癌行大部切除术、造瘘术。无外伤史，无毒物接触史。

【家族史】

无痴呆和运动疾病家族史。

【查体】

病后10年意识清楚。体温36.4℃，脉搏72次/min，呼吸16次/min，血压110/68mmHg。发育正常。心肺听诊无异常。左中腹陈旧手术瘢痕，假肛成形术后，其他无异常。神经系统检查：高度痴呆，声音刺激可以睁眼，四肢呈屈曲状。刺激四肢有逃避反应。四肢肌张力呈齿轮样增高，颈部张力增高呈强直状姿势。右手搓丸样静止性震颤。双侧掌颌反射阳性，吸吮反射阳性，下颌反射增高，双侧 Babinski 征及 Chaddock 征阴性。

【辅助检查】

头颅 CT（1990 年 5 月）：侧脑室及第三脑室扩大，皮质脑沟增宽，右顶叶小灶低密度影。

头颅 MRI（1990 年 5 月）：侧脑室对称性扩大，侧脑室体及前后角片状长 $T_2$ 信号。基底节区斑点状长 $T_1$ 及长 $T_2$ 信号，双侧额叶、颞叶皮质脑沟及外侧裂明显增宽。右顶叶小灶长 $T_2$ 信号。

头颅 CT（1997 年 3 月）：侧脑室扩大，侧脑室额角及颞角片状低密度阴影，皮质脑沟、外侧裂增宽较前加重。基底节区多发小灶梗死。

【诊疗经过】

患者 1997 年 5 月转入神经科后断续出现右侧面部、右上下肢抽动，考虑继发局灶性癫痫，加服苯妥英钠 0.1g，3 次 /d，症状发作次数减少。住院期间反复发生误吸、发热、血白细胞升高，胸部 X 线检查提示肺炎，严重时导致低血压状态。抗菌药物及血管活性药物治疗后，多可获得改善。1999 年 6 月 19 日再次发热，体温 38.4℃，双肺大量湿啰音，呼吸困难，积极排痰、吸氧机械通气治疗，于当日突发呼吸心跳骤停，抢救无效死亡。临床诊断：阿尔茨海默病合并帕金森病。死亡年龄 93 岁，病程 11 年。

【病理结果】

1. 大体病理　新鲜脑重 1 074g。固定后双侧大脑半球对称，大脑普遍性萎缩，以额、颞、顶叶为著；脑回变窄，脑沟增宽。蛛网膜增厚。双侧颈内动脉、大脑中动脉及基底动脉可见散在黄色粥样斑块。冠状切面见额、颞叶皮质灰质明显变薄，灰白质界限不清楚。侧脑室对称性扩大。基底节及脑室旁散在陈旧腔隙梗死灶。中脑黑质及脑桥蓝斑色泽变淡。

2. 镜下病理　大脑各叶皮质分层结构不清楚，皮质浅层呈海绵状改变，神经细胞显著脱失，以额、颞叶为著，同时伴有胶质细胞增生。残留神经细胞胞质内可见颗粒空泡变性，HE 未见特殊包涵体。髓鞘染色皮质下白质结构疏松，髓鞘轻度至中度脱失。皮质及蛛网膜下腔小动脉管壁增厚，中层可见淀粉样物质沉积，部分血管呈双筒样改变，刚果红染色偏振光下血管壁呈苹果绿外观。基底节区见散在米粒至黄豆大小囊腔，镜下观察组织结构缺失，代之为格子细胞及增生的纤维星形胶质细胞。Bodian 染色显示额、颞叶皮质大量老年斑和神经原纤维缠结。双侧海马见神经细胞数量显著减少，残留的神经细胞胞质可见颗粒空泡改变，伴有胶质细胞增生。Bodian 染色显示海马区锥体细胞大量神经原纤维缠结，神经毡内大量老年斑。Meynert 核及杏仁核神经细胞数量亦显著减少伴有胶质细胞增生，Bodian 染色显示神经原纤维缠结。中脑黑质外侧带及脑桥蓝斑色素细胞显著脱失，部分色素颗粒外溢，在残留的神经细胞内见典型脑干路易体。延髓结构清楚，神经细胞无明显减少。小脑分子层神经细胞数量减少，浦肯野细胞数量轻度脱失，Bergmann 细胞增生。小脑齿状核细胞无著变，小脑白质结构清楚，髓鞘染色无明显脱髓鞘改变。Gallyas-Braak 银染色显示海马，额叶、颞叶皮质大量神经原纤维缠结，相当于 Braak Ⅳ级；海马、内嗅皮质及杏仁核可见大量嗜银颗粒，磷酸化 tau 免疫组化染色阳性。脑干黑质、蓝斑以及中缝核、网状核、杏仁核、颞下回皮质见 α-synuclein 阳性路易体伴轴索变性。

【神经病理诊断】

阿尔茨海默病合并帕金森病；脑淀粉样血管病（CAA）；嗜银颗粒病。

**病例 3** **精神行为异常 5 年。**

【现病史】

患者女性，88 岁，寡妇（五保户）。自 1988 年始时常与邻居争吵，无故怀疑邻居老太太与其已故老伴有不正常关系。因社区调解无效，长期影响小区安宁，1991 年（病后 3 年）小区社工病后 3 年（1991 年）将其送入某北京专科病医院住院，诊断为“老年性精神病”。住院期间患者常常偷拿他人食品，时常抱怨有人想害她。经常说自己丢失物品。医师发现其记忆力差，说话颠三倒四，给予奋乃静治疗，症状控制不稳定。患者无亲人照料，故长期留言康复。

【诊疗经过】

患者 1993 年 7 月 12 日上厕所时跌倒，致左下肢骨折，卧床不起，未予外科手术，故继续留专科医院观察。同年 7 月 22 日病房里突发呼吸心跳骤停，医院工作人员送来本院急诊，抢救无效死亡，单位同意死后尸检。

【病理结果】

1. 大体病理　新鲜脑重 1 095g。固定后双侧大脑半球对称，大脑前部轻度萎缩；脑回变窄，脑沟增宽。蛛网膜增厚。双侧颈内动脉、大脑中动脉及基底动脉未见血栓及管腔闭塞。冠状层面见额、颞叶皮质灰质稍变薄，灰白质界限尚清楚。脑室系统无明显扩大。小脑和脑干切面未见明显改变。

2. 镜下病理　HE 染色大脑皮质分层结构清楚，神经细胞脱失减少，以颞叶为著，同时伴有胶质细胞增生，神经细胞胞质内脂褐素颗粒增多。皮质下白质结构完整，无明显髓鞘脱失。Bodian 染色显示额、颞叶皮质大量老年斑和神经原纤维缠结。双侧海马见神经细胞数量明显减少，细胞体积萎缩，残留的神经细胞胞质可见颗粒空泡改变，伴有胶质细胞增生。Bodian 染色显示海马区锥体细胞大量神经原纤维缠结，神经毡内大量老年斑。Meynert 核及杏仁核神经细胞数量减少伴有胶质细胞增生，Bodian 染色显示有神经原纤维缠结。基底节、丘脑和乳头体等结构的神经细胞数量无明显减少。中脑、脑桥及延髓结构清楚，神经细胞无减少。小脑浦肯野细胞数量轻度脱失，Bergmann 细胞增生。小脑白质结构清楚，髓鞘染色无明显脱髓鞘改变。Gallyas-Braak 银染色显示海马、额叶、颞叶皮质大量神经原纤维缠结，相当于 Braak Ⅳ级，磷酸化 tau 免疫染色上述神经原纤维缠结、老年斑及神经毡丝线呈阳性表达。

【神经病理诊断】

阿尔茨海默病，临床表型为额叶变异型。

**病例 4** **进行性认知功能减退 6 年伴行为异常 4 年。**

【现病史】

患者男性，79 岁，医师。缘于 1998 年同事发现其工作能力下降，经常找不到常用物品如书本、表格等，还反复问以往熟悉的药名。给患者开的处方常常只写同一药名。1 年后亲属又发现患者不会正确使用电熨斗；洗衣机转动时，要求家人往里放“药片”。当时检查头颅 CT，报告“未发现异常”。2000 年（病后 2 年余）初出现性格变化，明显的行为异常如同桌进餐时，孙子夹菜多一点，就狠狠盯着孙子，以至于孙子不敢与其一同进餐。常常独自享用饭菜，剩下的部分也不愿与家人一起享用。另外，出现家人与其说话时，常常重复两三遍患者也没有反应。还经常穿错衣，系错纽扣。进出卫生间不知关门。外出散步曾迷路 2 次，被他人送回。2001 年开始，老伴发现其无故发笑，与熟人见面不打招呼。此时行动缓慢。2002 年 4 月 2 日晨发现患者从床上坠落，大小便失禁，头颅 CT“可疑左额骨骨折，左额叶血肿，左侧外侧裂池蛛网膜下腔出血，老年性脑改变”。以“脑出血”收住院。

【个人史】

39 岁患肺结核行左肺段切除术，无高血压病、卒中发作史。

【家族史】

其父患“脑血管病痴呆”，其母因“脑出血”病故。

【查体】

意识不清,体温36.9℃,脉搏96次/min,呼吸33次/min,血压79/50mmHg。急性病容,营养差,心、肺、腹检查无特殊发现。压眶反应迟钝,对光反射迟钝,两眼向右下侧凝视,四肢屈伸挛缩,肌张力增高,双侧肱二、三头肌、膝反射未引出,两侧Babinski征未引出,脑膜刺激征阳性。

【辅助检查】

基因检测结果:*ApoE*基因E2/E3型。

2002年4月2日血象:白细胞15.17×$10^9$/L,中性粒细胞95.1%,红细胞、血小板正常。

2002年4月16日头颅CT:左额颞叶、右额颞叶多发单一血肿。

【诊疗经过】

临床诊断:老年认知功能障碍,痴呆?脑淀粉样血管病可能性大。经给予脱水、止血等药物治疗,于住院后2周,患者出现烦躁不安,复查脑CT发现"左额颞叶及右颞叶多发血肿"。住院50天时因意识障碍加重,双眼向右凝视,左侧肢体瘫,再次行头颅CT发现"右额叶及右顶叶新高密度影,两侧脑室后角积血"。内科保守治疗后生命体征稳定,肺部感染暂时获得控制,但遗留有意识不清、四肢瘫痪、肌张力增高、双上肢屈曲,长期鼻饲维持营养。

于2004年3月因发热再次入院。1个月后死于急性呼吸循环衰竭。临床诊断:闹淀粉样血管病;多发脑叶出血伴认知功能障碍,病程6年。

【病理结果】

1. 大体病理 新鲜脑重1 300g,脑膜增厚,右侧额叶,左侧顶叶脑表面及右外侧裂呈黄褐色外观,局灶塌陷呈陈旧囊腔,大脑表面脑沟无明显增宽,脑回无变窄。椎基底动脉、颈内动脉和大脑中动脉轻中度粥样硬化。冠状切面见额、颞叶皮质灰质稍薄,侧脑室扩大,尾状核体积减小,侧脑室颞角扩大,杏仁核及海马显著萎缩。第三脑室扩大,丘脑及下丘脑体积轻中度萎缩。冠状切面上见多发陈旧性卒中囊形成,外观呈黄褐色,大小分别为右侧额部2.5cm×1.5cm×2.0cm,右侧岛叶及外囊3.5cm×3.0cm×3.0cm,右额中部1.8cm×1.0cm×2.0cm,右枕叶3.5cm×1.3cm×2.5cm,左侧额上回区2.0cm×3.0cm×3.5cm。脑干及小脑轻度萎缩未见软化及出血灶。第四脑室中度扩大。中脑黑质色略淡,脑桥蓝斑和小齿状核色泽正常。

2. 镜下病理 HE染色大脑表面脑膜增厚,蛛网膜下腔散在分布含铁血黄素颗粒,中、小血管明显变性,部分血管管壁增厚,呈嗜伊红样结构,可见血管"双筒样"改变。刚果红染色示受累血管管壁在偏振光下呈苹果绿外观,为刚果红阳性。相对正常的额叶、颞叶、顶叶和枕叶组织的皮质分层结构存在,皮质神经细胞轻至中度脱失,部分区域中度脱失,以Ⅱ、Ⅲ层为著,并伴有胶质细胞增生。剩余的神经细胞固缩变性,但多数神经细胞形态基本正常。部分神经元内见脂褐素沉积。在额叶、颞叶、顶叶和枕叶皮质灰质,小血管存在广泛变性,刚果红染色血管壁呈苹果绿外观,类似于蛛网膜下腔内血管变性形态特征。上述脑叶皮质的Ⅱ、Ⅲ层神经毡可见大量粉红色球形小体,同时见散在分布的老年斑。软脑膜下皮质表层及脑室旁血管周围可见中量淀粉样小体。髓鞘染色(LFB)显示白质区血管纤维素样变性,管腔周围间隙明显扩大,髓鞘淡染伴有胶质细胞增生。右侧额叶、右枕叶病灶区正常神经组织结构消失,形成陈旧性卒中囊,囊周见含铁血黄素颗粒,囊壁由纤维形胶质细胞成分构成。卒中囊附近神经组织坏死,坏死区存在大量格子细胞及少数中性白细胞和纤维形胶质细胞。在额叶、顶叶和枕叶皮质表层可见大小不等的镜下陈旧出血腔。海马、杏仁核等结构的神经细胞形态大致正常,神经细胞数量轻度减少,在海马CA1段,少数锥体细胞固缩变性,偶见颗粒空泡变性,神经毡内可见散在老年斑及少量

Hirano 小体。基底节和丘脑神经细胞无明显脱失。少数血管管壁存在刚果红阳性物质，有的血管呈纤维素样变性，管腔周围间隙明显扩大。白质纤维结构疏松，髓鞘减少。中脑黑质、脑桥蓝斑细胞无明显脱失，细胞形态正常，色素无减少，胞质内未见路易体。中脑、脑桥和延髓其他神经核团的细胞形态及数量基本正常。脑干的白质纤维束无髓鞘脱失，变性。未见新旧软化及出血灶，血管刚果红染色阴性。小脑齿状颗粒细胞形态及数量基本正常，部分区域内浦肯野细胞呈轻脱失，小脑实质未见出血及软化坏死。白质无明显髓鞘脱失变性。脑沟内血管刚果红染色阳性。

硝酸银、G-B 银染色及 tau 免疫染色仅见颞叶内嗅皮质区及海马 CA1 段稀疏分布 tau 阳性的嗜银性神经原纤维缠结，相当于 Braak Ⅰ~Ⅱ级（Ⅰ~Ⅵ），额叶、顶叶、枕叶皮质偶见嗜银神经原纤维缠结；额叶、颞叶、顶叶、枕叶等新皮质弥散分布的神经炎斑，5~15 个 /100 倍视野，尤以颞叶皮质密度为著。海马、杏仁核和岛叶皮质也见较大量神经炎斑。基底节的苍白球、壳核和丘脑底核、脑干黑质、蓝斑、桥核细胞及小脑齿状核细胞等未见球形样神经原纤维缠结。未见丛状星形细胞和线圈样少突胶质细胞。Aβ 蛋白 $\beta A_4$ 免疫组化染色：在额叶、颞叶、顶叶、枕叶等新皮质弥散分布大量的不同形态的 Aβ 蛋白 $\beta A_4$ 阳性老年斑，尤以颞叶皮质密度为著。海马，杏仁核和岛叶皮质也见较大量 Aβ 蛋白 $\beta A_4$ 阳性老年斑。新皮质和海马的 Aβ 蛋白 $\beta A_4$ 阳性老年斑相当于 Braak Ⅴ级（Ⅰ~Ⅵ）。蛛网膜下腔、大脑各脑叶皮质血管以及小脑脑沟和皮质血管 Aβ 蛋白 $\beta A_4$ 免疫表达均为阳性。Ubiquitin 免疫染色示皮质和海马经典神经炎斑周可见 ubiquitin 阳性变性轴索。α-synuclein 蛋白抗体免疫染色示大脑新皮质、海马神经元、基底节、脑干神经元核团及胶质细胞未见 α-synuclein 阳性包涵体。

【神经病理诊断】

阿尔茨海默病（老年斑优势型）；脑淀粉样血管病（CAA）；多发陈旧脑叶出血。

**病例 5 进行性认知功能减退 11 年，行走困难 2 周。**

【现病史】

患者男性，88 岁，大学文化，离休干部。于 2001 年（77 岁）开始出现工作能力减退，计算力下降，如收党费算钱时常出错，外出商店购物算不清账，伴记忆力下降，经常丢三落四，忘记自家电话号码，吃错药。此后记忆力减退逐渐进展，日常谈话内容转瞬即忘，反复问相同话题，于 2004 年（80 岁）内科住院期间神经科会诊后考虑诊断“老年性痴呆，AD 可能性大”，给予口服盐酸多奈哌齐片，症状无明显改善。病后 7 年（84 岁）记忆力减退明显加重，伴主动言语减少，淡漠，经常穿错衣，性格改变明显，对家人无故发脾气，易激惹。病后 9 年（86 岁）出现妄想，常对老伴说有人通知单位开会需赶紧参加。生活上，不注重个人卫生习惯，不主动要求洗澡、换洗衣服等，随地吐痰。神经科门诊就诊：行 MMSE 检查结果 5/30，画钟试验不能完成。脑 MRI 扫描显示双颞叶内侧、海马杏仁核结构显著萎缩，伴侧脑室、第三脑室扩大。额、顶叶脑沟、外侧裂增宽。加服奥氮平治疗，精神症状稍有减轻。病后 10 年（87 岁）患者日常生活完全不能自理，偶有自言自语，言词晦涩，他人难以理解。患者仍可以自己进食，但不知上厕所大小便，时常弄脏衣裤。白天起床后喜欢室外来回走动（无目的），但外出后独自找不回家门。病后 11 年（2012 年 8 月 1 日），患者不慎跌倒，10 天后出现站立及行走困难，头部 CT 检查示右侧亚急性硬膜下血肿，急诊以“右额顶叶硬膜下血肿，老年性痴呆”于 2012 年 8 月 14 日收入本院脑外科住院治疗。

【既往史】

高血压病史 50 余年，血压最高达 180/100mmHg，长期口服降压药物治疗，血压控制可。

【个人史】

已婚，育 1 子 1 女，爱人及子女均体健。

【家族史】

无痴呆、脑血管病及运动障碍疾病家族史。

【查体】

患者意识清楚，轻度躁动反应。体温正常，呼吸 18 次 /min，脉搏 62 次 /min，血压 145/75mmHg。重度痴呆状态，语言交流不能。双侧瞳孔等大同圆，对光反射灵敏；余脑神经检查不能配合。双侧上肢肌力 5 级，左侧下肢肌力 3 级，右侧下肢肌力 4 级；四肢肌张力不高。感觉检查不能配合。上肢腱反射对称可引出，下肢腱反射偏低，双侧下肢病理征阴性。

【辅助检查】

头颅 MRI（2011 年）：颞叶内侧，海马，杏仁核明显萎缩，脑室系统中度扩大。

头部 CT 平扫（2012 年）：右侧额、颞、顶新月形等密度影，最厚处超过 3cm；右侧半球明显受压，脑沟、脑回显示不清，右侧侧脑室较对侧明显受压变形，透明隔向对侧移位 0.9cm；左侧半球脑沟脑池脑回明显增宽，脑室扩大；环池显示清晰，中脑无受压。

【诊疗经过】

入院后给予保守观察，监测生命体征，并分别于入院后 2 周、3 周及 4 周复查头部 CT，提示右侧硬膜下血肿稍有增大，在此期间患者临床症状无显著进展加重。患者因一直下地活动不能，长期卧床，多次发热，考虑坠积性肺炎，予以抗生素治疗好转。于入院后 3 个月出现双侧下肢进行性肿胀，伴血红蛋白急剧下降（80g/L），超声提示肌间血肿，凝血检查提示Ⅷ因子缺乏。专科会诊考虑为“获得性Ⅷ因子缺乏症”，给予丙种球蛋白、重组人凝血因子Ⅶa、间断输血治疗等措施。下肢血肿逐渐吸收，血红蛋白恢复正常水平，Ⅷ因子恢复至正常范围。入院后 4 个月多次出现消化道大出血，伴失血性休克。行腹腔动脉造影提示肠系膜上动脉回结肠分支活动性出血，患者于入院 4 个月 20 天（2013 年 1 月 5 日）因再次消化道出血，经抢救治疗无效死亡。

临床诊断：①阿尔茨海默病；②右侧额、颞、顶慢性硬膜下血肿；③获得性Ⅷ因子缺乏症；④消化道活动性出血，失血性休克。

【病理结果】

1. 大体病理 新鲜脑重 1 039g，右侧额、颞、顶表面巨大血肿（15cm × 8cm × 0.5cm）。切开包膜，见陈旧凝血块。同侧脑组织被挤压塌陷，Willis 环结构正常。部分管壁见金黄色粥样斑块。未见各种脑疝。冠状面：双侧半球不对称，右侧额、颞、顶脑回表面被压塌陷、扁平；皮质下灰白质界限清。各切面未见软化及出血灶。未见结节。基底节、丘脑、海马结构清楚。双侧颞叶内侧及海马体积萎缩显著。脑室系统中度扩大。双侧壳核见散在米粒大小脑梗死。脑干及脊髓外观未见异常。

2. 镜下病理 右侧额、颞、顶硬膜区见一新旧不一血肿。可见纤维囊壁伴慢性炎性细胞浸润。散在含铁血黄素沉积，内为凝血块。蛛网膜下腔及皮质浅层中小血管管壁增厚，呈均质样淀粉样物质沉积。部分管壁中层断裂或双管桶样改变，刚果红染色偏光镜下呈苹果绿外观。额、颞叶，顶、枕叶及扣带回，岛叶等皮质构筑欠佳，存在神经细胞显著脱失伴胶质细胞增生。改良 Biechowschky 银染法可见额、颞叶，顶、枕叶及扣带回，岛叶等皮质见大量老年斑和神经原纤维缠结。无名质、杏仁核以及边缘系统的内嗅皮质，海马 CA1 及 CA2 神经元明显脱失伴胶质细胞增生。改良 Biechowschky 银染法显示大量神经原纤维缠结。基底节、丘脑部分血管周围间隙扩大。小血管周围见含铁血黄素沉积。右侧颞叶见小灶亚急性脑梗死。病灶区正常脑组织结构消失。代之格子细胞及少量反应性星形细胞增生。脑干主要神经灰质核团如中脑黑质、红核、脑桥蓝斑、桥核、延脑橄榄核、舌下神经核及脑干网状核未见明显神经元脱失。蓝斑可见神经原纤维缠结。小脑结构未见异常。

【神经病理诊断】

阿尔茨海默病样病理改变(A3B3C2);右侧额、颞、顶叶慢性硬膜下血肿;脑淀粉样血管病(CAA)伴右侧颞叶皮质微小梗死;基底节多发微小梗死;轻度脑水肿。

## 病例6 进行性记忆力减退伴认知功能下降2年。

【现病史】

患者男性,78岁,离休干部。自1991年(76岁)开始出现记忆力减退,表现为每天生活中所做事情转瞬间即忘,并反复问相同话题。日常习惯性活动经常不能独立按时进行。时常无故反复叙说过去熟悉的人及所经历的事情。讲述过去的事情时常常把年代弄错或把主要事件顺序、人物弄颠倒。同时其性格也发生改变,如与人谈话时显得冷淡,缺乏同情心,对家人动辄发脾气。生活习惯变得懒散,对什么事情都缺乏兴趣。外出去以前常去的地方,多次出现走错方向。白天在家时,有时说看见房间有许多蜜蜂飞来飞去,蜂窝在眼前来回移动。病后2年时,生活尚可以部分自理,如能按时起床、洗漱和就餐等,但行动缓慢。于1993年9月15日以发热症状入院检查治疗。

【既往史】

1980年、1990年、1991年共有三次短暂脑缺血发作,但未遗留肢体运动障碍。无高血压、糖尿病及冠心病史。无外伤、毒物接触史。

【个人史】

夫人及子女身体健康。

【家族史】

无痴呆和运动疾病史。

【查体】

患者一般情况良好,发育正常,心肺及腹部检查无异常发现。神经系统检查:神志清楚。主动语言贫乏,回答对话时言语流畅。粗查记忆力明显减退,住院1周时叫不出经管医生姓名,回答不出当时主要领导人名,不能正确回忆起自己参加工作和退休年月。定向力检查:患者分辨不清四个节气,回答不出家庭地址,医院房间号等。计算力尚好:110–7=103–7=96–7=89。脑神经检查未见异常,四肢肌力5/5级,肌张力增高,无不自主运动,四肢感觉正常,腱反射对称活跃,双侧Hoffmann征、Babinski征及Chaddock征阳性。

【辅助检查】

脑电图(1993年11月):双侧半球普遍性慢波,额、颞叶波率调节性差。

头颅MRI(1993年11月):侧脑室轻度对称性扩大,皮质脑沟及外侧裂增宽,以颞、顶叶为著。脑室旁及基底节区,丘脑等多发小斑片状长$T_1$及长$T_2$信号。

SPECT($99^m$-TC-HMPAO标记,1993年11月):双侧颞叶皮质及左额叶放射性稀疏减低区。

【诊疗经过】

患者住院期间定期查体,记录有如下症状、体征变化:除记忆力障碍进行性加重外,还逐渐出现语言表达困难,说话句子不完整,回答问题语句简短,有时词不达意。持续存在幻觉症状,常常说在其睡觉时身旁有一小孩。病后4年(1995年)时出现行动迟缓,饮水呛咳,行走步子小,步幅慢,独自行走不稳,曾跌倒发作引起右下肢股骨骨折而长期卧床。病后5年(1996年),主动言语明显减少,对家中发生的事情常常沉默不言,偶尔说话时其言语含糊,他人难以理解。多次出现突发呼吸困难发作症状,心电图检查显示为阵发性房颤。病后6年时(1997年9月12)发生短暂性呼吸心搏骤停,复苏成功后患者意识障碍未完全恢复正常,后逐渐过渡呈植物状态。

病后 7 年(1998 年 11 月 4 日)因肺部感染送院途中死亡。临床诊断：多发脑梗死，血管性痴呆。死亡年龄 83 岁，病程 8 年。

【病理结果】

1. 大体病理　脑重 1 138g。经甲醛固定后检查，双侧大脑半球对称，大脑前部轻度萎缩，以颞叶为著。脑回变窄，脑沟增宽，蛛网膜增厚。双侧颈内动脉、大脑中动脉及基底动脉可见散在黄色粥样斑块。冠状层面：额、颞叶皮质灰质稍变薄，灰白质界限尚清楚。侧脑室对称性扩大。左侧额、顶叶白质内 2cm×1.5cm 大小陈旧梗死灶。小脑和脑干切面未见明显改变。

2. 镜下病理　大脑皮质分层结构清楚，神经细胞脱失，轻、中度细胞减少，以颞叶为著，同时伴有胶质细胞增生，神经细胞胞质未见特殊包涵体。皮质下白质结构疏松，髓鞘轻度至中度脱失。左侧额、顶叶白质软化病灶内组织结构疏松，间质成分增多，周边代之为格子细胞及增生的纤维星形细胞。Bodian 染色显示额、颞叶皮质大量老年斑和神经原纤维缠结。双侧海马：神经细胞数量明显减少，细胞体积萎缩，残留的神经细胞胞质可见颗粒空泡改变，伴有胶质细胞增生。Bodian 染色显示海马区锥体细胞大量神经原纤维缠结，神经毡内大量老年斑。Meynert 核及杏仁核神经细胞数量减少伴有胶质细胞增生，Bodian 染色显示有神经原纤维缠结。丘脑和乳头体等结构的神经细胞数量无明显减少。脑干的中脑、脑桥及延髓结构清楚，神经细胞无明显减少。小脑浦肯野细胞数量轻度脱失，Bergmann 细胞增生。小脑白质结构清楚，髓鞘染色无明显脱髓鞘改变。Gallyas-Braak 银染色显示海马，额叶、颞叶皮质大量神经原纤维缠结，相当于 Braak Ⅴ级，磷酸化 tau 免疫染色阳性。神经炎斑 C2 级。

【神经病理诊断】

阿尔茨海默病(B3C2)；脑动脉硬化，左额叶陈旧性小灶梗死。

**病例 7　进行性记忆力减退 2 年，伴有精神行为异常半年。**

【现病史】

患者男性，77 岁，离休干部。1992 年年初(75 岁)开始出现记忆力减退，如看完电视和报纸后不能立刻重述其主要内容。同时家属还注意到患者出现反应迟钝，经常答非所问。症状逐渐进展，病后 1 年半左右出现性格改变，情绪不稳，脾气暴躁，动则打人，骂人，与家人谈话时语言粗鄙不堪。有时无故撕扯自己衣物，拒食等，经常随地大小便。居家外出后找不到家门，住院时常常走错房间。病后 2 年(1994 年 2 月)患者不能正确回答自己的名字，年龄。常常白天，夜晚颠倒。不认识自己家人。其肢体活动能力、行走步态变得缓慢，日常生活完全不能自理。于 1994 年 5 月时，因发热，相继出现意识不清，尿量减少，全身水肿等，经抗生素等治疗后体温，意识清醒，但与人交流困难，此后患者一直卧床不起。因“发热、精神萎靡 2 天”症状于 1994 年 8 月 2 日以肺炎，不排除脑炎可能收住神经科诊疗。

【既往史】

1985 年结肠多发性息肉样瘤，行结肠切除术。1989 年诊断为胃癌，行胃全切术。无卒中发作史。1990 年诊断慢性肾功能不全，间断性血压偏高。无外伤，毒物接触史。

【个人史】

爱人及子女身体健康。

【家族史】

父母早年去世，死因不详。无痴呆和运动障碍疾病家族史。

【查体】

体温 36.4℃，脉搏 80 次 /min，呼吸 19 次 /min，血压 165/97mmHg。发育正常。全身消瘦。

浅表淋巴结无肿大。心肺及腹部检查无异常发现。双下肢轻度水肿。神经系统检查：神志清楚，可听懂部分指令，自发语言不流畅，对话时，多数情况答非所问。初查记忆力及计算力减退，时间、地点及人物定向障碍。视力正常，白内障术后瞳孔两侧不等大，光反射存在，眼球上视及侧视幅度减少。其余脑神经检查正常。四肢肌力5/5级，但自主活动少，自行翻身、起床困难。四肢肌张力增高，颈部张力呈强直状态。站立时，身体前倾，步子缓慢。共济运动正常，针刺感觉存在。四肢腱反射对称活跃，双侧病理征阴性。下颌及吸吮反射阳性。

【辅助检查】

住院期间主要实验室检查：

(1) 脑脊液（1994年9月2日）：压力80mm$H_2O$。常规检查：白细胞$4\times10^6$/L（正常为0~$5\times10^6$/L），蛋白质（-）；生化检查：GLU（血糖）3.6mmol/L，Pr（蛋白质）0.29g/L，Cl 141mmol/L。

(2) 血生化主要指标（1994年8月28日）：K 4.2mmol/L，Na 176mmol/L，Cl 160mmol/L，BUN（血尿素氮）35.4mmol/L，Cr（肌酸）524μmol/L。

(3) 动脉血气（1994年8月28日）：pH 7.255，$PCO_2$（二氧化碳分压）23.7mmHg，$PO_2$（氧分压）67mmHg，BE（碱剩余）-14.3mEq/L，$HCO_3^-$ 10.2mEq/L。

头颅CT（1994年10月1日）：侧脑室体旁见点片状低密度阴影，第三脑室及侧脑室中度扩大皮质脑沟，外侧裂增宽。

【诊疗经过】

患者入院时实验室检查及胸片提示存在肺部感染、呼吸衰竭和慢性肾功能不全。积极予以抗菌药物、机械通气等治疗措施，病情获得改善。于住院第3周时（1994年8月28日）再次出现发热，体温37.8℃，伴谵妄，可疑脑膜刺激征，查血象显示白细胞升高，$16.0\times10^9$/L，中性粒细胞67%。行腰穿检查脑脊液排除脑炎，胸片检查双肺炎性渗出，再次启动抗菌药物抗感染治疗，病情控制不佳。1个月后出现意识障碍，尿少，生化检查结果显示代谢性酸中毒、高钾血症、尿毒症，继续积极救治。于住院第8个月（1994年10月4日）死于肺部感染后多器官功能衰竭。

【临床诊断】

很可能快速进展性阿尔茨海默病；肺部感染，呼吸衰竭；慢性肾功能损伤，尿毒症期。

【病理结果】

**1. 大体病理** 新鲜脑重1 300g。固定后检查双侧大脑半球对称，脑回轻度变窄，脑沟增宽。蛛网膜增厚。双侧颈内动脉、大脑中动脉及基底动脉可见散在黄色粥样斑块。冠状层面：额、颞叶皮质灰质无明显变薄，灰白质界限清楚。侧脑室对称性轻度扩大。基底节及脑室旁散在分布陈旧腔隙梗死灶。中脑黑质及脑桥蓝斑色泽变淡。

**2. 镜下病理** HE染色大脑各叶皮质分层结构清楚，神经细胞轻度脱失减少，额、颞叶皮质相对较为显著，病变区伴有胶质细胞增生，神经细胞胞质未见包涵体结构。髓鞘染色皮质下白质结构疏松，髓鞘轻度至中度脱失。Bodian染色显示额、颞叶皮质大量老年斑和神经原纤维缠结，颞叶皮质大量神经炎斑，一些视野内的密度大于30个/10倍视野。双侧海马神经细胞数量明显减少，细胞体积萎缩，残留的神经细胞胞质可见颗粒空泡改变，伴有胶质细胞增生。Bodian染色显示海马区残留的锥体细胞大量神经原纤维缠结，神经毡内大量神经炎斑，平均每视野大于20个/10倍视野。Meynert核及杏仁核神经细胞数量减少伴有胶质细胞增生，Bodian染色显示有大量神经原纤维缠结。丘脑和乳头体等结构的神经细胞数量无明显减少。中脑黑质外侧带及脑桥蓝斑色素细胞明显脱失，部分色素颗粒外溢，伴有胶质细胞增生。延髓结构清楚，神经细胞无明显减少。小脑浦肯野细胞数量轻度脱失，Bergmann细胞增生。小脑齿状核细胞无明显减少，小脑白质结构清楚，髓鞘染色无明显脱髓鞘改变。Gallyas-Braak 银染色显示海马，额叶、颞叶皮质大量神经原纤维缠结，相当于 Braak Ⅳ级，tau 免疫染色阳性。

【神经病理诊断】

阿尔茨海默病。

# 第二节 路易体痴呆

## 一、概述

路易体病(Lewy body disease)是指一组与神经元胞质内突触核蛋白异常聚集相关的神经退行性疾病，以神经元胞质内存在路易包涵体为特征，包括帕金森病(Parkinson's disease，PD)、帕金森病痴呆(Parkinson's disease dementia，PDD)以及路易体痴呆(dementia with Lewy body，DLB)等疾病。其中路易体痴呆是路易体病中与痴呆相关的独立疾病实体。该病于 1961 年由 Okazaki 等首先描述其临床特点及病理改变，此后文献相继报道且采用多种命名，如弥漫性路易体病(diffuse Lewy body disease)、皮质路易体病(cortical Lewy body disease)及阿尔茨海默病路易体变异型(Lewy body variant of Alzheimer's disease)等。1996 年，路易体痴呆国际工作小组提出将其统一命名为路易体痴呆(DLB)，并沿用至今。20 世纪 80 年代末，由于采用了泛素蛋白免疫组化染色，使得皮质型路易体的发现较使用 HE 染色更为敏感，故经解剖证实的临床病例报告数量逐渐增多，该病也受到越来越多的关注。1997 年，路易包涵体新标记物 α 突触核蛋白(α-synuclein)被发现，此后采用较泛素蛋白免疫组化染色更为敏感的 α-synuclein 抗体免疫组化染色确诊的 DLB 病例系列进行的临床 - 解剖病理对照研究，开始关注此前未曾引起重视的早期非认知和非运动症状与体征。新分子成像技术在临床应用逐渐成熟，使得 DLB 早期诊断与早期干预成为可能。

典型的 DLB 病例临床上以波动性认知功能障碍、注意力涣散以及视空间功能障碍为突出特点，早期记忆力障碍并不显著，可伴有生动的视幻觉症状，以及帕金森样锥体外系受损表现。组织学上以大脑新皮质广泛分布皮质型路易体为特征。国外尸检资料表明路易体痴呆仅次于 AD，为第二常见的神经退行性痴呆，尸检材料显示其占神经退行性痴呆的 15%~25%。我国亦有经病理证实的病例报告。

大多数路易体痴呆为散发性病例，仅有少数家族性病例报告，如 Ohara K 于 1999 年报告一个日本家系中两代三人发病；2002 年 Brett FM 报告经病理证实来自同一爱尔兰家庭的两例 DLB 患者。

## 二、临床表现及神经影像

DLB 多隐袭起病，渐进性加重，典型临床表现为波动性认知功能障碍、反复出现具体而生动的视幻觉以及帕金森综合征。早期记忆障碍并不明显，但随病程进展记忆力逐渐受损，且伴有注意力涣散及明显的视空间能力障碍。认知功能障碍的波动性表现为患者数周甚至一日内认知状态即可有较大变化，症状时轻时重，无规律性。多数患者在病程中均可能出现视幻觉，内容具体、生动，常绘声绘色地反复述说所见景物，有时伴有妄想或躁动等精神症状。DLB 患者多有帕金森综合征表现，如肌强直、运动迟缓，少见震颤。锥体外系症状常与认知障碍同时或先后出现，如两组症状在一年内相继出现则更具有诊断意义。DLB 的其他临床特点还包括反复跌倒、短暂意识丧失及对神经镇静剂敏感，部分患者出现肌阵挛或舞蹈样动作。患者常有睡眠障碍，甚至出现快速眼动期睡眠行为障碍(REM sleep behavior disorder，RBD)。与 AD 以及额颞叶痴呆等大脑皮质萎缩突出的神经退行性疾病不同，DLB 的脑结构影像常无特征性改变(图 5-2-1A、C)。

近年应用 SPECT 及 PET 检查发现 DLB 患者脑血流或代谢减低(图 5-2-1B),基底节区多巴胺转运蛋白摄取减低,且脑叶有淀粉样蛋白沉积(图 5-2-1D)。多导睡眠脑电图检查可发现患者有不同形式的睡眠障碍,阳性检查结果已被归为 DLB 临床诊断的主要条件。

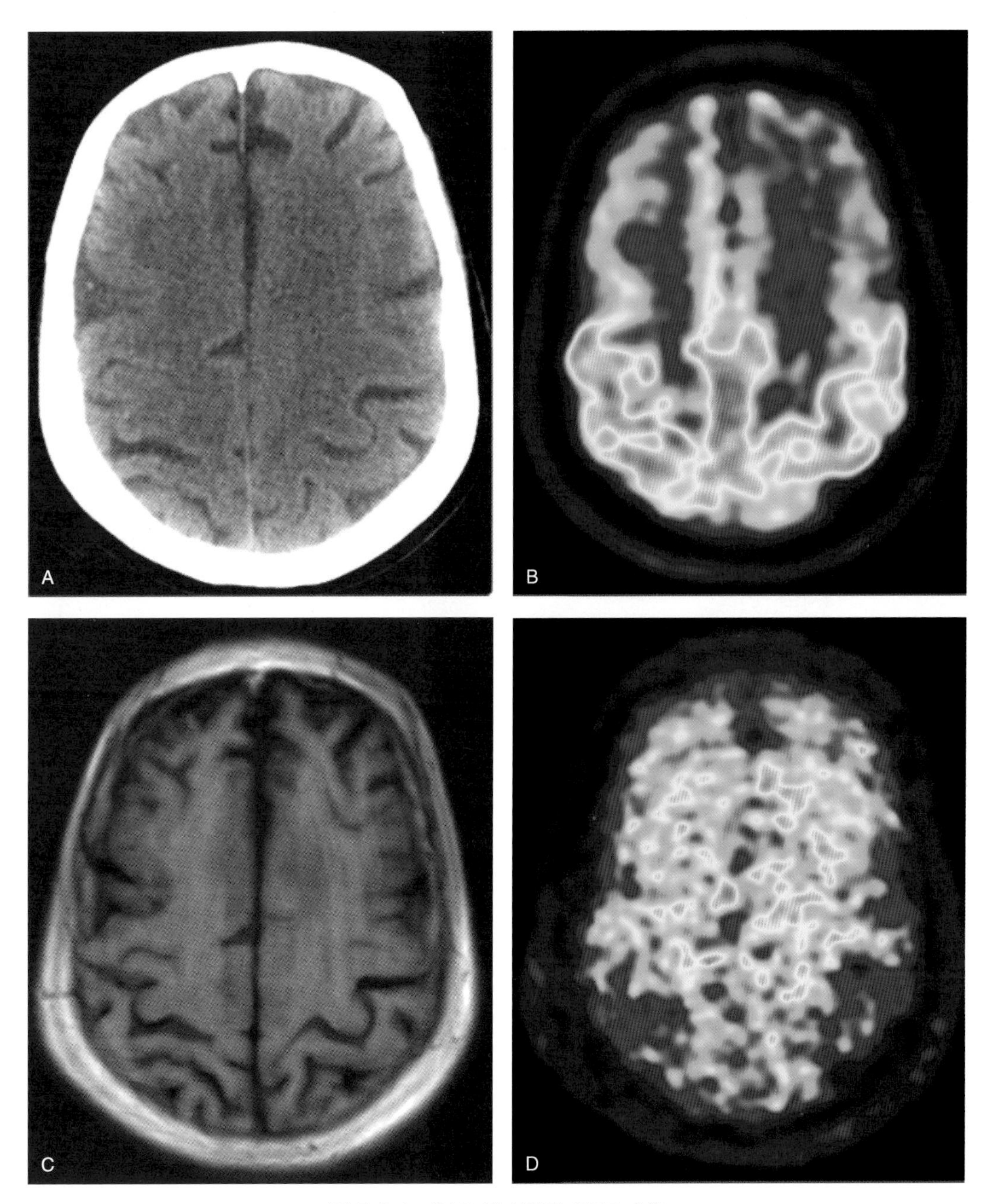


图 5-2-1　DLB 患者的脑 PET 成像

A. 脑萎缩不明显；B. $^{18}$F-FDG PET/CT 示双侧顶叶代谢明显降低；C. 脑萎缩不明显；D. $^{11}$C-PIB PET/MRI 示双侧顶叶淀粉样蛋白广泛沉积(红色)

## 三、病理改变

### (一) 大体改变

DLB 的脑大体检查一般无显著改变(图 5-2-2A),晚期患者可有额、颞、顶叶轻至中度萎缩。尽管功能磁共振提示枕叶灌注减低,但枕叶及海马未见明显萎缩(图 5-2-2B)。黑质和蓝斑色泽常变淡(图 5-2-3)。

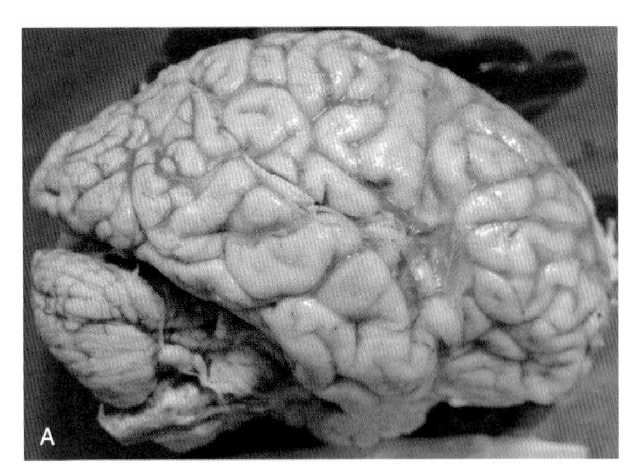
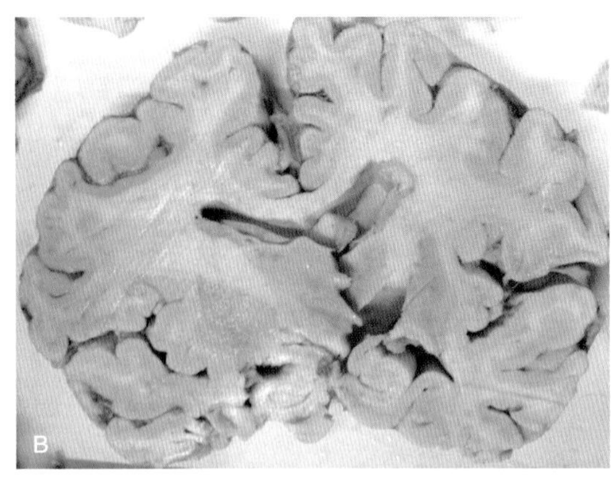

图 5-2-2　DLB 患者脑大体观察

A. 侧面观示大脑萎缩不明显；B. 冠状位示大脑皮质及海马结构未见明显异常

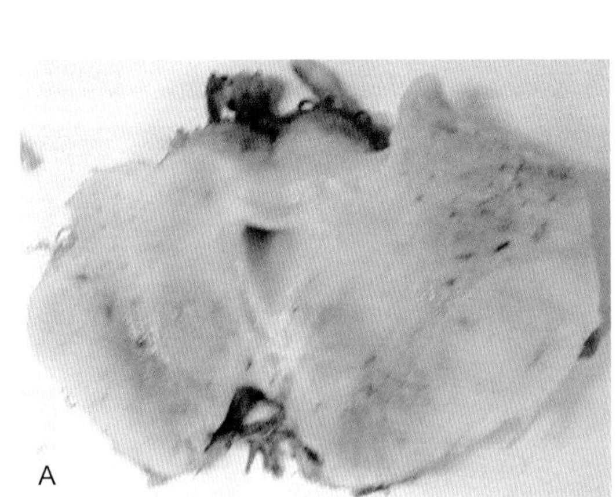
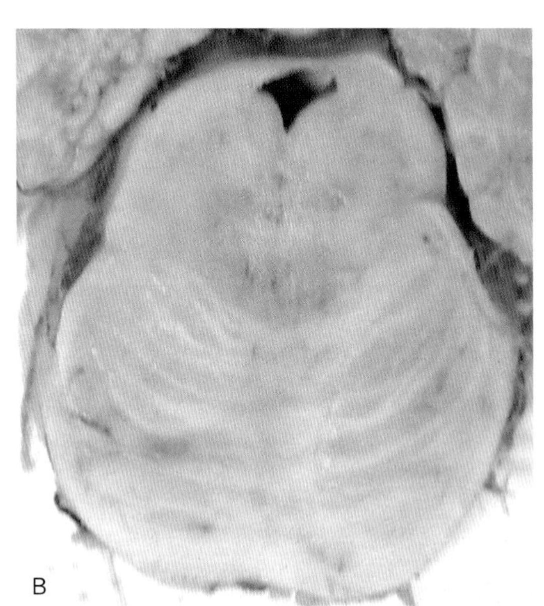

图 5-2-3　DLB 患者脑干的大体观察

A. 中脑经上丘切面示黑质色泽稍变淡；B. 经脑桥切面示蓝斑色泽变淡

### (二) 镜下改变

**1. 基本病理改变**　常规组织学检查可发现 DLB 与 AD 的脑退行性改变有明显不同，除非合并中至重度 AD 病变。一般 DLB 病例大脑各叶新皮质没有明显神经细胞脱失，保留的细胞形态可有不同程度萎缩，海马各段神经元形态基本正常，细胞可有轻度脱失（图 5-2-4），但较 AD 程度轻。皮质深部路易体发生率高的区域，可见神经细胞减少及胶质细胞增生现象，但也较 AD 程度轻。皮质下白质一般无明显萎缩及脱髓鞘改变。

DLB 的标志性病理组织学改变是新皮质出现大量皮质型路易包涵体。皮质型路易包涵体在 HE 染色下，可见其位于皮质深层中、小型锥体细胞胞质内，为边界不清晰的嗜伊红透明样球状结构（或称玻璃样变），周边无苍白晕圈，通常将受累细胞的细胞核挤压于一侧（图 5-2-5）。单纯 HE 染色下，观察皮质型路易体需耐心、仔细，但由于其形态与皮克小体等不易区分，使得 DLB 经病理确诊存在不确定性，需要增加特异性的蛋白质免疫标记。皮质型路易体常见于扣带回、内嗅区等边缘系统，其次分布在岛叶、颞叶内侧部、杏仁核和顶叶深部皮质的小神经元，还可见于额叶皮质（图 5-2-6）。此外，Meynert 基底核也可出现路易体并伴神经元脱失。

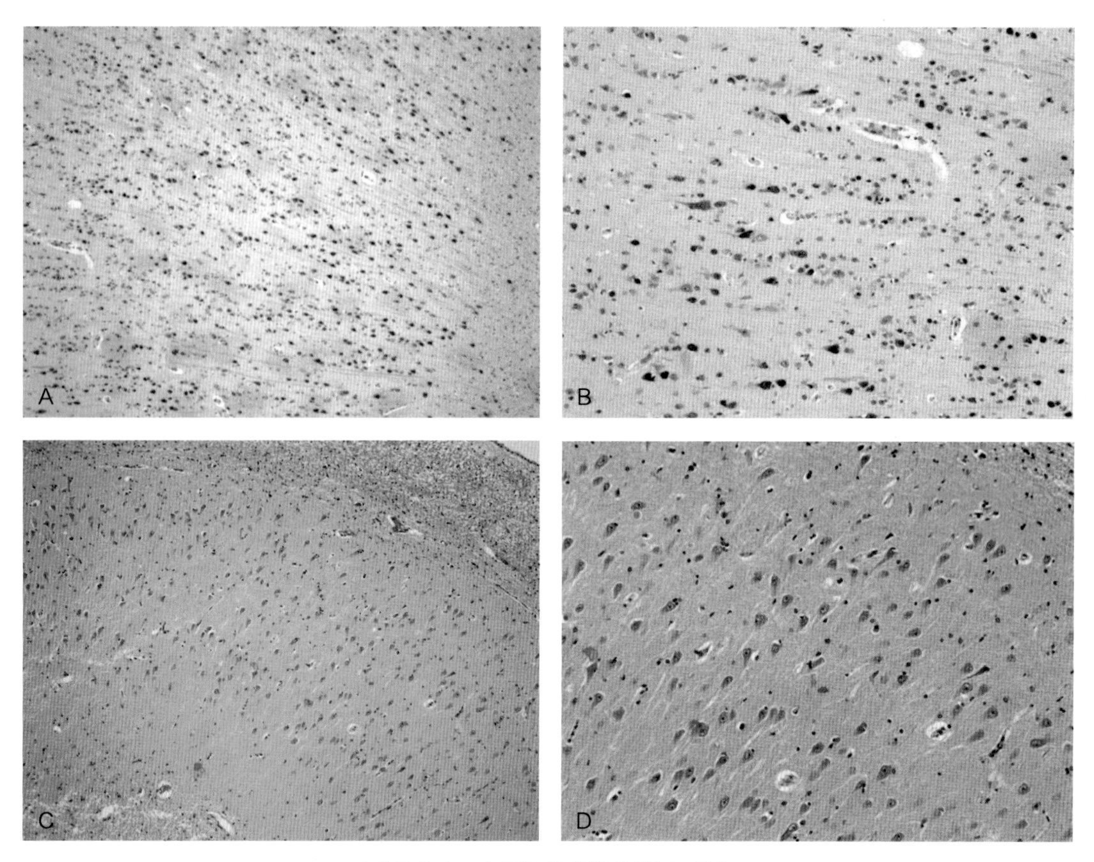


图 5-2-4　皮质及海马组织镜下观察

A. 颞叶皮质神经细胞分层清晰，未见明显脱失 NeuN 免疫组化染色 ×100；B. 皮质 4~5 层结构及细胞形态未见明显异常 NeuN 免疫组化染色 ×200；C. 海马 CA1 段神经细胞轻度脱失 HE ×100；D. 海马 CA1 段可见少数神经元胞质内有神经纤维缠结 HE ×200

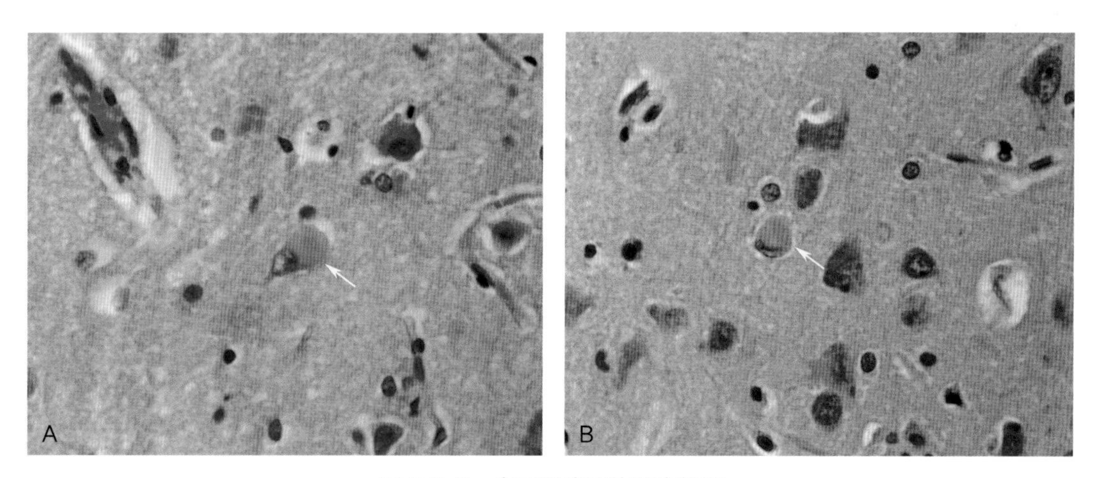


图 5-2-5　皮质型路易体形态特征

A. 位于神经细胞胞质内，呈嗜伊红圆形结构，缺乏外周环形晕圈（箭头）HE ×400；
B. 皮质型路易体占据胞质大部，将胞核挤压至边缘（箭头）HE ×400

虽然 HE 染色可观察皮质型路易包涵体，但采用 α-synuclein 和 ubiquitin（图 5-2-7）蛋白免疫组化染色可极大提高皮质神经细胞内路易体阳性的检出率，尤其在皮质深部 5~6 层的小型神经细胞内（图 5-2-8），有时 HE 染色难以观察到完整的皮质型路易体。采用 α-synuclein 免疫组化染色还便于路易体的定量观察与密度分级（图 5-2-9）。比较两种抗体染色法发现 ubiquitin 抗体染色对显示脑干型路易体周围晕圈（halo）

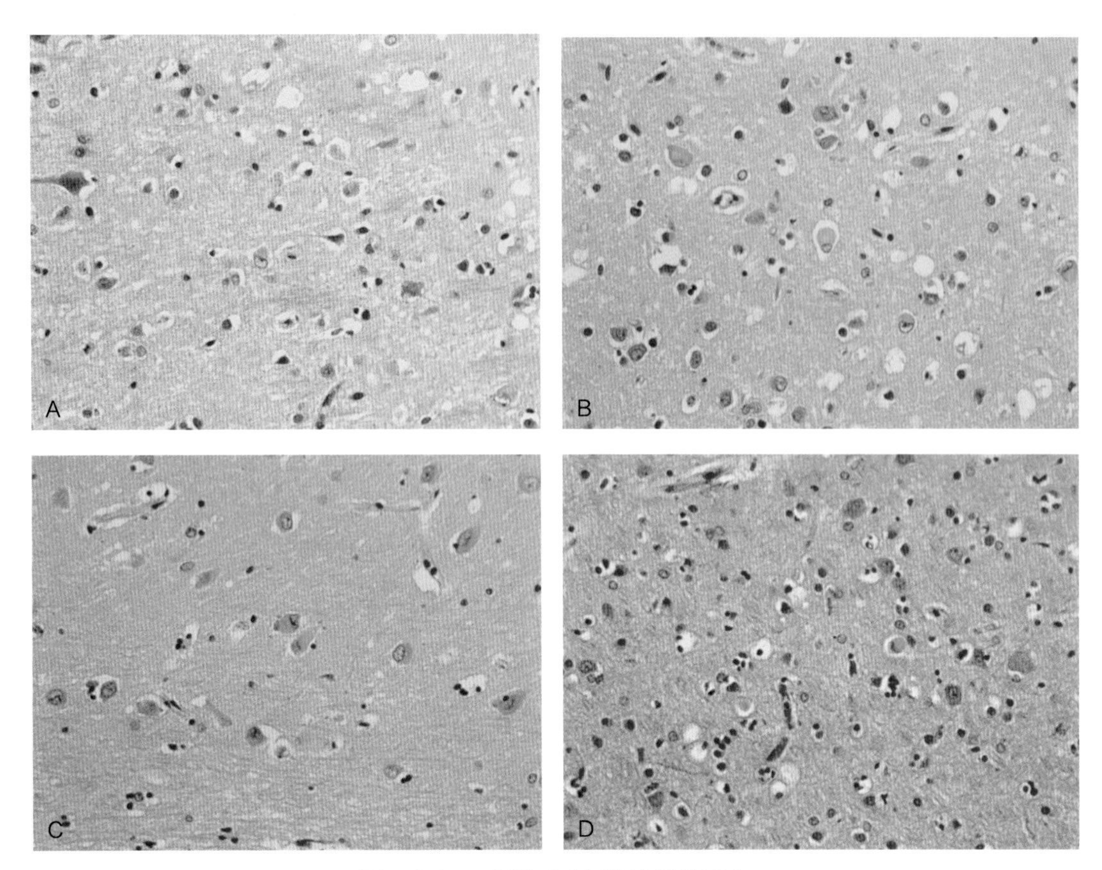


图 5-2-6　不同脑叶皮质的路易体形态

A. 额叶皮质路易体 HE ×200；B. 内嗅皮质路易体 HE ×200；
C. 海马锥体细胞路易体 HE ×200；D. 海马旁回路易体 HE ×200

的效果最好，而 α-synuclein 抗体染色能同时标记各种路易体和路易轴索（LNs）。由于 ubiquitin 蛋白能标记其他病理改变如 AD 的神经原纤维缠结等，而 α-synuclein 抗体不能标记神经原纤维缠结或皮克小体等神经细胞内包涵体，故认为 α-synuclein 抗体染色检查路易体最为敏感，且特异性高。“路易体痴呆国际专家工作组”在 2017 年新版诊断指南中，建议路易体痴呆的病理诊断首选 α-synuclein 抗体免疫组化染色，其作为目前路易体病理改变最特异和敏感的检查方法，适于路易体痴呆发病机制及临床与病理关系的研究。但 ubiquitin、P62 抗体免疫染色仍可作为补充检测方法或不能完成 α-synuclein 免疫组化染色时的筛选方法。

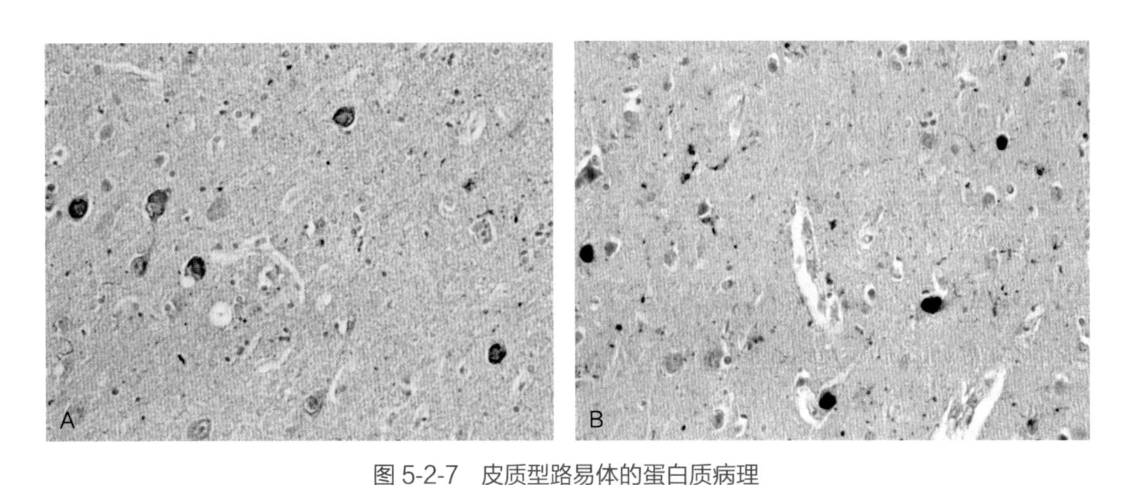


图 5-2-7　皮质型路易体的蛋白质病理

A. 皮质 ubiquitin 阳性路易体 ubiquitin ×400；B. 扣带回皮质 α-synuclein 阳性路易体 α-synuclein ×400

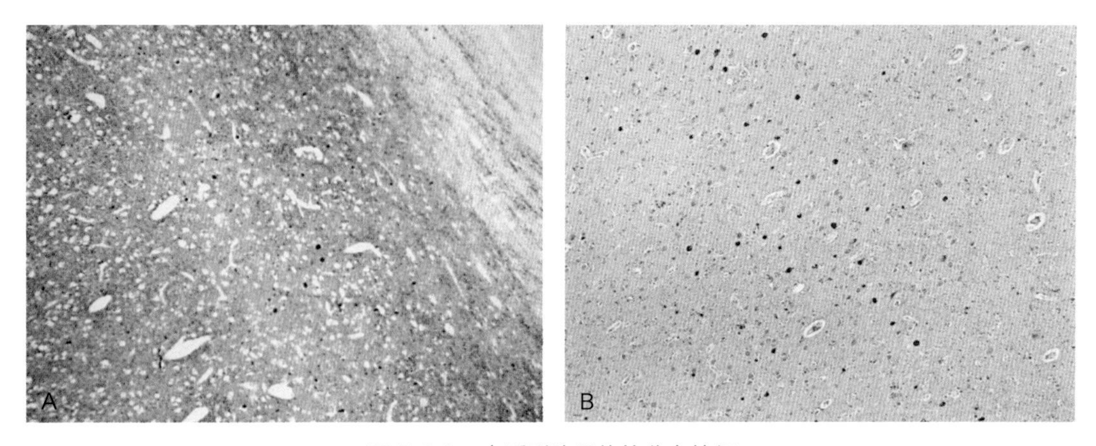


图 5-2-8　皮质型路易体的分布特征

A. 位于内嗅皮质深层的 α-synuclein 阳性路易体 α-synuclein ×100；
B. 位于颞叶皮质深层的 ubiquitin 阳性路易体 ubiquitin ×100

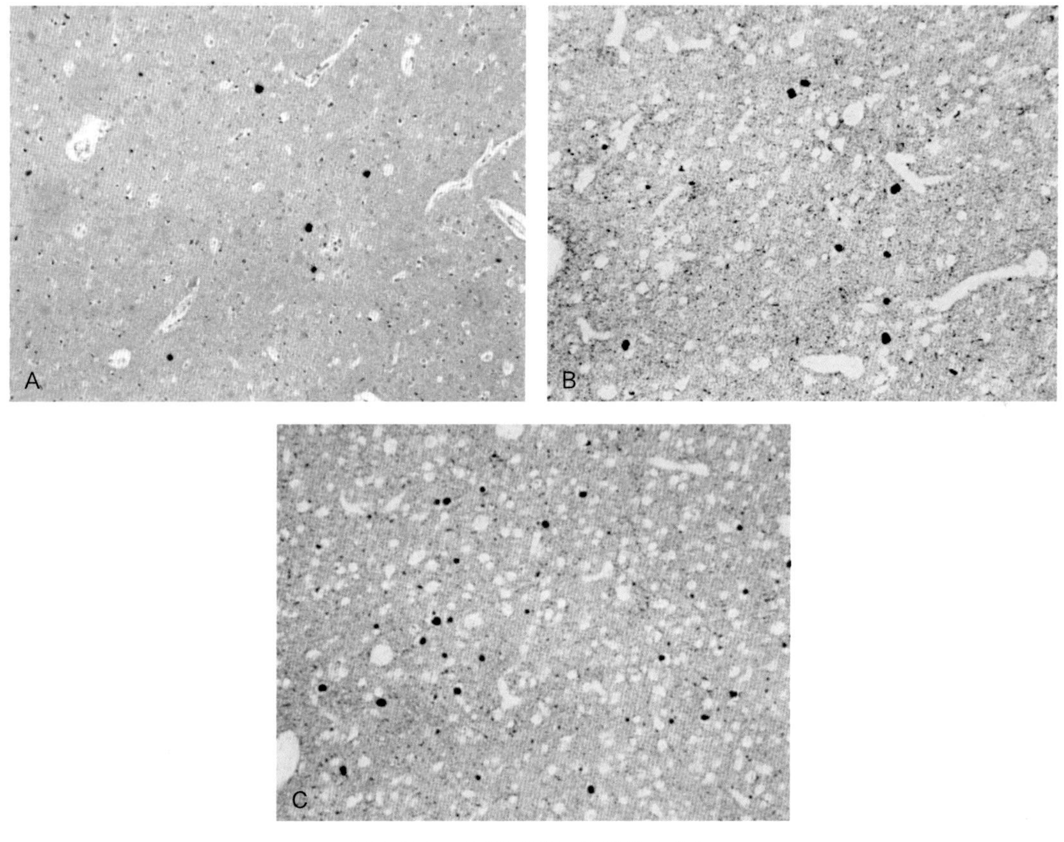


图 5-2-9　皮质型路易体的密度分级

A. 扣带回皮质中等密度 α-synuclein ×200；B. 顶叶皮质重度 α-synuclein ×200；
C. 颞叶皮质重度 α-synuclein ×200

电镜下见皮质型路易体由直径 8~10nm 的细丝状纤维构成，免疫电镜显示这些丝状纤维可以表达 ubiquitin、α-synuclein 和丝状蛋白（neurofilament）。

除皮质小神经元内广泛分布路易体外，DLB 另一重要病理特征是海马 CA2~3 区存在 ubiquitin 和 α-synuclein 阳性轴索，这些结构也可见于海马旁回、杏仁核和无名质等边缘系统（图 5-2-10）。这种病理性轴索改变不常见于 AD 等其他神经退行性疾病。

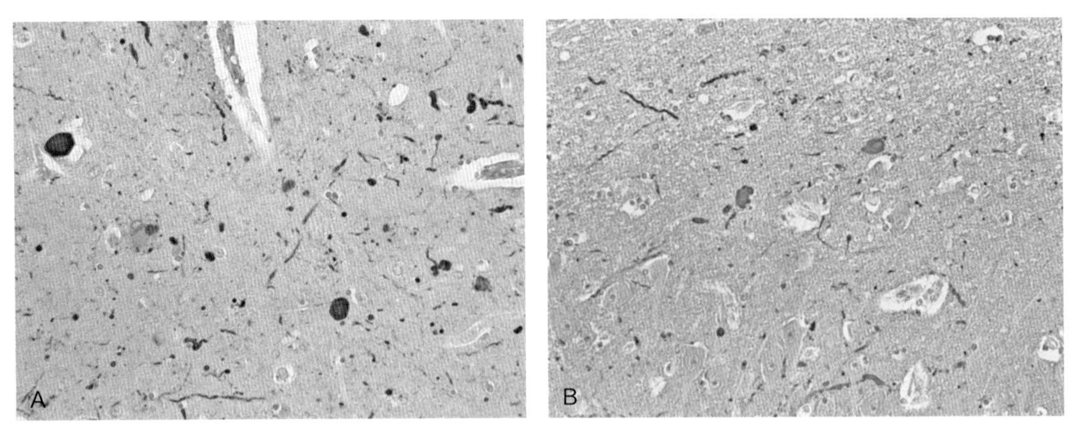


图 5-2-10　α-synuclein 阳性路易轴索变性

A. 杏仁核 α-synuclein ×400；B. 海马 CA1 段 α-synuclein ×400

路易体和路易轴索变性统称为路易体病理改变。有研究显示路易体病理改变首先发生于轴突末梢，其次累及神经元胞体，最后累及树突。大脑皮质的路易体病理改变首先出现于杏仁核，其次累及边缘系统，最后累及新皮质。

除大脑皮质病变外，在 DLB 病例的脑干可见黑质、蓝斑神经元严重脱失，色素外溢，以及胶质细胞增生，在残留的色素神经元内可见典型脑干型路易体（图 5-2-11）。

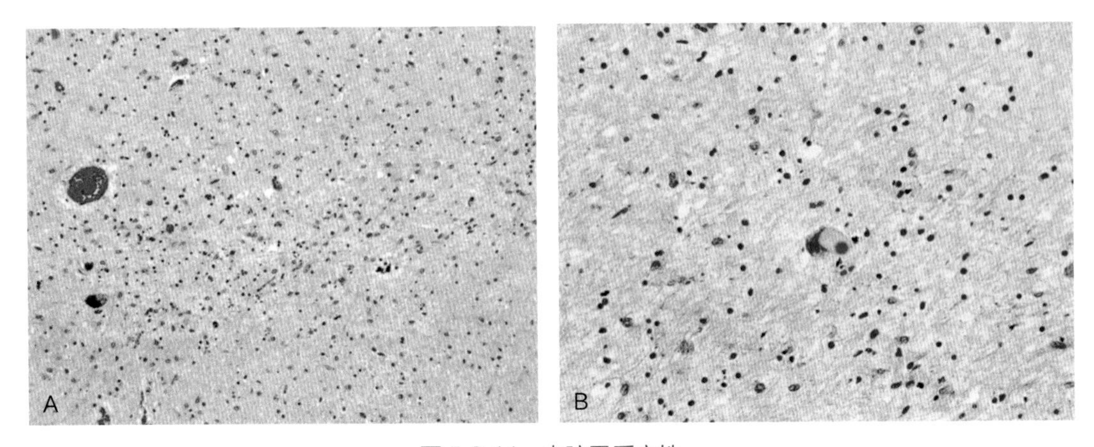


图 5-2-11　中脑黑质变性

A. 黑质色素细胞重度脱失伴胶质细胞增生 HE ×200；B. 残存的神经细胞内见脑干型路易体 HE ×400

2. 其他病理改变　DLB 常合并 AD 病理组织学改变：80% 的 DLB 病例其新皮质内可见大量弥散斑和少量轴索斑（图 5-2-12A）；约 60% 的 DLB 病例其内嗅皮质有中至重度的神经原纤维缠结（图 5-2-12B），而新皮质的神经原纤维缠结较少；约 30% 的病例有明显的 AD 病理改变，即表现为海马和新皮质神经原纤维缠结及高密度的神经轴索斑。此外，DLB 颞叶内侧皮质的海绵状改变也较常见，这种皮质微空泡改变可能是由跨内嗅皮质的大锥体神经元轴突末梢变性所致。

3. 病理组织学分型　DLB 脑内虽然有特征性病理组织学改变，即路易包涵体及其相关病变，但常合并不同程度 AD 病理改变，所以历史上神经病理学者对该病曾有不同的病理组织学分型，了解这些分型有助于理解临床和病理之间的关联性。

Kosaka 于 1990 年根据路易体在脑干、边缘系统和新皮质区的分布情况将 DLB 分为三种亚型，即脑干优势型、边缘型（过渡型）及新皮质型，但这种分类很难将脑干优势型路易体痴呆与原发性帕金森病截然分开。Kosaka 还根据是否合并 AD 病理改变将 DLB 分为两型，即仅有皮质和脑干路易体病理改变，

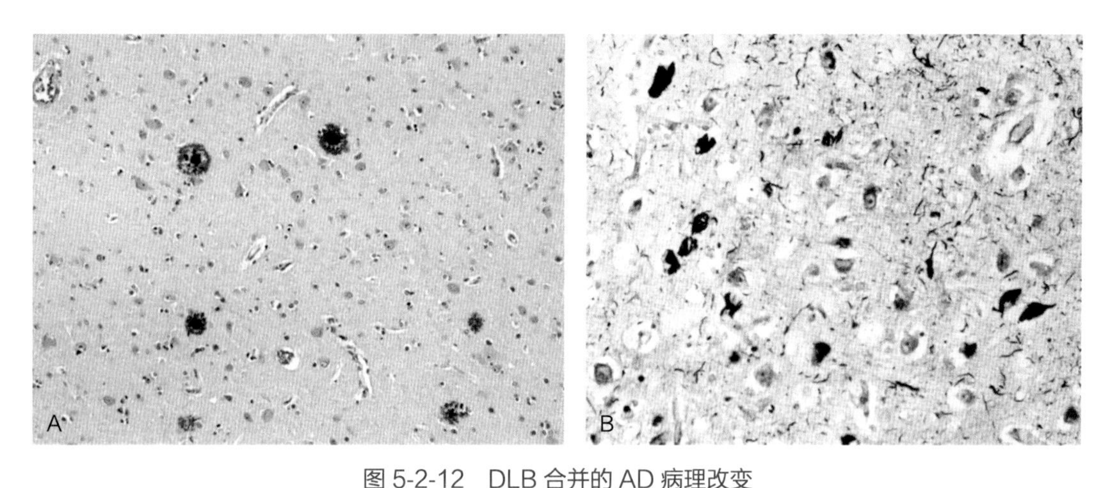


图 5-2-12　DLB 合并的 AD 病理改变
A. 顶叶皮质淀粉样蛋白斑 Aβ ×200；B. 杏仁核神经原纤维缠结 Gallyas-Braak ×200

而不伴有或仅有少量 AD 病理改变者，称其为“纯粹型”（pure type）路易体痴呆；大多数病例则合并有不同程度 AD 改变，即伴有老年斑和神经原纤维缠结，将其称为“普通型”（common type）路易体痴呆。

Iseki 于 2004 年根据路易体和路易轴索变性的程度以及 AD 病理改变的 Braak 分级重新对 DLB 进行分类，提出路易体痴呆存在路易体和 AD 病理改变联合型的概念，旨在从病理组织学上界定 DLB、PD 以及 AD。根据路易体病变的分布，认为脑干优势型 DLB 的路易体病理改变与原发性帕金森病的病理改变一致；而皮质型 DLB 不仅脑干受累，其边缘系统和新皮质亦可见路易体。

4. 病理诊断标准　路易体痴呆国际工作小组于 1996 年制定了路易体痴呆病理诊断标准共识，后根据实践经验对原有临床和病理诊断方案又进行了修订，目前国际上普遍采用的是 2005 年版路易体痴呆病理诊断标准。

DLB 神经病理专家共识指南是根据 DLB 和 AD 病理改变的严重程度以及分布区域设计，目前虽不是绝对的诊断标准，但可以很大程度上将 DLB 病理改变与临床表型进行对应。

参照 NIA-Reagan AD 评估指南（1997）中对 NFT 的 Braak 分级评估 AD 病理改变。采用 α-synuclein 免疫组化评定路易体的病理改变。当脑内两种病理改变并存时，可结合路易体病理类型与 AD 神经原纤维缠结分期来分析这些病理改变对认知障碍的贡献度（表 5-2-1）。

表 5-2-1　DLB 病理亚型及合并 AD 病理改变对临床痴呆综合征贡献度（似然度）

| | **AD 型病理改变** | | |
|---|---|---|---|
| **路易体病理改变** | **Braak 0~Ⅰ期** | **Braak Ⅲ~Ⅳ期** | **Braak Ⅴ~Ⅵ期** |
| 脑干受累为主型 | 低 | 低 | 低 |
| 边缘型（过渡型） | 高 | 中 | 低 |
| 皮质弥漫受累型 | 高 | 高 | 中 |

1996 年版诊断方案对路易体痴呆相关的病理特点，组织样本取材及观察部位，以及路易体定量记分方法均提出了指导性建议。关于路易体痴呆相关的病理特点，该草案强调组织学上诊断路易体痴呆的必需条件是存在皮质型路易体，其他一些组织学改变可以有路易轴索，老年斑，神经原纤维缠结，局灶性神经细胞脱失（尤其是脑干的黑质、蓝斑和大脑的 Meynert 基底核），皮质浅层的微空泡改变和轴索数量减少。

DLB 病理诊断的脑标本取样方案（表 5-2-2）类似于 AD 的 CERAD 病理评估方案中的脑取样方法。

表 5-2-2　DLB 脑样本取材区（1996 年）

| 脑皮质取材区 | 冠状位层面 |
|---|---|
| 额叶皮质 | 颞极头侧层面之额中回 |
| 颞叶皮质 | 杏仁核和乳头体层面之颞中上回 |
| 顶叶皮质 | 胼胝体后极尾侧 1cm 层面的顶小叶 |
| 前扣带回皮质 | 前联合头侧大约在膝状体前极之尾侧 1.5cm |
| 跨内嗅皮质 | 海马旁回侧副沟区 |
| 脑干取材区 | 至少包括 AD 的 CERAD 指南中的中脑黑质、脑桥蓝斑以及延髓迷走神经背核层面（脑干为水平层面） |

通过半定量记分方法评估皮质型路易体密度（表 5-2-3），然后将每个区域切片（HE 或 ubiquitin 染色）观察到的路易体数量换算成分值，计算出皮质各脑区总分值。可获得路易体病亚型（脑干型、边缘型和新皮质型）的总分值（表 5-2-4），有利于比较客观地对 DLB 病理改变与临床症状关联进行分析。

表 5-2-3　皮质型路易体密度的计分方案（1996 年）

| 分值 | 数量（LB 数 / 所观察脑区面积内） |
|---|---|
| 0 | 0 |
| 1 | ≤5 |
| 2 | >5 |

表 5-2-4　路易体病亚型与皮质型路易体评估方案（1996 年）

| 类型 | 跨内嗅皮质 | 扣带回 | 颞叶 | 额叶 | 顶叶 | 总分 |
|---|---|---|---|---|---|---|
| 脑干型 | 0~1 | 0~1 | 0 | 0 | 0 | 0~2 |
| 边缘型（过渡型） | 1~2 | 1~2 | 1 | 0~1 | 0 | 3~6 |
| 新皮质型 | 2 | 2 | 1~2 | 1~2 | 1~2 | 7~10 |

2005 年版 DLB 神经病理评估指南虽然仅建议采用 α-synuclein 免疫组化染色观察皮质型路易体和路易轴索，但在临床病理实践中，许多研究单位已普遍将其作为 DLB 病理诊断的常规方法。指南推荐采用半定量方法评估大脑皮质型路易体及相关病理损害程度（表 5-2-5），不再推荐 1996 年版路易体密度计算法。采用这种半定量方法将路易体及相关病理改变程度分成轻、中、重和非常严重 4 个等级（stage），转换为数字后又称为分值，该方案类似于 CERAD 方案中的老年斑和神经元纤维缠结记分等级。神经病理专家在总结了大宗解剖病例数据后，发现描述病理损害的类型比单纯的路易体计数评估 DLB 病理改变，对于分析、判定其临床 - 病理关联性更具有实际意义，因此建议采用路易体半定量评分系统，代替原来的路易体计数法。路易体病理改变分型仍然保留 1996 年版方案。2005 版 DLB 病理评估指南中，采用 1997 年 NIA-Reagan AD 病理评估方案，将观察到的 AD 病理改变程度列入对 DLB 临床痴呆综合征的贡献概率评估。

表 5-2-5　大脑皮质 α-synuclein 阳性路易体密度及相关病变分级

| 分级 | 表现 |
| --- | --- |
| 1 期(轻度) | 稀少的 LBs 或 LNs/HPF |
| 2 期(中度) | ≥1 个 LBs/HPF 及稀疏的 LNs |
| 3 期(重度) | ≥4 个 LBs 及散在 LNs/LPF |
| 4 期(极重度) | 大量的 LBs 及 LNs/LPF |

LBs：路易体；LNs：路易轴索；HPF：高倍视野；LPF：低倍视野

采用 α-synuclein 免疫组化方法，发现在一些认知功能正常或者无明显运动障碍的病例，仅在杏仁核出现 α-synuclein 阳性路易体及相关病理改变。一些 AD 病例脑组织也存在类似病理现象，这些病例临床既无帕金森样运动功能障碍表现，尸检时也未发现脑干和大脑新皮质出现 α-synuclein 阳性路易体及相关病理改变，这一发现使得路易体病的病理分类增添了一个新的亚型，即杏仁核优势型(amygdala predominant)，该亚型已被正式纳入 2012 版 NIA-AA 之 AD 神经病理评估指南的路易体病理评估内容部分。2017 年版的 DLB 神经病理评估方案部分除了增加杏仁核亚型外，其他内容还是沿用 2005 年版指南方案。

## 四、临床与病理关联

有研究认为在皮质型路易体痴呆中，皮质型路易体要早于脑干型路易体的出现，因此临床上，患者往往痴呆症状早于帕金森综合征。Samuel 等研究显示路易体痴呆的中额叶皮质型路易体数量，内嗅皮质神经原纤维缠结的 Braak 分级，中额叶皮质的轴索斑密度等病理指标与临床全面认知损害相关。有的学者发现颞叶内侧路易体密度与视幻觉关系密切。路易体病的认知功能损伤还可能与轴突病变有关。

（王鲁宁　朱明伟　解恒革　冯　枫　沈智辉）

## 临床解剖病例介绍

**病例　记忆力减退伴精神行为异常 3 年余，意识模糊 1 天。**

【现病史】

患者男性，84 岁，北京市人。自 2007 年(80 岁)起无明显诱因逐渐出现近记忆力减退，刚做过的事情不记得，伴精神行为异常，表现为多疑，怀疑家里有坏人，经常半夜起床去重复性关门，老伴与单位同事在一起，则怀疑老伴有不忠行为；间断出现视幻觉，如看见小鸟飞进房间，墙壁有虫子，时常诉说有外人进家门。2009 年出现在家中找不到自己房间、卫生间，外出后找不到家门等情况，并逐渐出现动作迟缓、言语笨拙及双手抖动症状，多次无故跌倒，小便控制时间短、便秘，查体发现体位性低血压(立位时最低可至 60/40mmHg)。2009 年 5 月住院期间查体提示远、近记忆力、计算力减退，构音不清，饮水呛咳，双上肢肌张力高，右侧病理征阳性。2009 年 7 月出现夜间睡眠差、躁动、幻视，自行服用艾司唑仑(1mg)后出现嗜睡。曾诊断“老年性痴呆”，服胆碱酯酶抑制剂后出现精神行为症状加重，后调整药物为盐酸美金刚片、奋乃静，症状改善不明显。2009 年曾在外院诊断“精神分裂症”，给予奥氮平治疗，未规律服药。2011 年 3 月 28 日精神受刺激后出现被害妄想，打骂老伴，夜间不眠，拒绝服药。2011 年 3 月 31 日患者精神症状加重，家人自行给予患者口服奥氮平(2.5mg)及硝西泮(2.5mg)，下午再次服用奥氮平(2.5mg)后，患者出现嗜睡，小便失禁。门诊以“老年变性病性痴呆”收住我科。患者自发病以来，精神及睡眠差，饮食尚可，此次发病时出现小便失禁，大便便秘，体重无明显减轻。

【既往史】

既往一般情况可。2008 年诊断为心律失常（房性早搏），曾服用普罗帕酮治疗。2008 年诊断为高血压，最高达 180/100mmHg，间断服用氨氯地平及美托洛尔降压治疗，2009 年因发现体位性低血压后逐渐停用降压药物。2011 年 4 月在住院期间发现双侧颈动脉粥样硬化、肝囊肿、左肾囊肿、前列腺增生伴钙化。1957 年患浸润性肺结核，1998 年患左侧结核性胸膜炎。否认肝炎、疟疾等传染病史。预防接种史不详。1963 年行阑尾切除术，1966 年行扁桃体摘除术。1999 年曾因车撞导致头部外伤。无输血史。否认食物、药物过敏史。对油漆过敏。

【个人史】

出生于河北献县。久居北京。大学文化程度，无烟酒、药物等嗜好。40 岁结婚，配偶体健。有 2 子 1 女，均体健。

【家族史】

父母已故，父亲死于心脏病，母亲死于脑血管病。有 1 兄 2 弟，1 兄因心肌梗死去世，2 弟体健。否认家族遗传病史。

【查体】

体温 36.5℃，脉搏 79 次 /min，呼吸 18 次 /min，血压 108/77mmHg。发育正常，营养中等，全身皮肤、黏膜未见黄染及出血点，右下腹可见一长约 5cm 的手术瘢痕，未见肝掌、蜘蛛痣，头颅未见畸形。眼睑未见浮肿，巩膜未见黄染，双侧瞳孔等大等圆，对光反应灵敏。双侧耳郭未见畸形，外耳道未见脓性分泌物，双侧乳突无压痛，双耳听力下降。双侧鼻腔通畅，未见脓性分泌物，各副鼻窦区无压痛。口唇轻度发绀，口腔黏膜未见溃疡，咽无充血，双侧扁桃体不大。颈软，颈静脉未见怒张。双侧颈动脉未闻及收缩期杂音，气管居中，甲状腺未见肿大。桶状胸，双肺呼吸动度对称，双肺触觉语颤对称，双肺叩诊呈过清音，双肺呼吸音清晰，未闻及干湿性啰音，无胸膜摩擦音。心尖搏动正常，心前区未见隆起，未触及细震颤，心率 61 次 /min，听诊心音低钝，律齐，各瓣膜听诊区未闻及病理性杂音。腹软，无压痛及反跳痛，肝脾肋下未触及，肝区叩痛阴性，墨菲征阴性，移动性浊音阴性。肠鸣音正常，腹部未闻及血管杂音。脊柱四肢未见畸形，关节活动自如，无红肿热痛，双下肢无水肿，双足背动脉搏动可。专科查体：神志清楚，言语略含糊，查体合作。粗测定向力、记忆力、计算力减退。双侧眼裂正常，眼球位置居中，双眼上视欠佳，余各方向运动正常。双侧瞳孔等大等圆，直径约 3mm，对光反射灵敏。双侧额纹正常，闭目有力，双侧鼻唇沟对称，示齿口角不偏。双耳听力减退，Rinne 试验（林纳试验）气导大于骨导，Weber 试验（韦伯试验）居中。伸舌居中，无舌肌萎缩及震颤。四肢肌力 5 级，肌张力呈齿轮样增高，左侧肢体为著。双侧指鼻试验稳准，双侧跟 - 膝 - 胫试验稳准，Romberg 征（龙贝格征）不能配合。双侧肢体深浅感觉对称存在。双侧肱二头肌、肱三头肌、膝腱反射对称存在，双侧跟腱反射对称减低。双侧 Hoffmann 征（霍夫曼征）阴性，右侧 Chaddock 征（查多克征）、双划征阳性，左侧病理征未引出。无颈项强直，Kernig 征（克尼格征）阴性，Brudzinski 征（布鲁津斯基征）阴性。皮肤颜色及温度正常，皮肤划纹试验正常，皮肤出汗正常，皮肤光泽度正常，无溃疡，指（趾）甲及毛发正常。

【辅助检查】

1. 血、尿、便常规，肿瘤标记物，血清四项，甲状腺功能，叶酸，维生素 $B_{12}$，同型半胱氨酸水平均在正常范围。

2. 电生理检查：2009 年 5 月查肛门括约肌肌电图正常，神经传导及体感诱发电位检测均正常。

3. 认知功能检查：患者分别于2010年8月和2011年1月两次行MMSE检查，总分分别为14分和8分。

4. 头颅影像学：2010年8月26日头颅MRI示脑内多发缺血灶，未见急性病灶，老年性脑改变伴脑萎缩。2011年1月12日头颅PET/CT示双侧额、颞、顶叶葡萄糖代谢减低。2011年4月2日头颅MRI示脑内多发缺血灶，未见急性缺血灶，老年性脑萎缩。2014年6月25日头颅CT示老年性脑改变。

【诊治经过】

入院后给予营养神经，改善脑代谢及对症支持治疗，口服盐酸美金刚、奥氮平，间断应用艾司唑仑助眠，神经系统功能呈缓慢进行性下降。住院期间神经精神查体痴呆状态，有时自言自语，内容不切题，间断伴有精神行为异常，表现为烦躁、易激惹、攻击陪护等。经过治疗后精神症状有改善，可主动与人打招呼，回答简单问题，可在陪伴搀扶下行走，但行走距离逐渐缩短。2011年9月再次出现肺部感染，治疗后长期卧床，并出现语言功能逐渐丧失，四肢及颈部肌张力持续性增高，颈部因长期肌张力增高呈后仰位。2014年6月25日再次出现肺部感染，6月30日出现呼吸衰竭，给予行床旁经鼻气管插管。感染期间患者间断出现全身抖动，持续时间数秒到数分钟左右。6月25日复查头颅CT未见新发病灶，先后应用氯硝西泮、左乙拉西坦、苯妥英钠片控制发作。伴随感染进行性加重，合并出现心、肝、肾、凝血功能等多脏器功能衰竭。2014年7月8日死亡。总病程7年余。

【病理结果】

1. 大体病理　脑重1 276g。双侧壳核可见数个腔隙性梗死灶，约米粒及绿豆大小。双侧黑质色略淡，余未见明显病变。

2. 镜下病理　新皮质、边缘系统、杏仁核、丘脑等广泛分布皮质型路易体；脑室旁核及黑质、蓝斑、迷走神经背核见大量经典型路易体。脑干网状核及中缝核亦见大量α-synuclein阳性路易体。上述区域可见密度稀少至中度不等的α-synuclein阳性轴索。黑质、蓝斑、迷走神经背核、第三脑室旁核等可见严重神经细胞脱失伴胶质细胞增生。扣带回、岛叶、杏仁核、内嗅皮质中度神经元脱失；颞、顶、枕叶轻度脱失；伴有轻、中度胶质细胞增生。海马及海马旁回可见神经原纤维缠结（Braak 2/6级）。广泛新皮质及边缘系统、丘脑、杏仁核等见Aβ阳性斑。轻度脑血管淀粉样变性。

【神经病理诊断】

新皮质弥散型路易体病伴脑干、边缘系统严重受累（临床病理诊断弥散型路易体痴呆）；Aβ阳性斑为著的阿尔茨海默样病理改变，但阿尔茨海默病可能性低；脑淀粉样血管病（CAA）轻度；脑动脉硬化轻度。

# 第三节　额颞叶变性

## 一、概述

额颞叶变性（frontotemporal lobar degeneration，FTLD）是一组与认知功能障碍相关的神经退行性疾病，其临床表现、神经病理改变以及分子遗传学均具有显著异质性（heterogeneity）。目前多数学者认为“额颞叶变性”系一广义称谓，涵盖了多种神经退行性疾病，这些疾病的共同特点为病变累及额、颞叶皮质功能区，继而出现精神行为异常、认知功能减退以及语言障碍。

额颞叶痴呆（frontotemporal dementia，FTD）是额颞叶变性中最主要的一组临床综合征，其选择性额和/或颞叶变性的特征更加突出。Mckhann 等人曾于 2001 年指出“额颞叶痴呆”主要用于描述临床综合征，而“额颞叶变性”则蕴含导致临床表现的病理过程，涵盖范围更加广泛。因此，二者的含义存在一定差异。

有关 FTLD 的流行病学调查资料欠缺，主要原因在于其临床表现各异，病理分型复杂，即使是基于尸检的研究报告也需要结合蛋白质学及分子遗传学信息方可获得确切诊断，故使其流行病学数据难以采集。现有资料表明，FTLD 在世界范围内分布，男性与女性患病概率相等；近半数 FTLD 患者可追溯到家族史。FTLD 是早发（60~65 岁之前发病）神经退行性认知障碍的重要疾病之一。

人类认识“额颞叶痴呆”已有百余年历史。早在 1892 年，Pick 大夫即描述了以精神行为障碍为主的痴呆病例，此后大量临床病理报告证实这些病例共同的神经病理改变为局限性额和/或颞叶萎缩，严格以脑叶为界，故也称“叶性萎缩”（lobar atrophy）。经病理组织学观察，近 1/3 的尸检脑内可见嗜银性神经元内包涵体，故将其命名为“皮克小体”（Pick body），也将这组痴呆病例称为“皮克病”（Pick disease）。

除大体病理可见额、颞叶萎缩的共同特点外，病理组织学发现近 2/3 的病例并无皮克小体，而仅表现为萎缩部位大脑皮质严重的神经元脱失伴胶质细胞增生，故文献中曾有学者将这组病例称为“缺乏明确组织学特征的痴呆”（dementia lacking distinctive histologic features，DLDH），但传统上仍然习惯于将这组以额、颞叶萎缩为特点的痴呆病例称为“皮克病”（表 5-3-1）。直至免疫组化技术以及蛋白质病理学的发展与临床应用，才对这些病例有了新的认识及病理组织学分型。目前，“皮克病”的病理诊断只限用于具有 tau 蛋白免疫组化染色阳性的皮克小体病例中，而其他组织学类型依据蛋白质病理和分子遗传病因归类。

表 5-3-1　皮克病病理组织学分型的新旧比较

| 组织类型 | Constantinidis 病理分型（1974） | 目前分型 |
|---|---|---|
| 经典型（A） | 存在皮克小体，萎缩部位可见肿胀神经元 | 经典的皮克病，属于 tau 蛋白病 |
| 非经典型（B） | 萎缩部位可见肿胀神经元，基底节及黑质可见神经元脱失 | 很可能属于 CBD，属于 tau 蛋白病 |
| 非经典型（C） | 萎缩部位仅有大量神经元脱失伴胶质增生 | 可能属于 FTLD 中非 tau 蛋白病的其中一型 |

20 世纪 80 年代，随着对认知障碍研究领域的逐渐重视，人们发现尽管 AD 是神经退行性认知障碍的首要疾病，但确有许多病例不符合 AD 诊断，这些患者的病程中常伴有锥体外系或锥体束损伤，语言障碍和精神行为问题也更加突出，于是有学者使用“非 AD 神经退行性”病变来描述这组疾病。至 20 世纪 90 年代初期，由于特异性蛋白抗体及免疫组化技术在临床病理诊断方面的广泛应用，使得这部分“非 AD 痴呆”病例有了新的诊断名称，其中包括额颞叶痴呆。

不同工作小组根据各自的经验，结合临床表现、病理改变，特别是结合免疫组织化学染色及分子遗传学特点，采用了不同的命名来描述这组病例。下面仅列举文献中曾经使用的部分诊断名称，可以反映学术界对该病的认识过程：①额颞叶变性伴运动神经元病（frontotemporal lobar degeneration with motor neuron disease，FTLD-MND）；②皮克病合并运动神经元病（Pick disease combined with motor neuron disease）；③缺乏特征组织学改变的痴呆症（dementia lacking distinctive histology，DLDH）；④肌萎缩侧索硬化伴痴呆（不含关岛型）（amyotrophic lateral sclerosis and dementia，excluding Guam type）；⑤运动神经元痴呆或痴呆伴运动神经元病（motor neuron disease dementia or dementia with motor neuron disease，MND dementia）；⑥额颞叶痴呆（frontotemporal dementia，FTD）；⑦非 AD 型额叶变性（frontal lobe degeneration of non-Alzheimer type); ⑧神经丝包涵体病(neurofilament inclusion disease, NFID); ⑨语义性痴呆伴泛素阳性 -tau 阴性包涵体(semantic dementia with ubiquitin-positive tau-negative inclusion bodies); ⑩额叶变性伴泛素阳性神经突起(frontal lobe degeneration with ubiquitin neurites); ⑪原发失语伴泛素阳性神经突起(primary aphasia with ubiquitinated neurites); ⑫伴 tau 及突触蛋白阴性、泛素阳性包涵体的痴呆症(dementia with inclusions, tau and synuclein negative, ubiquitinated, ITSNU)。

由于多种病理性蛋白抗体及免疫组化染色技术广泛应用于神经病理的临床诊断工作,国际上也相应不断更新 FTLD 的分类及命名并推出共识。

遗传学及蛋白质病理学的研究结果提示,某些基因突变致蛋白质错误折叠后在脑内的病理性聚集是神经退行性疾病发生和进展的重要因素,故近年来,FTLD 的病理组织学分型也普遍采用蛋白质病理结合突变基因的方法进行分类。目前涉及 FTLD 的病理性蛋白主要为 tau 蛋白(微管相关蛋白)、TDP-43 蛋白(TAR DNA 结合蛋白)以及 Fus 蛋白(肉瘤融合蛋白),另有小部分属于泛素蛋白酶体系(ubiquitinproteasome system, UPS)。具体蛋白质病理分型简述如下。

1. FTLD-tau 型　此型约占 FTLD 病例的 50%; 可散发或有遗传史; 代表性疾病为皮克病,亦有部分病例为“17 号染色体 *MAPT* 基因相关的额颞叶痴呆合并帕金森综合征 tau 蛋白病”(tauopathy associated with FTDP-17*MAPT*)。

2. FTLD-TDP 型　约占 FTLD 病例的 45%; 也是伴肌萎缩侧索硬化(amyotrophic lateral sclerosis, ALS)的额颞叶痴呆(FTD-ALS)最常见的分子病理型,可散发或有遗传史。因早期应用 ubiquitin 抗体检出阳性包涵体,故曾用 FTLD-U 型的命名,后发现这些泛素阳性包涵体的主要病理相关蛋白为 TDP-43,故现在称为 FTLD-TDP 型。

3. FTLD-Fus 型　约占 FTLD 病例的 5%; 见于 FTLD 及 FTD-ALS 患者。

4. FTLD-UPS 型　该型占 FTLD 不足 1%; 其脑内包涵体对 tau、TDP-43 或 Fus 蛋白免疫组化染色均为阴性,仅泛素染色阳性,故列为 UPS 型。

5. FTLD-Ni 型　无法辨别包涵体的亚型。

已发现上述蛋白质病理分型与某些特定基因突变相关,特别是在一些家族聚集性发病的病例中。报告较多的基因有 *MAPT*(微管相关蛋白 -tau)、*PGRN*(颗粒蛋白前体)、*TARDBP*(TARDNA 结合蛋白 43)、*VCP*(含缬酪肽蛋白)以及 *C9ORF72* 等。但目前仍有相当一部分 FTLD 病例未发现相关基因变异。

## 二、临床表现及神经影像

患者隐袭起病,多 60 岁前发病,男女患病率相当,可有相关家族史。临床特点为疾病早期即出现精神行为异常、人格障碍和语言损害; 部分患者运动功能受损。可分为三组综合征。

### (一) 行为异常综合征

主要指行为变异型额颞叶痴呆(behavioral variant of frontotemporal dementia, bvFTD)。患者情感及行为异常,淡漠或易激怒,社会交往行为不当,动作或语言刻板; 饮食习惯改变,不知饥饱; 早期记忆功能保留尚可,但随疾病进展认知功能全面衰退。

### (二) 语言障碍综合征

常以语言障碍起病,包括语义性痴呆(semantic dementia, SD)和进行性非流利性失语(progressive non-fluent aphasia, PNFA),均属于原发性进行性失语(primary progressive aphasia, PPA)。患者出现命名障碍,对词语理解固化,词语表达匮乏,言语断续,最终缄默。部分患者可伴有失读及失写。

### (三) 运动障碍综合征

由于蛋白质病理学研究的临床应用,一组与额颞叶痴呆(FTD)相关的运动障碍疾病也纳入 FTLD 的范畴，包括“进行性核上性麻痹”（progressive supranuclear palsy，PSP），“皮质基底节变性”（corticobasal degeneration，CBD）以及“额颞叶变性伴运动神经元病”（FTLD-MND）。PSP 和 CBD 与 FTLD-tau 病理亚型相关，而 FTLD-MND 与 FTLD-TDP 病理亚型相关。

该组患者不仅有额颞叶受损的临床表现，而且出现不同程度的运动障碍。如帕金森综合征、眼球运动障碍、“异肢症”、失用、姿势不稳易跌倒等，以及四肢无力、肌肉萎缩、延髓麻痹和锥体束征等。

尽管上述各临床亚型的症状和体征差异较大，但神经影像学检查具有一定的诊断价值。结构影像可见显著的界限性额叶和／或颞叶萎缩，且不同于 AD 的弥漫性萎缩，脑叶萎缩可不对称，有语言障碍者尤以优势半球的颞叶萎缩为著（图 5-3-1A、C）。如疾病早期行功能影像检查（SPECT 或 PET 检查），可显示额叶和／或颞叶限局性低灌注或低代谢（图 5-3-1B）。tau 蛋白示踪剂 $^{18}$F-THK5317 的 PET 检查还可见双侧额叶和／或颞叶 $^{18}$F-THK5317 摄取（图 5-3-1D）。结合临床症状及认知心理评估有助于早期诊断。

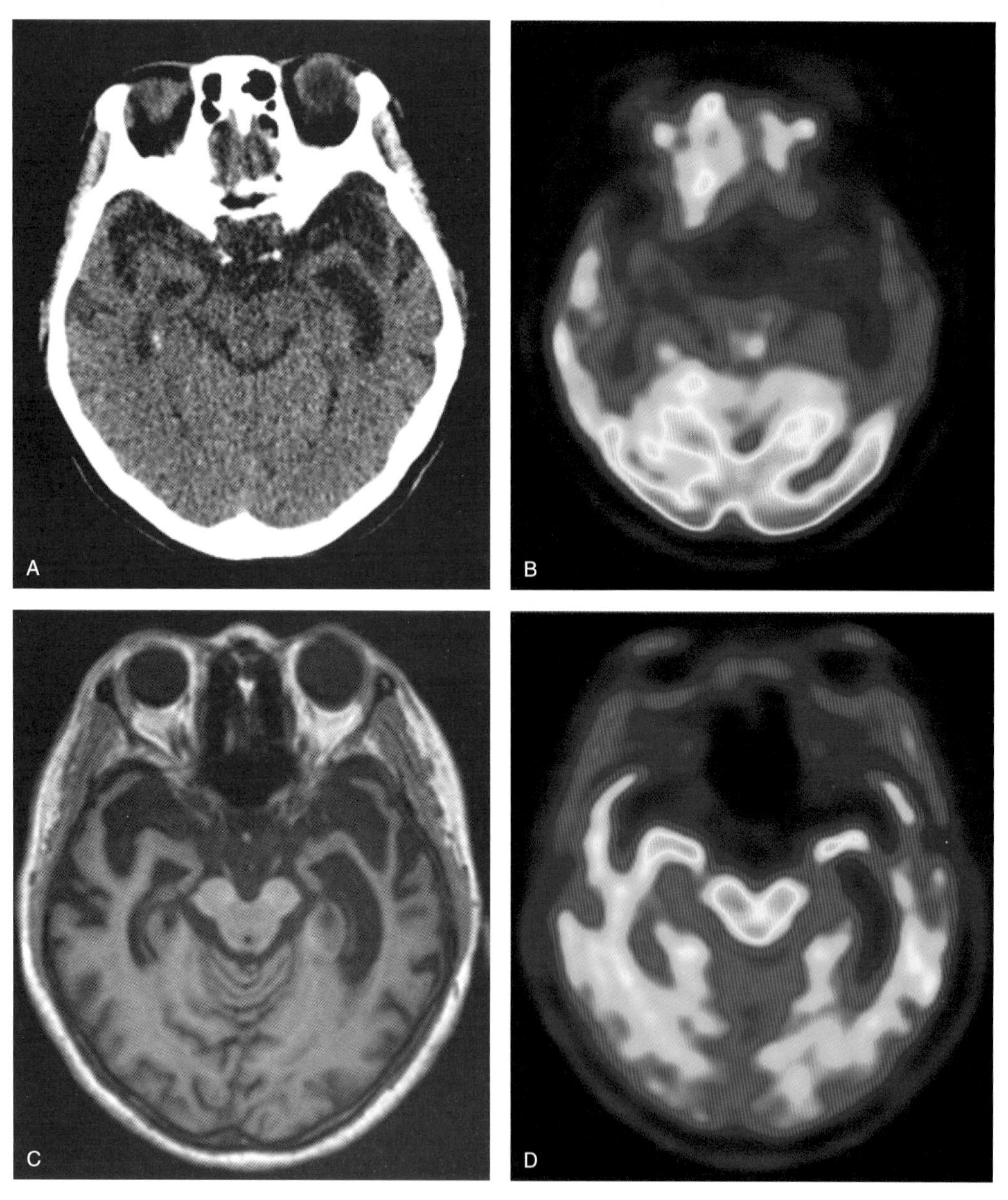


图 5-3-1　FTD 患者的脑 PET 成像

A. 双侧颞叶严重萎缩，呈刀片状；B. 双侧颞叶 $^{18}$F-FDG 摄取减低；
C. 双侧颞叶严重萎缩，呈刀片状；D. 双侧颞叶可见 $^{18}$F-THK5317（tau 蛋白示踪剂）摄取（红色）

## 三、病理改变

由于采用了规范化的神经病理检查方法，并结合临床分子遗传学的分析结果，近年来对额颞叶变性中的家族遗传型或散发病例中的病理性蛋白沉积分型有了更深入的认识。

自 2001 年至 2010 年的十年间，根据首版国际额颞叶变性神经病理评估与分类方案，发现了新的蛋白质病理亚型，如 FTLD-TDP43，FTLD-Fus 等，而且在家族性额颞叶痴呆的病例中经分子遗传学检测鉴定出多种致病基因与病理性蛋白的沉积相关，如位于 17 号染色体上的 *GRN* 基因突变可导致 TDP-43 蛋白病等。

目前 2001 版的额颞叶变性病理诊断流程仍被广泛采用，其要点为：首先经常规检查排除 AD 及路易体病，然后行 Gallyas 银染色以及 tau、ubiquitin 和 α-synuclein 免疫组化染色并分别观察大脑皮质、海马、基底节区、脑干等部位，注意一些特殊类型的包涵体，如出现在多系统萎缩中的胶质细胞内 α-synuclein 阳性包涵体。

上述染色技术对额颞叶变性的诊断及鉴别诊断有重要意义。如在脑内发现银染及 tau 免疫组化阳性的圆形皮克小体，需考虑“皮克病”；如仅限于颞叶内侧大量神经原纤维缠结而无神经炎性老年斑，则提示“仅有神经原纤维缠结性痴呆”；如在苍白球、黑质、脑桥等部位发现细胞内球形神经原纤维缠结，且同时存在丛状星形细胞包涵体，则需考虑 PSP 病理诊断；CBD 患者脑内神经原纤维缠结与 PSP 病变分布区相同，但亦可见皮质星形细胞斑和气球样神经元；少见的“运动神经元型包涵体病”的病理改变为皮质和海马颗粒细胞内存在 ubiquitin 阳性、tau 阴性的圆形或丝状包涵体。如经上述方法检查均未见明确的病理组织学改变，则可使用“缺乏组织学特征的额颞叶痴呆”病理诊断名称。

2007 年额颞叶变性病理诊断方案进行了修订，增加了额颞叶变性中的 TDP-43 蛋白病，并建议更多采用免疫组化方法替代传统银染色法，以增强诊断准确性。

### （一）大体病理改变

典型的额颞叶变性病例中，脑的外观检查可见额叶和/或颞叶局限性萎缩，表现为萎缩部位与相对正常的脑回界限分明，如刀切样征。一些病例呈非对称性萎缩，切面显示基底节的尾状核、纹状体等也可见萎缩，脑干的黑质亦可见颜色变淡。

脑萎缩的程度与病程有关，如患者在病程早期死亡，大脑外观可无显著改变，而病程较长，痴呆程度较重的病例则可见额叶或颞叶显著萎缩，如脑沟加深、脑回极度狭窄（图 5-3-2），脑萎缩范围还可波及其他脑叶。

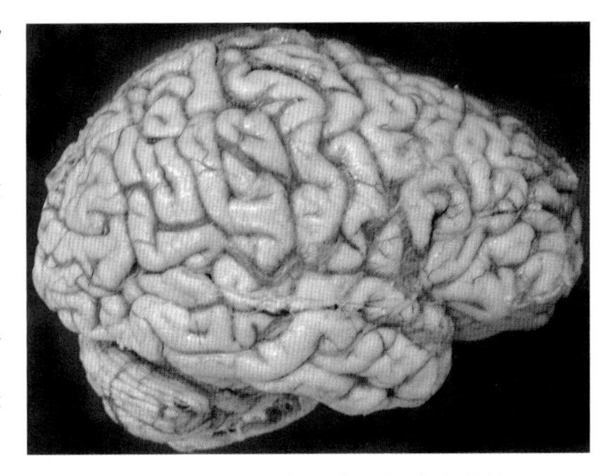

图 5-3-2　语言表达障碍起病患者的额叶显著萎缩（右侧面观）

目前认为局限性脑萎缩是 FTLD 特征性的大体病理改变。

### （二）镜下病理改变

常规 HE 染色可见萎缩部位大脑皮质的分层结构消失，大量神经细胞脱失，伴不同程度的胶质细胞增生。病变区可见空泡样变，主要累及大脑皮质Ⅱ层（图 5-3-3）。

目前额颞叶变性疾病病理评估指南中不再强调传统的银染色方法，主张采用蛋白质标记的免疫组化，重点加逐一筛查法，进行病变定性诊断。常规应用 tau、ubiquitin、TDP-43、Fus 蛋白抗体免疫组化染色可对病变性质进行分类。采用常规病理组织学染色观察病变分布范围，结合是否存在特殊嗜银包涵体，可初步做出临床病理的组织学和蛋白质分类诊断。

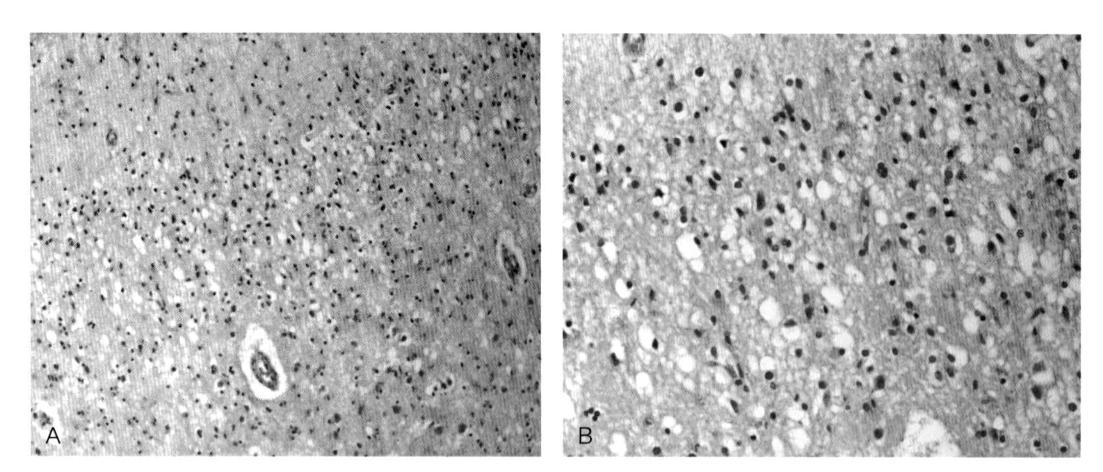


图 5-3-3 额颞叶变性的皮质组织学改变
A. 颞叶皮质神经元显著脱失伴胶质细胞增生 HE ×100；
B. 神经元脱失严重区域呈微空泡状态 HE ×200

### (三) 基于病理性蛋白的 FTLD 临床病理分型

目前认为这组疾病的病理生理过程是不同蛋白质错误折叠后发生病理性聚集，进而沉积于神经组织内(主要累及神经元及胶质细胞)，导致神经系统功能障碍。

FTLD 涉及的病理性蛋白主要包括 tau 蛋白、TDP-43 蛋白、Fus 蛋白以及 UPS 蛋白等。现基于上述病理性蛋白进行临床病理分型。

1. FTLD-tau 蛋白型　大约半数 FTLD 患者在脑内有微管相关蛋白 tau 的异常沉积，因此 FTLD-tau 蛋白型属于 tau 蛋白病(tauopatheis)范畴。皮克病系 FTLD-tau 蛋白型中最早被发现的经典临床病理类型，此外还有 17 号染色体 *MAPT* 基因相关的额颞叶痴呆合并帕金森综合征(FTDP-17*MAPT*)。以下重点介绍皮克病，其他类型将在相关章节描述。

(1)皮克病(PiD)：1982—1906 年，Pick 大夫报告了一组以精神行为异常为特点的痴呆病例，其脑大体病理改变为显著的额、颞叶局限性萎缩。Alzheimer 大夫于 1911 年描述了这些病例的组织病理学改变，发现了神经细胞胞质内有嗜银小体，后称为皮克小体(Pick body)。

皮克病患者一般隐袭起病，多在 45~65 岁之间发病，男女患病率相同，可有家族遗传史。起病初期即可有精神行为异常，如不修边幅、缺乏自知力等；随病情进展记忆力、计算力逐渐衰退，语言变得刻板、匮乏；并可出现额叶释放征，如抓握反射、掌颏反射等。

神经影像学(脑 CT 或 MRI)显示额叶和 / 或颞叶萎缩，双侧对称或不对称。

大体病理改变：额叶和 / 或颞叶局限性萎缩可不对称(图 5-3-4A)，严重萎缩时脑回形状如“核桃”，亦有报道形容萎缩的脑回如“刀背”状。脑萎缩的另一特点为额上回后部及中央前、后回可保留完好。杏仁核及海马明显萎缩，基底节、黑质亦可受累(图 5-3-4B)。由于灰、白质萎缩，可继发脑室扩大。

病理组织学改变：萎缩皮质可见大量神经细胞脱失伴胶质细胞增生，且神经毡疏松呈空泡样变。残留的神经细胞可见胞质肿胀，称为“皮克细胞”(Pick cell)，与见于其他神经退行性疾病的“气球样细胞”(ballooned neuron)形态上不易鉴别，且二者的磷酸化神经丝免疫组化染色均阳性。

特征性神经元胞质内嗜银包涵体被称为“皮克小体”(Pick body)。HE 染色见皮克小体呈球形(图 5-3-5A)，略嗜碱性，边界清晰。采用 Bodian 或 Bieschowsky 银染色法可清晰显示其为位于神经细胞胞质内的致密球形小体(图 5-3-5B)。皮克小体的磷酸化 tau 蛋白免疫组化染色反应阳性(图 5-3-5C、E)。进一步分析确认其主要成分为 3R-tau 蛋白(图 5-3-5F)，与其他 tau 蛋白病所显示的 4R-tau 蛋白不同。皮克小体对磷酸化神经丝蛋白以及泛素免疫组化染色亦可呈阳性反应(图 5-3-5D)。

海马及杏仁核是皮克病受损最严重的部位，也是最易发现皮克小体的区域，特别是海马的锥体细胞及齿状回的颗粒细胞内。此外皮克小体亦可见于基底节、丘脑底核、黑质及蓝斑等部位。

家族性皮克病大多与 *MAPT* 基因突变相关。

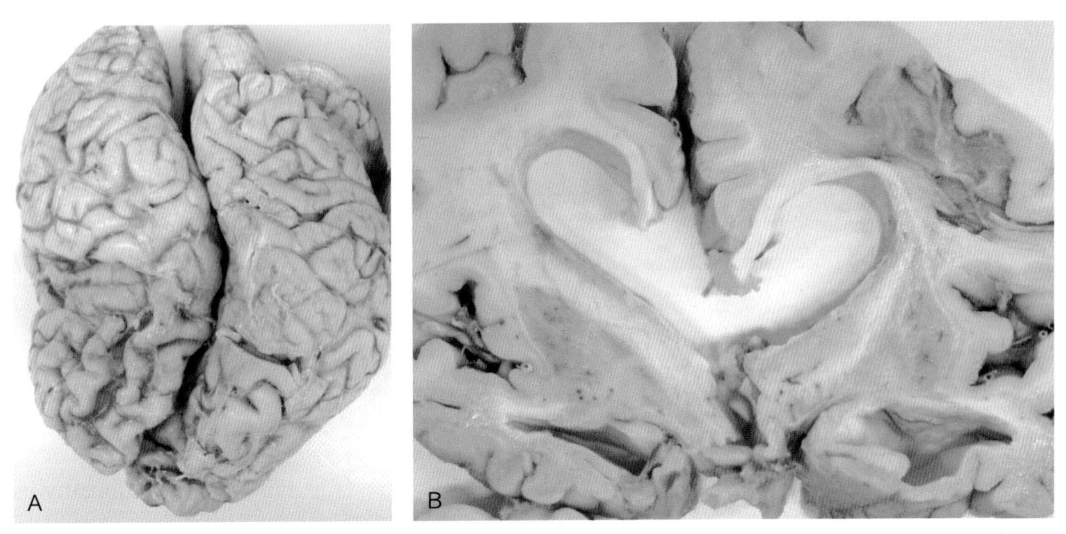


图 5-3-4　皮克病大体观察

A. 顶面观示右侧半球额、颞叶局限性萎缩；B. 冠状切片示双侧颞叶、海马及尾状核显著萎缩，左侧额叶陈旧梗死灶

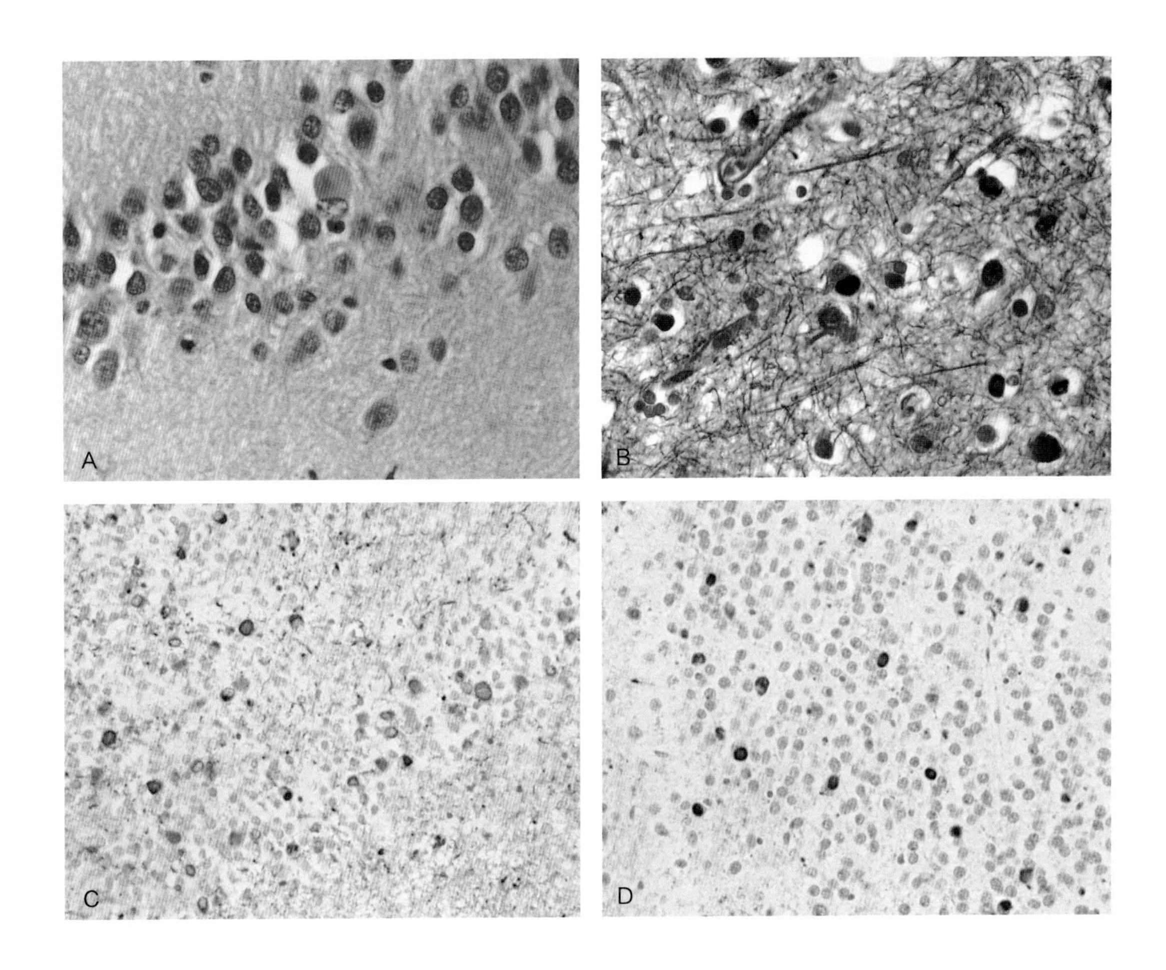

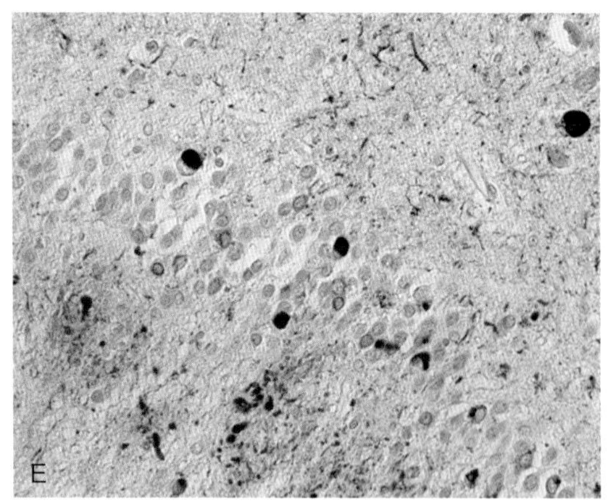


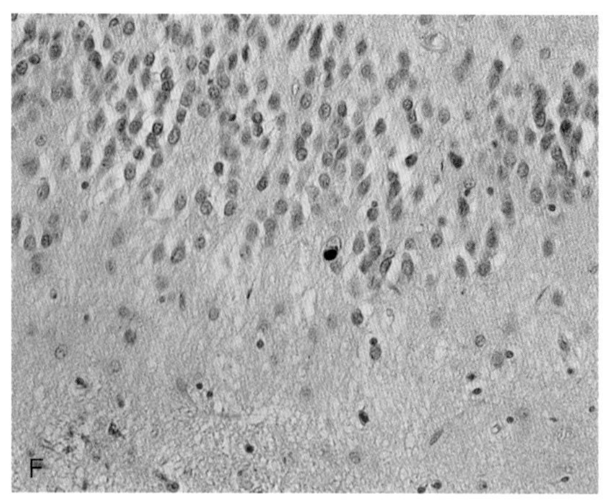


图 5-3-5 皮克小体及其病理蛋白表达特征

A. 海马齿状颗粒细胞胞质圆形皮克小体 HE ×400；B. 嗜银皮克小体硝酸银染色 ×400；C. 非磷酸化 tau 阳性皮克小体 tau ×200；D. 皮克小体可部分表达 ubiquitin 免疫活性 Ub ×200；E. 磷酸化 tau 阳性皮克小体 AT8 ×200；F. 皮克小体表达 3R-tau 3R-tau ×200

（2）17 号染色体 *MAPT* 基因相关的额颞叶痴呆合并帕金森综合征 tau 蛋白病（tauopathy associated with FTDP-17*MAPT*）：该病与位于 17 号染色体上的 *MAPT* 基因或 *GRN* 基因突变相关。患者多表现为认知功能障碍、帕金森综合征、渐进性精神行为异常、人格衰退及语言功能受损，一般无上、下运动神经元受损的症状及体征。

大体病理可见脑室系统扩大，晚期患者基底节、海马及杏仁核均严重萎缩，黑质色淡。

组织病理学观察认为 FTDP-17*MAPT* 是更加广泛且损害严重的 tau 蛋白病理改变。神经细胞脱失伴胶质细胞增生广泛累及额叶、颞叶、杏仁核、海马以及皮质下灰质核团。神经元及胶质细胞内均可见过度磷酸化 tau 蛋白免疫组化染色阳性的包涵体，分布于皮质、基底节及白质。部分病例还可见皮克小体及“气球样细胞”，不仅有 3R-tau 蛋白阳性的皮克细胞，还可见 4R-tau 蛋白阳性的包涵体。

2. FTLD-TDP 蛋白型　FTLD 中的 TDP 蛋白型（FTLD-TDP）是最常见的 FTLD 疾病实体，也包括了大多数 FTLD-U（FTLD-ubiquitin）病例。FTLD-TDP 以往被认为系“伴或不伴 ALS 临床表现的具有 MND 包涵体的 FTLD”，或是泛素型 FTLD（FTLD-U）。

目前根据 TDP-43 包涵体的不同形态及分布部位，结合分子遗传学研究将 FTLD-TDP 进行如下临床病理分类：散发性 FTLD-TDP；伴 *GRN* 突变的 FTLD-TDP；伴 *C9ORF72* 六核苷酸异常扩增的 FTLD-TDP；伴 *VCP* 突变的 FTLD-TDP；伴 *TARDBP* 突变的 FTLD-TDP。

（1）散发性 FTLD-TDP：散发性 FTLD-TDP 可表现 FTLD 三组综合征的任何一型，最常见者为行为变异型（bvFTD）；亦可表现为语言障碍，即原发性进行性失语（PPA）综合征，包括语义性痴呆（SD）或进行性非流利性失语（PNFA）以及 logopenic 失语；还可以表现为运动障碍，如 PSP 综合征、CBD 综合征或 ALS。

大体病理改变：同所有 FTLD 的脑改变一致，FTLD-TDP 的脑大体病理改变也表现为额叶和 / 或颞叶的局限性萎缩，但受累的范围和程度不同。中脑、黑质色淡，小脑一般不受累。

病理组织学改变：显微镜下可见基本病理改变为萎缩部位大脑皮质神经元脱失伴胶质细胞增生，可见层状微空泡变性。

特征性病理组织学改变是在病变区域内经 TDP-43 免疫组化染色可见神经元和胶质细胞内有阳性包涵体，该包涵体对泛素 /P62 也呈阳性反应。

TDP-43 蛋白在正常情况下位于细胞核内，但在病理情况下则出现于神经元胞质内。磷酸化 TDP-43（pTDP-43）抗体可以检测出异常磷酸化 TDP-43 蛋白的病理性聚集，可见阳性反应的包涵体在不同神经组织内的分布。结合临床和分子生物学检测结果，目前将 FTLD-TDP 的病理组织学改变分为 A、B、C、D 四型（Mackenzie 2011），详见表 5-3-2。

表 5-3-2 FTLD-TDP 的病理组织学分型

| 病理组织学分型 | 病理组织学改变 | 临床分型 / 遗传学 |
|---|---|---|
| A 型<br>约占 41% | 大脑皮质表层可见大量 NCIs、DNs 以及数量不等的 NIIs | bvFTD<br>PNFA<br>ALS/MND<br>（约 50% 有家族史，与 *GRN* 突变及 *C9ORF72* 扩增相关） |
| B 型<br>约占 34% | 大脑皮质表层及深层均可见大量 NCIs，少量 DNs，罕见 NIIs | bvFTD<br>ALS/FTD<br>（约 30% 有家族史，与 *TARDBP* 突变及 *C9ORF72* 扩增相关） |
| C 型<br>约占 25% | 大脑皮质表层可见大量长 DNs，罕见 NIIs | 散发 bvFTD 以及 SD 病例（约 30% 有家族史） |
| D 型<br>少见 | 新皮质可见大量 NIIs 而 NCIs 和 DNs 少见，海马一般不受累 | IBMPFD<br>（与 *VCP* 突变相关） |

NCIs：神经元胞质内包涵体；NIIs：神经元核内包涵体；DNs：轴索营养不良；*GRN*：颗粒蛋白基因；*C9ORF72*：9 号染色体开放阅读框基因；*VCP*：含缬酪肽基因；*TARDBP*：反式激活反应 DNA 结合蛋白；IBMPFD：包涵体肌炎伴 Paget 骨病及额颞叶痴呆

目前多数学者认为上述分型有助于认识散发性及家族性 FTLD-TDP 的临床病理分型以及与分子遗传学之间的关联，但各型的临床表现与病理所见存在一定程度重叠，仍需大量临床病理研究证实并完善 FTLD-TDP 的病理分型。

(2) 伴 *GRN* 突变的 FTLD-TDP：在某些 FTLD 病例，特别是家族性聚集发病的病例中已检测到基因突变位点。目前已在约 20% 的家族性 FTD 和少数散发性 FTD 中发现颗粒蛋白（*GRN*）基因突变。该基因位于 17 号染色体，其突变可导致神经组织营养代谢障碍而发生退行性变。

患者多为常染色体显性遗传，但发病年龄及病程即使在同一家系中亦存在较大差异。最常见的临床症状为行为变异型额颞叶痴呆（bvFTD），也可出现语言障碍，如 PPA 综合征。

大体病理改变为额叶及前颞叶萎缩，严重者可累及顶叶。脑萎缩严重程度与病程有关。

病理组织学改变为病变区神经细胞脱失及胶质细胞增生，可见微空泡变。大脑皮质残留的神经元胞质内可见 TDP-43 阳性包涵体，亦可见神经元核内包涵体，上述包涵体经 ubiquitin 免疫组化染色可呈阳性反应。

需指出上述病理改变不仅存在于伴 *GRN* 突变的 FTD 中，也可见于非突变的 FTD 中，故缺乏特征性病理诊断意义。

(3) 伴 *C9ORF72* 扩增的 FTLD-TDP：2011 年发现位于 9 号染色体的开放阅读框 72（*C9ORF72*）基因与 FTD 和 ALS 相关，特别是家族性 FTD 和家族性 ALS 患者。与 *C9ORF72* 基因相关的患者更容易进展为 ALS-FTD。

患者的临床表现中精神行为症状突出，多有家族史，神经影像见双侧额、颞叶皮质及皮质下白质萎缩。

大体病理可见局限性额、颞叶以及中央前回和海马萎缩。

病理组织学检查见病变区域神经细胞脱失、胶质细胞增生以及微空泡化；可见 TDP-43 免疫组化染色阳性包涵体，以往认为这种包涵体多见于神经元胞质内，但越来越多的病例报告表明神经元和胶质细胞核以及坏变的突触内均可见这种 TDP-43 阳性包涵体。

此外有学者认为，如在小脑颗粒细胞内发现 TDP-43 阴性而 P62 和二肽（dipeptide，DPR）蛋白阳性的包涵体有助于此型蛋白病与其他 TDP-43 蛋白病的鉴别。

(4)伴 *VCP* 突变的 FTLD-TDP：缬酪肽蛋白(*VCP*)基因突变与罕见的"包涵体肌炎伴 Paget 骨病及额颞叶痴呆"(inclusion body myositis with Paget disease of bone and FTD，IBMPFD)相关。

该病为常染色体显性遗传，成年后发病，临床表现为肢体近端无力并伴有 Paget 骨病及早发型 FTD，患者 40 岁左右即可出现精神行为异常。

目前尸检病例较少，已有资料显示其大体病理可见额叶萎缩，但不及其他 FTLD 类型严重。镜下观察可见神经元脱失伴胶质细胞增生，而特征性改变为神经细胞核内出现磷酸化 TDP-43 蛋白聚集，形成大量神经元核内 TDP-43 阳性包涵体，其 ubiquitin 免疫组化染色亦可阳性。

(5)伴 *TARDBP* 突变的 FTLD-TDP：TAR DNA 结合蛋白 43(TAR DNA binding protein 43，*TARDBP*)基因位于 1 号染色体，最初发现与 FTD-ALS 相关，但也见于家族性 ALS 患者。

临床表现为 bvFTD 或 SD 症状，可有上运动神经元及下运动神经元受损体征。

神经病理所见同 ALS 病理改变，但 TDP-43 免疫组化染色显示神经元及胶质细胞包涵体广泛累及大脑新皮质、运动区、边缘叶及脊髓。

3. FTLD-Fus 蛋白型 *Fus* 基因系肉瘤融合基因，位于 16 号染色体。*Fus* 基因突变多见于家族性 ALS，也可见于 ALS-FTD 以及 FTLD 患者中。

Fus 蛋白和 TDP-43 蛋白相同，均与细胞转运调控相关，正常情况下二者均位于细胞核内。但疾病状态下，Fus 蛋白形成不溶性聚集物并由细胞核移入胞质，成为病理性蛋白标志物。

*Fus* 基因突变的 FTD 患者临床多表现为 bvFTD，但下述三种散发性少见痴呆类型也属于 Fus 蛋白病，具有各自的临床病理特点。

(1)神经元中间丝包涵体病(neuronal intermediate filament inclusion disease，NIFID)：患者发病年龄早，平均 40 岁左右，多为散发，男女均可受累。临床表现为情感淡漠或脱抑制、记忆力减退，约半数患者有语言障碍。少数患者可有锥体外系及锥体束受损的体征。

神经病理检查可见额、颞叶萎缩，尾状核亦可受累。由于尾状核萎缩，有时被误诊为亨廷顿病(Huntington 病)，但 Huntington(*HTT*)基因检测正常。

病理组织学观察可见额、颞叶皮质神经细胞脱失伴胶质细胞增生，皮质浅层微空泡变性。Fus 免疫组化阳性包涵体见于神经元及胶质细胞胞质内，亦可见于神经元胞核内。此外，神经元胞质内存在神经元中间丝免疫组化阳性反应。

(2)嗜碱性包涵体病(basophilic inclusion body disease，BIBD)：临床多表现为 bvFTD，或以早发型 ALS 起病。

神经病理检查见额、颞叶萎缩，部分病例可有尾状核、丘脑、杏仁核萎缩，黑质颜色变淡。特征性病理组织学改变为 HE 染色见受损部位出现肿胀神经元，其胞质内出现嗜碱性包涵体，且 Fus 免疫组化染色阳性，而 tau、α-synuclein 以及神经元中间丝等免疫组化染色均为阴性。

(3)非典型 FTLD 伴泛素阳性包涵体病(atypical FTLD with ubiquitin-immunoreactive inclusions，aFTLD-U)：患者多在 25~55 岁起病，无明确家族史。主要症状为 bvFTD 表现，并出现进行性语言障碍，最终呈缄默状态。锥体系及锥体外系常不受损，病程一般仅 5~10 年。与 NIFID 和 BIBD 相同，患者虽然起病年龄早，但未检测到明确突变的基因。

神经病理检查可见对称性额颞叶萎缩，严重病例可见纹状体萎缩和黑质色淡。

重要的病理组织学改变为神经元胞质及核内均可见 Fus 及泛素免疫组化阳性包涵体，而其对 tau 蛋白、α-synuclein 蛋白以及神经元中间丝蛋白反应均呈阴性。

4. FTLD-UPS 型 随着蛋白质病理及分子遗传学的研究进展，以往描述为 FTLD-U(FTLD with

ubiquitin）和 ALS-FTLD 的患者分别被划分为 FTLD-TDP 或 FTLD-Fus 蛋白病范畴。同时，近年 FTLD 的尸检病例发现，少数患者脑内包涵体对 tau、TDP-43 或 Fus 免疫组化反应均呈阴性，而包涵体所含蛋白成分为泛素蛋白酶体系统（UPS），且突变基因为带电多泡体蛋白 2B（charged multivesicular body protein 2B，*CHMP2B*），位于 3 号染色体，故现称这组疾病为 FTLD-UPS 型。

目前已发现一个疾病实体与 UPS 相关，即伴带电多泡体蛋白 2B 基因突变的 FTLD-UPS（FTLD-UPS with *CHMP2B* mutation）。该病为常染色体显性遗传，多见于丹麦血统家庭。临床表现多为 bvFTD，少数患者表现为 ALS。

病理检查可见额颞叶萎缩，病变区大量神经细胞脱失伴胶质细胞增生，并有大脑皮质的层状空泡化。残留神经元胞质内可见 ubiquitin 免疫组化阳性包涵体，而 tau、Fus 及 TDP-43 蛋白免疫组化染色则均为阴性。

**5. 无包涵体 FTLD 型（FTLD with no inclusions，FTLD-Ni）**　很少数 FTLD 患者的脑内未发现对 tau、TDP-43、Fus 以及 UPS 呈阳性反应的包涵体，其分类待定。

## 四、临床与病理关联

FTLD 是神经退行性疾病中异质性最强的一组疾病。无论是临床表现、神经病理乃至蛋白质病理以及分子遗传学等均存在较大差异。但其共同的特征性改变是额颞叶受损的临床及病理改变，因此精神行为异常、语言功能障碍、认知功能下降成为患者突出的临床表现，而且局限性额颞叶萎缩也可在患者生前由结构神经影像显示；功能影像甚至在疾病早期即可发现大脑局限性代谢及灌注异常。

尽管蛋白质病理学及分子遗传学的发展已界定出 FTLD 的部分疾病实体，但这些疾病之间仍有临床甚至蛋白质学层面的交叉重叠，而且有些病例虽然有 FTLD 的临床表现，但神经病理无特征性组织学改变，故难以分类。因此继续加强 FTLD 的蛋白质病理学以及分子遗传学研究将有助于对 FTLD 的深入认识。

（王鲁宁　朱明伟　解恒革　冯　枫　沈智辉）

# 临床解剖病例介绍

**病例　主因进行性认知功能障碍 16 年，精神行为异常 7 年。**

**【现病史】**

患者男性，76 岁，编辑。患者于 1982 年年底退居二线，但仍坚持每天上班。16 年前（1986 年末）开始出现工作能力下降，如开会时不能领会会议内容，会上反复问同事开什么会，不能及时正确向下级传达会议内容，也不能按时落实上级布置的工作。3 年后（1989 年）因工作能力下降而提前离休。与此同时，家人发现患者记忆力明显减退，如经常忘记刚做过的事情，如刚刚吃过饭，又要吃饭。一天中多次买相同的蔬菜水果，购物时因为付钱问题常与摊主争执。发病 4 年后（1990 年）上述症状逐渐加重，语言单调，重复说“你好”，回答不出当时国家主要领导人名，两位数的加减运算不能。不能正确回答日期、单位地址，除老伴外，不能分辨家人间的关系。行头颅 CT 检查显示双侧大脑半球轻度脑萎缩，以额颞叶为著。脑电图检查为普遍对称性慢波节律。于发病后 5 年时（1991 年）开始出现经常叫不上子女名字。有时连老伴也辨别错误，与老伴一起上街购物，经常跟随不认识的人，曾走失过 3 次。病后 7 年（1993 年）出现性格改变，表现为胆怯，出门时常拉着老伴的衣服，或尾随其后，寸步不离。一改原来对人宽厚大方而变得自私，如老伴招待客人的水果，他拿到自己房间藏起来，有时趁人不注意，捡街上的红纸藏在抽屉里，将报纸藏在衣袖里。行为怪异，如一天中反复去报箱取报，有时经常错拿别人报纸。看报时注意力不集中，经常刚拿上报纸又要去做其他事情。同年到多所医院就诊，曾诊断“早老性痴呆”，给予脑蛋白水解物等输液治疗，效果不佳。此后上述症状进一步加重，经常打开电视、冰箱后不知道关上。无故怀疑他人偷窃自己的钱物。无故对不认识的人发脾气，动手打人。不讲卫生，经常拒绝洗澡。在家或在公共场合随地小便。一次在公共浴室洗澡时不顾羞怯，裸体跑出浴室。此外，还出现睡眠障碍，夜间睡眠时间减少，夜间常常裸体在房间来回走动。于病后9年（1995年）再次到医院检查，发现患者与人交流困难，问话不答或不语，其他认知功能检查不能配合完成。表情呆板，行动缓慢，行走时步距小，左下肢拖拉步态。脑神经检查眼球自发运动正常。左下肢肌力5-级、余肢体肌力5级，四肢肌张力略高。同年1月（1995年1月），走路不稳跌倒导致左股骨颈骨折，此后患者长期卧床，并逐渐出现吞咽困难，呛咳，语言表达不能，缄默不语。在此期间反复发生肺部感染等症，经过抗生素对症抗感染治疗，并给予鼻饲维持营养，病情相对稳定。2002年10月出现间断发热，体温37~38℃，排痰不畅，呼吸困难，于2002年11月22日以“高度痴呆，急性肺炎”入院。

【既往史】

慢性支气管炎史10年。曾患肺结核，已治愈。否认高血压、糖尿病史，无冠心病及脑血管疾病发作史，无毒物接触史。

【个人史】

无烟酒嗜好。

【家族史】

父母早年去世，死因不详。家中其他亲属无痴呆病史。

【查体】

体温37.6℃，脉搏88次/min，呼吸22次/min，血压122/65mmHg。发育正常，营养欠佳，消瘦。皮肤、黏膜无黄染及出血点，浅表淋巴结无肿大，甲状腺无肿大，双肺呼吸音粗，散在分布湿性啰音。心音有力，节律整齐，未闻及病理性杂音。腹部检查无异常发现。神经系统检查：高度痴呆状态，对声音刺激无反应，无语言交流功能，但可自动睁眼、双眼球可上视，双眼白内障。压眶面部有痛苦表情，双侧面纹对称，牙关紧张，伸舌不能。下颌反射（+）、吸吮反射（+），掌颌反射（+），颈部僵直，呈后仰位。双上肢呈屈曲，双下肢伸直状态，关节挛缩畸形，四肢肌张力高，腱反射活跃，左Babinski征（+），右Babinski征（-）。

【辅助检查】

1. 头颅MRI（1995年）：侧脑室和第三脑室对称性扩大，侧脑室额角和颞角扩大明显，大脑皮质脑沟、外侧裂池和蛛网膜下腔间隙增宽，双侧脑室周围斑片状长$T_2$信号。

2. 头颅CT（1996年）：双侧大脑半球额叶、颞叶、顶叶脑沟加深，外侧裂及蛛网膜下腔间隙增宽，侧脑室扩大，脑室周围白质呈“月晕”状低密度。

3. 头颅MRI（1999年）：大脑半球实质容积减少，双侧脑室及第三脑室明显增大，脑沟、脑池增宽，脑室周围多发片状及右侧顶叶片状长$T_1$、长$T_2$信号。

4. 血常规（2002年11月25日）：血红蛋白92g/L，红细胞计数$3.32\times10^{12}$/L，白细胞计数$14.24\times10^9$/L，中性粒细胞百分比95.8%，淋巴细胞百分比2.6%，血小板$167\times10^9$/L。

5. 血生化检查（2002年11月25日）：肌酐122.1μmol/L，K 3.4mmol/L，Na 103.2mmol/L，Cl 74.9mmol/L，葡萄糖5.2mmol/L，余血结果正常。

6. 胸片（2002年11月25日）：右肺感染。

【诊治经过】

入院后给予抗生素、加强排痰、改善供氧，纠正水电解质紊乱等治疗，病情无好转，于2002年11月30日患者突然出现呼吸骤停、循环衰竭，经气管插管，呼吸机辅助呼吸，以及血管活性药物等治疗，2002年12月29日终因多脏器功能衰竭而死亡。

【病理结果】

1. 大体病理　脑重800g。大脑、脑干和小脑普遍性明显萎缩，但以双侧的额叶、颞叶为著。皮质脑沟增宽，脑回变窄。右侧顶叶表面见直径3cm，呈黄褐色的陈旧软化灶。颅底动脉环完整，基底动脉及颈内动脉起始部以及大脑中动脉粥样硬化明显。大脑冠状切面：大脑各叶灰质变薄，灰质和白质分界欠清楚，尤其以双侧颞叶为著。乳头体及杏仁核严重萎缩，结构已辨认不清楚。侧脑室、第三脑室明显扩大。以双侧脑室颞角扩大最突出，使所在的颞叶灰白质结构薄如蛋壳。右侧顶叶软化灶累及灰白质，病灶大小为3cm×3cm×2cm。双侧基底节、丘脑及半卵圆中心等深部结构多发陈旧软化灶，分别为小如黄豆大小至最大0.5cm直径。黑质、蓝斑色泽变淡。中脑导水管和第四脑室扩张。右侧脑桥基底部可见0.3cm×0.2cm软化灶。小脑齿状核呈黄褐色。

2. 镜下病理　常规部位取材，行HE、LFB、硝酸银染色和Gallyas-Braak银染色，tau和ubiquitin免疫组化染色。HE染色镜下所见：大脑半球的额叶、颞叶、顶叶皮质神经细胞普遍性中至重度脱失，枕叶皮质神经细胞轻至中度脱失。神经细胞脱失以Ⅱ~Ⅲ层及Ⅴ~Ⅵ层为著。在剩余的神经细胞中，可见少数呈气球样变，在中小细胞胞质内可见球形包涵体，在神经细胞脱失严重的皮质区伴有严重的胶质细胞增生，皮质浅层呈带状分布的微空泡状态。皮质下白质结构疏松，伴有纤维性星形细胞增生，髓鞘染色显示髓鞘脱失。右侧顶叶病灶区灰白质正常结构破坏，代之为疏松的网状结构，主要为胶质细胞成分，少数为新生的血管。海马的锥体细胞中度脱失，以CA1~2段为重，剩余的细胞可见大量颗粒空泡变性。部分齿状颗粒细胞胞质内见球形包涵体。基底节区和丘脑神经细胞轻度脱失，伴有胶质细胞增生。软化灶区正常结构破坏，代之为疏松的网状结构，主要为胶质细胞成分，少数为新生的血管。黑质细胞严重脱失，色素减少，胞质内未见路易体。脑桥的蓝斑和桥核细胞轻度脱失，延髓的橄榄神经细胞数量减少。右侧脑桥软化灶区正常结构破坏，代之为疏松的网状结构，主要为胶质细胞成分。小脑齿状颗粒细胞中度脱失伴胶质细胞增生，小脑叶片部分区域内浦肯野细胞呈轻至中度脱失。普通银染色：额叶、顶叶、颞叶皮质可见中等密度的神经原纤维缠结，在Ⅱ~Ⅲ层的中小细胞内可见皮克小体。额叶、顶叶、颞叶皮质偶见老年斑。海马的锥体细胞存在不同形态的神经原纤维缠结，多数呈火焰状或线团样，有的呈球形为皮克小体。颗粒细胞中见皮克小体，位于颗粒细胞的胞质，大小接近于颗粒细胞核或稍大。海马结构内也散在分布老年斑。小脑颗粒细胞层内见鱼雷样细胞变性。G-B银染色：除上述部位所见神经原纤维缠结外，同时在额叶、顶叶、颞叶的灰质和白质观察到线圈样少突胶质细胞变性，神经毡内有中等密度的线丝样结构和少数刺状星形细胞，颗粒细胞带可见圆形致密嗜银结构。此外在苍白球、壳核、丘脑底核、黑质、红核、导水管周围灰质的神经细胞，脑桥的蓝斑及中缝核，橄榄核细胞，小脑的齿状核细胞等见不同数量的球形神经原纤维缠结，在这些部位的灰质区也见中等密度的线圈样少突胶质细胞，线丝样结构、少量的丛状星形细胞。tau免疫组化染色：镜下所见与G-B银染色大致相同，但海马颗粒细胞带可见大量tau阳性皮克小体，其密度较硝酸银染色和G-B银染色更高。皮克小体的ubiquitin染色也呈阳性。

【神经病理诊断】

皮克病（PiD）；多发脑梗死（右顶叶、双侧基底节、右侧脑桥基底部）；脑动脉硬化。

# 第四节 进行性核上性麻痹

## 一、概述

进行性核上性麻痹(progressive supranuclear palsy,PSP)是主要累及基底节、中脑、脑桥以及小脑灰质核团的神经退行性变疾病,早在1904年Posey曾在病例报告中有所描述。直到1964年,Richardson、Steele和Olszewski详细报告描述了该病的临床病理改变特征,该病才被认为是一个独立的疾病实体。此后的文献中曾使用过"Steele-Richardson-Olszewski综合征",又因其具有眼球运动障碍及头颈部过伸的肌张力障碍姿势,也使用过"眼颈肌张力障碍"等术语。目前的PSP概念是指以核上性眼球运动障碍、姿势不稳、颈部肌张力异常、构音障碍、假性球麻痹以及痴呆为主要临床表现,病理组织学上以神经元和胶质细胞内4R-tau蛋白异常聚集成分为主要特征的少见神经系统退行性疾病,主要累及脑干、基底节和小脑灰质神经核团。

## 二、临床表现及神经影像

进行性核上性麻痹通常发生在中老年人群,发病年龄多为55~70岁,少数病例始于45岁,男性较女性常见。PSP起病隐袭,病情多进展迅速,数年后即可完全丧失生活能力。典型PSP患者具有特殊的临床表现,即眼球运动障碍、锥体外系损伤以及认知障碍"三联征"。

### (一)常见症状

1. 姿势不稳 姿势不稳是PSP最常见的早期症状。约63%的PSP患者以姿势不稳伴跌倒发作为首发症状。与原发性帕金森病患者的碎步急促步态不同,PSP患者多步幅偏大且不稳定,易向后跌倒,常因跌倒而并发骨折。

2. 构音障碍 构音障碍是PSP仅次于姿势不稳的常见早期症状。33%的PSP患者以构音不清为初始症状,1年内约40%会出现构音障碍,常伴吞咽困难。

3. 运动迟缓 运动迟缓是PSP常见的早期症状之一,13%的患者以此为主诉。多数PSP患者可出现动作缓慢,表现为以躯干为主的强直少动,常感肢体僵硬及行动不便。

4. 认知和行为障碍 认知和行为障碍一般晚于运动症状出现,但少数患者可以此为首发症状。约半数PSP患者在病程早期即可出现不同程度的认知障碍,表现为记忆力减退、注意力不集中、思维缓慢以及性格和行为改变等。

5. 语言障碍 语言障碍可表现为语速缓慢、重复语言或模仿语言及共济失调性语言。

PSP发病后的3年内,大多数患者会出现帕金森综合征(常双侧肢体受累)和姿势不稳,约半数出现垂直性眼球运动麻痹、纵轴肌张力升高以及认知障碍。Litvan发现首次就诊的PSP患者常有步态异常、姿势不稳、多次跌倒史、双侧肢体运动缓慢、垂直性核上性眼肌麻痹、构音障碍、颈部肌紧张异常,躯干肌张力增高、额叶征以及人格改变。

### (二)常见体征

1. 眼球运动障碍 眼球运动障碍是PSP最具特征性的体征。早期表现为眼球扫视运动异常、自发性运动速度缓慢、运动范围缩小,眼前庭反射和双眼会聚障碍以及睁闭眼动作迟慢。特征性的核上性凝视麻痹最初只累及上视或下视,之后才出现水平凝视麻痹。少数患者以眼球垂直性凝视麻痹为首发症状,但亦有极少数患者整个病程中均不出现此体征。

2. 帕金森综合征　PSP 患者的帕金森综合征主要表现为运动迟缓、肌张力增高和步态困难，较少出现震颤以及帕金森病特有的前冲样步态和前倾姿势。

3. 姿势异常　肌张力障碍性姿势异常是 PSP 患者除核上性眼肌麻痹以外最重要的体征。由于患者中轴肌张力升高，尤以颈部及躯干上部肌肉为著，故患者表现为身体挺直、颈后伸的僵直姿势，常向后方跌倒。在疾病晚期，PSP 患者也可出现肢体肌紧张异常。

4. 假性球麻痹　PSP 患者可有语言含糊不清、饮水呛咳、吞咽困难以及强哭强笑的假性球麻痹表现。

5. 精神及认知障碍　PSP 的认知障碍不同于 AD，一般不出现失语、失认和失用，而主要表现为皮质下痴呆，如思维迟缓、健忘、淡漠或以抑郁为主的情感及人格改变，常有执行功能障碍。伴额叶症状的 PSP 患者常出现抓握和摸索动作、吸吮反射活跃等额叶受损体征。

（三）临床变异型

大约 2/3 的 PSP 患者具有典型临床表现，但亦有部分患者的临床表现具有异质性。Jellinger 等于 1980 年报告 4 例经病理证实的 PSP 患者，其发病年龄在 34 岁之前，早期姿势不稳和跌倒发作不明显，而精神症状突出，如攻击行为、易怒、坐立不安及定向力障碍。少数 PSP 病例早期以痴呆为突出表现，往往生前被诊断为 AD。亦有病程中无凝视麻痹的 PSP 病例报道。个别 PSP 病例表现为不对称性帕金森病综合征，如单侧肢体肌张力障碍或肌阵挛。因此目前根据 PSP 临床表现分为 7 型：

Ⅰ型：Richardson 综合征（PSP-Richardson’s syndrome），又称 PSP-RS 型，具有典型 PSP 临床表现。

Ⅱ型：PSP-P 型（PSP-parkinsonism），临床酷似帕金森病，是 PSP 较为常见的亚型。

Ⅲ型：PSP 纯少动伴冻结步态型（PSP-pure akinesia with gait freezing），称为 PSP-PAGF 型，发病早期即出现起步困难及冻结步态。

Ⅳ型：PSP-CBS 型（PSP-corticobasal syndrome），又称 PSP 皮质基底节综合征型，临床可出现皮质基底节变性的症状，如不对称肌张力增高、异肢症以及失用症。

Ⅴ型：PSP 非流利性原发性进行性失语型（PSP-non-fluent variant primary progressive aphasia），又称 PSP-nfvPPA 型，临床以语言障碍起病，表现为词语匮乏、言语欠流利、语法缺如。

Ⅵ型：PSP 小脑性共济失调型（PSP-cerebellar ataxia），称为 PSP-C 型，以小脑性共济失调为首发症状。

Ⅶ型：PSP 行为变异型额颞叶痴呆（PSP-behavioral variant frontotemporal dementia），即 PSP-bvFTD 型，临床难与额颞叶痴呆（FTD）鉴别。

神经结构影像和功能影像检查对 PSP 的诊断均有很大帮助。头颅 CT 可见中脑被盖部明显萎缩、中脑导水管扩张、脚间池和四叠体池增宽、第三脑室扩大以及对称性额叶皮质萎缩等。头颅 MRI 矢状位成像可显示中脑及脑桥被盖部萎缩，尤以四叠体上部变薄最为明显，称为“蜂鸟征”；轴位像则显示中脑萎缩形似鼠耳，称为“鼠耳征”，同时可见中脑导水管扩大、周围灰质变薄以及出现异常信号（图 5-4-1）；延髓橄榄核及小脑齿状核也存在不同程度的萎缩。但头颅 MRI 所见的这些征象在疾病早期不明显。SPECT 检查可发现双侧额叶皮质血流减低。PET 检查可显示额叶葡萄糖代谢较其他部位皮质下降明显。此外，脑干、双侧丘脑、基底节区的血流和代谢也明显下降。

## 三、病理改变

（一）大体改变

脑叶一般无明显萎缩，部分病例的额叶轻至中度萎缩，尤其是中央前回（图 5-4-2A）。皮质下结构可存在不同程度的萎缩（图 5-4-2B），如丘脑底核呈薄带状。脑干弥漫性萎缩，往往见到中脑和脑桥被盖部萎缩较著，中脑上丘较下丘萎缩明显（图 5-4-3A），中脑导水管及第四脑室扩大，黑质、蓝斑色素脱失（图 5-4-3B）。此外，延髓橄榄核体积减小，小脑上脚和小脑齿状核萎缩且由于髓鞘脱失而色泽变灰。

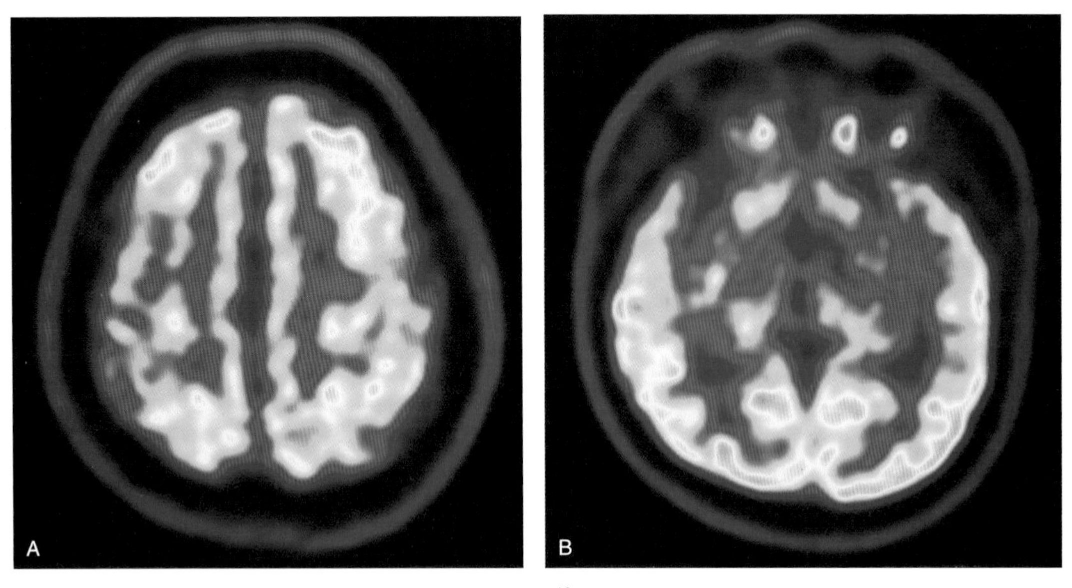


图 5-4-1 PSP 患者的 $^{18}$F-FDG PET 成像

A. 双侧顶叶 $^{18}$F-FDG 代谢减低；B. 双侧颞叶 $^{18}$F-FDG 代谢减低

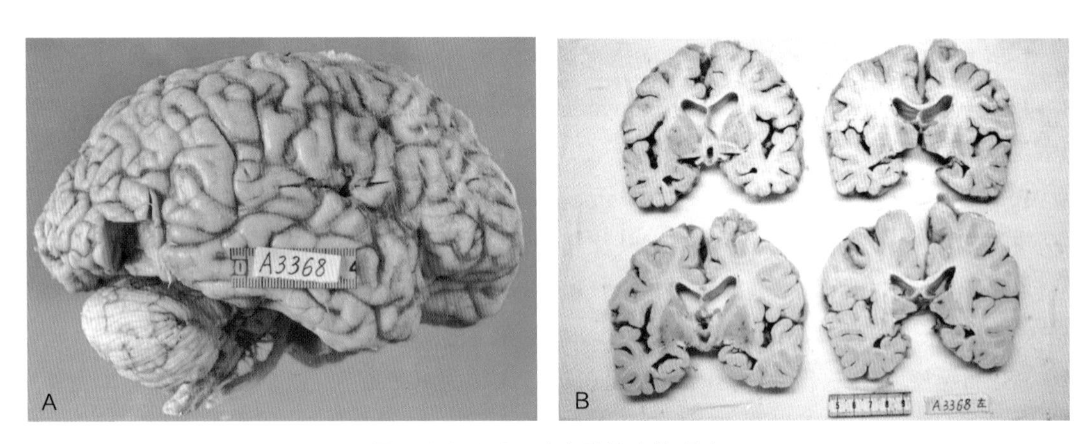


图 5-4-2 PSP 患者脑的大体观察

A. 侧面观显示额叶轻度萎缩；B. 冠状面显示基底节轻度萎缩，运动皮质厚度减少

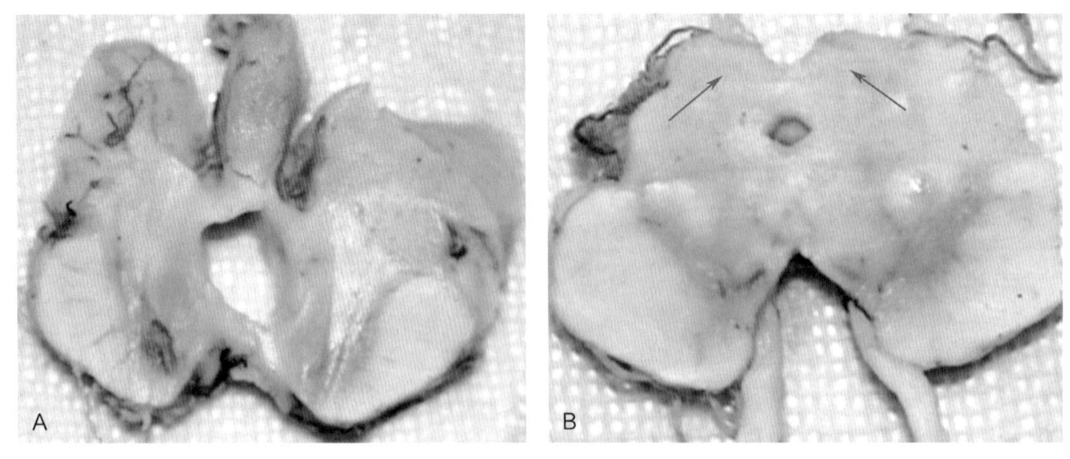


图 5-4-3 PSP 患者中脑的大体观察

A. 中脑体积显著萎缩，导水管扩张；B. 中脑上丘萎缩明显（箭头）

## （二）镜下改变

1. 病变分布 PSP的主要病理改变是基底节和脑干灰质核团的神经元变性、脱失，伴胶质细胞增生，受累程度最重的为皮质下神经细胞核团，如苍白球、丘脑底核、黑质及上丘，其他结构如中脑红核、灰质联合、桥核、下橄榄核和小脑齿状核等也有不同程度的神经元变性、脱失。HE染色可见丘脑底核、黑质等残余神经元胞质内存在弱嗜碱性的球形包涵体（图5-4-4A）。PSP脑内除灰质神经元和胶质细胞的病理改变，还存在白质纤维束变性，通常累及皮质脑桥束、橄榄-脑桥-小脑束、齿状核-红核-丘脑束、苍白球-路易体-黑质束和皮质纹状体束等。小脑齿状核可出现黏样变性，这是齿状核神经元周围由变性的浦肯野细胞轴突末梢构成，HE染色呈颗粒状嗜伊红外观样物质成分。这种齿状核区的黏样变性不具有特异性，但其最常见于PSP病例。

2. 主要组织学特点

（1）皮质下核团神经原纤维缠结：上述神经元变性部位如黑质网状带、丘脑底核、苍白球和中脑上丘、导水管周围灰质、动眼神经核、桥核、脑桥被盖部的神经元胞体内存在嗜银性球形团样缠结（图5-4-4B），免疫组织化学染色显示其主要表达磷酸化tau蛋白（图5-4-4C），而ubiquitin和α-synuclein蛋白表达阴性；纹状体的大型神经元、脑桥的蓝斑和前庭核以及延髓的下橄榄核也常见嗜银性球形团样缠结。此外，Meynert基底核、脊髓前角、中间内外侧柱的神经细胞也可以出现神经原纤维缠结。缠结的纤维由直径15~18nm的直丝构成，偶见双螺旋丝，其tau抗原表型不同于阿尔茨海默病的神经原纤维缠结，主要表达4R-tau（图5-4-4D）。

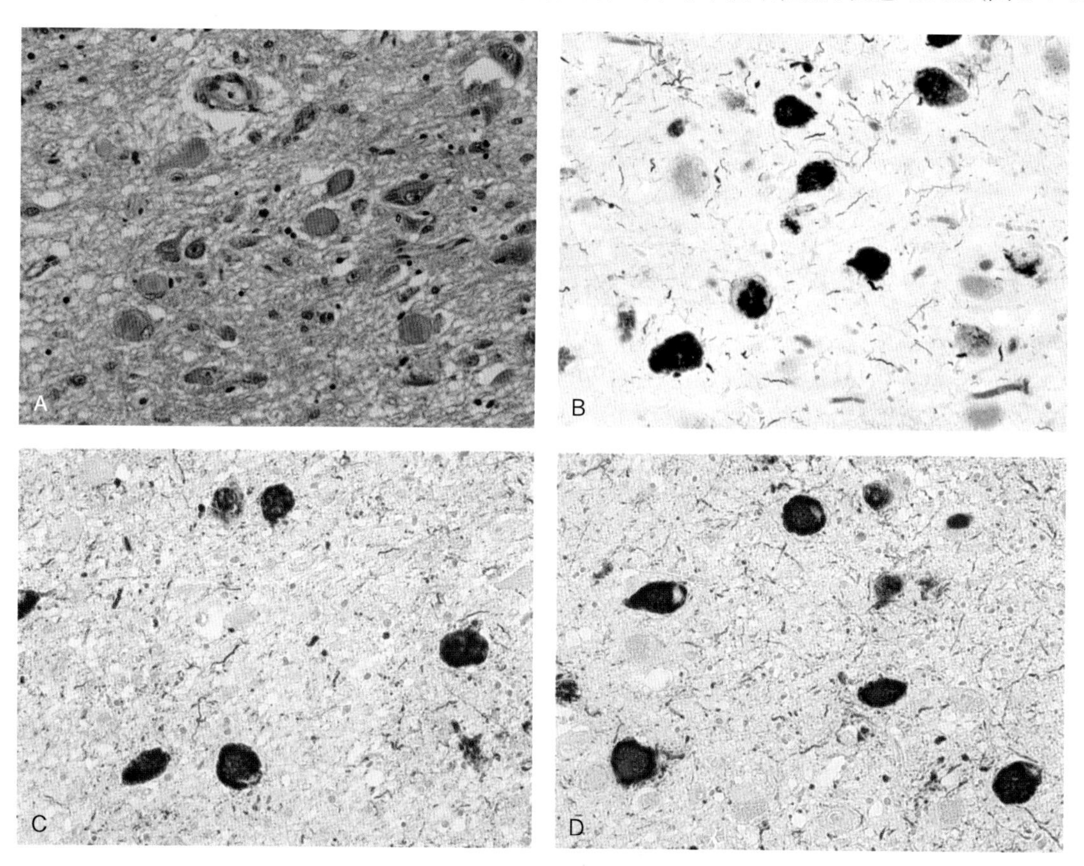


图5-4-4 脑干神经元内球形神经原纤维缠结

A. 动眼神经核神经元内球形缠结 HE ×400；B. 中脑黑质细胞嗜银球形缠结 Gallyas-Braak，×400；C. 动眼神经核神经元磷酸化tau阳性球形缠结 AT8 ×400；D. 中脑动眼神经核4R-tau阳性缠结 4R-tau ×400

（2）胶质细胞病理改变：丛状星形细胞缠结是PSP脑内较具特征性的病理改变。采用tau蛋白和GFAP抗体进行双重免疫组化染色证实具有这种丛状缠结形态的细胞是星形胶质细胞。Gallyas银染色显示这种丛状缠结围绕在星形细胞核周，其细长丝状嗜银结构交织缠绕呈菊团形（图5-4-5A）。磷酸化tau

蛋白免疫组化也能清晰显示这些丛状缠结(图 5-4-5B)。丛状星形细胞变性常见于大脑运动皮质和纹状体(图 5-4-5C、D)。另外在运动区和基底节,脑干的灰、白质还存在 tau 蛋白阳性线丝样结构和线圈样少突胶质细胞(图 5-4-6)。

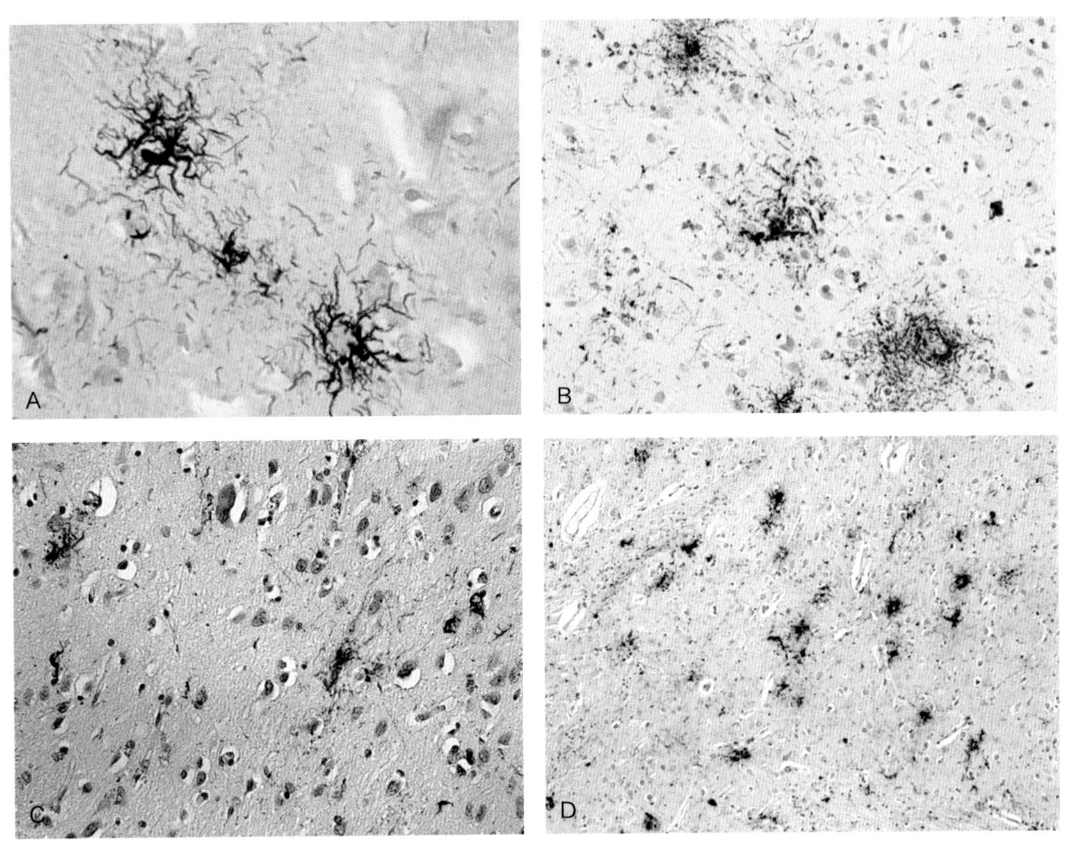


图 5-4-5　丛状星形细胞变性

A. Gallyas 银染色阳性丛状星形细胞缠结 Gallyas-Braak ×1 000; B. 额叶皮质磷酸化 tau 阳性丛状星形细胞 AT8, ×400; C. 额叶皮质 4R-tau 阳性丛状缠结 4R-tau ×400; D. 纹状体高密度 tau 阳性丛状缠结 AT8 ×200

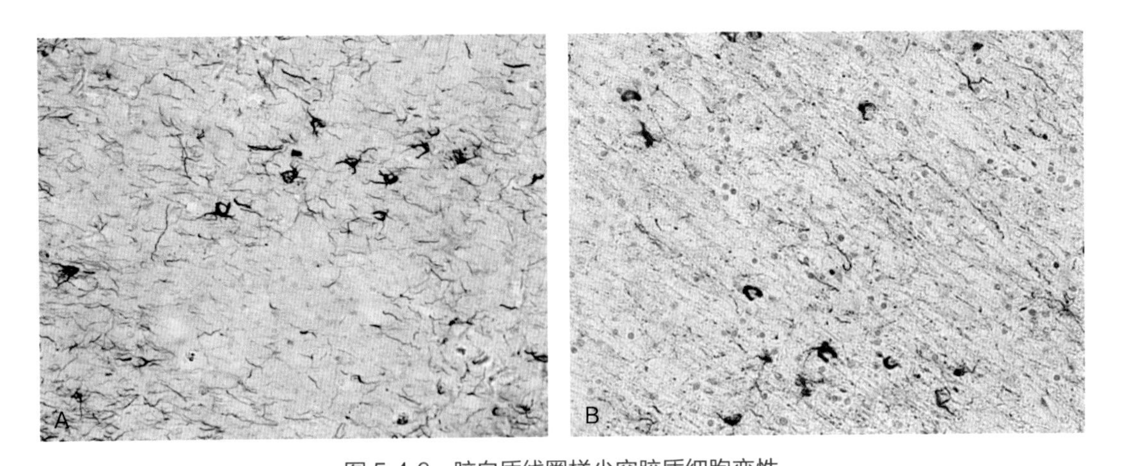


图 5-4-6　脑白质线圈样少突胶质细胞变性

A. 小脑白质 Gallyas 阳性线圈样缠结及大量线丝结构 Gallyas-Braak ×400;
B. 小脑白质 tau 阳性线圈样缠结及大量线丝结构 AT8, ×400

(3) 皮质病变: PSP 的皮质变性通常较深部灰质核团轻。皮质病变表现为神经元和胶质细胞变性,主要见于额叶运动区和运动前区。Gallyas 银染色和 tau 蛋白免疫组化染色显示上述皮质区的神经原纤维前缠结、星形细胞的丛状缠结(图 5-4-7)和线圈样少突胶质细胞。在伴痴呆的 PSP 病例,脑内神经原纤维缠结较为严重。运动区皮质下白质可见线圈样少突胶质细胞。PSP 的边缘叶系统相对保留较好。海马的神经原纤维缠结数量有很大变异,其密度与患者年龄有关,因此它是 PSP 的合并病理改变,并非 PSP 的基本组织学特征。

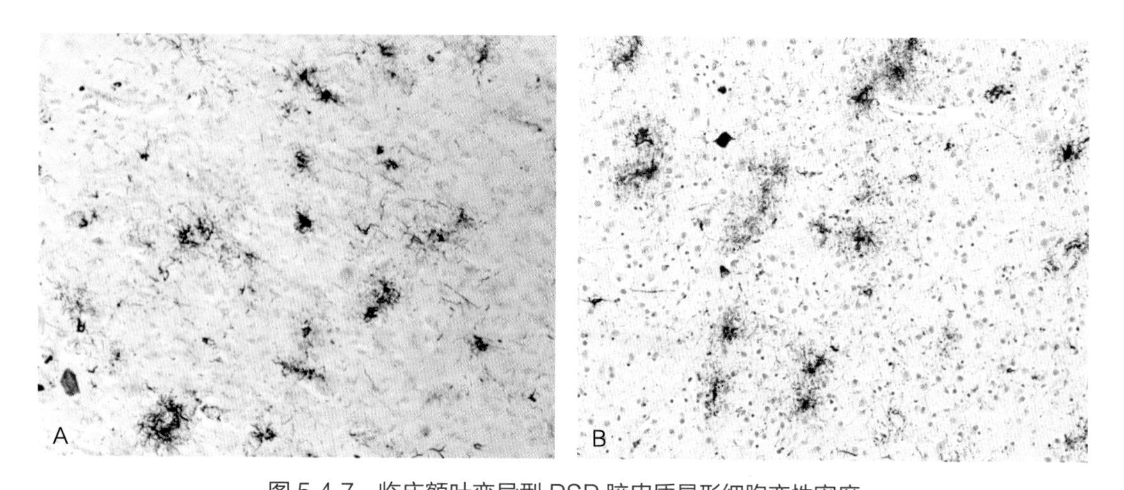


图 5-4-7　临床额叶变异型 PSP 脑皮质星形细胞变性密度

A. 额叶皮质高密度丛状星形细胞缠结 Gallyas-Braak ×100;B. 额叶皮质 tau 阳性丛状缠结 AT8 ×200

(4)分子病理:PSP 是一种与 tau 蛋白异常聚集相关的神经退行性疾病,tau 蛋白异常聚集涉及神经元和胶质细胞,以及神经毡的线丝结构。正常人脑内的 tau 蛋白是一种未折叠的可溶性蛋白质,而病理状态下 tau 蛋白的可溶性发生改变,容易形成异常的丝状结构。PSP 的 tau 蛋白亚型与皮质基底节变性(CBD)相同,均以 *MAPT* 基因外显子 10 编码的同系物为主,均为含有 4 重复序列的 tau 蛋白(4R-tau),免疫印迹法也证明 PSP 和 CBD 的 tau 蛋白均为 64kD 和 68kD 的两个主带。目前尚未证实 PSP 和 CBD 的异常 tau 蛋白聚集存在本质性区别,故有人从蛋白质病理的角度上认为这两种疾病可能为同一疾病谱的不同表型。PSP 胶质细胞内异常聚集的 tau 蛋白来源尚不清楚,与神经元内 tau 蛋白是否存在差异仍有待进一步研究。

3. 病理诊断标准　1993 年在 NIH 举办的 PSP 病理诊断专题专家研讨会,建议制定 PSP 初步病理诊断方案(标准于 1994 年正式发表)。该标准将其区分为典型(typical),非典型(atypical)和混合型(combined)PSP。强调神经原纤维缠结(NFTs)的半定量计数是诊断 PSP 基础。基底节和脑干高密度 tau 蛋白阳性 NFTs 和神经毡线丝是病理诊断 PSP 的必备病变。tau 阳性星形细胞变性有助于 PSP 确定诊断。非典型 PSP 是一种与典型病例比较,病变严重程度和分布有所不同。混合型 PSP 是指 PSP 病变基础上合并其他神经疾病病理改变。

该标准对 PSP 的大体所见和镜下病变进行了详细描述,同时对脑组织取材及染色进行了规范,至今仍为 PSP 确诊的“金标准”,其主要内容包括:

取材部位:苍白球、壳核、尾状核、丘脑底核、中脑上丘层面、脑桥蓝斑层面、延髓橄榄核层面以及小脑齿状核;为排除其他病变,取材还应包括海马、海马旁回、运动皮质、额叶及顶叶皮质等。

染色方法:要求完成 HE 及传统的银染色,如修订的 Bielschowsky 或经典的 Bodian 染色。现在推荐 Gallyas 银染色和磷酸化 tau 蛋白免疫组化染色。

在此基础上,1996 年 NINDS 制定的病理诊断标准沿用至今(表 5-4-1)。

PSP 鉴别诊断需要考虑的疾病:

(1)路易体相关疾病(Lewy body-associated disease):如果脑内存在帕金森病、弥散性路易体痴呆或阿尔茨海默路易体变异型的病理改变,则可排除典型 PSP 和非典型 PSP。但如在路易体病基础上并存典型 PSP 和非典型 PSP 改变,则考虑为二者合并存在。

表 5-4-1 PSP 和相关疾病的 NINDS 神经病理诊断标准(1996 年)

| 疾病 | 必需条件 | 排除条件 |
| --- | --- | --- |
| 典型 PSP | 在以下至少 3 个区域存在高密度神经原纤维缠结和神经毡丝：苍白球、丘脑底核、黑质或脑桥；在以下至少 3 个区域存在低至高密度神经原纤维缠结和神经毡丝：纹状体、动眼神经核团、延髓、齿状核；临床病史符合 PSP | 大片或多发脑梗死，显著弥散性或局灶性萎缩；路易体；皮克小体；AD 样改变；少突胶质细胞嗜银小体；PrP 阳性淀粉样斑；弥散性海绵状态 |
| 混合 PSP | 上述典型的 PSP 合并脑干或基底节梗死 | |
| PED | 在以下至少 5 个区域存在低密度神经原纤维缠结和神经毡丝：苍白球、丘脑底核、黑质、脑桥、延髓、齿状核；轻度累及动眼神经核团、滑车神经核、下橄榄核；病变区内神经细胞脱失和胶质细胞增生；临床病史符合 PED | 大块或多发脑梗死，显著弥散性或局灶性萎缩；路易体；皮克小体；AD 样改变；少突胶质细胞嗜银小体；PrP 阳性淀粉样斑；弥散性海绵状态 |
| CBD | 顶叶或额、顶叶的界限性或叶性萎缩皮质 tau 阳性神经元；皮质气球样神经元；黑质、基底节神经元内嗜碱性包涵体，严重细胞脱失，大量神经毡丝；齿状核红核丘脑通路变性；皮质下白质胶质细胞增生及海绵状态；临床病史符合 CBD | 大块或多发脑梗死；路易体；AD 样改变；皮克小体；PrP 阳性淀粉样斑；少突胶质细胞嗜银小体 |
| PiD | 额叶和前颞叶局限性萎缩；皮质气球样神经元；皮克小体；可见尾状核、苍白球、黑质等萎缩，神经细胞严重脱失伴胶质细胞增生，海绵状态；临床病史符合 PiD | 大块或多发脑梗死；路易体；AD 样改变；PrP 阳性淀粉样斑；少突胶质细胞嗜银小体 |

PED：脑炎后帕金森综合征；CBD：皮质基底节变性；PiD：皮克病；在 PSP 和 CBD 神经原纤维缠结和神经毡丝密集区的 tau 阳性星形细胞包涵体具有诊断意义

(2) AD 或阿尔茨海默型病理改变：如发现神经原纤维缠结、神经炎老年斑和神经毡线丝分布广泛，超出年龄相关改变，则很难排除 AD 诊断；有些 AD 病例也存在基底节和脑干 NFTs，如两种疾病典型病理改变并存，就可描述为混合型 PSP。

(3) 皮克病(Pick's disease)：额叶和前颞叶局限性萎缩；镜下可见病变区域严重神经细胞脱失，星形胶质细胞增生，偶见层状海绵样变性，大脑边缘叶及新皮质观察到典型的皮克小体和皮克细胞。

(4) CBD：对称性额、顶叶或顶叶局限性萎缩；镜下皮质可见严重神经元脱失和星形胶质细胞增生，大量气球样神经元变性。黑质、丘脑底核、纹状体和苍白球以及齿状核 - 红核 - 丘脑通路存在嗜银性 tau 蛋白阳性以及 HE 染色呈嗜碱性包涵体结构。

(5) 脑炎后帕金森综合征(特指昏睡性脑炎相关的帕金森综合征)：其与 PSP 的病理分布基本一致，银染色可见神经原纤维缠结和神经毡丝，神经元脱失伴胶质细胞增生，但一般动眼神经核、下橄榄核病变较轻，黑质相对较重，而蓝斑较轻；海马、内嗅皮质多受累。

## 四、临床与病理关联

PSP 的临床症状及神经病理改变存在较大的异质性，即临床表现多样化以及病理组织学改变的细胞种类及病变程度多样。有文献认为该病中苍白球 - 路易体 - 黑质系统首先受损，随之基底节、桥核、齿状核受累，其后可有额叶、顶叶以及其他新皮质及小脑结构的损害。

典型 PSP 特征多出现在疾病晚期，不典型 PSP 早期易被误诊为帕金森病(PD)或多系统萎缩(MSA)。PSP 的临床变异分型与其病理改变累及部位及病损程度密切关联。临床病理系列研究数据显示 PSP-P 是最常见 PSP 临床变异型。以 tau 蛋白病理分布范围及病变严重度为指标，比较 PSP-RS 和 PSP-P 的病变特点，发现 PSP-P 较 PSP-RS 的 tau 病理改变程度相对轻，二者均累及黑质致密带，但 PSP-RS 的变性程度更为严重。PSP-PAGF 变异型的苍白球、黑质及丘脑底核有较重萎缩和组织变性，但运动皮质、纹状体、桥核和小脑齿状核病理改变程度较轻。早期表现为PSP-CBS的病例有较突出的额中回和顶下小叶皮质病理改变，而运动皮质病变较PSP-RS轻。PSP-PNFA型病例的颞叶皮质和额上回皮质区较PSP-RS重，但脑干神经核团和其他皮质下灰质病变较PSP-RS轻。

（朱明伟　王鲁宁　冯　枫　刘家金）

## 临床解剖病例介绍

### 病例1　渐进性记忆力障碍，行动困难伴言语不利11年。

【现病史】

患者男性，83岁。自1988年(11年前)起无明显诱因出现记忆力减退，常常叫不出熟悉的人名，不能叙说自己过去经历的一些重要的事件。其家人发现患者自发语言少，说话言语不流畅，回答问题时反应慢。可见患者下颌和舌不自主多动，平地行走时跌倒，上楼梯时身体后仰，下楼时身体前倾。症状进行性加重，1年后患者看报纸、看电视后不能讲述其内容。有时无故发笑。动作迟缓，不能自己穿脱衣裤。伴言语不清，饮水呛咳。病后2年曾发生跌倒导致锁骨骨折。神经系统查体：言语不流畅，人物和地点定向力尚保留，但远、近记忆力均有障碍。计算困难(5+8=?，100-7=？)。强笑，易激惹，骂粗话。神经心理量表MMSE评分10/30。双眼上视运动受限，下视和水平方向运动正常；双侧瞳孔等大，光反射存在。咽反射正常。间断出现舌不自主蠕动样活动。四肢肌力及肌张力正常，双手轮替运动笨拙。指鼻和跟-膝-胫试验正常。行走时，身体呈轻度后仰姿势，右上肢摆动少，颈部肌张力增高。四肢感觉正常。四肢腱反射对称减低，双下肢病理征阴性。卧位血压：120/80mmHg，立位血压：110/70mmHg。临床诊断为“可疑进行性核上性麻痹”。

【查体】

神经系统查体(发病后10年)：患者呈高度痴呆状态，对声音刺激有睁眼反应，但无语言交流能力。双侧瞳孔对称3mm，对光反应存在，可见双眼非持续性水平眼震。四肢及躯干部肌张力增高，尤以颈部为著，刺激后呈反弓样姿势。双脚踇趾间断抽动。右肱二头肌、肱三头肌腱反射高于左侧，双侧膝反射和踝反射减低。双侧Chaddock征(+)，Babinski征(-)。双侧吸吮反射、下颌反射及掌颌反射均阳性。

【辅助检查】

头颅MRI(发病3年时)：脑室系统对称无扩大，脑沟轻度增宽，脑干和小脑无萎缩。

头颅MRI(发病6年时)：脑室系统对称扩大，皮质脑沟(以额叶为著)增宽，中脑顶盖变薄，中脑体积减小，大脑脚间池、四叠体池扩大。

【诊疗经过】

发病4年后，患者眼球运动除上视受限外，水平方向运动幅度减小，追随速度慢，下视运动尚好。此后智能障碍、语言和肢体运动功能障碍继续加重，病后6年时患者语言更加不清，他人不能理解，说话重复，语言单调。四肢僵硬，行动迟缓，后不能独自行走而长期卧床。此时患者双眼球上、下视均受限，四肢肌张力增高，颈部张力增高呈强直状态。给予营养、对症、支持治疗。病后11年因呼吸循环衰竭死亡。

【病理结果】

1. 大体病理　脑重1 136g，硬脑膜光滑，上矢状窦未见血栓形成，蛛网膜下腔未见出血，脑膜无增厚和粘连。Wills环完整，动脉管壁可见明显硬化斑。大脑表面脑沟及外侧裂轻度增宽；

两侧半球对称，脑干和小脑体积轻度萎缩。未见脑疝。冠状面：脑室系统对称轻度扩大。大脑皮质灰质无明显变薄，灰白质界限清楚，脑实质未见软化坏死等病灶。基底节体积轻度萎缩，丘脑底核色泽变浅。脑干水平切面显示中脑导水管扩大，前联合灰质变薄；中脑大脑脚、中脑上、下丘，以及脑桥基底部和桥臂萎缩；黑质、蓝斑色泽变浅；小脑齿状核呈棕黄色，体积缩小。脊髓外观无特殊所见。

2. 镜下病理　HE 染色见额、顶、颞、枕叶等大脑皮质神经元数量无明显减少，除少量皮质浅层神经细胞呈轻度缺血性改变外，其余细胞形态正常，细胞内脂褐素增多，未见特殊形态包涵体。基底节及丘脑底核神经细胞数量轻度减少，伴有胶质细胞增生。海马、Meynert 核、杏仁核、丘脑和乳头体结构的神经细胞数量无明显减少，细胞内未见特殊形态包涵体。

中脑黑质、导水管周围灰质、上丘以及动眼神经核等结构的细胞数量明显减少伴胶质细胞增生；残留的动眼神经核、黑质、中缝核等神经细胞内可见球形包涵体，包涵体占据细胞质大部，将细胞核挤偏于细胞质边缘。脑桥蓝斑、桥核细胞和中缝核细胞数量亦减少，伴胶质细胞增生，胞质内可见球形包涵体。小脑齿状核细胞数量明显减少伴有胶质细胞增生，浦肯野细胞无明显脱失，但 Bergmann 细胞轻度增生。脑干和小脑白质束髓鞘轻度脱失。脊髓神经元数量无减少，未见特殊包涵体，白质轻度髓鞘脱失。LFB 染色见大脑、基底节区髓鞘无明显脱失。Bodian 染色见海马 CA1 段少数锥体细胞及额叶皮质神经元内存在神经原纤维缠结，未见老年斑。Gallyas/tau 染色显示海马及额、颞叶皮质少数神经元可见火焰形 tau 阳性神经原纤维缠结。在苍白球、丘脑底核、导水管周围灰质结构、黑质、动眼神经核、上丘、红核、蓝斑、桥核、下橄榄核和脑干中缝核内可见大量致密的球形团样神经原纤维缠结，tau 蛋白免疫组化染色阳性。小脑齿状核内也可见少数球形团样神经原纤维缠结。在额叶、顶叶、基底节区以及中脑灰质和脑桥第四脑室底部可见大量密度不等的 tau 阳性丛状星形细胞斑，以基底节区和中脑黑质带密度最大。在额叶、顶叶、基底节区、中脑、脑桥、延髓和小脑灰白质内可见大量线圈样小体。

【神经病理诊断】

进行性核上性麻痹，临床病理分型：PSP-Richardson 型。

**病例 2　行为异常伴认知功能减退 8 年，行动困难 3 年。**

【现病史】

患者男性，83 岁。自 1995 年年初家属发现患者性格和行为发生改变，如经常见到不认识的人也主动打招呼，有时无故欣快。性情急躁，时常对家人发脾气。此时患者记忆力减退，见到熟悉的人，经常叫不出名字。想不起来随手放下的水杯，毛巾等。病后 2 年时出现谈话内容前后不连贯，有时内容离奇，而且交谈时注意力不集中。饮食无节制，每餐饭量较平时多 1~2 倍。洗澡不避亲疏关系。时常半夜起床“召集随员工作”。外出散步时迷路。病后 3 年时神经科检查：与人接触有礼貌，但欣快多语，自发语言流畅。与人交谈时，时常转移话题。记忆力减退，不能回忆出刚看过的电视内容和刚吃了饭菜名称等，也不能正确回答年月日等时间问题。人物及地点定向力正常。计算困难：100−7=？。神经心理量表检查 MMSE 评分 22/30，韦氏智力量表检查 90 分，Hachinsk 量表分<4 分。病后 5 年神经科检查发现患者语言不连贯，找词困难。双眼下视及上视不充分，眼球运动速度慢。行走时右下肢拖曳步态，走直线不能。双侧掌颌反射阳性。此后不久出现行走不稳，姿势异常，表现为头颈部后仰，平地行走时经常跌跤，同时出现右侧肢体活动减少。同年 9 月给予盐酸多奈哌齐口服，初期记忆力略有改善，能正确说出过去经常说错的人名等。病后 6 年患者自发语言明显减少，回答问题时语词贫乏，MMSE 评分 8/30。查体面部表情呆板；双眼球上、下视不能，水平方向运动速度慢，站立时姿势异常，头及躯干上部后

仰。临床诊断为“可疑皮质基底节变性或进行性核上性麻痹”。

【查体】

缄默，面部表情呆板，认知检查不能配合。双侧眼球上、下视运动不能。张口困难，双上肢肌力五级，双下肢肌力四级，上肢肌张力增高，右侧明显，未见静止性震颤，双手轮替动作笨拙。颈部肌张力增高。右侧腱反射高于左侧。下颌反射增高，吸吮反射(+)，双侧掌颌反射(+)。右侧Chaddock征(+)，左侧Chaddock征(–)。

【辅助检查】

脑MRI检查报告：病后3年“老年性脑改变”；病后6年“侧脑室及第三脑室轻度扩大，额、颞叶萎缩，脑实质无异常信号”；病后7年“大脑表面脑沟及外侧裂增宽，额颞叶萎缩，脑实质无异常信号”。

病后5年及7年曾2次行$^{18}$FDG-PET检查均示：大脑皮质代谢率普遍降低，左侧额、颞、顶叶放射性减低较右侧明显，双侧丘脑代谢轻微降低。

病后7年行MRS检查示：双侧海马体积萎缩，N-乙酰天冬氨酸明显下降，而肌醇及肌酸相对增多。

【诊疗经过】

病情呈进行性加重。出现明显的行动迟缓，四肢笨拙，尤其以右侧上、下肢突出。病后7年时起床及翻身困难，站立不稳，行走需他人扶持。病后8年缄默不语，发病9年内科住院查体期间，突发心跳呼吸停止，抢救无效死亡。

【病理结果】

1. 大体病理　脑重1 223g。上矢状窦内无血栓，硬膜外及硬膜下无血肿。蛛网膜无增厚，表面无结节，脑表面及颅底蛛网膜下腔无积血，未见血管畸形或动脉瘤样改变。双侧大脑半球对称，无肿胀及局灶软化。前额叶轻度萎缩，左侧稍重。无扣带回疝、海马钩回疝及小脑扁桃体疝。颅底动脉环完整，但左侧椎动脉、后交通动脉发育较右侧细小，基底动脉及颈内动脉起始部粥样硬化明显。大脑冠状切面：左右大脑半球基本对称，各叶灰质无明显变薄，灰、白质界线清楚。脑室无明显扩大或受压变形，脑室内无积血。双侧基底节、丘脑及半卵圆中心等深部结构未见软化坏死灶。脑干及小脑见黑质色淡，但蓝斑色泽正常；中脑上丘和下丘、脑桥基底部及桥臂、延髓和小脑体积无明显萎缩，小齿状核色泽正常。第四脑室大小形态正常。中脑导水管轻度扩张。脊髓形态正常。

2. 镜下病理

(1) HE染色：大脑半球额叶、颞叶、顶叶和枕叶皮质神经细胞普遍性轻至中度脱失，部分区域中度脱失，以Ⅱ~Ⅲ层为著，上述改变以额叶、颞叶的内嗅皮质和顶叶为重。颞叶、顶叶偶见神经细胞气球样变，同时该部位可见胶质细胞增生。皮质下白质无明显髓鞘脱失和胶质细胞增生。海马、杏仁核、丘脑等结构的神经细胞形态大致正常，神经细胞数量无明显减少，在海马锥体细胞偶见颗粒空泡变性。基底节区和无名质神经细胞轻度脱失，并在部分细胞内可见均匀着色的球形体，伴有胶质细胞增生。中脑黑质细胞严重脱失，尤其以外侧带为重，残余的神经细胞体积萎缩，色素减少，胞质内未见路易体。其余灰质核团如红核、动眼神经核及灰质联合区、上丘、下丘等也存在不同程度细胞脱失。在导水管周围灰质区神经细胞内可见均匀着色的球形体。脑桥的蓝斑和桥核细胞轻度脱失，蓝斑细胞内可见均匀着色的球形体，脑桥的其他灰质核团和延髓的神经细胞核团的细胞无明显减少。脑干上述神经细胞脱失区伴有不同程度的胶质细胞增生，白质纤维束无髓鞘脱失及变性。小脑齿状颗粒细胞中度脱失伴胶质细胞增生，小脑部分区域内浦肯野细胞呈轻至中度脱失。白质无明显髓鞘脱失变性。脊髓前角细胞无明显减少，细胞形态基本正常，细胞内未见特殊形态包涵体。白质无明显髓鞘脱失变性。

（2）硝酸银染色：大脑的额叶、顶叶、颞叶及扣带回皮质可见少数神经原纤维缠结，尤以颞叶的内嗅皮质区较多，但未见典型的老年斑。海马锥体细胞和颗粒细胞内除少量神经原纤维缠结外，未见皮克小体，海马结构内也未见典型的老年斑。

（3）G-B银染色：额叶、顶叶、颞叶、扣带回和枕叶皮质存在少量神经原纤维缠结，并见广泛分布的丛状星形细胞变性，其密度以额叶、顶叶和扣带回等区较高，5~15个/100倍视野，在颞叶、海马、杏仁核和枕叶也偶见这种星形细胞变性改变。同时在这些部位的灰质和白质观察到线圈样少突胶质细胞变性，神经毡内有少量至中等密度的线丝样结构。在上述皮质内可见广泛分布的弥散型老年斑。基底节的苍白球、壳核和丘脑底核、无名质神经细胞内见大量球形样神经原纤维缠结；同时可见广泛分布的高密度丛状星形细胞和线圈样少突胶质细胞，神经毡内有大量线丝样结构。中脑的黑质、红核、导水管周围灰质的神经细胞，脑桥蓝斑、桥核细胞、小脑齿状核细胞等均可见球形神经原纤维缠结，尤以黑质细胞、导水管周围灰质细胞、蓝斑及桥核细胞数量最多。同时在中脑灰质也见大量的丛状星形细胞和线圈样少突胶质细胞，神经毡内有大量线丝样结构。在脑桥和小脑灰质区，存在少量丛状星形细胞，白质内存少量线圈样少突胶质细胞和线丝样结构。脊髓灰质内神经元也观察到中等密度的球形样神经原纤维缠结和线丝样结构，AT8免疫组化染色上述G-B银染色阳性神经元、胶质细胞以及神经毡线丝均阳性表达，4R-tau免疫染色阳性、3R-tau免疫染色阴性表达。

【神经病理诊断】

进行性核上性麻痹；内脏病理报告：急性出血坏死胰腺炎（猝死原因）。

# 第五节　皮质基底节变性

## 一、概述

皮质基底节变性（corticobasal degeneration，CBD）是一种发生在老年人的进行性神经退行性疾病，临床以不对称性肢体运动障碍伴不同程度的认知功能损害为特点，主要累及额顶叶皮质、基底节和黑质等结构，病理组织学改变为神经元和胶质细胞内细胞骨架变性，其病变神经元和胶质细胞包涵体主要表达4R-tau蛋白，属tau蛋白病。

CBD于1968年由Rebeiz等首先报告，当时被称为“皮质齿状核黑质变性”（corticodentatnigral degeneration）。Riley等于1990年最早使用“皮质基底节变性”（cortical-basal ganglionic degeneration）的名称并被沿用至今。1990年以前，文献报道该病较少，但随着Gallyas银染色和tau蛋白免疫组化技术的广泛应用，近30年来的病例报告数明显增多。CBD病理损害导致出现运动和认知功能方面症状，因此该病越来越受到临床及基础研究人员的重视。

## 二、临床表现及神经影像

典型CBD的发病年龄在60~70岁，核心症状包括：进行性非对称性肢体强直及失用；基底节受损，如多动、肌张力异常及震颤等；皮质功能障碍，表现为皮质觉功能受损以及特征性的异肢症等。患者早期常表现为一侧上肢的技巧性运动能力丧失，主诉肢体笨拙、动作迟缓或肢体抖动等，2~7年后上述症状可逐渐进展到同侧下肢和对侧肢体。症状开始5~10年后，患者常卧床不起，多死于肺部并发症，平均病程约7年。

大多数CBD患者早期表现为受累肢体的强直、运动迟缓和失用，此时并无全面性认知功能障碍或语言障碍。显著的不对称性肢体运动障碍是CBD的重要特征。报告的病理证实的CBD病例常见的临床症状包括以下几种。

（一）失用

在疾病进程中，肢体的观念性失用很普遍，患者表现为不能始动各种随意运动，如手指运动不能、不能模仿他人手势。尽管肢体的运动性失用很常见，但临床有时很难区分肢体运动性失用与运动迟缓、强直和肌张力障碍引起的动作笨拙。患者存在颊面部失用时可表现为语言障碍。

（二）四肢肌张力障碍

在病程早期，一些患者出现特殊姿势，常表现为上肢强直及肌张力异常伴部分手指伸直，其余手指紧握成拳。因动作诱发或对刺激敏感而出现局灶性反射性肌阵挛，则表现为受累肢体小幅度的抽动，这种抽动可出现在肌张力异常姿势形成之前或与之伴随，如这种不自主动作具有节律，则类似于震颤表现。通常可因灯光或疼痛刺激引起肢体的多发屈曲性抽动，始于肢体远端，随病情进展可累及整个肢体。下肢起病的患者如早期检查可出现失用，影响行走，也有的患者表现为额叶性步态，如前冲、始动缓慢和冻僵步态等，随病情进展身体逐渐失去平衡功能，从而常发生跌倒。

（三）异肢现象

随病情进展，CBD患者原有症状和体征进一步恶化，之后可出现一些新的临床症状，其中最为重要的征象是“异肢症”。文献报道50%的CBD患者会出现异肢现象（ALP），感觉肢体不受自我支配、“自行其事”。此外，可出现肢体的“悬浮感”，它是异肢现象的一个特殊类型。目前，“异肢现象”的临床辨识比较困难，还没有统一标准。需要指出的是，“异肢现象”并不为CBD特有，也可见于进行性核上性麻痹（PSP）、阿尔茨海默病（AD）和克-雅病（CJD）等疾病病程中。

（四）眼球运动异常

CBD患者病程的不同阶段均可出现眼球运动异常，如扫视性追踪运动时间和追随始动期延长、追踪运动幅度受限等，以眼球垂直运动方向为著。患者可以完成同一方向的自发性扫视运动，但不能随指令完成该追踪运动，有人称这种现象为“眼球运动失用”。当存在明显的全身性运动困难时，患者的眼球运动可出现核上性麻痹，即常以被动性头部运动来改善眼球运动幅度（头-眼协同运动）。

（五）皮质性感觉功能异常

少数患者在疾病早期诉肢体麻木或感觉缺失，包括浅感觉、实体觉、图形觉缺失和两点辨别觉障碍。病情进展过程中，因严重的感觉障碍可导致患者出现假性手足徐动或肢体游动。

（六）认知障碍

与AD患者表现为各认知功能域均受损不同，经典的CBD患者常表现为部分认知功能域受损，这与CBD的皮质变性主要局限在额顶叶且以中央前、后回为著有关。神经心理量表测试显示轻至中度认知损害。患者主要表现为额叶受损相关的执行功能障碍。另外，有的CBD病例精神行为脱抑制症状较AD常见，且更严重。

（七）神经系统局灶体征

CBD患者早期一般很少出现神经系统局灶性体征，但在病程中，部分患者可出现锥体束征，如深反射亢进、足趾反射阳性等。发病初期，患者一般无球麻痹症状，但随病情进展加重，患者出现构音障碍可影响语言交流。此外，吞咽困难常引起吸入性肺炎，是CBD患者晚期主要的并发症。

有报告认为手势异常对CBD有诊断特异性。患者表现为单侧手指不能完成精细或技巧性动作，技能活动时手的灵巧性丧失。观念运动性失用是CBD最常见的失用类型，尤其在左侧半球损害时。

结构和功能影像对CBD的诊断具有重要参考价值，但CBD临床表现具有很大异质性，可能与其他神经退行性疾病临床表型重叠，因此影像学改变不能作为唯一的诊断依据，应结合症状、体征及病程等对患者进行综合评估。

常规头颅CT及MRI检查可发现50%的CBD患者有不对称性额叶或额顶叶萎缩（图5-5-1A、C），往往以罗兰多周围（peri-Rolando）皮质萎缩为著。

功能影像对CBD有较重要的诊断价值。典型CBD的$^{18}$F-FDG-PET显示额叶（图5-5-1B）、顶下回、颞叶皮质及豆状核和丘脑不对称低代谢；$^{18}$F-dopa PET显示纹状体多巴转运蛋白摄取不对称减低，而壳核和尾状核的$^{18}$F-dopa摄取对称存在。Klaffke等发现CBD中多巴转运蛋白和葡萄糖代谢减低，而D2受体常不受影响。$^{18}$FAV-1451（tau蛋白示踪剂）PET显示tau蛋白摄取增加与尸检证实的CBD病例中大量4R-tau沉积相关。$^{18}$F-THK5317（tau蛋白示踪剂）PET在CBS患者的海马可见摄取（图5-5-1D）。CBD中活化小神经胶质细胞被认为与受损的基底节、脑干核团和皮质中广泛的tau病理改变密切相关。Gerhard等报道CBD患者的尾状核、壳核、脑桥、中央前回、中央后回和额叶可见$^{11}$C-PK11195（活化小神经胶质细胞可表达的外周苯二氮结合位点的示踪剂）摄取显著升高。

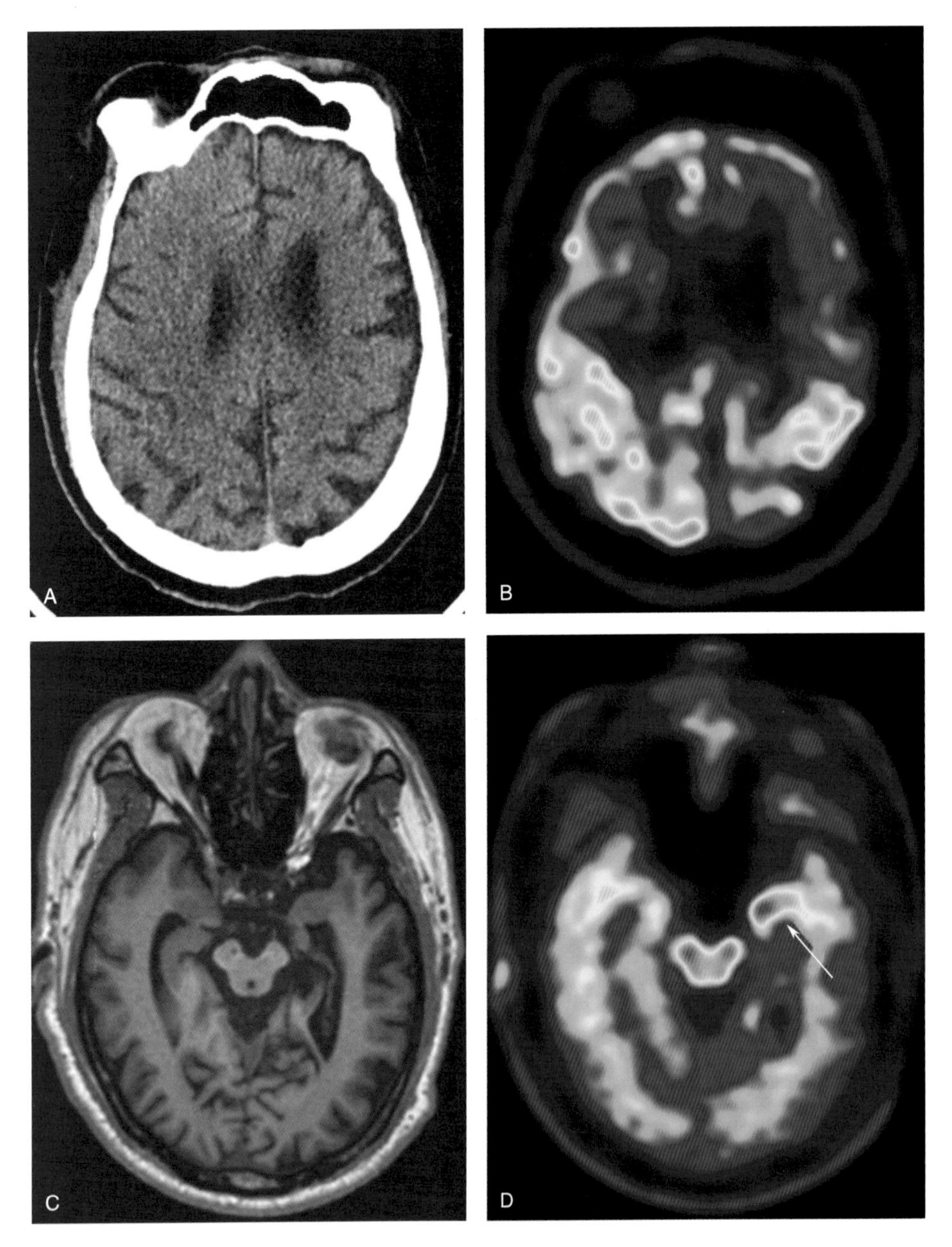


图5-5-1　CBS患者的脑PET成像

A. 左侧额叶及顶叶萎缩；B. 双侧额叶及顶叶$^{18}$F-FDG代谢减低（左侧为著）；C. 左侧颞叶萎缩；D. 左侧海马可见$^{18}$F-THK5317（tau蛋白示踪剂）摄取（箭头）

## 三、病理改变

### （一）大体改变

典型的CBD病例的大体所见表现为大脑局灶性皮质萎缩，可出现矢状窦旁脑回狭窄，脑沟变深，额上回较中、下回严重，往往以罗兰多周围（peri-Rolando）皮质为著。亦有病例的大体萎缩与额颞叶变性（FTLD）相似（图5-5-2A）。有的病例顶叶皮质可出现局灶性萎缩，其萎缩程度一般为轻至中度。极少数病例以后部皮质萎缩为主，此时枕叶可受累。CBD大脑皮质的萎缩多呈不对称性，同时伴有不同程度的脑室扩大，尾状核头部常呈扁平状（图5-5-2B），而丘脑底核一般相对保留。受累皮质区的白质容积往往减少。脑干的中脑可见不同程度萎缩，黑质色泽变淡。

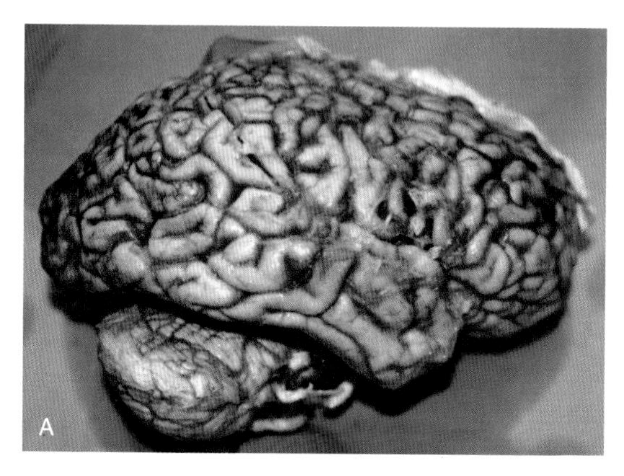

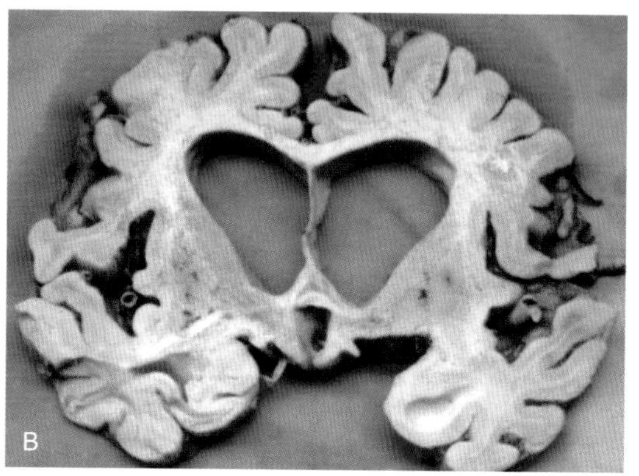


图5-5-2　CBD患者脑的大体观察

A. 右侧面观显示额叶运动皮质萎缩相对较著；B. 冠状切面示大脑皮质厚度减少，基底节萎缩，脑室扩大

### （二）镜下改变

自Gallyas银染色和tau免疫组化染色的应用后，神经病理学家获得了CBD组织学特征的大量信息，尤其是特征性胶质细胞包涵体，即星形细胞斑以及其tau蛋白的病理表型。以下将按神经元和胶质细胞变性顺序进行介绍。

1. 气球样神经元　早在1968年，Rebeiz等首次描述该病时即使用了“无染色质神经元”的描述，意为病变神经元内正常存在的尼氏体消失，胞质肥大，HE染色呈均匀淡染外观，细胞核偏位，形态颇似“气球”，故病理文献中多用“气球样神经元”（ballooned neurons，BNs）形容这种病变的神经细胞（图5-5-3A）。一般认为BNs是CBD皮质病变的主要组织学特征之一，它通常分布于病变皮质的第Ⅲ、Ⅴ及Ⅵ层。如采用尼氏染色则尼氏体消失，而用过度磷酸化神经丝和α-B晶体蛋白抗体免疫组织化学染色很容易显示BNs（图5-5-3B）。过去一直认为BNs的存在是CBD和皮克病（PiD）的特征，然而近年发现在一些PSP的病例中也可以出现BNs，但PSP病例中的BNs仅限于额叶运动区，少数见于颞叶内侧及边缘结构。发现BNs时，应结合其他组织学特征以及临床症状、体征全面考虑诊断及鉴别诊断。

2. 黑质和基底节内的神经原纤维缠结　在黑质、蓝斑等脑干的色素神经元以及基底节的神经细胞胞质内常存在神经原纤维变性。Gibb等首先描述HE染色下黑质细胞内存在一种均匀、弱嗜碱性的球形小体，曾称其为“皮质基底节包涵体”。最初认为这种包涵体是CBD的特有改变，后来发现这种球形小体的形态具有相当程度的不均一性，与PSP的球形团样神经元纤维缠结并无区别，应用Gallyas银染色发现二者形态相似，且均表达相同构型的tau蛋白，电镜显示均为直径15~18nm的直丝构成。此外，在CBD的病变皮质表层，多数小型神经细胞内存在弥散性或颗粒样磷酸化tau阳性缠结前体（图5-5-4A），又称前缠结，而在其余神经细胞内可能形成致密的皮克样小型包涵体（图5-5-4B）。

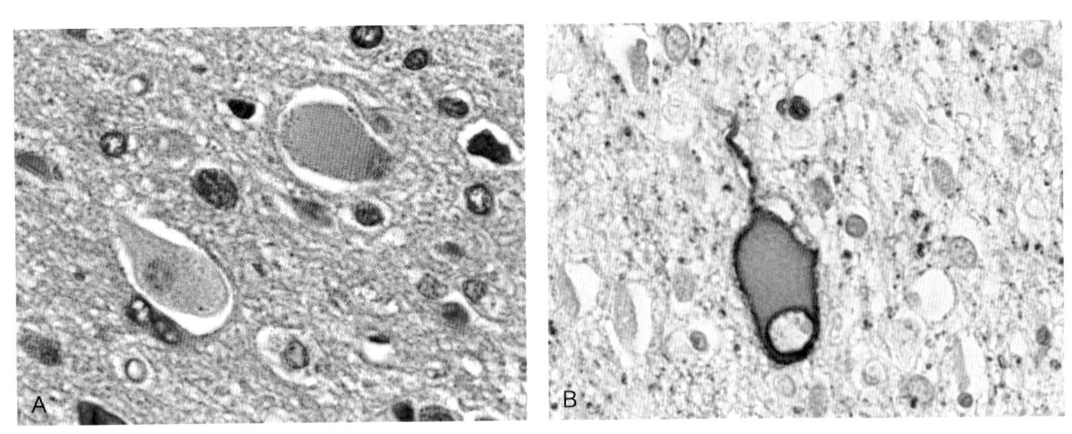


图 5-5-3　额叶皮质气球样神经元及蛋白质变性(日本新潟大学高桥均教授赠予)
A. 气球样肿胀神经元 HE ×400; B. 气球样神经元磷酸化神经丝蛋白胞质强阳性 NF ×400

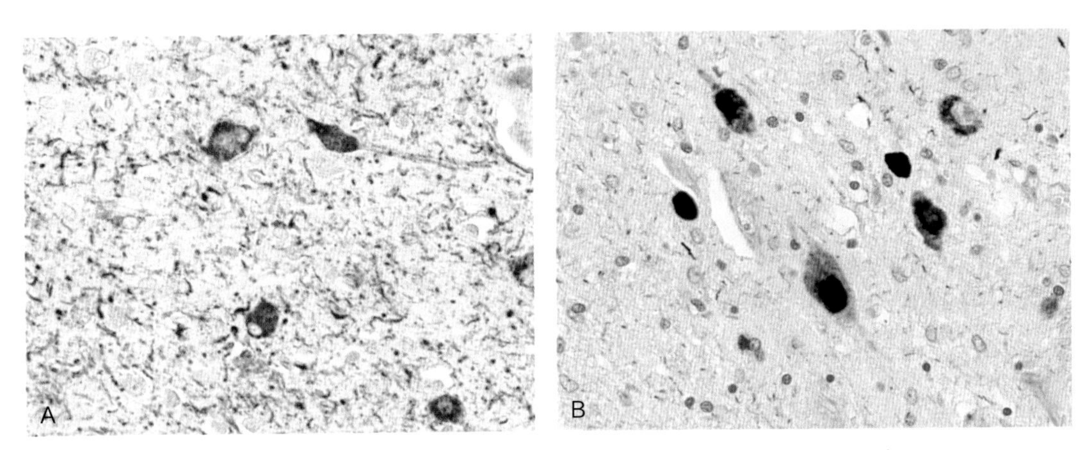


图 5-5-4　皮质及皮质下神经元缠结(日本新潟大学高桥均教授赠予)
A. 额叶皮质神经元原纤维前缠结 AT8 ×200; B. 中脑黑质球状 Gallyas 阳性缠结 Gallyas-Braak ×200

3. 胶质细胞的病理改变　在 CBD 病变严重区域,往往同时存在神经元变性脱失及胶质细胞增生。CBD 患者脑内胶质细胞病理性包涵体类型有特征性的星形细胞斑,可出现丝状星形细胞缠结和线团样少突胶质细胞缠结。其中,Feaney 等在 1995 年首先用 tau/GFAP 双标免疫组化方法和激光共聚焦显微镜观察,描述了 CBD 的星形细胞斑。这种星形细胞斑是由粗短绒毛状突起形成的环状小簇,形态类似 AD 的轴索斑,但星形细胞斑的中心缺乏淀粉样成分,有时在中心处可见星形细胞核,推测其是星形细胞远端突起内 tau 蛋白异常聚集形成,异常的 tau 蛋白聚集使细胞突起局部肿胀,进而表现为斑样结构(图 5-5-5 A)。用 Gallyas 银染色很容易显示星形细胞斑。Gallyas 银染色的星形细胞斑表现为由粗短的线条状或颗粒状嗜银结构随意排列形成的环形小簇,中心无结构或仅见星形细胞核(图 5-5-5 B),也有人称之为斑样结构或烟花样结构,主要表达磷酸化 tau 蛋白,以 4R-tau 蛋白为主要成分。因其具有 GFAP、CD44 和 S-100 免疫染色活性,表明它是星形细胞来源。这种星形细胞斑可见于大脑皮质和纹状体区。目前学者们认为这种星形细胞斑仅见于 CBD,对 CBD 的病理组织学诊断具有 100% 的特异性。

此外,在皮质和皮质下的基底节和脑干灰质区也可以见到不同数量的丛状星形细胞,有学者认为这更常见于 PSP。丛状星形细胞也被认为是 CBD 和 PSP 共有的一种胶质细胞病理改变。

少突胶质细胞线圈样小体也是 CBD 的重要病变之一。这种少突胶质细胞的线圈样缠结在 Gallyas 银染色时呈现为细胞核周围线圈样嗜银结构,常延伸入细胞突起近端。这种缠结主要表达磷酸化 tau 蛋白,而 ubiquitin 和 α-synuclein 抗体标记呈阴性,从其形态和抗原特异性上均不同于多系统萎缩的少突胶质细胞包涵体。CBD 少突胶质细胞的线圈样缠结可见于大脑、脑干和小脑的灰白质区。

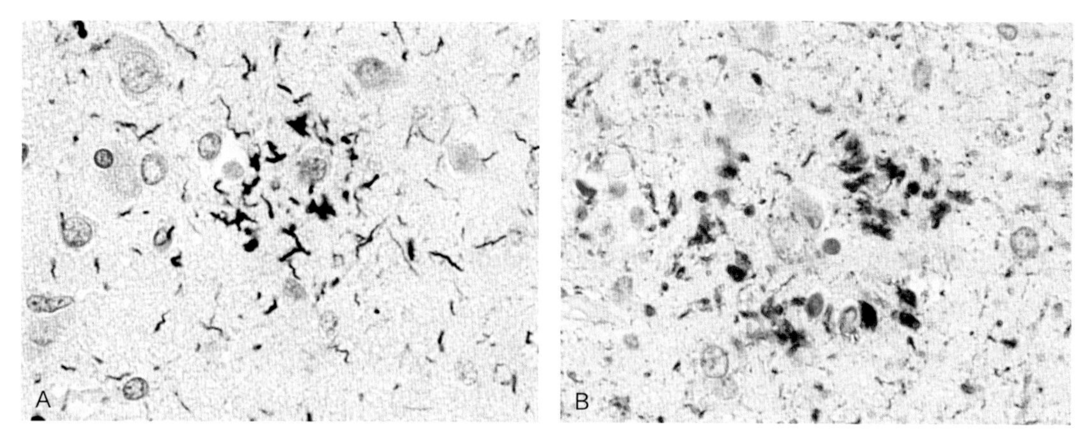


图 5-5-5 特征性星形细胞斑（日本新潟大学高桥均教授赠予）
A. 额叶皮质 Gallyas 染色显示粗短的线条状或颗粒状嗜银结构随意排列形成的环形小簇 Gallyas-Braak ×400；
B. 额叶皮质 tau 阳性星形细胞斑 AT8 ×400

白质线丝（white matter threads）是一种嗜银且磷酸化 tau 阳性的细丝样突起，形态上类似于 PSP 白质束间的细丝，但在 CBD 的额叶、顶叶皮质和对应的皮质下白质内呈丝网样高密度分布（图 5-5-6）。有学者认为这种细丝可能来源于少突胶质细胞。

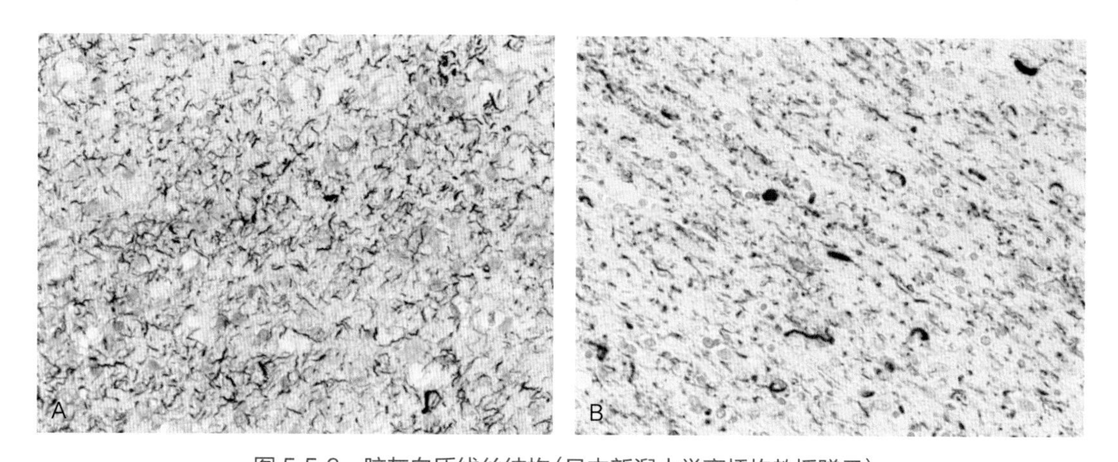


图 5-5-6 脑灰白质线丝结构（日本新潟大学高桥均教授赠予）
A. 额叶皮质嗜银线丝结构 Gallyas-Braak ×200；B. 额叶皮质下白质 tau 阳性线丝结构 AT8 ×200

4. CBD 病理改变的分布 CBD 皮质病变主要见于额上回，顶上小叶和中央前、后回。组织学检查显示为磷酸化 tau 阳性的神经元和胶质细胞包涵体病变，远较大体萎缩的范围广泛。病变范围的皮质下白质内出现磷酸化 tau 阳性的神经毡细丝结构和线圈样少突胶质细胞，也较皮质萎缩区广泛。

基底节的磷酸化 tau 阳性神经元和胶质细胞变性是 CBD 病理改变的重要组成部分，表现为苍白球和壳核常存在磷酸化 tau 阳性神经原纤维缠结以及星形细胞斑。丛状星形细胞和线圈样少突胶质细胞变性亦常见。神经元不同程度脱失，并伴胶质细胞增生。Meynert 基底核的神经元数量基本正常，但可出现神经原纤维缠结。

大多数 CBD 病例海马和海马旁回的神经元及组织结构正常。

以中脑为主的脑干神经核团变性是 CBD 病理改变三大常见重要部位之一。红核和丘脑底核有轻至中度神经元脱失、胶质细胞增生和磷酸化 tau 阳性神经原纤维缠结。其中，黑质是 CBD 的固定病理损害部位，表现为中至重度神经元脱失，残存细胞内含有界限不清的神经原纤维缠结，形态似球形，故有学者称之为“球形神经原纤维缠结”。蓝斑、中缝核及其他顶盖区灰质也有类似缠结。小脑齿状核存在不同程度神经元脱失和胶质细胞增生。小脑皮质一般病变轻微或无改变,但小脑白质内线圈样少突胶质细胞并非罕见。

（三）分子病理学

蛋白质分析确认CBD的神经原纤维缠结和各种胶质细胞缠结均为4R-tau蛋白成分,与PSP的4R-tau蛋白相同,而不同于AD的3R-tau和4R-tau蛋白成分。免疫组化定位研究发现AD的磷酸化tau蛋白聚集仅限于神经元内,而CBD除神经元外,胶质细胞尤其是星形胶质细胞和少突胶质细胞也存在磷酸化tau蛋白的异常聚集。免疫电镜观察确认AD的tau蛋白原丝95%为磷酸化双螺旋丝(paired helical filaments,PHFs),其余少部分为直丝(straight filaments,SFs);而CBD的tau蛋白原丝主要成分为直丝,直径为15nm,少数为双螺旋丝,这种tau蛋白原丝与PSP和皮克病的tau蛋白原丝相似。tau蛋白丝状物的生化特性鉴定显示,AD的PHFs主要由60kD、64kD和68kD三种条带以及少量72kD条带的磷酸化tau蛋白构成,而且含有过磷酸化tau的所有6种同系物成分,而CBD的tau蛋白丝状物缺少60kD条带,主要由64kD、68kD双带和少量72kD条带的tau蛋白构成,含有3种同系物成分。CBD的这种tau丝状物构型也不同于皮克病的60kD和64kD双带,及少量68kD tau条带的tau蛋白。

（四）病理诊断方案及标准

tau蛋白抗体在神经退行性疾病病理检查中的应用和推广以及Gallyas银染色方法显示胶质细胞变性的独特优势,使得CBD患者脑组织中特征性神经元和星形细胞包涵体检出率大大提高,临床可疑的CBD病例或具有CBS表型的其他疾病病例能获得精准的尸检病理诊断。在美国NIH罕见病协会支持下,相关CBD病理专家参与起草的CBD神经病理诊断标准于2002年正式公布。该标准强调神经元和星形细胞突起tau蛋白阳性病理包涵体的诊断特异性。病理诊断CBD标准为:皮质和纹状体tau蛋白阳性神经元和星形细胞包涵体结构,尤其是脑灰质区的星形细胞斑,神经毡及脑白质线丝样结构,伴有局灶性皮质和黑质神经元严重脱失。强调组织标本取材部位应是肉眼观察病变最严重脑区。取材组织样本量足够,部位适当是诊断的关键。推荐的病理诊断方法:①常规HE染色,评估神经元脱失和气球样神经元;②评估tau蛋白阳性神经元和胶质细胞病变,既可以使用Gallyas银染色,也可以应用磷酸化tau抗体;③如果HE染色气球样神经元很少或很难观察到,可使用磷酸化神经丝或α-B晶体蛋白抗体;④采用评估AD和LBD相关蛋白质抗体免疫组化染色,帮助排除其他神经退行性疾病。

参加制定标准的专家们一致认可脑灰、白质的星形细胞斑和线丝样结构为诊断CBD的特征性组织病理标志。应用Gallyas染色可较敏感地显示CBD中神经元和胶质细胞变性包涵体,而采取特异性磷酸化tau蛋白抗体免疫组化染色,更能较好地标记这些病变结构,且具有更高特异性。因此,对CBD的病理诊断,应选择病变区域的灰质和白质均进行Gallyas/tau蛋白抗体染色。早期文献报告强调气球样神经元变性的诊断价值,但某些病例可能气球样神经元较少或取样不当未能观察到,则应补充取材或补充蛋白质免疫组化染色,如采用α-B晶体蛋白或磷酸化神经丝蛋白抗体。如果发现了明确的Gallyas/tau+神经元和胶质细胞特征性病变,即使没有观察到气球样神经元,也可考虑诊断为可疑皮质基底节变性(possible CBD)。

神经退行性疾病解剖病例数量积累增多,统计研究发现一些临床诊断为CBD的病例,其病理检查证实为PSP、AD、PiD、额颞叶变性之TDP43和Fus蛋白病等,甚至DLB以及CJD均可出现类似经典CBD的临床症状与体征。此外,家族遗传型额颞叶痴呆如位于17号染色体上的微管相关蛋白tau和*GRN*基因突变病例临床亦可酷似CBD。因此,有学者主张在临床病例报告中使用“皮质基底节综合征”(corticobasal syndrome,CBS)术语。目前CBS代表一组被认为具有CBD临床症状与体征的症候群,而原来的“皮质基底节变性”则指具有特定病理组织学改变的独立疾病实体。

## 四、临床与病理关联

由于CBD和PSP均含有以64kD和68kD为主的tau亚型,因此,就蛋白质病理研究结果而言,目前还不能很好地区别CBD与PSP,所以有人提出CBD和PSP为同一蛋白质疾病实体不同表型的观点。然而多数神经病理学家认为,通过观察分析临床和病理均具有典型改变的病例,发现从组织形态上二者依然各具特点,可将二者进行区分,故认为二者仍是独立的疾病实体。

CBD患者的脑内病损广泛,可累及大脑皮质、基底节、脑干部分核团甚至白质区域。病理组织学证实不仅神经元存在变性,而且胶质细胞损伤明显,故临床表现多样化,涉及运动、认知甚至感觉,且许多症状和体征与其他神经退行性疾病相重叠,如进行性原发失语症(PPA)、PSP、PCA以及行为变异型额颞叶痴呆(bvFTD)等。近年有报道将CBD称为CBS,说明其具有临床和病理改变的异质性。

(朱明伟 冯 枫 王鲁宁 刘家金)

## 临床解剖病例介绍

**病例 行为异常,进行性认知功能减退伴四肢运动障碍10余年。**

【现病史】

患者男性,86岁,作家。1987年初旁人发现其人格改变,常在公众场合手淫,饮食不知饥饱。病情逐渐加重,常出现幻视及幻听,说看见“墙上有人头”,常听见有人叫自己的名字,听见别人在身边吵闹等。神经科查体示语言表达及理解尚可。近记忆力障碍,不能述说刚看过的电视剧情节。时间、地点、人物定向力正常,计算力保持正常。行为幼稚,言语随意,常称照顾者为“小猴子”。问答不切题,如问“你做什么工作?”,回答说“你看过我写的剧本吗?我们家小孩也是搞艺术的,我现在住在医院里”。曾服用碳酸锂等药物治疗效果不明显。此后常在公众场合露阴,随地小便。时常坐卧不安,外出游荡。穿衣、洗漱等日常生活需要人照料。1989年右上肢出现不自主震颤,手中物品常掉落。1990年神经科检查显示语言流利,但记忆力、计算力、定向力明显减退。MMSE评分为8/30。脑神经正常。四肢肌力正常。右上肢静止性震颤,右上肢肌张力稍高。无其他异常体征。再次行MRI检查显示双侧额颞叶萎缩以颞前1/3为明显,脑室系统中度扩大。SPECT显示双侧大脑皮质代谢普遍性减低,以前额颞叶为著。1992年2月后逐渐出现运动障碍,行走不稳,经常跌倒。1994年出现双眼球下视受限,双上肢肌张力增高。双下肢肌力4级,肌张力正常,不能独自站立。右侧Chaddock征阳性。

【查体】

1990年神经系统检查:语言流利,但记忆力、计算力、定向力明显减退。MMSE评分为8/30。脑神经正常。四肢肌力正常。右上肢静止性震颤,右上肢肌张力稍高。无其他异常体征。

1994年神经系统检查:双眼球下视受限,双上肢肌张力增高。双下肢肌力4级,肌张力正常,不能独自站立。右侧Chaddock征阳性。

1997年10月神经系统检查:高度痴呆状态,卧床;四肢屈曲挛缩,颈肌张力高,下颌反射活跃,掌颏反射阳性,上肢腱反射存在,下肢偏低,双侧Babinski征阴性。

【辅助检查】

1987年MRI显示皮质脑沟及双侧额颞部蛛网膜下腔明显增宽。

1990年MRI显示双侧额颞叶萎缩以颞前1/3为明显,脑室系统中度扩大。

1990年SPECT显示双侧大脑皮质代谢普遍性减低,以前额颞叶为著。

1990年MMSE评分为8/30。

【诊疗经过】

临床诊断为皮克病。给予对症、支持治疗,长期间断呼吸机机械通气,鼻饲维持生命体征。上述症状体征进行性加重,于 2001 年 9 月死于多脏器功能衰竭,病程大约 13 年。

【病理结果】

1. 大体病理 脑重 960g。大脑半球普遍对称性萎缩,颞上回和中央前回稍重;脑干、小脑亦萎缩。冠状面切面示皮质灰白质界限不清,白质体积明显减小,质地较硬;苍白球、尾状核、丘脑及乳头体萎缩体积减少;脑室系统中度扩大;右侧颞叶皮质可见 1cm × 1cm × 1.5cm 以及右顶枕交界皮质 2cm × 3cm × 2cm 陈旧性梗死灶。侧脑室旁、基底节、丘脑及脑干可见多个腔隙灶分布。黑质、蓝斑色泽变淡。

2. 镜下病理 大脑皮质分层结构不清;额叶、颞叶、顶叶、扣带回皮质 2~3 层神经元数量明显脱失;顶叶、扣带回、杏仁核可见气球样神经元,并伴胶质细胞大量增生;右颞叶、顶叶梗死灶区的皮质 2~3 层呈分层样坏死,基底节和右侧大脑脚见数个直径 5~10mm 大小陈旧梗死灶,大脑、脑干和小脑白质纤维轻度至中度脱髓鞘。海马锥体神经元数量稍减少,形态基本正常,Beschowsky 染色可见锥体细胞和颗粒神经元中少量神经原纤维缠结,未见老年斑。刚果红染色见软脑膜和额、顶、颞叶皮质中小血管淀粉样变性。苍白球、丘脑、乳头体神经元数量减少和胶质细胞明显增生。黑质及中脑灰质、桥核神经元中度脱失伴胶质细胞增生;延脑中缝核细胞数量减少,橄榄核细胞体积减小。小脑浦肯野细胞和齿状核细胞轻度脱失。脊髓神经元轻度脱失及白质脱髓鞘。

Gallyas 银染色和 tau 免疫组化染色显示额叶、顶叶皮质、海马和无名质神经元中少量神经原纤维缠结,皮质下神经核团如纹状体、丘脑、黑质、红核、蓝斑、桥核、橄榄核、小脑齿状核及脊髓运动神经元中见大量球形团样缠结。丛状星形胶质细胞广泛分布于顶叶、扣带回、纹状体、丘脑、脑干灰质区、小脑以及脊髓白质。在顶叶和扣带回皮质内可见星形细胞斑。顶叶、扣带回、纹状体、丘脑、脑干灰质区及小脑白质内可见大量线团样少突胶质细胞包涵体。

【神经病理诊断】

皮质基底节变性;脑淀粉样血管病(轻);陈旧性脑梗死。

# 第六节 嗜银颗粒病

## 一、概述

嗜银颗粒病(argyrophilic grain disease,AGD)是晚发性痴呆的病因之一,其病理特征为脑内存在嗜银颗粒(argyrophilic grain,AG)。目前认为 AGD 系一种独立的疾病实体,属于 tau 蛋白病的一种类型。

Braak 等于 1987 年首先报告了一组进行性痴呆病例,脑组织学检查发现梭形嗜银颗粒结构,散在分布于海马 CA1 锥体层以及内嗅皮质的神经毡,而缺乏 AD 样病理改变。Itagaki 等于 1989 年建议称之为“Braak 病”或“嗜银颗粒痴呆”(argyrophilic grain dementia)。

## 二、临床表现

AGD 约占所有痴呆病例的 5%,平均年龄 79 岁,多见于高龄老人,可出现遗忘等认知功能下降表现,有时伴明显的情绪和精神行为改变，可有淡漠或攻击行为，故难以与 AD 或 FTD 相鉴别。

## 三、病理改变

### （一）大体改变

脑大体观察一般无改变或仅有轻度萎缩，与正常同龄脑无明显区别。部分病程较长的病例，可见颞叶内侧及海马等边缘结构萎缩。有文献强调位于杏仁核 - 海马头部内侧面的环回（ambient gyrus）萎缩（图 5-6-1）是该病的大体病理特征性改变，甚至推测其可能在疾病早期即已出现。

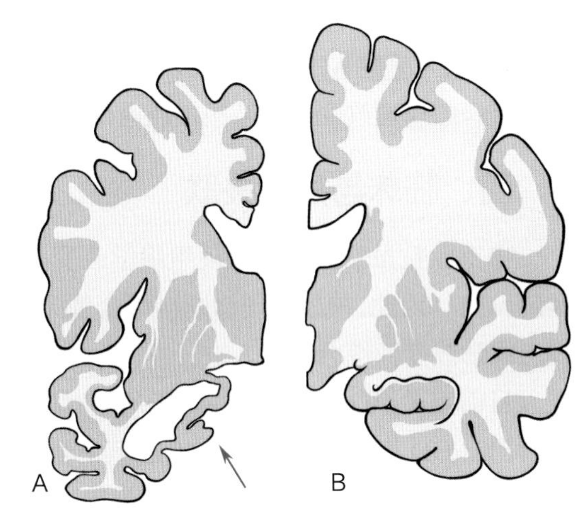


图 5-6-1　嗜银颗粒病的环回萎缩

A. AGD 患者环回的带状萎缩（箭头）示意图；B. 正常脑经乳头体冠状切面示意图

### （二）镜下改变

AGD 特征性的脑病理组织学改变是在神经毡内出现梭形或逗点形的嗜银颗粒，通常用 Gallyas 染色法和 tau 免疫组化染色法能很好显示（图 5-6-2），传统的 Bodian 银染色法也可以显示，但其敏感性较低。这种嗜银颗粒与其他神经退行性疾病的神经毡丝、细胞内火焰形缠结和细胞外鬼影缠结具有明显区别，其电镜下超微结构为直径 9~13nm 的直丝聚集体或直径为 25nm 的平滑小管束，位于神经细胞的树突棘部或近端树突。这种嗜银颗粒通常累及颞叶内侧的边缘结构，最常见于环回、海马的 CA1 区和颞叶内嗅皮质，其次见于杏仁核、海马旁回和跨内嗅皮质，下丘脑外侧结节核也是主要的累及部位。Tolnay 等发现含有嗜银颗粒患者的痴呆与嗜银颗粒分布样式有关，有痴呆表现者在脑内边缘系统呈头 - 尾向扩展，即早期累及颞叶内侧前部，逐渐向后部扩展。免疫组化研究显示嗜银颗粒由磷酸化 tau 蛋白的异常聚集形成，蛋白电泳分析显示主要成分为 64kD 和 69kD 组成的双条带，少数为 74kD 条带。嗜银颗粒的这种病理性 tau 构型明显不同于 AD 和皮克病的 tau 构型，而与 PSP 和 CBD 的 tau 构型相同。AGD 另一常见的脑内病理组织学改变是在嗜银颗粒累及皮质的邻近白质和皮质下核团内存在线团样缠结，一般认为这种小体是少突胶质细胞核周 tau 蛋白的病理性异常聚集。此外亦可见神经元内早期缠结以及气球样神经元。

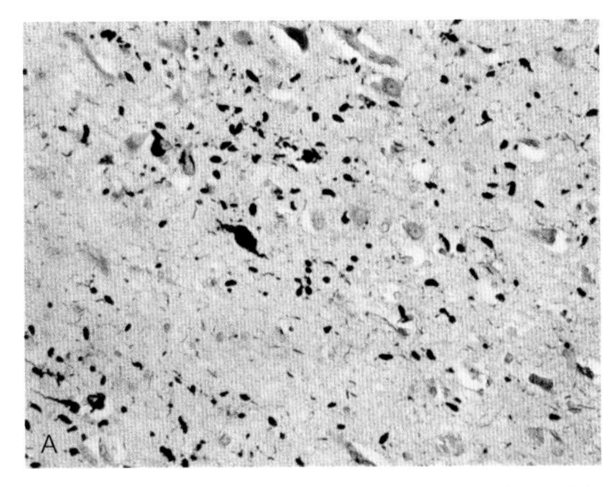


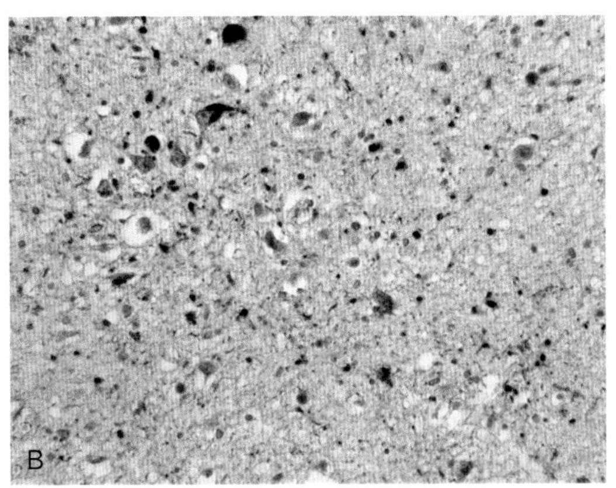


图 5-6-2　嗜银颗粒形态及病理性蛋白表达

A. 杏仁核 Gallyas 染色显示梭形或逗点形颗粒 Gallyas-Braak ×400；B. 杏仁核磷酸化 tau 阳性嗜银颗粒 AT8 ×400

嗜银颗粒分布遵循固定的区域分布特征。依此，嗜银颗粒病变在脑内发展进程分为3个阶段。stage Ⅰ：嗜银颗粒限于环回及邻近部位；stage Ⅱ：嗜银颗粒扩展至前、后内侧颞叶，包括颞极、扣带回以及海马下托和内嗅皮质；stage Ⅲ：在隔区、岛叶皮质以及前扣带回可见大量嗜银颗粒，并伴环回海绵状变性。总之，位于杏仁核与前颞叶内侧之间的环回是嗜银颗粒的主要好发部位。

除AGD外，嗜银颗粒亦可见于AD，也有见于PSP、PD、DLB和ALS的病理组织学报告。根据文献报道，目前认为单纯AGD少于神经退行性疾病合并嗜银颗粒，故部分病例难以确定是AGD合并其他神经退行性疾病的病理改变还是某些神经退行性痴呆合并有嗜银颗粒沉积，需结合临床及病变程度综合评估。

## 四、临床与病理关联

嗜银颗粒虽然系一种病理组织学改变，但与年龄有一定关联，即亦可见于智力正常的老龄脑，特别是高龄脑内。因此，神经病理诊断应结合临床症状、脑内嗜银颗粒出现的部位和密度，以及是否合并其他病理组织学改变而综合评定。

目前有关AGD的报告均源于尸检，经过神经病理确认的病例其生前临床表现也有一定特点。有作者指出，AGD患者与AD患者相比，其记忆、语言、注意力以及执行功能的保持相对较好，而精神行为障碍出现较早且突出，如易怒、有攻击行为等人格改变。这可能与嗜银颗粒先累及颞叶内侧环回，后广泛累及杏仁核、海马等边缘叶有关。

已有报告证实在帕金森病（PD）及帕金森病痴呆（PDD）患者脑内不仅存在大量路易包涵体，而且可见大量嗜银颗粒，两者共存的这些患者其临床常表现为显著的精神症状。

尽管AGD的临床表现缺乏特异性，且常与其他神经退行性疾病共存，导致临床症状及体征复杂化，但其颞叶内侧受损，特别是环回萎缩及该部位大量的嗜银颗粒沉积仍为病理组织学特征，随着神经结构及功能技术的发展，这种病理组织学特征可以为AGD的生前诊断提供有力的生物学标志物支持。

（王鲁宁　冯　枫　朱明伟）

## 临床解剖病例介绍

**病例　记忆力减退10年，加重伴行动困难8年。**

【现病史】

患者男性，91岁，退休人员。患者自81岁时无明显诱因出现记忆力下降，主动语言减少，反应迟钝，且进行性加重。发病2年后出现行动困难，生活不能自理。发病5年后因发热并嗜睡曾入院治疗。

【既往史】

患高血压病25年，糖尿病27年，10年前发生右侧肢体瘫痪，诊断为“脑梗死”。

【查体】

查体：意识清楚，呻吟不止，能够自动睁眼，但无语言交流。睡眠及觉醒周期存在，吞咽功能尚可，但有呛咳。面部表情少，右侧鼻唇沟浅，伸舌右偏。右侧肢体肌力0/5级，左侧肢体肌力3/5级。四肢肌张力折刀样增高。右侧肢体腱反射高于左侧。掌颌反射及吸吮反射阳性，下颌反射增高。双侧病理征阴性。

【辅助检查】

头颅CT显示左侧脑室旁及基底节片状边界清楚低密度区，脑沟增宽，侧脑室扩大，左侧更明显。

【诊疗经过】

临床诊断为“脑梗死后遗症”“血管性痴呆”。此后患者长期住院,住院期间反复感染发热并呼吸困难,后呈去皮质状态。发病10年后因多脏器功能衰竭死亡。

【病理结果】

1. 大体病理 脑重1 430g。经甲醛固定后检查见双侧颞叶萎缩,以颞极为著;额叶轻度萎缩而顶叶、枕叶无著变。双侧颈内动脉、大脑中动脉及基底动脉散在粥样硬化斑块。冠状切面见第三脑室及侧脑室扩大,左侧脑室较右侧明显;颞叶皮质明显变薄。双侧海马及杏仁核明显萎缩。左侧基底节区可见3cm×4cm×1cm软化灶,右侧尾状核旁可见0.5cm×0.5cm×0.3cm软化灶。左右小脑半球各有直径约1cm软化灶。脑干各切面未见异常。

2. 镜下病理 额叶皮质神经细胞轻度脱失,颞叶皮质神经细胞重度减少,并伴有胶质细胞增生,皮质浅层呈条带样微空泡改变。皮质下白质结构疏松,伴轻中度胶质细胞增生。皮质及蛛网膜下腔小动脉管壁增厚,中层可见淀粉样物质沉积,部分血管呈“双筒样”改变,刚果红染色荧光镜下呈双折光现象。Bodian染色显示额、颞叶皮质及岛叶皮质有大量老年斑和神经原纤维缠结。

双侧海马神经细胞数量明显减少,胞体萎缩,残留的神经细胞胞质内可见颗粒空泡改变,伴有大量胶质细胞增生。Bodian染色显示海马区锥体细胞内大量神经原纤维缠结,神经毡内大量老年斑,每视野老年斑为20~30个/10倍视野。Meynert核及杏仁核神经细胞数量减少并伴有胶质细胞增生,Bodian染色显示有神经原纤维缠结。丘脑和乳头体等结构的神经细胞数量无明显减少。中脑、脑桥及延髓组织结构完整。小脑浦肯野细胞轻度脱失,Bergmann细胞增生;小脑白质结构清楚,髓鞘染色无明显脱髓鞘改变。左侧基底节区软化灶累及内囊,病灶区组织结构疏松并囊腔形成,周边代之以格子细胞及增生的星形胶质细胞。

Gallyas-Braak银染色见海马、杏仁核、无名质以及额叶、岛叶皮质内大量神经原纤维缠结;颞叶皮质及海马神经毡内见大量嗜银颗粒沉积。神经原纤维缠结的分布及密度相当于Braak Ⅳ级,神经原纤维缠结与嗜银颗粒经tau免疫组化染色均为阳性。

【神经病理诊断】

阿尔茨海默病合并嗜银颗粒病;脑淀粉样血管病;多发脑梗死。

# 第七节 球状胶质细胞包涵体tau蛋白病

## 一、概述

“球状胶质细胞包涵体tau蛋白病”(globular glial tauopathies,GGT)系tau蛋白病家族中的一员,1998年由Molina等首先报道,此后陆续有文献对其临床表现及病理特征进行总结,并于2013年对该病的神经病理分型以及疾病命名达成了共识。

尽管GGT具有特征性且相对一致的神经病理组织学改变,即广泛累及灰、白质的胶质细胞病变,但其临床表现却有很强的异质性,涉及认知障碍、语言受损以及锥体束受累等多种神经系统损伤的症状及体征。因此文献中曾对本病给予不同的名称,包括“伴痴呆的散发性多系统tau蛋白病(sporadic multiple system tauopathy with dementia, MSTD)”“不典型 tau 蛋白病(atypical tauopathy)”“白质脑病伴白质 tau 沉积(leukomephalopathy associated with tau deposits primarily in white matter glia)”“不典型 PSP 伴皮质脊髓束变性(atypical PSP with corticospinal tract degeneration)”“白质 tau 蛋白病伴球状胶质包涵体(white matter tauopathy with globular glial inclusions)”及“散发 4R-tau 蛋白病伴额颞叶变性、帕金森综合征及运动神经元病(sporadic four-repeat tauopathy with frontotemporal lobar degeneration, parkinsonism and motor neuron disease)”等。与其他类型的 tau 蛋白病不同，GGT 患者脑内的病理性 tau 蛋白沉积不是在神经细胞内，而是主要累及胶质细胞，因此目前统一命名为“球状胶质细胞包涵体 tau 蛋白病”(GGT)。

蛋白质学研究已证实 GGT 属 4R-tau 蛋白异常，而分子遗传学研究提示其有可能与 *MAPT* 基因型 H1/H1、H1/H2 以及载脂蛋白 E 的 ε3 等位基因相关。

## 二、临床表现

GGT 患者可有多种临床表现，不仅涉及语言及认知功能障碍，亦可表现为运动功能缺失。一般可分为三组临床症状：额颞叶痴呆(FTD)、锥体束或锥体外系损伤、额颞叶痴呆合并运动神经元病。

以额颞叶痴呆为首发症状者，多表现为精神行为异常，与额颞叶痴呆病例中的行为变异型(bvFTD)相同(图 5-7-1)，少数病例表现为原发性进行性失语，包括语义性痴呆(semantic dementia, SD)。

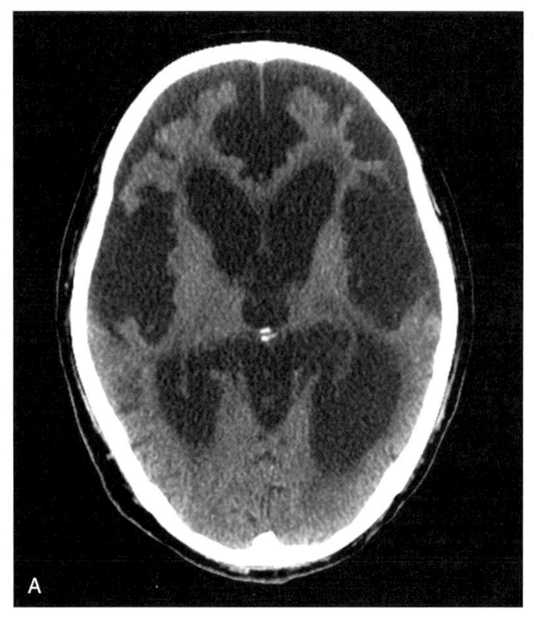


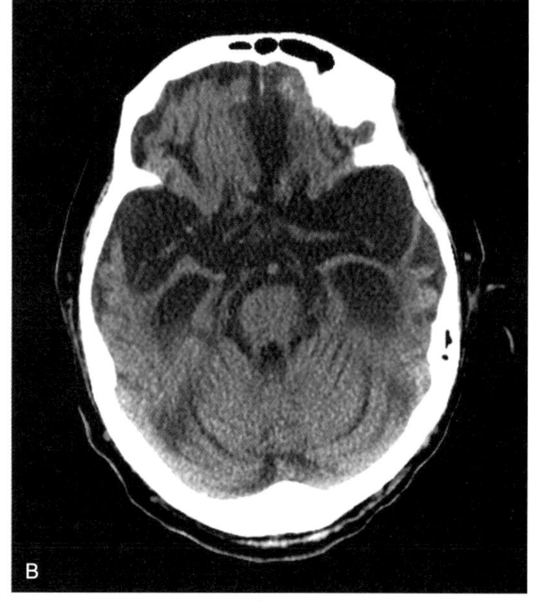


图 5-7-1　表现为额颞叶痴呆的 GGT 患者脑 CT 所见

A. 轴位第三脑室层面示额叶显著萎缩，侧脑室及外侧裂扩大；B. 轴位鞍上池层面示颞叶及海马结构显著萎缩

部分患者表现为上运动神经元受损，神经系统查体可见明确的锥体束征，酷似原发性侧索硬化(primary lateral sclerosis, PLS)，亦可发现肌张力增高等锥体外系受损体征，故临床表现与进行性核上性麻痹(PSP)和皮质基底节变性(CBD)相似，这组患者的运动功能障碍较为突出。

另有部分患者临床既表现额颞叶痴呆的认知功能障碍，又合并锥体束征或帕金森综合征的体征，存在全面神经功能缺失。亦有文献报道 GGT 表现类似阿尔茨海默病(AD)。

神经影像学检查有助于发现 GGT 患者的额、颞叶萎缩。

## 三、病理改变

### （一）大体病理

大体病理检查可见额、颞叶萎缩。部分临床诊断为“进行性核上性麻痹”“原发性侧索硬化”以及“皮质基底节综合征”的病例中，存在局限性皮质萎缩，且以额上回和中央前回为著（图 5-7-2）。

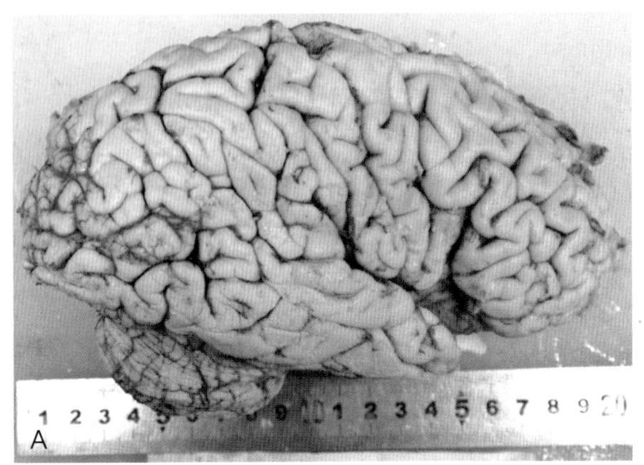
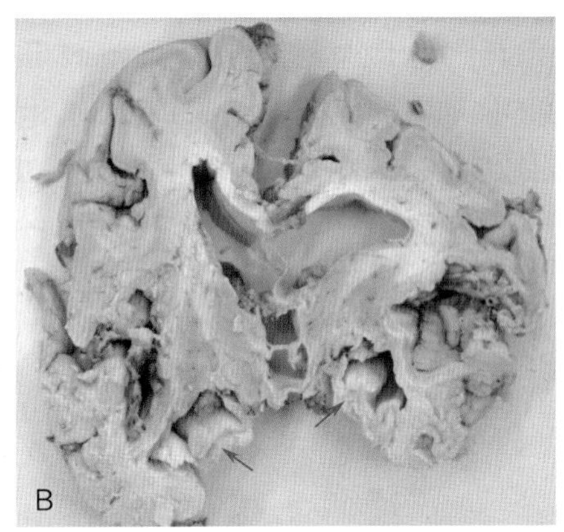

图 5-7-2　GGT 患者的脑大体观察

A. 侧面观示额叶及颞叶萎缩；B. 冠状切面示脑叶皮质变薄，海马萎缩（箭头），白质体积减少，脑室扩大

### （二）镜下改变

病理组织学改变主要表现为额、颞叶皮质大量神经元脱失伴反应性星形胶质细胞增生，呈海绵样改变（图 5-7-3）；白质内髓鞘有不同程度的坏变，轴索改变轻微；小胶质细胞反应与白质损伤程度相关。

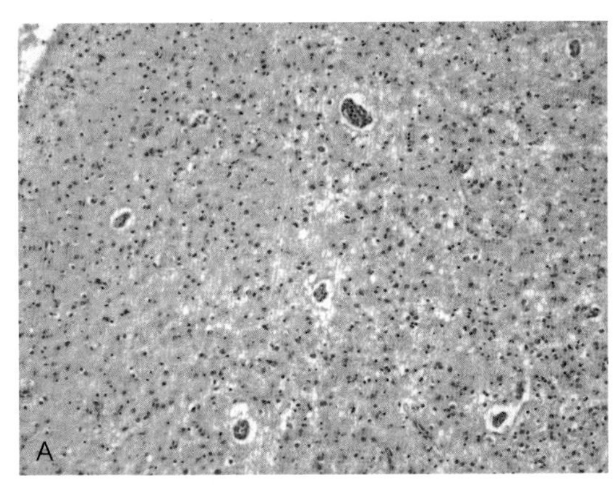
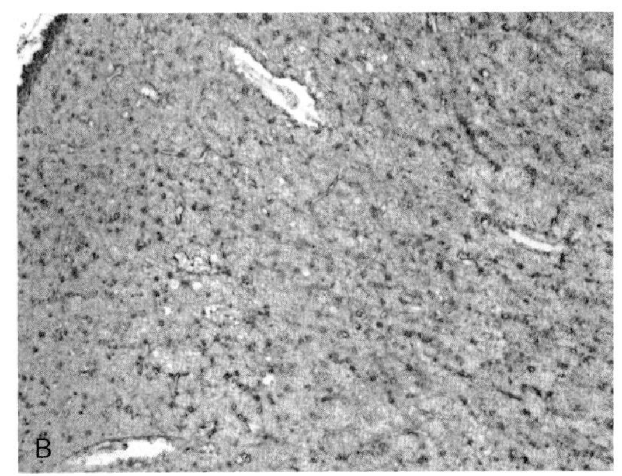

图 5-7-3　颞叶皮质神经细胞脱失伴胶质细胞增生

A. 颞叶皮质神经细胞严重脱失，呈微空泡状态 HE ×200；
B. 颞叶皮质胶质细胞及胶质纤维密度增加 GFAP ×100

胶质细胞内存在 tau 蛋白免疫组化阳性包涵体是 GGT 特征性的病理组织学改变，目前认为是诊断 GGT 的病理组织学依据。胶质细胞内包涵体分为两种类型：一种出现在少突胶质细胞内，称为球状少突胶质细胞包涵体（globular oligodendroglial inclusions，GOIs）（图 5-7-4A），另一种出现在星形胶质细胞内，称为球状星形胶质细胞包涵体（globular astrocytic inclusions，GAIs）（图 5-7-4B），二者统称为球状胶质细胞包涵体（globular glial inclusions，GGIs）。

GGT 患者脑组织切片常规 HE 染色即可见胶质细胞质内存在嗜伊红或嗜碱性球形包涵体。GOIs 和 GAIs 应用 tau 免疫组化染色均呈阳性反应。

GOIs 多为球状，大小与细胞核相等或稍大于细胞核，经 Gallays 银染色呈阳性反应。而 GAIs 呈球状或小点样，位于星形细胞的胞质或突起内，大小不一。GAIs 对 Gallyas 银染色为阴性反应。因此，Gallyas 银染色既是识别 GOIs 最敏感的染色法，也是鉴别 GOIs 与 GAIs 最有效的方法。

值得注意的是，GOIs 的形态学表现与多系统萎缩（MSA）中的胶质细胞包涵体（也称 Papp-Lanton's body）相似，但 GOIs 为 tau 免疫组化阳性，而 Papp-Lanton 小体显示 α-synuclein 免疫组化阳性，二者分属不同的疾病实体，因此具有 GOIs 的 GGT 属 tau 蛋白病范畴，而 MSA 虽然也以胶质细胞内存在包涵体为病理特征，但其归属于突触核蛋白病（synucleinopathies）。

尽管 GOIs 和 GAIs 均为 4R-tau 免疫组化阳性（图 5-7-4C、D），但对 ubiquitin 或 P62 免疫组化也有程度不同的阳性反应。偶尔 GOIs 也可显示对 3R-tau 的弱阳性反应。

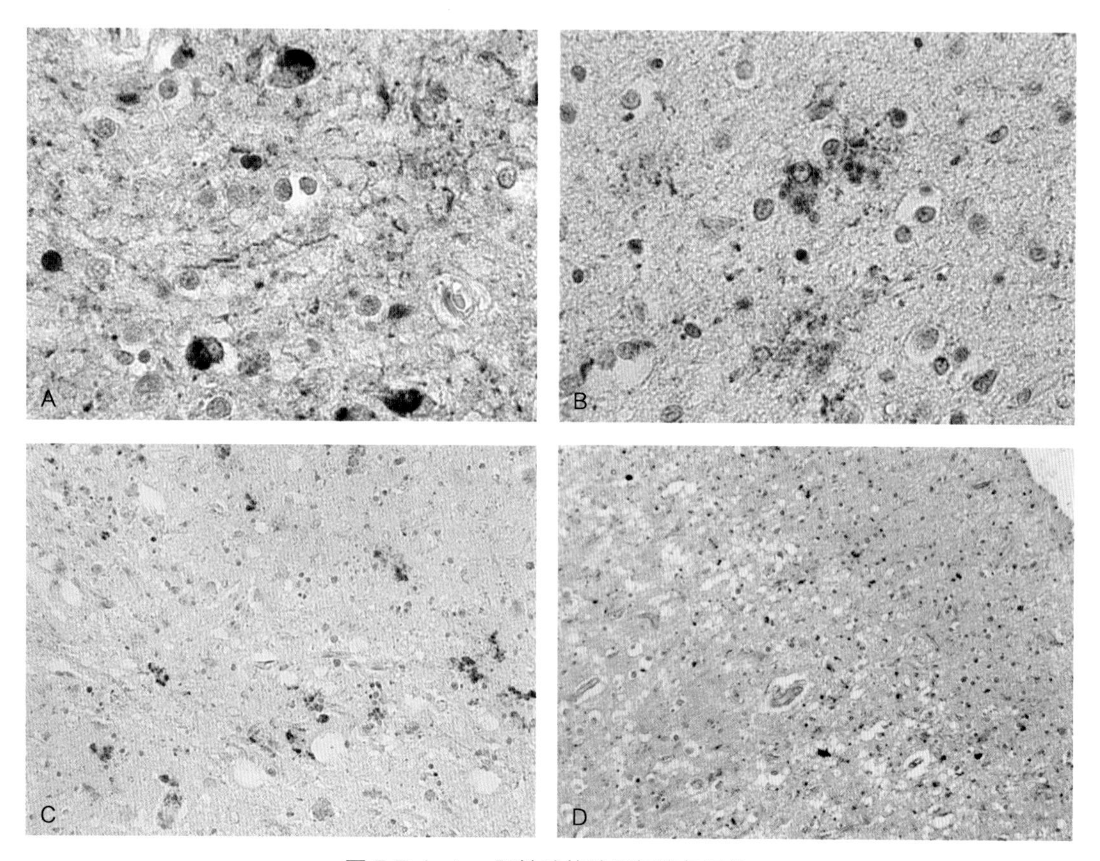


图 5-7-4 tau 阳性球状胶质细胞包涵体

A. 基底节 tau 阳性球状少突胶质细胞包涵体 AT8 ×1 000；B. 颞叶皮质 tau 阳性球状星形胶质细胞包涵体 AT8 ×1 000；C. 黑质 4R-tau 阳性球状胶质细胞包涵体 4R-tau ×400；D. 颞叶皮质未见嗜银神经元和胶质细胞包涵体结构 Gallyas-Braak ×200

虽然 GGT 患者脑内的 tau 阳性包涵体主要存在于胶质细胞内，但在部分神经元胞质内也可见散在球形或小缠结样的 tau 免疫组化阳性结构，主要成分为 4R-tau 蛋白。tau 阳性神经元包涵体主要见于脑干及皮质下灰质核团。

2013 年的专家共识推荐对 GGT 进行三种神经病理分型：Ⅰ型为额颞叶受损而无皮质脊髓束受累；Ⅱ型主要为大脑皮质运动区及皮质脊髓束受损；Ⅲ型为额颞叶、运动皮质及皮质脊髓束均受损。这三型损伤的解剖部位虽然各有侧重，但白质受损的程度均重于其他类型的 tau 蛋白病（tauopathies）。

由于少突胶质细胞和星形胶质细胞在神经系统灰、白质内的分布有所不同，故 GAIs 更多见于 GGT Ⅲ型的大脑皮质，而 GOIs 多局限于运动皮质及皮质脊髓束。

目前认为额颞叶萎缩或中央前回萎缩并伴有4R-tau阳性的GOIs及GAIs是GGT的特征性神经病理组织学改变。

## 四、临床与病理关联

GGT的临床表现与病理组织学损伤的解剖部位有较强的关联性。

GGT Ⅰ型主要为额、颞叶受累，且无皮质脊髓束损伤，因此临床表现以精神行为障碍为主，与额颞叶痴呆(FTD)症状相似，神经影像学亦可见额颞叶萎缩。

GGT Ⅱ型的运动皮质及皮质脊髓束变性明显，故临床表现为运动障碍伴锥体束征，酷似原发性侧索硬化(PLS)。

GGT Ⅲ型的病理组织学改变广泛累及额、颞叶、运动皮质以及皮质脊髓束，因此临床表现多系统受损的症状及体征，包括认知障碍、精神行为异常、锥体束征以及锥体外系受损表现。

GGT虽然属于tau蛋白病的少见类型，但随着分子影像及生物标记物的研究进展，该病有可能被生前诊断，并为未来的精准治疗提供相对可靠的依据。

(冯　枫　王鲁宁)

# 第八节　进行性皮质下胶质细胞增生症

## 一、概述

进行性皮质下胶质细胞增生症(progressive subcortical gliosis，PSG)是老年期痴呆的罕见类型，该病最早于1949年由Neumann描述。Neumann研究了7例额颞叶明显萎缩的病例，病理改变与Pick之前描述的额叶萎缩伴进行性痴呆的病例相似，但发现其中3例以皮质下显著的胶质纤维增生为特征，而皮质损害并不突出，且无皮克细胞和皮克小体，故将其称为“进行性皮质下胶质增生”。1967年，Neumann和Cohn报道了4例痴呆病例，其白质、基底节、丘脑、脑干和脊髓腹侧均有显著的胶质增生，但缺乏AD或皮克病的病理诊断依据。目前认为PSG系具有临床病理特点的一组疾病，但尚待给予明确定义。

PSG多散发，也可家族性发病。Lanska曾报道2个家系的7例晚期PSG病例均呈常染色体显性遗传特征。

目前该病病因和发病机制尚未明确，但有报告其与*tau*基因突变相关。与17q21-22染色体相关的PSG家系(PSG-1)和表现其他非典型痴呆的家系均属“17号染色体相关的额颞叶痴呆合并帕金森综合征”的范畴，这些家系中部分存在*tau*基因突变。Goeder报道PSG-1的*tau*基因突变引起可溶性4R-tau蛋白亚型过度表达，最终导致大量神经元和胶质内出现tau蛋白。

另有报道PSG可能与异常朊粒蛋白(prion protein，PrP)沉积相关。Petersen在1995年报道同一家系的2个PSG病例皮质中有散发的PrP，且2个家系的5例PSG病例中4例可见蛋白酶抑制性PrP片段。Will在1988年报道1例临床表现类似进行性核上性麻痹(PSP)但病理证实为PSG的病例，于1995年对该病例进行免疫组化染色时发现，小脑颗粒细胞层的神经毡内有PrP阳性沉积物。

## 二、临床表现

PSG根据发病年龄可分为早发型和晚发型，其临床表现各有特点。

### (一) 早发型 PSG

首发症状常发生于 40 或 50 岁,慢性或亚急性起病,缓慢进展,无缓解期。最初表现为人格改变,社会能力退化;患者常有脱抑制及精神症状,亦可有记忆障碍或抑郁症。此后可出现进行性痴呆,词语固定,语言输出减少,模仿语言或 Klüver-Bucy 综合征。晚期可出现严重痴呆,缄默并有吞咽困难和锥体外系症状。有家族史的 PSG 患者发病年龄可能早至 30 岁左右。

### (二) 晚发型 PSG

系指 60 岁或以后发病的患者,临床表现多样,有时与阿尔茨海默病(AD)或皮克病(PiD)难以区别。Lanska 报道 2 例散发性晚发型 PSG 病例,发病年龄分别为 65 岁和 78 岁,临床表现符合 NINCDS-ADRDA 中很可能 AD 的临床诊断标准。Lanska 还总结了其他文献报道的 6 例晚发型 PSG 病例,均无家族史,有的表现类似克 - 雅病或血管性痴呆,有的类似皮克病。

有些晚发型 PSG 病例可出现构音障碍、神经系统局灶症状和多种形式的肌阵挛,类似克 - 雅病。Bergmann 曾报道 1 例 79 岁起病的 PSG 病例,表现为广泛左下肢动作性肌阵挛,后进展为左侧肢体部分性癫痫持续状态,并出现痴呆。PSG 的临床表现还可与 PSP 类似。Will 曾报道 1 例临床表现为 PSP 的患者,经神经病理检查见广泛性皮质和皮质下胶质细胞增生,证实为 PSG 病例。

电生理检查可见脑电图广泛慢波改变,局部出现尖波或癫痫样放电。

有报道经病理证实的 PSG 病例其脑 MRI 的 $T_2$ 像上可见与胶质细胞增生相对应的高信号改变。有些病例可表现为额颞叶萎缩,SPECT 或 $^{18}$F-FDG-PET 发现 PSG 患者额叶或颞叶血流减少或代谢减低。

文献报道晚发型 PSG 的生存期为 6 个月到 5 年,平均 3.5 年,而年轻的典型家族性 PSG 病例的生存期为 10 年或更长,这与发病年龄本身的生存预期存在差异有关。患者晚期多出现严重痴呆,多死于肺炎等并发症。

## 三、病理改变

### (一) 大体改变

PSG 大体观察可见不同程度的脑萎缩,通常以额叶和颞叶白质受累为主。少数病例可有顶叶或枕叶受累。一般为对称性脑萎缩,不具有皮克病典型的刀背样界限性萎缩特征。

### (二) 镜下改变

镜下改变最突出的特点是纤维性星形胶质细胞增生,经 GFAP 免疫组化染色更易显示,其最易累及皮质Ⅳ层和灰白质交界区的短皮质联络纤维(U 纤维)以及软脑膜下皮质层。常见的胶质细胞增生区域发生在额叶及颞叶,尤其是扣带回和岛叶下灰白质交界区。胶质细胞增生部位的髓鞘脱失并不严重,皮质层的胶质细胞增生也与该区域神经元脱失不成比例。

在一些 PSG 病例的皮质Ⅱ~Ⅲ层存在不同程度的层状海绵状改变,这种现象多为局灶性,出现在病情晚期,很少累及皮质深层、基底节、脑干和小脑。这种海绵状改变类似于皮克病和 AD,而不同于亚急性海绵状脑病。

现有染色方法未发现 PSG 患者脑内有任何神经元和胶质细胞骨架异常。少数病例可见气球样神经元。在部分家族性 PSG 病例的脑组织中发现 tau 阳性神经元和胶质细胞变性,如大脑皮质可见少量 tau 阳性的气球样神经元,而软脑膜下皮质、额颞叶白质、基底节、黑质等部位可见 tau 阳性的"洋葱"状星形细胞和含"线圈"样小体的少突胶质细胞。

在病理组织学上 PSG 应与皮克病鉴别。PSG 和皮克病均以额、颞叶病变为主,但大体病理观察 PSG 不具有皮克病的界限性萎缩特征,进行性皮质下胶质增生病变主要在皮质下灰白质交界区(U 纤维区),以灰白质交界区及皮质浅层胶质细胞增生为其突出组织学特征。PSG 的皮质神经元变性脱失较轻,气球样神经元变性少见，神经元内无皮克小体。此外，PSG 与“原发性丘脑变性”的病理组织学改变有相似性。“原发性丘脑变性”的主要改变是丘脑神经元脱失伴大量胶质细胞增生，常伴有大脑皮质、皮质下白质、基底节和一些脑干核团的继发性胶质细胞增生现象。PSG 有时也出现丘脑的神经元脱失和胶质细胞增生，但与“原发性丘脑变性”不同的是 PSG 往往不累及丘脑放射联络纤维，不伴有丘脑放射纤维的髓鞘脱失及变性。

## 四、临床与病理关联

PSG 的临床表现及辅助检查均缺乏特异性，确诊主要依靠尸检，因此患者生前很难被诊断。影像改变对诊断有一定提示意义，如脑 MRI 的 $T_2$ 像上的高信号可能与密集的胶质纤维增生相关。

（冯 枫 朱明伟）

# 第九节 原发性年龄相关 tau 蛋白病

## 一、概述

原发性年龄相关 tau 蛋白病（primary age-related tauopathy，PART）属 tau 蛋白病范畴。1992 年 Ulrich 等报告了一组高龄老年病例，表现为记忆力减退为主的进行性认知功能下降，特征性病理改变为颞叶内侧及海马分布大量神经原纤维缠结（NFT），但缺乏或仅有少量含 β 淀粉样蛋白（Aβ）的老年斑，因此认为该病不同于阿尔茨海默病（AD）。

此后文献中对该病多有报道，包括“神经原纤维缠结型老年期痴呆（senile dementia of the neurofibrillary tangle type，SD-NFT）”“仅有神经原纤维缠结的痴呆（neurofibrillary tangle-only dementia，NFT-dementia）”“以缠结为主的老年期痴呆（tangle-predominant senile dementia，TPSD）”以及“边缘叶 NFT 型痴呆（limbic NFT dementia）”等名称。2014 年 Crary 等提出“原发性年龄相关 tau 蛋白病”这一命名，涵盖了从脑局部沉积 NFT 但认知正常的老年人到被定义为上述各种名称的痴呆患者。

## 二、临床表现

PART 多发于高龄老人，临床表现与 AD 相似，且随年龄的增加患病风险也增高，易与 AD 混淆。但因其不具有 Aβ 蛋白的病理性沉积，因此治疗有别于 AD。PART 典型的初始症状为记忆力下降，可无或伴其他认知领域的轻微损害，表现为主观记忆障碍或轻度认知损害（mild cognitive impairment，MCI）；部分病例表现为痴呆，还可伴精神错乱、抑郁和偏执等，但人格相对保留。与 AD 相比，PART 患者的发病年龄更高，而认知损害较轻，记忆力、语言和视空间能力的下降速度较 AD 慢，且语义性记忆功能保留完整。

虽有研究认为微管相关蛋白 *tau* 基因（*MAPT*）的 H1 单体是 PART 的危险因素，但至今还没有发现与 PART 有关的特异性 *tau* 基因突变；而且包括 *APOE* 等位基因在内的 AD 常见遗传风险也与 PART 无关，这种基因的无重叠性说明 PART 和 AD 的病理机制不同。PART 患者出现认知损害症状的独立预测因素包括抑郁、NFT 的 Braak 分期和卒中史，而伴淀粉样斑者的独立预测因素则为教育水平、Braak 分期和脑淀粉样血管病（CAA），这进一步支持 PART 是一个独立的疾病实体，而非 Aβ 沉积致 AD 样痴呆。

## 三、病理改变

### (一) 大体改变

PART 患者脑与正常老化脑的大体改变没有明显区别，其形态可基本正常，或类似 AD 的轻至中度萎缩。伴痴呆的 PART 患者可有颞叶内侧萎缩，但海马萎缩不明显。

### (二) 镜下改变

组织学检查发现 PART 脑内最显著的特征是分布大量的神经原纤维缠结（NFT），最常见于颞叶内侧，尤其是海马及其邻近区，也可见于杏仁核、Meynert 基底核、伏隔核、下丘脑、丘脑、嗅球和嗅皮质以及延髓等。NFT 可见于神经细胞胞质内，呈火焰状、三角状等，tau 免疫染色阳性，与 AD 相同；也可见于神经细胞外，称"鬼影样缠结"，tau 免疫染色阴性，在伴认知损害患者脑内数量较多。PART 与 AD 的 NFT 均包含 3R-tau 及 4R-tau 蛋白亚型，电镜观察其内部结构均为双股螺旋丝。

NFT 的 Braak 分期可用于 PART 的病理程度分级：皮质下或皮质有缠结前体（pretangles）为 Ib 期；内嗅皮质受累为Ⅰ～Ⅱ期；边缘叶受累为Ⅲ～Ⅳ期。PART 和 AD 的皮质下核团均可见 tau 表达，其分布范围和密度与 Braak 分期呈正相关。大部分 Braak 分期为Ⅲ～Ⅳ期的 PART 患者其海马 CA2 区的 tau 病理改变程度较重，而 AD 患者在海马 CA2 区少见 tau 病理改变。

### (三) 其他病理改变

PART 患者脑内还可见神经毡丝，主要位于内嗅皮质，并伴有神经元脱失和海绵状改变。PART 患者脑内缺乏或仅有少量的淀粉样斑，这是与 AD 的显著区别。此外，PART 还可合并其他病理改变，如约 30% 的病例可见 TDP-43 蛋白，局限于边缘系统，与杏仁核、海马和颞叶前部萎缩相关；60% 的病例其海马 CA1 区分布逗点样结构，即少突胶质细胞变性；20% 的病例合并嗜银颗粒改变，10%~20% 的病例其脑膜和脑实质血管内有淀粉样物质沉积，不到 10% 的病例还可见 α-synuclein 阳性的路易体。

## 四、临床与病理关联

PART 患者 NFT 的 Braak 分期越高，情景记忆、语义记忆和注意力的下降速度也越快；伴认知损害的 PART 患者较无症状者的 Braak 分期更高，合并抑郁者也更多。2014 年 Crary 等提出 PART 的病理诊断标准（表 5-9-1），根据病理改变分为确诊的（definite）或可能的（possible）PART，部分病例因合并其他病理改变而不能分型。如同时存在早期 AD 和可能的 PART 病理改变，则两者均应诊断；如存在少量或中等程度的嗜银颗粒亦不能排除 PART 诊断；PART 的病理诊断并不必须有临床可见的认知损害。

目前 PART 仍需尸检确诊，但随着结构影像、功能影像及生化检测技术的不断进步，PART 的诊断标记物正逐渐增多，切实提供了对其生前诊断的方向和希望。首先脑内无淀粉样蛋白沉积依据可基本除外 AD，如标记 Aβ 的 PET 阴性及脑脊液 Aβ 水平正常；然后结合 tau 病理改变阳性（标记 3R-tau 及 4R-tau 蛋白的 PET 阳性、脑脊液总 tau 蛋白和磷酸化 tau 蛋白水平升高）以及颞叶内侧神经元受损的标记物（MRI 显示颞叶内侧萎缩和 $^{18}$F-FDG-PET 提示颞叶内侧葡萄糖代谢降低）可特异性地生前诊断 PART。

王等报道其脑库病例中 47% 符合 PART 的病理诊断标准，因此 PART 在中国人群中并不少见，对其深入认识有助于 MCI 及痴呆患者的正确诊治，具有重要的临床意义。目前对 PART 是新的 tau 蛋白病还是早期 AD 的亚型仍有争论，但 PART 因其仅表现 tau 蛋白相关病理改变而成为研发抗 tau 蛋白治疗药物的理想对象，未来应进一步提高对 PART 的生前诊断，为 PART 及其他 tau 蛋白病提供更多的治疗手段。

表 5-9-1　PART 的病理诊断标准

1. 必要条件

NFT 的 Braak 分期低于或等于Ⅳ期（通常为Ⅲ期或更低）

2. 亚型划分

| 分型 | Aβ 的 Thal 分期[a] | 其他与 NFT 相关的疾病[b] |
|---|---|---|
| 确诊的 | 0 | 无 |
| 可能的 | 1~2 | 无 |

3. 辅助证据（不是必要条件）

免疫组化可见 3R-tau 或 4R-tau 阳性

电镜可见 NFT 内有双股螺旋丝结构

基因检测未见 FTLD-tau 相关的致病性突变

a：根据 CERAD 神经炎斑的密度评分将无神经炎斑者归为确诊的 PART，伴少量神经炎斑者归为可能的 PART；b：如 PSP、CBD、PiD、伴 *MAPT* 突变的 FTLD 和慢性创伤性脑部病变

（冯　枫　王鲁宁）

# 第十节　伴钙化的弥散性神经原纤维缠结病

## 一、概述

伴钙化的弥散性神经原纤维缠结病（diffuse neurofibrillary tangles with calcification，DNTC）是一种少见的中枢神经系统退行性疾病，属 tau 蛋白病。1965 年，Ando 等在日本神经病理联合会年会上首次报道该病，描述其病理特点为局限于额颞叶的脑萎缩、广泛神经元丢失、大脑皮质分布大量神经原纤维缠结（NFT）以及缺乏老年斑，并有显著的对称性 Fahr 型钙化沉积。Kosaka 等于 1973 年报道了有类似病理表现的尸检病例，其临床表现为阿尔茨海默病（AD）和皮克病（PiD）的症状，当时称其为“不能归类的老年期前痴呆”（unclassifiable presenile dementia）。Shibayama 等于 1986 年报告了 3 例类似病理表现的尸检病例，称其为“伴 Fahr 综合征的老年期前痴呆”（presenile dementia with Fahr’s syndrome）。之后，类似病例还被称为“伴 Fahr 综合征的非 AD 非 PiD 痴呆”（non-Alzheimer’s non-Pick’s dementia with Fahr’s syndrome）和“Kosaka-Shibayama 病”（Kosaka-Shibayama disease）。Kosaka 等于 1994 年提出“伴钙化的弥散性神经原纤维缠结病”（DNTC）的命名，此后文献中多使用该名称。

## 二、临床表现

自 1965 年至今，日本共报道 26 例经尸检证实和 21 例临床诊断的 DNTC 病例；而日本以外仅有 2 例经尸检证实和 2 例临床诊断的 DNTC 病例。Ukai 及 Kosaka 对日本 26 例经尸检证实的 DNTC 病例进行回顾性分析显示，该病平均起病年龄为 54.3 岁（42~77 岁），平均死亡年龄为 66.5 岁（48~79 岁），平均病程为 10.1 年（2~30 年），男女比例为 1∶2.7（7∶19），均为散发病例。尽管 Fahr 型钙化沉积是 DNTC 最显著的特征之一，但 DNTC 的病理机制及其与 Fahr 病（Fahr’s disease）即特发性基底节钙化（idiopathic basal ganglia calcification，IBGC）的关系均不清楚。有报道慢性铅暴露可能是 DNTC 的 Fahr 型钙化的致病因素，钙沉积伴随铅沉积，但脑内铅浓度对该病并不具有特异性。

DNTC 最常见的临床症状为记忆力损害，类似 AD 表现；而其他症状如刻板语言或动作、人格改变、易怒、失抑制、异常或反社会行为、口欲现象以及精神性懒惰则类似 PiD 表现。神经系统阳性体征包括意志力涣散、淡漠、无欲、表情缺失、运动迟缓、语义性遗忘以及步态障碍。SPECT 成像显示 DNTC 患者的颞叶或额颞叶存在低灌注，$^{18}$F FDG-PET 成像显示额颞叶葡萄糖代谢减低，而基底节、顶叶、枕叶和小脑的灌注及葡萄糖代谢均正常。此外，标记多巴胺转运蛋白的 PET 成像显示基底节摄取正常，表明 DNTC 患者虽然脑内存在过度钙沉积，但基底节神经元的功能保留，钙沉积和神经元退变并不是同时发生。已有文献中仅有 1 例 DNTC 脑脊液蛋白水平的报道，发现其脑脊液 Aβ42 浓度正常，而 tau 蛋白浓度升高。

DNTC 的临床诊断标准先后由 Iwai 及 Kosaka 提出，均仅对其临床特点进行了描述。因此，2016 年 Ukai 及 Kosaka 基于经尸检证实的 DNTC 病例提出其新的临床诊断标准，包含 1 个基本特征、3 个核心特征和 6 个支持特征（表 5-10-1）。由于目前 DNTC 的 $^{18}$F-FDG-PET 和脑脊液研究还很少，所以未纳入诊断标准中。

表 5-10-1　DNTC 的临床诊断标准

| |
|---|
| 1. 诊断可能的（possible）或很可能的（probable）DNTC 的基本特征 |
| 存在从进行性认知功能下降至影响正常社会活动或工作的痴呆 |
| 记忆障碍在疾病早期轻微，但随病情进展逐渐明显 |
| 2. 核心特征 A+B 或 A+C 支持很可能的 DNTC 诊断；仅有 A 支持可能的 DNTC 诊断 |
| A. CT 成像示双侧基底节和 / 或小脑齿状核显著钙化沉积（Fahr 型钙化沉积） |
| B. 影响正常社会活动或工作的额颞叶症状，如人格改变、易怒、失抑制、妄想和语义性失语 |
| C. CT/MR 成像示局限于双侧颞叶或额颞叶的脑萎缩 |
| 3. 支持特征常见，但未证实具有诊断特异性，包括： |
| 老年期前起病 |
| 自知力缺乏 |
| 缺少主动性 |
| 锥体外系体征 |
| 血清钙、磷和甲状旁腺素水平正常 |
| SPECT 灌注成像显示双侧额颞叶放射性摄取弥漫性减少 |
| 4. 不太可能诊断 DNTC |
| 局部神经系统体征或脑影像检查提示存在脑血管病 |
| 具有可部分或全部解释临床表现的任何其他疾病或脑部疾病 |
| 早期出现抽搐发作或步态障碍 |

Fahr 病可家族性或散发性发病，60% 的家族性病例及少数散发性病例具有 *SLC20A2*、*PDGFRB*、*PFGFB* 及 *XPR1* 等基因突变，临床表现锥体外系症状如肌张力障碍、帕金森病样症状、震颤、共济失调或舞蹈症；而 DNTC 未见家族性病例报道，且具有进行性痴呆、局限于颞叶或额颞叶的脑萎缩以及 tau 相关病理改变等特点。然而，DNTC 具有 Fahr 型钙化沉积，因此临床可疑 DNTC 诊断时应进行 Fahr 病相关致病基因的检测。

## 三、病理改变

### （一）大体改变

尸检结果表明 DNTC 患者的平均脑重 995.2g（720~1 265g）。大体观察见脑萎缩明显局限于颞叶或额颞叶，类似 PiD，但 DNTC 的颞上回和海马也可受累。

（二）镜下改变

DNTC 的组织学改变特点包括：萎缩脑叶皮质的神经元丢失，以颞叶和海马为著；大脑皮质广泛分布包含 3R-tau 和 4R-tau 蛋白的 NFT，以颞叶皮质、海马和杏仁核为著，均与 AD 类似，但 DNTC 颞叶的 NFT 密度更高，该处还可见大量鬼影缠结，即位于神经细胞外的 NFT，且包含鬼影缠结在内的 NFT 在颞叶前部的数量较后部更多见，缺乏或仅有很少的老年斑；Fahr 型钙化沉积以双侧尾状核、豆状核、苍白球和小脑齿状核对称性分布为著，主要是小血管壁钙化。此外，DNTC 的神经元内无皮克小体，也未见气球样神经元变性。

（三）其他病理改变

1. 胶质细胞纤维缠结（glial fibrillary tangle，GFT）　GFT 聚集在少突胶质细胞和星形胶质细胞内，和 NFT 一样也包含异常磷酸化的 tau 蛋白；根据形态可分为刺样星形胶质细胞、丛状星形胶质细胞以及线圈样小体。Hashimoto 等检测 DNTC 中各类型的 GFT，尤其位于颞叶和边缘叶者，发现刺样星形胶质细胞和线圈样小体对 DNTC 无特异性，类似结构也可见于许多其他神经退行性疾病；而丛状星形胶质细胞对 DNTC 的特异性有待进一步研究。

2. α-synuclein 病理改变　大部分 DNTC 病例 α-synuclein 免疫组化染色阳性，见于海马、杏仁核和颞叶皮质，这些也是 NFT 累及最重的部位。DNTC 中 α-synuclein 阳性结构的分布不同于帕金森病（PD）和路易体痴呆（DLB）等突触核蛋白病，这是 DNTC 的病理特征之一。此外，Iwasaki 等发现 1 例早期 DNTC 患者并没有 α-synuclein 阳性结构，推测 α-synuclein 阳性结构形成于 DNTC 的晚期。

3. TDP-43 病理改变　TDP-43 蛋白是许多家族性及散发性额颞叶痴呆（FTD）和肌萎缩侧索硬化（ALS）中泛素（ubiquitin）阳性包涵体的主要成分。Habuchi 等报道大部分 DNTC 病例也存在 TDP-43 病理改变，且在 DNTC 病理改变最显著的区域有更多分布。

4. 类斑块样结构（plaque-like structure，PLS）　Terada 等发现 DNTC 脑内有轻度嗜酸性的卵圆形 PLS，其直径可达 100μm，Aβ 免疫组化染色阴性，且与胶原纤维或异常磷酸化的 tau 产物均不相关。在大部分具有 DNTC 病理改变的深部皮质和皮质下白质，这种结构的数量更多。PLS 不见于其他神经退行性疾病，可能是 DNTC 特有的病理组织学改变。

## 四、临床与病理关联

DNTC 罕见，主要在老年期前发病，表现为慢性进展性痴呆；不伴痴呆表现的早期 DNTC 其海马及海马周围皮质分布大量 NFT，提示其 tau 病理改变可能和 AD 一样起始于海马及其周围。Kosaka 等认为局限于颞叶或额颞叶的脑萎缩是 DNTC 最重要的病理改变特点，所以 DNTC 应归类于额颞叶变性（FTLD）。此外，DNTC 病例多为日本报道，可能与欧美国家将一些 DNTC 病例归为伴痴呆的 Fahr 病有关，如 Avrahami 等报道 32 例 Fahr 病患者中 15 例伴有痴呆。

目前，DNTC 脑改变的生化机制如乙酰胆碱和单胺类递质的变化尚不清楚，而且文献中描述的许多 DNTC 的神经病理特征如 PLS、刺样星形胶质细胞、α-synuclein 和 TDP-43 改变的形成机制仍存争议，脑脊液的 tau 蛋白水平和 $^{18}$F-FDG-PET 是否可作为诊断标记物等问题也有待阐明。因此，未来还需提高临床对 DNTC 的重视程度，并借助不断进步的影像学及生物标记物检查手段对该病进行更为深入的研究。

（冯　枫　朱明伟）

# 第十一节 慢性外伤性脑病

## 一、概述

慢性外伤性脑病(chronic traumatic encephalopathy,CTE)是与反复脑部撞击性损伤(包括脑震荡或无症状性脑震荡)相关,病理表现为过磷酸化 tau 蛋白异常聚集在大脑特定部位的退行性疾病。

早在 19 世纪末已认识到职业性拳击性运动可引起慢性神经功能损伤,临床表现为帕金森综合征或认知功能障碍。20 世纪 50 年代,职业拳击运动员的尸检脑内发现大脑萎缩、脑室扩大、黑质细胞脱失以及色素颗粒减少等组织形态学改变,认为其与神经退行性疾病相关联。20 世纪 90 年代后,对有职业性美式橄榄球、棒球及冰球运动史的病例进行病理解剖也发现和拳击运动员相同的脑病理改变,并发现其神经细胞和星形细胞胞质内存在过磷酸 tau 蛋白聚集。其后在一些退伍军人中也发现类似病例,故波士顿大学运动损伤病理学家认为该病为独立疾病实体。该病曾用名“拳击醉样状态(punch drunk)”“拳击性痴呆(dementia pugilistica)”“外伤性进行性脑病(traumatic progressive encephalopathy)”等。自 20 世纪 40 年代始使用“慢性外伤性脑病”名称。

慢性外伤性脑病通常见于职业运动员或者类似相关职业人群中,有明确脑外伤病史者。目前认为导致慢性外伤性脑病的脑外伤有以下因素:①脑震荡(concussion)使得颅内组织受震荡,导致伤者警觉状态改变或产生多种轻微临床躯体或主观感觉不适;②脑震荡后综合征(post-concussion syndrome,PCS)是指脑震荡症状持续超过 1 个月患者的临床症候群;③次生性损伤综合征(second impact syndrome,SIS)破坏了脑小动脉的自动调节功能,无论是血压正常或升高,小动脉都处于扩张状态,使得脑血流灌注过度,继发组织细胞代谢功能受损。此外,常见于职业运动员的无症状脑外伤或亚临床震荡脑外伤(subconcussive brain trauma)也可能参与疾病的病理生理过程。

## 二、临床表现

慢性外伤性脑病在前驱期或临床前期时可以没有临床表现或仅有轻微认知功能下降,但此时已存在脑病理改变。

典型的慢性外伤性脑病的临床表现为:①认知功能障碍,多表现为类似于阿尔茨海默病发病早期临床症状,如记忆力受损,获取新知识困难;执行功能障碍,逻辑思维紊乱。疾病晚期可有不同程度语言不流畅或者构音障碍,但疾病早期较少见语言症状。②精神行为症状,表现为攻击行为,偏执妄想,易激惹。③情感症状,患者出现焦虑不安,抑郁失眠,可出现自杀意念。④运动障碍,常见帕金森综合征,表现为震颤,面部表情呆板,运动迟缓,肢体强直等。其他常见运动症状为蹒跚步态和共济失调样步态等。少数病例表现为运动神经元病症状,出现肌萎缩、无力及束颤,构音障碍、吞咽困难及锥体束征。临床症状多出现在初次反复性脑外伤后 8~10 年,而且其认知功能障碍的临床进程往往较阿尔茨海默病更为缓慢。

神经影像检查:脑 MRI 及 PET 分子影像检查具有诊断与鉴别诊断价值。脑 MRI 可见脑萎缩表现,SWI(磁敏感加权成像)观察脑内是否存在微小出血灶。PET/SPECT 可见慢性外伤性脑病脑内存在 tau 蛋白异常聚集,而 Aβ 蛋白沉积不常见,这是与阿尔茨海默病脑病理改变的重要区别点,有助于二者鉴别。

血和脑脊液(CSF)生物标志物:一般认为慢性外伤性脑病和阿尔茨海默病的脑内神经原纤维缠结具有相同分子构型。因此,检查 CSF 中 tau 和 p-tau 对临床诊断该病具有一定意义。

## 三、病理改变

### （一）大体改变

早期或轻度CTE病理改变不显著，仅见透明隔腔、侧脑室额角、颞角轻度扩大，以颞叶为主的白质血管周围间隙扩大。中、晚期病例可有脑重减轻、灰白质萎缩，尤以额叶、前颞叶为著；侧脑室及第三脑室扩大，透明隔腔及透明隔穿孔。丘脑、下丘脑和乳头体萎缩；胼胝体隔峡部变薄，脑干蓝斑及黑质色素脱失。

### （二）镜下改变

轻度组织学改变为p-tau阳性神经原纤维缠结和神经丝（neurofilament，NT）存在于新皮质脑沟底部，沿血管排列。典型的p-tau阳性神经原纤维缠结沿穿支血管以线性聚集方式从脑表面向皮质深部延伸，可呈簇团样缠结、前缠结和逗点样结构；神经丝呈线条状，可在小血管周围呈伞形分布。中度病理改变为神经元受累，可见局灶软脑膜下p-tau阳性星形细胞变性。慢性外伤性脑病的病理组织学特点为：

（1）脑皮质血管周围局灶性p-tau阳性神经原纤维缠结、前缠结、逗点样形态结构及神经毡线丝。

（2）病变主要见于脑沟底部，沿穿通支血管边缘走行，分布不规整。

（3）神经原纤维缠结累及大脑皮质顶部时，多位于表浅的Ⅱ和Ⅲ层，以颞叶新皮质为著。

（4）软脑膜下、侧脑室室管膜下、中脑导水管周围以及脑干外侧等可见星形细胞变性聚集。

（5）神经原纤维缠结的p-tau成分为3R-tau和4R-tau，而4R-tau主要见于脑沟底部软膜下星形细胞变性。

（6）临床上表现有帕金森综合征的病例，其病理检查可见黑质色素细胞脱失伴有胶质细胞增生，但未见突触核蛋白（α-synuclein）阳性路易体或轴束变性。

（7）少数表现为运动神经元病症状的病例其脑干及脊髓前角神经细胞存在变性脱失以及皮质脊髓束变性。

### （三）神经病理分期

1. Ⅰ期　脑大体无改变。镜下可见少量局限于血管周围的p-tau阳性神经原纤维缠结和神经毡内变性轴束改变，偶见p-tau阳性胶质细胞变性，病变累及额、颞、岛叶、隔区和顶叶等皮质脑沟深部。脑沟深部软脑膜下可见p-tau阳性星形细胞聚集。p-tau阳性神经原纤维缠结和神经毡轴束变性可见于脑桥蓝斑核。约1/3的病例有少量TDP-43阳性轴束变性。脑白质内可见反应性小胶质细胞伴轴束肿胀或轴束球，一般无Aβ沉积斑。

2. Ⅱ期　轻度脑大体改变，即轻度额角、第三脑室扩大，可见透明隔间隙，黑质、蓝斑脱色素。镜下见多灶性血管周围p-tau阳性神经原纤维缠结；典型表现为以血管为中心围绕p-tau阳性神经原纤维缠结、神经毡丝以及少量变性胶质细胞，软膜下可见p-tau阳性星形细胞变性。蓝斑细胞及黑质细胞内可见神经原纤维缠结，轻度TDP-43病理改变。脑白质可见簇状反应性小胶质细胞伴轴束肿胀，皮质下U形纤维变形。约1/5的病例存在Aβ沉积斑。

3. Ⅲ期　脑重减轻，额、颞叶轻度萎缩，侧脑室、第三脑室扩大。半数病例隔区异常，即透明隔间腔和穿孔，蓝斑、黑质脱色素，乳头体、丘脑、下丘脑萎缩及胼胝体变薄。镜下见皮质脑沟深部及皮质下融合成片的p-tau阳性神经原纤维缠结，神经毡丝和星形细胞缠结变性。神经原纤维缠结主要见于额下回，隔区，岛叶，颞极，颞叶上、中、下回以及顶下小叶皮质。也可见于嗅球、海马、内嗅皮质、杏仁核、下丘脑、乳头体、无名质、黑质、蓝斑以及脑干背内侧中缝核。神经原纤维缠结亦可分布于海马CA1、CA2和CA4段。部分病例可见小脑齿状核和脊髓灰质存在神经原纤维缠结。多数病例可见TDP-43阳性轴束变性和神经元胞质包涵体，皮质可见弥散性和神经炎性Aβ沉积斑；脑白质脱髓鞘、轴束营养不良及轴束丧失也较显著。

4. Ⅳ期　脑重减轻明显，可低于1 000g。外观呈普遍脑萎缩，以额叶、颞极、中颞叶及前丘脑为著，亦可见弥散性白质萎缩，胼胝体变薄。下丘脑和乳头体萎缩明显，大多数病例显示透明隔间腔并穿孔，或有透明隔缺如。蓝斑、黑质脱色素。镜下见广泛白质脱髓鞘，星形胶质细胞增生；皮质神经元脱失，在额颞叶受累严重部位可见皮质浅层微空泡状态。p-tau 阳性病理改变广泛分布于大脑皮质、丘脑、下丘脑、乳头体、基底节、脑干、小脑齿状核及脊髓灰质，视皮质相对保留。细胞外神经原纤维缠结常见于整个海马结构。CA1 段通常严重神经元脱失伴大量细胞外 NFTs；p-tau 阳性病理改变也累及小脑。脑内可见广泛的 TDP-43 阳性改变，表现为逗点样和线丝样轴束变性以及神经元内包涵体。

（四）其他病理改变

1. TDP-43 蛋白沉积　多数 CTE 病例均有程度不同的 TDP-43 病理改变，病变类型从神经元胞质包涵体到胶质细胞包涵体以及营养不良性轴束变性。在一些较为严重的 TDP-43 病理改变的病例中，致密的 TDP-43 包涵体和轴束变性可见于新皮质各层，尤其是Ⅱ层，偶见海马齿状回颗粒细胞，与 FTLD 的 TDP-43 病理改变现象重叠。

2. Aβ 蛋白沉积　部分病例可见 Aβ 阳性斑，尤其是弥散性 Aβ 阳性斑，但非 CTE 的病理特征。早期病例少见，有随增龄而增多趋势。

3. 合并其他神经变性病　目前报告的 CTE 病例中有合并运动神经元病、阿尔茨海默病、路易体病和额颞叶变性等疾病。伴有运动神经元病的 CTE，临床表现为进行性肌无力及肌肉萎缩，与 ALS 难以区别。

## 四、临床与病理关联

CTE 的病理改变较为广泛，且与临床症状密切相关。

疾病早期即可出现边缘系统，如杏仁核、海马 - 内嗅皮质、前脑基底以及乳头体受损，随病情进展颞叶内侧有过度磷酸化 tau 蛋白聚集，因此临床早期即可出现记忆力下降，学习新知识困难等不同程度认知功能障碍；常见的嗅觉受损则与外伤直接或间接导致嗅球损伤有关；额顶叶萎缩及神经元脱失可致临床出现自制力下降、情感脱抑制以及执行功能障碍。

部分患者出现震颤、姿势不稳及动作迟缓等锥体外系症状则与基底节、黑质及小脑病变相关联。

（朱明伟）

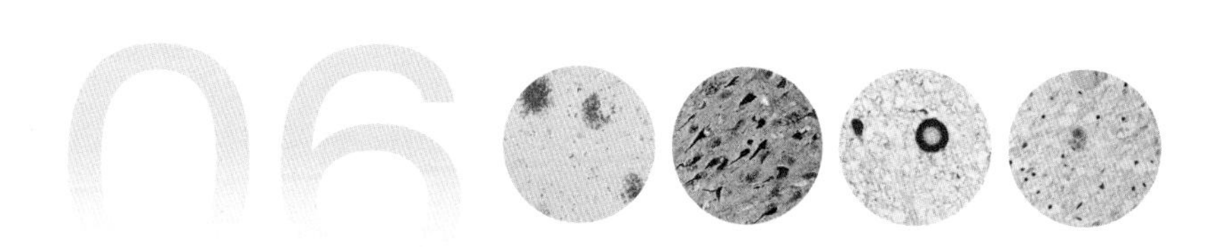

# 第六章

# 神经退行性锥体外系疾病

神经退行性锥体外系疾病，又称运动障碍疾病（movement disorders），临床上通常表现为慢性进行性过程，以各种类型运动障碍为早期突出症状。运动障碍疾病临床表型与病变选择性损伤大脑皮质、基底节和脑干等中枢运动核团有关。运动障碍疾病通常分为肌张力增高（运动减少型）和肌张力降低（运动过多型）两大类。原发性帕金森病是运动减少型的代表性类型，而运动过多型则见于亨廷顿病、良性震颤、小脑共济失调等疾病。

神经退行性锥体外系疾病的病理生理机制主要源于基底节神经核团结构异常和功能紊乱。基底节神经核团参与构成三条重要随意运动功能调节神经环路，包括：①皮质—皮质环路，大脑皮质—尾状核—内侧苍白球—丘脑—大脑皮质；②黑质—纹状体环路，黑质与尾状核壳核间往返联系纤维；③纹状体—苍白球环路，尾状核壳核—外侧苍白球—丘脑底核—内侧苍白球。上述环路是基底节实现运动功能调节的结构基础，而黑质—纹状体多巴胺递质通路变性导致基底节的易化及抑制功能进而影响基底节对运动的起始、程序过程的调节指令作用，产生各种运动功能障碍症状。

临床使用的“帕金森综合征”术语，系指以强直、少动及姿势不稳为主要表现的临床症候群，其包括原发性帕金森病及帕金森叠加综合征，涵盖了诸多病因。除了增龄相关的神经退行性变等病因外，脑血管病、感染、中毒、药物、外伤以及遗传代谢因素也是这组慢性运动症状临床综合征重要的致病原因。

## 第一节　帕金森病

### 一、概述

帕金森病（Parkinson’s disease，PD）又称震颤麻痹（paralysis agitans，shaking palsy）。1817 年由英国 Parkinson 医生首次进行临床描述，目前认识到其临床表现为逐渐进展的肢体震颤、肌强直及运动迟缓，可伴语言功能障碍及姿势平衡异常。运动症状之前或运动症状期间可出现睡眠行为异常、嗅觉丧失、自主神经系统功能障碍以及不同程度认知功能损伤等非运动症状。基本病理改变是中脑黑质多巴胺能神经元变性、脱失。部分残存的细胞内可见特征性路易体。因其主要病理性蛋白成分是突触核蛋白（α-synuclein）异常聚集，免疫组化染色见病变部位主要异常发现是 α-synuclein 阳性路易包涵体和路易轴索变性。因此在蛋白质病理分类中，PD 属于突触核蛋白病（synucleinopathies）。帕金森病的平均发病年龄多见于 60 岁左右，随年龄增加，发病率明显增高，是一种老年人群中常见的神经退行性疾病。

80% 左右帕金森病患者为散发性帕金森病，其病因至今不明确，20% 左右家族性发病的帕金森病患者存在常染色体显性或隐性遗传特征。遗传学研究报告了10余种基因突变与家族性帕金森病发病有关，包括*α-synuclein*、*Parkin*、*Uch-L1*、*DJ-1*等基因。除遗传因素外，学者们推测该病可能系老化、感染、遗传和环境等综合因素共同作用的结果。近年来肠道微生物组学研究受到关注：一些帕金森病患者队列研究发现，帕金森病组患者肠道菌群组与正常对照人群有较大差异；帕金森病非运动症状如嗅觉丧失、便秘、胃肠功能不良等往往先于运动症状出现，另有间接证据显示迷走神经离断术后，减少了帕金森病发病风险等，据此有学者推测胃肠菌群组失调导致肠道神经丛内α-synuclein蛋白异常聚结，且以逆行传播方式至脑内神经元引起发病，该假说尚待进一步证实。

20世纪80年代，流行病学调查就关注到环境因素在帕金森病发病中的作用，如临床和实验研究证明1-甲基-4-苯基-1,2,3,6-四氢吡啶（MPTP）中毒与帕金森样症状相关，用MPTP制作帕金森病模型能模拟出帕金森综合征症状。帕金森病的运动症状是由于黑质多巴胺神经元严重变性、脱失（65%~70%），造成纹状体的多巴胺能神经末梢递质减少，使纹状体的多巴胺和乙酰胆碱（ACh）平衡失调而导致临床发病，亦有研究证实脑内其他神经递质如去甲肾上腺素（NE）、5-羟色胺（5-HT）、γ-氨基丁酸（GABA）等参与了帕金森病其他非运动症状的病理生理过程。

运动障碍疾病分类中，将帕金森病归属于帕金森综合征名下。帕金森综合征是指一组临床表现为拟似原发帕金森病症状及体征，但病因各异的一组疾病的总称。表现为强直、少动等锥体外系运动障碍的神经退行性疾病，还包括进行性核上性麻痹（PSP）、皮质基底节变性（CBD）、路易体痴呆（DLB）等，这些疾病被归类于非典型帕金森综合征，又称帕金森叠加综合征的范畴。

自1997年发现*α-synuclein*基因突变导致α-synuclein蛋白细胞内异常聚积或路易体以来，α-synuclein在帕金森病中的病理生理作用机制受到广泛深入的研究，基于蛋白质病理研究成果，在蛋白质病理分类中，将PD与DLB、帕金森病痴呆（PDD）和多系统萎缩（MSA）共同划归于突触核蛋白病（synuceinopathies）的范畴，这种分类形式有助于对该组疾病蛋白质变性机制的认识及深入研究。

## 二、临床表现及神经影像

### （一）临床表现

PD患者运动症状起病隐袭，进展缓慢。其典型的运动症状为肢体静止性震颤、运动迟缓、肌强直及姿势不稳和步态异常。首发运动症状常表现为一侧肢体静止性震颤或活动不灵活，逐渐进展累及对侧肢体。有的病例在运动症状发生前数年，可出现非运动症状，如焦虑、抑郁、睡眠障碍、便秘、体位性低血压及泌尿系症状等，认知功能障碍多出现在运动症状发生数年或十年之后。

#### 1. 运动功能症状

（1）静止性震颤：70%左右的PD患者以此为首发运动症状。通常最先出现于一侧上肢远端的手指节律性震颤，安静状态下出现或者明显，随意运动时减轻或者停止，精神紧张时加重，入睡后震颤消失。随时间进展，静止性震颤逐渐累及到同侧下肢或对侧上、下肢。下颌、口唇、舌及头部也可受累。手部震颤往往在行走时加重，典型的手指节律性震颤表现为“搓丸样”动作；有些病例也可同时表现为静止性和动作性震颤或者姿势性震颤。

（2）运动迟缓：表现为肢体运动幅度减小，尤其是进行重复性运动时。上肢运动迟缓可表现为书写速度慢，字体渐小，导致“小写征”；穿衣、系扣及洗漱等精细动作笨拙；下肢动作迟缓表现为起步困难，步距小，手臂摆动幅度减少或消失。面部表情少，典型者呈“面具脸”；语音单调低沉，吐字欠清晰；吞咽功能障碍致流涎增多。

（3）肌强直：患者自觉肢体及颈部或躯干部运动时存在某种阻力感。在关节被动运动时，这种特征性肌肉阻力增高表现为各方向均匀一致。如患者合并有静止性震颤，则在伸屈关节时，检查者可以感受到在均匀阻力增高的基础上出现断续的停顿，如转动的齿轮，称为“齿轮样”强直（cogwheel rigidity）。由于肢体和躯干等肌肉强直，患者可出现特殊姿势，当站立时患者头部前倾，躯干俯屈；上肢肘关节屈曲，前臂内收，双手置于前方；下肢的髋、膝关节均稍弯曲，形成特征性的屈曲姿势。

(4) 姿势和步态异常（abnormal posture and gait）：典型的 PD 患者行走时呈“慌张步态”（festinating gait）；疾病中、晚期出现姿势反射消失，患者站立及行走时易跌倒，致患者跌伤、骨折，成为帕金森病患者中、晚期常见的并发症之一。

(5) 冻结现象（freezing gait）：表现为行走时突然出现短暂的迈步不能，双足感觉似乎粘在地面，停顿数秒钟后可自行始动。该现象多出现在开始行走时（所谓的“始动困难”）；亦可出现在转身及接近目的地时，或者面前有障碍物，如旋转门等。

**2. 非运动症状**　目前认为 PD 患者的非运动症状与运动症状对其日常生活质量影响及管理措施制定具有同等重要性。进一步深入认识 PD 非运动症状已成为目前临床研究热点领域之一。PD 患者的非运动症状通常包括自主神经系统功能障碍、精神症状、各种类型睡眠症状以及感觉功能异常如疼痛等。PD 伴发的认知功能障碍及精神行为症状近年来受到更多关注，其临床认知和行为症状表现在以下方面。

(1) 视空间功能障碍：患者依赖视觉或前庭觉信息保持方位感觉的功能减退，方向判断错误率高；早期 PD 患者可以存在人面再认困难。

(2) 执行功能障碍：PD 患者的执行功能障碍，其主要与基底节 - 额叶联络环路损害有关。

(3) 精神行为症状及精神心理障碍：通常发生在疾病的中、晚期以及药物治疗期间。常见症状包括谵妄状态、视幻觉、妄想、病理性赌博行为、焦虑以及抑郁状态等。有些 PD 患者出现“控制冲动障碍”症状，如强迫性赌博、强迫性购物、强迫性性行为以及强迫性贪食等，可能和左旋多巴制剂药物使用过度有关。

(4) 帕金森病痴呆（Parkinson’s disease dementia）：帕金森病痴呆的概念实际上是上述认知功能障碍和精神症状的延伸。在第二节中详述。

### （二）神经影像

神经影像及实验室检查有助于 PD 的临床诊断及鉴别诊断。主要的神经影像检查包括：

**1. SPECT/PET 功能成像**　可显示基底节区多巴胺转运蛋白摄取下降，辅以 D2 受体示踪剂显像有助于 PD 的早期诊断及鉴别诊断（图 6-1-1）。

**2. 常规 CT 或 MR 成像**　虽无特征性改变，但有助于排除血管性或其他类型帕金森综合征病例。

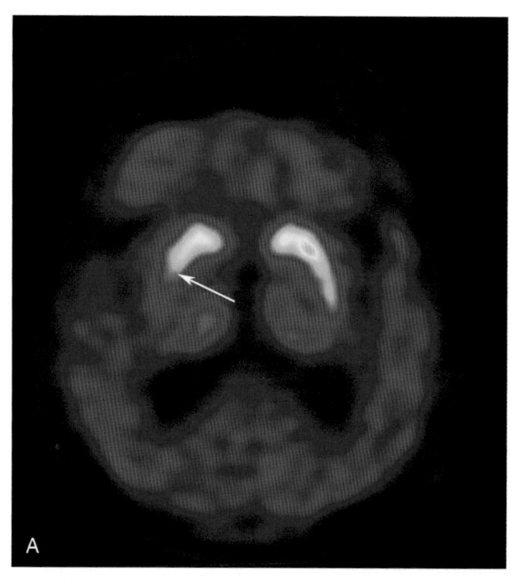


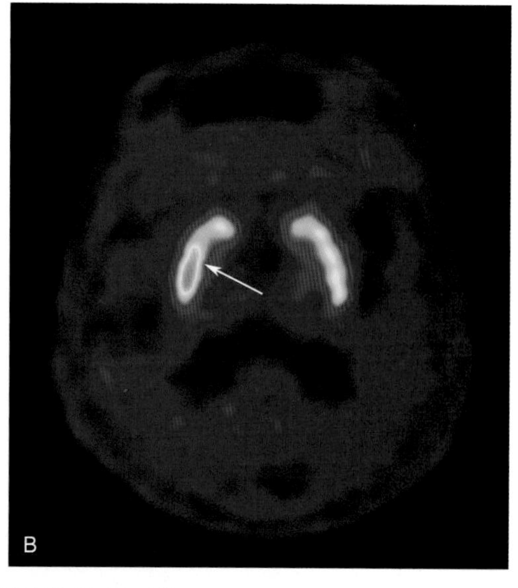


图 6-1-1　PD 患者的脑 PET 成像
A. $^{11}$C-CFT PET 成像显示右侧壳核后部多巴胺转运体（DAT）摄取减低；
B. $^{11}$C-RAC PET 成像显示右侧壳核后部 D2 受体摄取升高

3. 基因检测 有家族遗传背景的帕金森综合征患者行基因筛查检测具有确诊价值。

4. 多导睡眠监测 睡眠行为异常PD患者早期警示征，经常出现在其运动症状前数年或十余年，行多导睡眠检查可提示患病风险。

5. 血液及脑脊液检测 有助于PD与感染等其他因素导致的帕金森综合征相鉴别。

## 三、病理改变

### (一) 大体改变

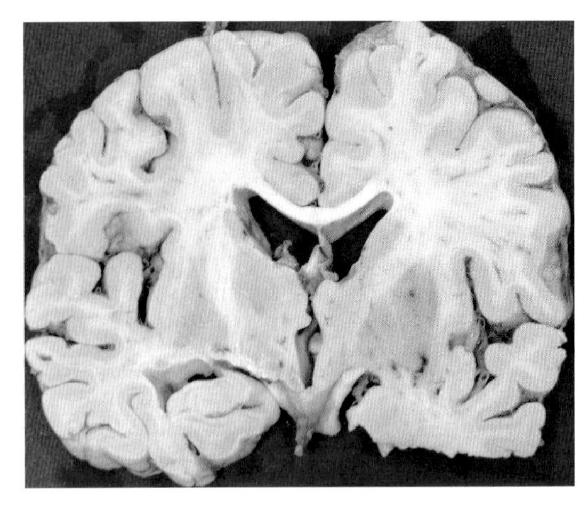

图6-1-2 PD患者的脑大体观察

PD患者尸检脑重多正常。大脑外观一般无明确脑萎缩(图6-1-2)，仅高龄PD患者及伴有认知功能障碍，或者合并中、重度AD病理改变的病例，脑重可减轻，可见不同程度脑萎缩。PD患者脑干切面肉眼观察十分重要，脑干诸切面检查可见中脑黑质(图6-1-3)及脑桥蓝斑(图6-1-4)色淡甚至完全脱色。

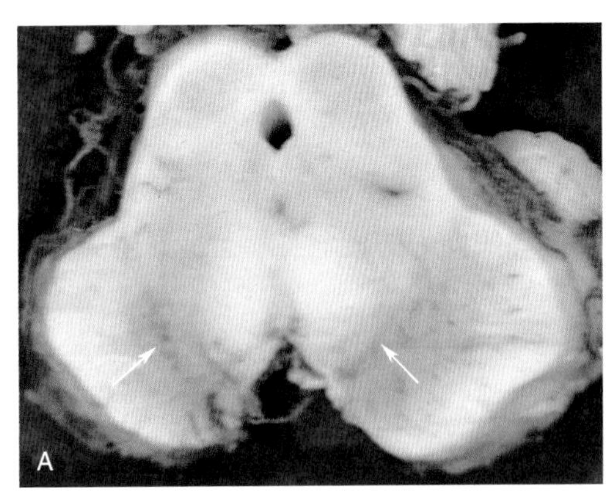

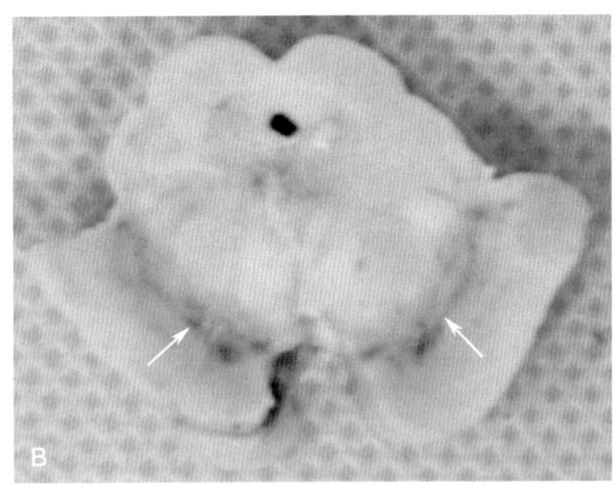

图6-1-3 PD患者中脑的大体观察

A. PD患者中脑的黑质带颜色变淡(箭头)；B. 正常人的中脑黑质(箭头)

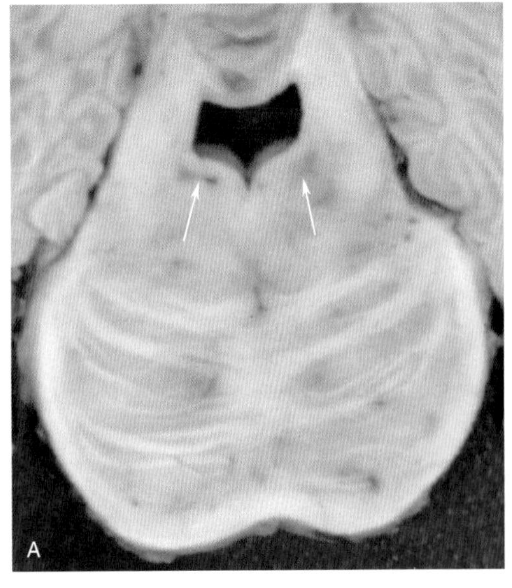

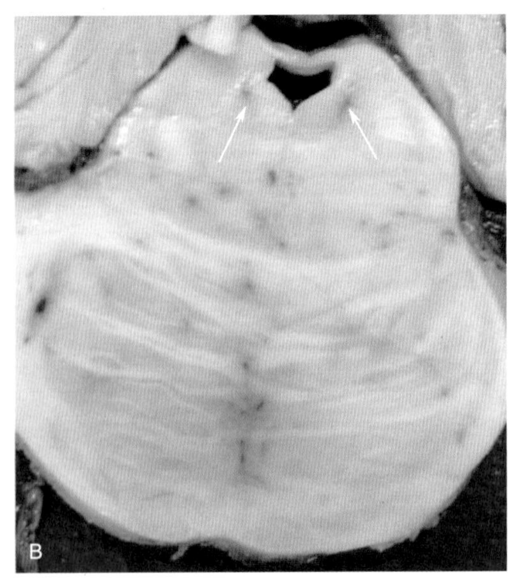

图6-1-4 PD患者脑桥的大体观察

A. PD患者脑桥蓝斑色泽变淡(箭头)；B. 正常人的脑桥蓝斑(箭头)

### （二）镜下改变

2009年发表新修订的“帕金森病病理诊断标准”，强调该病诊断需满足两项要求：一是黑质多巴胺能神经元中至重度脱失；二是存在脑干型路易体病理改变。

**1. 黑质多巴胺能神经元脱失** 黑质位于中脑腹侧、大脑脚背侧，是中脑最大的细胞核团。黑质细胞群分为两部分，即背侧的致密带和腹侧的网状带。PD患者神经元脱失主要发生在黑质致密带，而且致密带腹外侧部较早受累且受损最重（图6-1-5A、B），其次为腹内侧部，相对而言，背侧则较轻。研究证实黑质致密带腹外侧部位神经元脱失程度与PD运动功能症状程度密切相关。目前仍不清楚这种选择性神经元损伤的原因。

HE染色可见PD患者黑质神经细胞脱失，数量减少，残留的神经细胞可见色素外溢（图6-1-5C、D）。神经细胞脱失区可见吞噬细胞增多，胶质细胞增生。

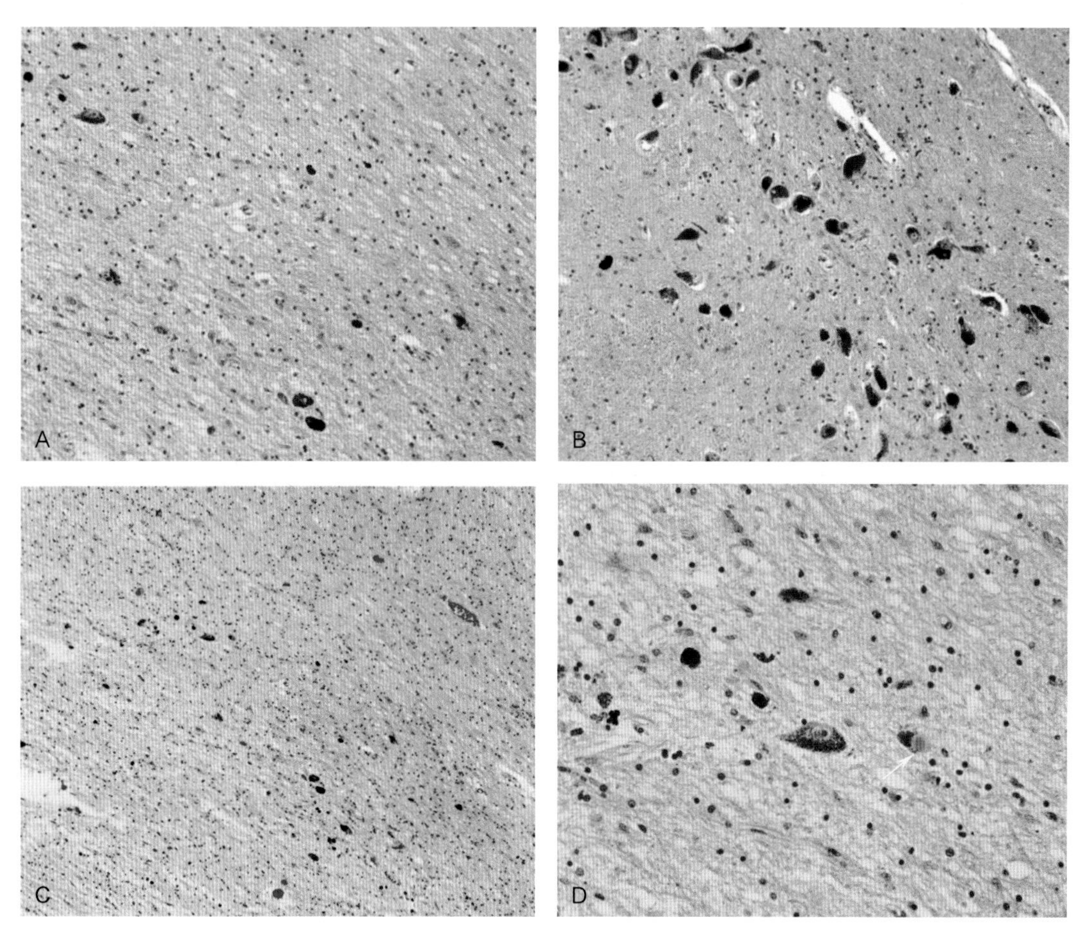


图6-1-5 PD患者黑质的镜下观察

A.黑质色素细胞显著脱失 HE ×200；B.正常人中脑黑质细胞密度 HE ×200；C.黑质腹外侧重度神经细胞脱失伴胶质细胞增生 HE ×100；D.黑质细胞色素颗粒减少，可见路易体（箭头）HE ×400

**2. 路易病理改变** 观察发现脑干神经元内路易体（Lewy body）是传统病理组织学诊断PD的“金标准”。随着蛋白质病理学的深入研究，已证明路易体主要致病蛋白成分系突触核蛋白（α-synuclein protein）的异常聚集。α-synuclein免疫组化染色还显示PD脑组织其他相关病变，包括细胞质内核周颗粒结构、细胞突起内包涵体以及轴突球状体（axonal spheroid）等，目前主张用“路易病理学”（Lewy pathology）这一术语涵盖上述病理组织学改变。

（1）路易体：路易体（LB）是最早被认识的PD病理组织学改变，可分为脑干型（经典型）和皮质型。

常规 HE 染色即可识别路易体,其位于细胞质内,为粉色圆形小体。经典的路易体呈层状结构,中心为均匀嗜伊红着色,周边围以苍白晕圈(halo)(图 6-1-6A)。多数脑干神经细胞胞质内一般仅见一个路易体,但色素细胞内亦可见多个,大小不一路易体。除中脑黑质外,脑干型路易体还常见于蓝斑核、迷走神经背核(图 6-1-6B、C)。此外,下丘脑室旁核(图 6-1-6D)、前脑基底核、脑干中缝核、脑干网状结构等亦较常见。PD 患者也可见皮质型路易体,特别是颞叶、岛叶及扣带回。HE 染色显示皮质型路易体呈均匀粉染,往往缺少晕圈,边界欠清楚圆形小体。

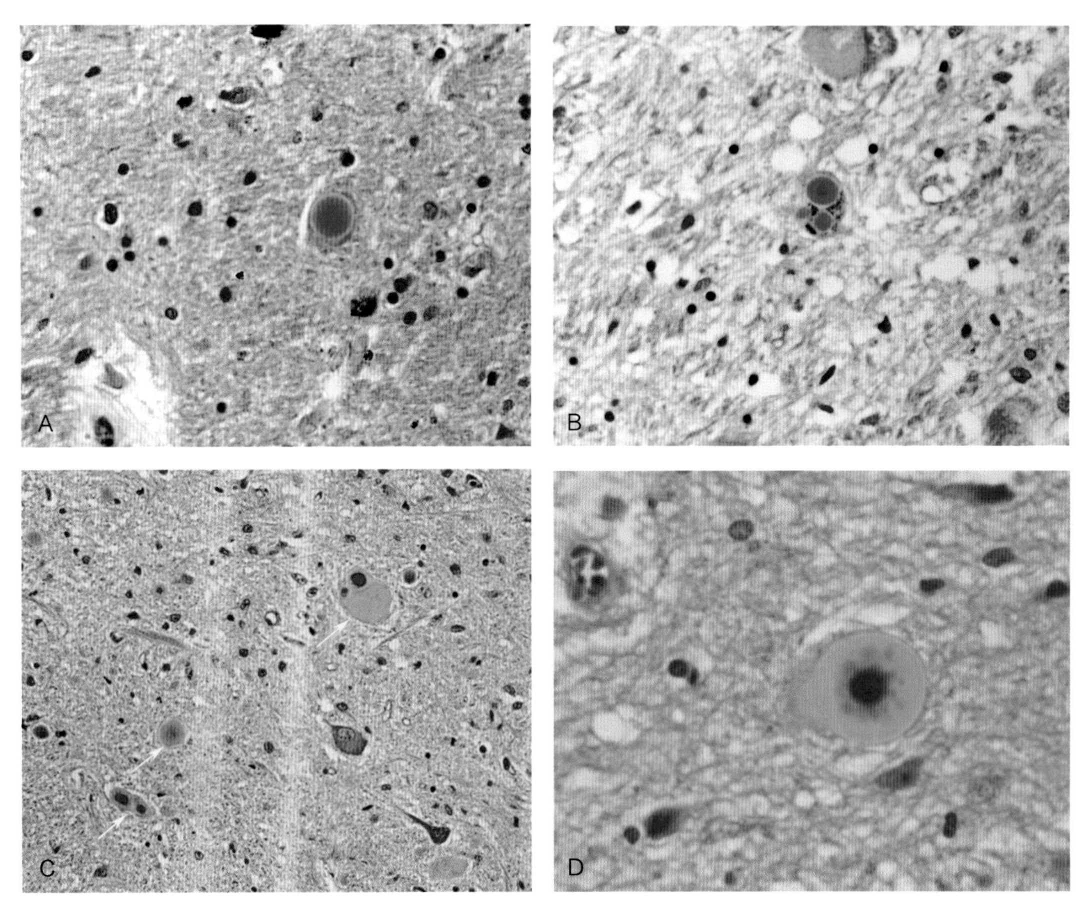


图 6-1-6　脑干型路易体不同形态

A. 黑质细胞胞质圆形中心均匀嗜伊红外周环形空晕 HE ×400; B. 蓝斑细胞内 3 个路易体 HE ×400; C. 迷走神经背核高倍视野下见多个大小不等,形态各异路易体(箭头)HE ×400; D. 下丘脑第三脑室旁路易体 HE ×1 000

电镜观察结构显示路易体中心部位为紧密排列的纤维丝混杂高电子密度颗粒,周边晕圈部位的纤维丝样结构呈放射状排列,其间散在高电子密度及一些空泡结构。

ubiquitin 和 α-synuclein 蛋白抗体免疫组化染色(图 6-1-7)较 HE 染色更敏感检出路易体,这两种蛋白质免疫染色尤其适合于皮质型路易体的识别。

除路易体外,PD 患者的黑质及蓝斑色素细胞内亦可见另一种包涵体,病理学家称之为称为苍白体(pale body),HE 染色观察其外观呈圆形,苍白无周晕,将细胞质内的色素挤向一边。超微结构显示苍白体为不定形的细纤维与空泡颗粒状物质混合形成。虽然形态上苍白体与经典路易体不同,多数学者推测认为苍白体系路易体的前体。

(2)其他路易病理改变:突触核蛋白(α-synuclein)免疫组化的应用不仅显示了路易包涵体,而且发现了许多与之相关的病理改变,包括细胞核周形成弥散的多形性颗粒状物、细胞突起内包涵体、路易神经突起(图 6-1-8)、点状结构以及轴突球状体等。有学者认为这些 α-synuclein 蛋白的病理性聚集最终演变形成路易包涵体。而且研究也发现这些路易病理的分布范围远较脑干黑质多巴胺能神经元脱失的区域广泛，可见于延髓迷走神经背核、脑干中缝核、背盖部网状核、脑桥蓝斑、红核、导水管周围灰质；亦可累及前脑基底部无名质、杏仁核、海马、脊髓中间带外侧核（intermediolateral nucleus）、脊旁交感神经节以及胃肠道肌间神经丛。

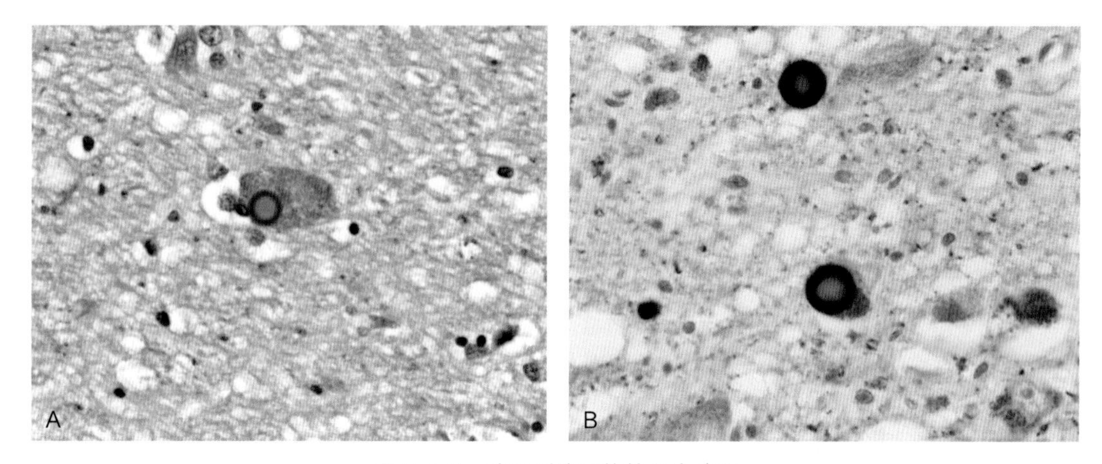

图 6-1-7　脑干型路易体的蛋白病理

A. PD 患者脑干中缝核 Ub 阳性路易体 ubiquitin ×400；
B. PD 患者蓝斑细胞 α-synuclein 阳性路易体 α-synuclein ×400

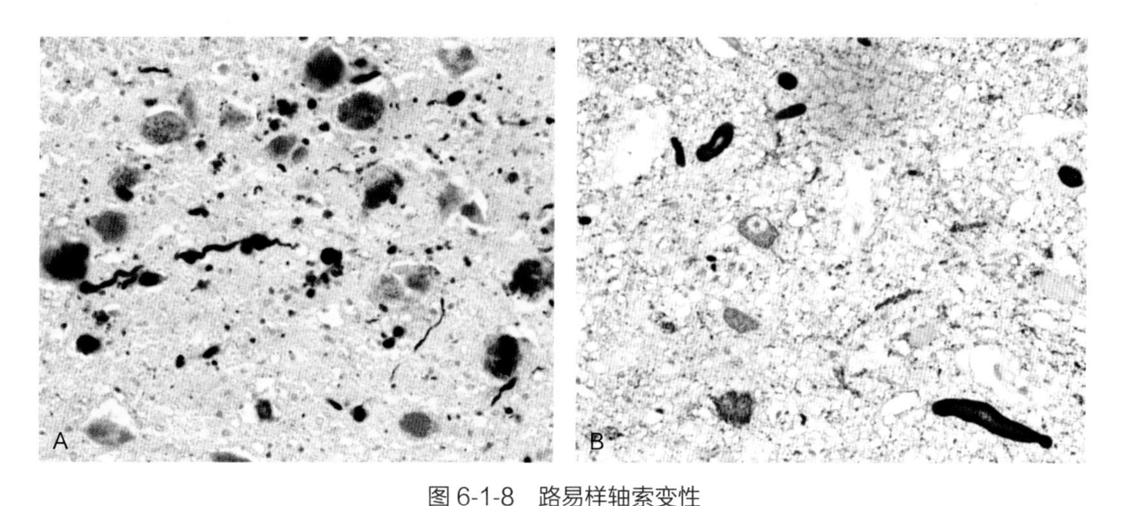

图 6-1-8　路易样轴索变性

A. PD 患者蓝斑 α-synuclein 阳性轴索变性 α-synuclein ×400；
B. PD 患者迷走神经背核内 α-synuclein 阳性轴索变性 α-synuclein ×400

组织学时代已观察到 PD 患者路易体广泛分布于中枢和外周神经组织，在中枢神经系统路易体不仅见于脑内神经细胞，也可见于脊髓自主神经中枢的神经元（图 6-1-9），外周自主神经丛如脊旁交感神经节，食管、胃、肠道肌间神经丛及肾上腺髓质神经丛神经细胞内亦可发现路易体（图 6-1-10）。有报道皮肤活检发现唾液腺组织也存在 α-synuclein 阳性结构。

PD 的临床病理研究还发现包括路易体在内的多种路易病理改变在脑内分布形式与 PD 的临床症状以及病情严重程度存在关联性。少数无症状老年脑内也可发现路易病理改变；有学者认为这可能系 PD 的前期改变，最终是否一定进展为 PD 尚存争议。

3. 胶质细胞病理　胶质细胞的病理改变不容忽视。以往认为只要有神经细胞的脱失就会伴有胶质细胞增生，所以胶质细胞增生只是一种反应性改变，一种伴随现象。但目前的研究表明，胶质细胞病理改变伴随了 PD 的全过程。在早期 PD 患者脑内即可见星形胶质细胞内有 α-synuclein 蛋白的沉积，有学者通过动物实验推测星形细胞中沉积的 α-synuclein 启动了神经元的非细胞自主杀伤过程。

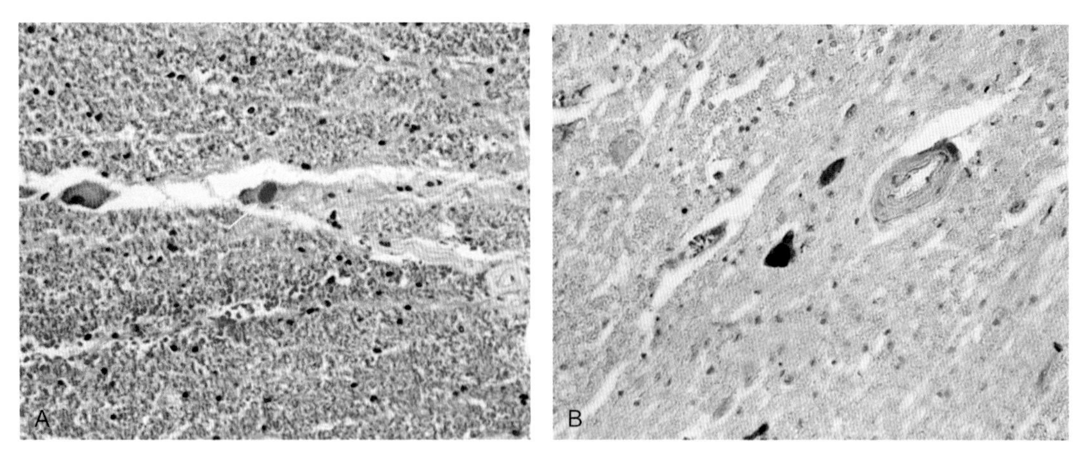

图 6-1-9　脊髓路易体

A. PD 患者胸髓中间带外侧角路易体(箭头)HE ×400;
B. PD 患者胸髓中间带外侧角 α-synuclein 阳性路易体 α-synuclein ×400

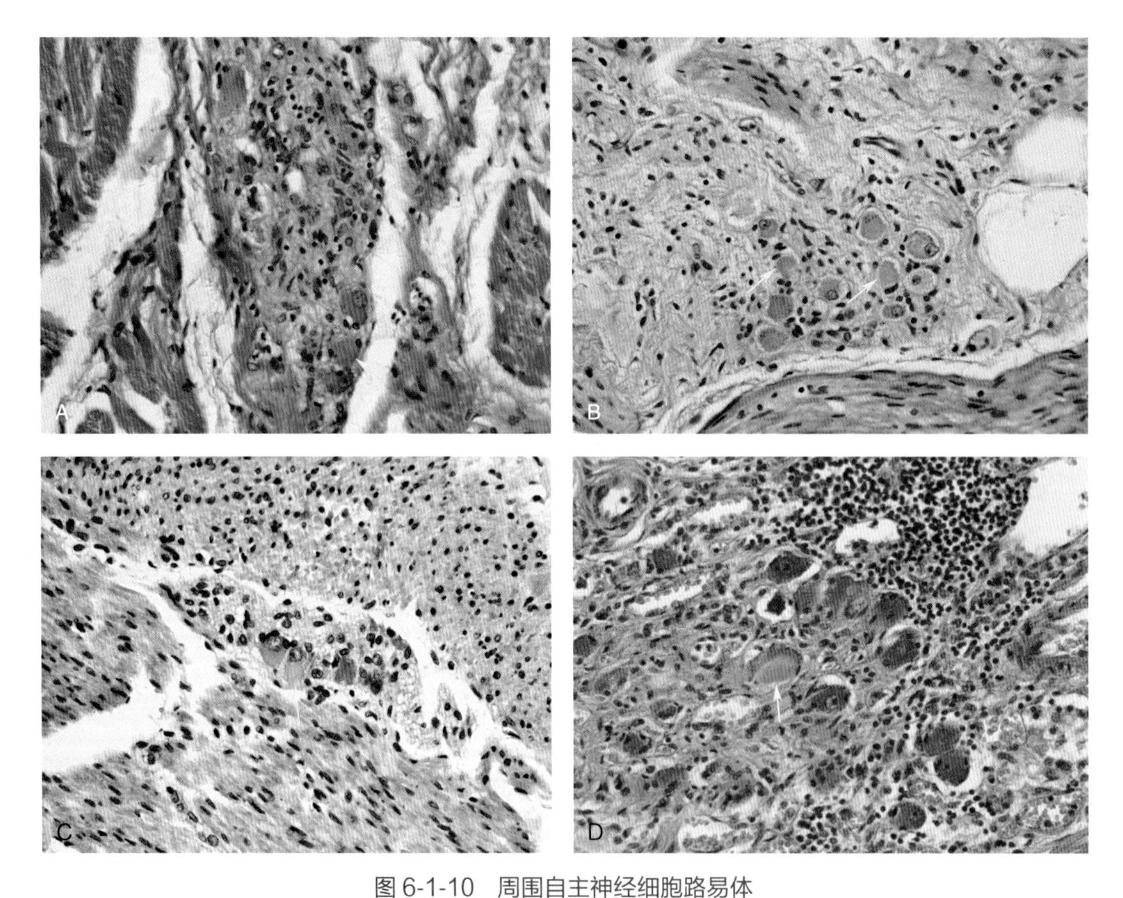

图 6-1-10　周围自主神经细胞路易体

A. PD 食管神经丛路易体(箭头)HE ×400; B. 胃神经丛路易体(箭头)HE ×400;
C. 直肠神经丛路易体(箭头)HE ×400; D. 肾上腺神经丛路易体(箭头)HE ×400

小胶质细胞在疾病早期即有反应,参与清除细胞外 α-synuclein 蛋白,而随疾病进展,小胶质细胞转变为吞噬细胞,大量吞噬坏变的神经组织,此种病理改变贯穿 PD 的整个疾病进程。

4. Braak 分期与 PD 病理进程　基于对脑组织库中不同临床病程的帕金森病患者脑内 α-synuclein 阳性病理改变的观察和分析研究,德国神经病理形态学家 Braak 等绘制出 PD 的病理进展分期模式图。该分期模式图对探讨 PD 发病机制及脑内 α-synuclein 病理改变与临床表现关联均具有重要意义。帕金森病

脑内 α-synuclein 阳性病理改变的 Braak 分期主要包括以下内容：

(1)1 至 2 期(stage1、2)：路易病理(Lewy pathology，LP)出现在嗅区、脑干下部(迷走神经背核、蓝斑和中缝核)，此阶段处于临床无症状期。

(2)3 期(stage3)：LP 见于中脑黑质(substantia nigra，SN)致密带的多巴胺能神经元，但无明显神经元脱失；路易神经突起(Lewy neurites)出现在杏仁核的中央底核。

(3)4 期(stage4)：中脑多巴胺能神经元脱失明显，路易神经突起见于基底前脑及大脑皮质，特别是海马 CA2 段及内嗅区；临床出现帕金森病症状。

(4)5 至 6 期(stage5、6)：中脑多巴胺能神经元严重脱失，α-synuclein 蛋白沉积，LP 累及颞叶、岛叶及前扣带回。

帕金森脑 α-synuclein 病理的 Braak 分期模式在神经病理诊断及疾病研究中产生了积极影响，被广泛引用，但其预测及诊断准确性尚有争议。一些病例报告在脑干、中脑及大脑皮质已有明显路易病理改变，但下部脑干并未受累，亦有研究表明一些老年脑内可见广泛路易病理改变，但临床并无 PD 症状。

尽管一些研究结果报告并不完全符合 Braak 分期模式，LP 的病理改变往往重于其临床表现，但不除外与研究对象的病史采集和病理检查技术方法差异有关。普遍认为采用 Braak 分期模式进行 PD 的神经病理评估可以明确 PD 的运动症状与黑质细胞脱失的关联度；典型的 PD 患者其临床进展符合 Braak 分期，在病程 5~13 年时，50% 病例符合 LP 迁徙进程，而 18 年病程的患者则全部有前述 LP 分布。

5. 路易病理改变与其他相关疾病　老年发病的 PD 以及帕金森综合征(特别是帕金森叠加症)患者生存期短且认知功能下降较快。高龄 PD 患者的大脑皮质 LP 改变重，且有 AD 的病理改变。回顾性研究表明伴有痴呆的 PD 患者其大脑皮质 LP 改变为无痴呆 PD 患者的 10 倍。

除原发 PD 外，LP 也可出现在 AD、皮克病、球状胶质细胞包涵体 tau 蛋白病(globular glial tauopathy，GGT)以及 Down 综合征等多种疾病中，特别多见于杏仁核、海马及内嗅皮质，这提示多种病理性蛋白沉积在神经退行性疾病发病机制中可能存在相互作用。

6. 病理诊断标准与共识　1992 年英国国立神经病学和神经外科病院脑库制定的 PD 临床诊断共识获得了广泛认可。2015 年国际运动疾病协会召集 PD 临床、流行病学、神经病理专家共同起草新版临床诊断和研究应用共识。此共识参考原版关键核心要点，增添重要非运动症状如睡眠行为异常、心脏自主神经功能检测，如核素扫描等内容。然而仍缺乏公认的国际统一的帕金森病病理组织学标准。在临床病理诊断实践中，作者推荐参考 2009 年 Douglas 等提出 PD 简易病理诊断草案，其要点包括：①黑质神经细胞丧失伴胶质细胞增生；②至少在黑质或蓝斑存在 1 个以上路易体(每个区域应该检查 4 张连续切片)；③没有其他表现为帕金森综合征的疾病，如进行性核上性麻痹、多系统萎缩和皮质基底节变性等的病理改变。该方案在临床病理诊断工作中实用，简便而准确。

## 四、临床与病理关联

PD 主要的神经病理改变是中脑黑质多巴胺能神经元的退变、脱失，进而导致多巴胺神经递质减少。正常情况下多巴胺递质系统与乙酰胆碱递质系统相互平衡，共同维持锥体外系运动功能的正常进行。而多巴胺递质的减少造成二者的失衡，于是出现临床肢体震颤、肌张力增高以及姿势异常等一系列运动障碍症状。

帕金森病的另一重要病理改变为路易病理，即 α-synuclein 蛋白在脑神经细胞内异常聚集导致其细胞结构与功能损伤。α-synuclein 阳性路易病理在脑内分布广泛，不仅中脑黑质受损，脑干下部、大脑边缘叶、大脑皮质、脊髓以及外周自主神经系统均可受累，因此除多巴胺递质系统外，非多巴胺递质系统也有损害。如 Meynert 基底核的胆碱能神经元、蓝斑的去甲肾上腺素能神经元、脑干中缝核的 5- 羟色胺能神经元路易病理改变，形成其一系列的非运动症状病理基础，如认知功能减退、情感及睡眠障碍以及自主神经功能衰竭等。

（朱明伟　王鲁宁　解恒革　徐白萱　常 燕）

# 临床解剖病例介绍

## 病例1　四肢震颤伴渐进性行动困难11年，四肢不自主抖动伴渐进性行动困难11年。

【现病史】

患者女性，74岁，离休干部。1980年开始出现左上肢不自主抖动，安静状态时及情绪紧张或激动时明显，发病半年后相继累及右上肢、双下肢，并伴有动作笨拙、行走缓慢、写字困难，以及下颌及舌不自主抖动。1986年5月因行动不灵便，站立时跌倒，出现右下肢疼痛及活动障碍，诊断为右股骨颈骨折。于1987年开始服用卡左双多巴缓释片(10/100)，从每天总剂量1片半，逐渐增加为每天4片。四肢不自主抖动及肢体强直，动作笨拙明显改善。此外，还曾服用盐酸苯海索，因出现幻觉症状而停药。2年后因服卡左双多巴缓释片后症状改善维持时间缩短而多次增加剂量，1991年时卡左双多巴缓释片(10/100)增加为每天6.25片，分4次服用，症状能够部分得到控制。患者从1988年开始逐渐不能下地活动，生活需由专人照料。病后患者情绪低落，常常独自哭泣。夜间入睡困难，早醒，并伴有便秘。无记忆力障碍及精神行为异常。入院前一天因发热停服一次卡左双多巴缓释片，四肢及口舌震颤加重，持续时间长，并且伴进食困难，遂于1991年9月22日以帕金森病晚期伴双肺感染急诊收入院。

【既往史】

无高血压及脑血管病发作史，否认脑炎，头部外伤史。有青霉素过敏史。

【个人史】

爱人及子女身体健康。

【家族史】

家中无痴呆及运动障碍疾病病史患者。

【查体】

体温37.6℃，呼吸20次/min，心率88次/min，血压140/80mmHg。女性患者发育正常，全身消瘦。双肺散在湿性啰音。心界不大，心律齐，心尖区2级吹风样收缩期杂音。腹部无压痛，肝脾不大。双下肢无水肿。神经系统检查：神志清楚。视力、听力尚可，自发言语缓慢，语句断续不连贯，有时呈吟诗样。定向力，计算力及记忆力正常。面具脸，瞬目贫乏。眼球各方向运动速度慢，幅度正常。无眼球震颤。语音低沉，饮水呛咳，软腭运动正常。下颌及舌可见节律性静止性震颤。患者呈屈曲姿势。四肢肌肉普遍萎缩，肌力4/5级，双腕屈曲，手指搓丸样姿势。颈部纵轴张力增高，呈强直状；四肢肌张力增高，双侧腕部齿轮阳性。可见四肢间断静止性震颤。颜面、躯干及四肢感觉正常，指鼻试验完成慢。四肢腱反射对称稍活跃，左侧Babinski征阳性，右侧阴性。吸吮反射阳性。

【诊疗经过】

住院后，为防止误吸、肺部感染，患者经鼻留置胃管，管饲维持营养，继续原剂量卡左双多巴缓释片治疗，肢体震颤及强直症状一度获得改善。患者住院期间经常夜间出现发作性大汗，小腿痉挛。因吞咽及咳嗽、咳痰能力下降，间断出现低热，胸片检查显示为双下肺感染，反复应用抗生素治疗，逐渐出现耐药反应，腹泻等症状。此外，住院期间还多次出现低血糖症状发作。于1992年3月18日，突发呼吸心跳停止，抢救无效死亡。家属同意行脑尸检。临床诊断：原发性帕金森病，病程12年。

【病理结果】

1. 大体病理　新鲜脑重1 240g。固定后大脑检查上矢状窦无血栓形成。双侧大脑半球对称，大脑表面脑沟增宽。Willis环、双侧颈内动脉、大脑中动脉及椎基底动脉未见明显异常。脑干和小脑无明显萎缩。大脑冠状切面：大脑皮质稍薄，灰白质界限清楚。丘脑及基底节区无软化灶，体积无萎缩。侧脑室轻度扩大。脑干小脑水平切面中脑黑质及脑桥蓝斑色泽变淡。延髓及小脑无著变。

2. 镜下观察　HE染色：大脑的额、顶、枕叶皮质构筑大致正常，神经元数量轻度减少，部分神经元呈缺血性改变。基底节区神经细胞数量及形态未见明显异常，丘脑底核神经细胞略减少。海马神经细胞数量无明显减少，神经细胞形态大致正常。中脑黑质细胞数量显著(重度)减少，以黑质致密部腹外侧带细胞减少为著，部分残存细胞体积减小，胞质内见典型脑干路易体，同时伴有胶质细胞增生。脑桥蓝斑数量减少，部分残存细胞体积减小，胞质内也见路易体。延髓神经细胞核团及小脑齿状核，浦肯野细胞等未见著变。其脑干路易体表达ubiquitin和α-synuclein蛋白免疫活性。

【神经病理诊断】

帕金森病。

【内脏病理诊断】

肺念珠菌感染；急性肺水肿。

## 病例2　双手不自主抖动8年，肢体动作缓慢3年。

【现病史】

患者男性，90岁，退休干部。患者于2001年9月开始出现双手轻度不自主抖动，当时神经科检查：四肢肌张力不高，无动作迟缓。认知量表检查MMSE 28/30分。临床考虑为“老年性震颤”“早期帕金森病”不除外，试服金刚烷胺、盐酸苯海索，服药半年效果不明显，后自行停药。此后双手不自主抖动持续存在，于病后4年(2005年6月)再次神经科门诊就诊，查体发现患者言语缓慢、表情呆板、行走缓慢，双上肢肌张力增高，可疑齿轮征。病后5年(2006年)出现头晕，表现为站立时加重，卧位时减轻。病后6年(2007年)时，因“精神萎靡1个月”门诊就诊，头颅CT检查发现双侧亚急性硬膜下血肿，急诊住院观察治疗，住院后第10天曾一度出现意识水平下降，嗜睡，复查头颅CT显示硬膜下血肿体积增大，神经内、外科联合讨论，继续保守观察处理。经对症及一般支持治疗，住院半个月后神经科症状逐渐改善，意识恢复清醒，但出现睡眠倒错，40天后复查头颅CT血肿基本吸收。神经科查体发现：颈肌及中轴肌张力增高，四肢肌张力呈齿轮样增高。双上肢姿势性、动作性震颤，左侧明显，左上肢偶见静止性震颤。双侧指鼻欠稳准，左侧为著，左下肢病理征阳性。给予多巴丝肼片125mg口服3次/d试验治疗，初期患者运动症状明显改善。住院期间初测MMSE 9分，加服美金刚改善记忆力，服药8周后复查MMSE 21分，表现为记忆力、时间定向力、视空间、语言功能受损。病后7年(2008年)四肢运动症状逐渐加重趋势，不能独自行走。2009年6月门诊以“帕金森病”收住院。

【既往史】

诊断有高血压、冠心病、慢性支气管炎及2型糖尿病史，药物控制良好。无外伤史。否认特殊类药物使用及放射毒物接触史。

【个人史】

无吸烟、饮酒嗜好。配偶去世，子女均体健。

【家族史】

父母已故，死因不详，否认家族遗传或类似疾病史。

【查体】

老年男性患者，内科查体：双肺少量干湿啰音，双下肢轻度水肿，余无其他异常发现。神经科查体：意识清楚，面具脸，言语稍缓慢，查体合作，近记忆力、计算力下降(93–7=？)，人物、时间、地点定向力尚可，理解力基本正常。双侧眼裂正常，眼球位置居中，双眼球各方向活动充分，无复视，未引出眼震。双侧瞳孔等大等圆，大小约 2.5mm，直、间接对光反射存在。双侧颞肌、咬肌无萎缩，咀嚼有力，张口下颌无偏斜，双侧角膜反射灵敏，下颌反射未引出。双侧额纹正常，闭目有力，双侧鼻唇沟对称，示齿口角无偏斜。双耳听力下降，右侧为著。双侧软腭对称，上提有力，悬雍垂居中，双侧咽反射存在。双侧斜方肌及胸锁乳突肌肌容积正常，耸肩、转头有力。伸舌居中，无舌肌萎缩及震颤。双上肢肌力 5 级，双下肢肌力 4 级，四肢肌张力呈齿轮样增高以上肢明显，颈肌、躯干肌张力增高。双侧指鼻试验、双侧跟 - 膝 - 胫试验稳准。左肱三头肌腱反射稍高于右侧，余四肢腱反射对称减低，双侧髌阵挛、踝阵挛阴性。双侧 Hoffmann 征阴性，双侧掌颌反射阳性，双侧病理征可疑阳性。无颈项强直，Kernig 征阴性，Brudzinski 征阴性。

【辅助检查】

2009 年 6 月 10 日血常规：红细胞压积测定 0.373L/L；血小板计数 $132\times10^9$/L；红细胞计数 $4.11\times10^{12}$/L；白细胞计数 $6.42\times10^9$/L；中性粒细胞百分比 0.666；血红蛋白测定 130.0g/L。

2009 年 6 月 10 日血生化检验：钾 3.9mmol/L；钠 143mmol/L；钙 2.19mmol/L(2.25~2.75)；氯化物 107mmol/L；葡萄糖 7.3mmol/L(4.11~6.38)；总蛋白 62.7g/L；血清白蛋白 36.7g/L；前白蛋白测定 24.8mg/dl；γ- 谷氨酰基转移酶 26.3U/L；碱性磷酸酶 70.2U/L；淀粉酶<31.8U/L；脂肪酶 153.9U/L；肌酸激酶同工酶 123.9U/L(0~16)；总胆红素 10.84μmol/L；直接胆红素 2.06μmol/L；丙氨酸氨基转移酶 17.7U/L；天冬氨酸氨基转移酶 22.3U/L；肌红蛋白定量 77ng/ml；尿素 7.20mmol/L；肌酐 109.0μmol/L；血清尿酸 382.5μmol/L；乳酸脱氢酶 181.8U/L；肌酸激酶 146.8U/L；肌钙蛋白 I 0.05μg/L；肌酸激酶同工酶定量测定 1.19ng/ml；脑利钠肽前体 109.4pg/ml；维生素 $B_{12}$ 1 943pg/ml(187~1 059)；叶酸 6.98ng/ml；C 反应蛋白测定 3.73mg/dl(0~0.8)。

2009 年 6 月 10 日血肿瘤标记物：癌胚抗原测定 1.59μg/L；甲胎蛋白测定 1.74μg/L；CA125 16.97U/ml；CA19-9 9.24U/ml；CA15-3 25.25U/ml；CA72-4 1.10U/ml；CYFRA21-1 3.29ng/ml；NSE 12.32ng/ml；PSA(总)2.26ng/ml；血清铁蛋白 268.1ng/ml。

2009 年 6 月 10 日甲状腺功能七项：抗甲状腺球蛋白抗体测定 10.00IU/ml；抗甲状腺过氧化物酶抗体测定 9.11IU/mL；血清甲状腺素测定 105.9nmol/L；血清三碘甲腺原氨酸测定 1.19nmol/L；血清游离 T3 测定 3.05pmol/L；血清游离 T4 测定 16.06pmol/L；血清促甲状腺激素测定 1.70μIU/mL。

【诊疗经过】

患者于 2009 年 7 月 22 日住院期间坐起时突然出现意识丧失，当时测血压为 60/40mmHg，1 分钟后意识逐渐恢复，考虑体位性低血压。入院后，先后考虑帕金森综合征：PD 或 MSA 不除外。予以多巴丝肼加服普拉克索等药物治疗，效果不明显。此后长期住院，住院期间因进食呛咳，出现间断性发热，诊断吸入性肺炎，于 2011 年 8 月行胃造瘘术，肠外营养支持。后因肺部感染后排痰不畅，呼吸功能衰竭，于 2011 年 5 月给予气管插管，机械通气。2011 年 7 月 19 日死于多器官功能衰竭。死亡年龄 92 岁，PD 总病程 11 年。

【病理结果】

1. 大体病理 脑重 1 158g。蛛网膜下腔未见出血。大脑半球基本对称，脑回、脑沟见正常老年性改变。脑干明显萎缩，小脑体积稍小。Willis 环完整，轻度动脉粥样硬化改变，未见各种脑疝。大脑及脑干、小脑切面观察：两侧半球对称，皮质灰质无明显变薄，灰白质分界清楚。除左侧屏状核见米粒大小腔隙灶，未见大脑白质，其他深部灰质核团异常改变。中脑、脑桥及延髓各切面显示萎缩，中脑黑质色素致密带色泽变浅，小脑各水平切面未见著变。

2. 镜下所见 HE 染色主要病理发现：严重神经细胞脱失伴胶质细胞增生，黑质、蓝斑、迷走神经背核等；轻度至中度神经细胞脱失：脑干网状核、海马 CA1~2 锥体细胞、皮质神经细胞。残存的脑干黑质、中缝核神经元见大量经典脑干型路易体，其 Ub、synuclein 免疫组化呈阳性。神经原纤维缠结：Gallyas 银染色 /tau 蛋白免疫组化染色可见海马及海马旁回（Braak 2/6 级），未见 Aβ 阳性斑沉积。多发腔隙性病灶：左海马旁回、左丘脑、双侧基底节。高血压性小动脉病：大脑皮质、基底节及脑干广泛性小动脉管壁增厚伴玻璃样变。垂体未见异常改变。

【神经病理诊断】

脑干型路易体病（原发性帕金森病）；阿尔茨海默病样神经原纤维缠结（Braak NFTs Ⅱ/Ⅵ期）；腔隙梗死灶；高血压性脑小动脉病。

# 第二节 帕金森病痴呆

## 一、概述

原发性帕金森病患者病程进展过程中，可不同程度出现认知功能障碍表现，严重者达痴呆程度，这组病例被称为“帕金森病痴呆”（Parkinson’s disease dementia，PDD）。帕金森病（Parkinson’s disease，PD）患者痴呆的患病率和发病率均较年龄匹配的对照人群显著增高。文献报道的帕金森病患者中 PDD 的发病率为 20%~70%。长期随访队列研究结果显示，约 50% 的 PD 患者在临床诊断 10 年左右出现痴呆症状。目前认为 PD 出现轻度认知功能损害更为常见，文献中已广泛应用“帕金森病伴轻度认知功能损害”（PD with mild cognitive impairment，PD-MCI）的名称。关于 PDD 的发病原因目前尚无统一的认识。

## 二、临床表现

PDD 临床症状多发生在 PD 诊断后的数年。由于认知功能障碍是在 PD 的基础上发生，所以患者应具备 PD 的核心临床特征表现，如震颤、强直、少动及姿势异常。认知功能减退多隐袭发生，逐渐加重，并经历轻度认知功能障碍阶段，即 PD-MCI，随运动症状进展加重伴发痴呆综合征临床特征。

虽然 PDD 的临床表现可涉及认知功能障碍的各个领域，但也有其症状特点。

PDD 的视空间技能障碍出现较早且明显，如患者不能准确判定自身与周围环境的关系及周围景物的方位，结构综合能力下降，图片拼图、数字符号测试受损。PDD 患者还可出现记忆力下降及执行功能障碍，与 AD 相比，自知力相对保留较好；语言障碍多表现为自发语言缓慢，言语低微，少有失语、失用，且命名、理解、阅读以及书写功能一般不受影响。

PDD 患者多有情感及精神行为改变，常见症状为焦虑、抑郁、淡漠，有时可出现幻觉。PDD 的视幻觉较 AD 常见，但与路易体痴呆的视幻觉不同，不具有“波动性”，也不够“生动”。PDD 患者中可出现不同类型的睡眠障碍症状，一般以快速眼动睡眠行为障碍（rapid eye movement sleep behavior disorder，RBD）具有特异性。

对 PD 患者进行神经心理量表评估有助于 PDD 的临床诊断。

## 三、病理改变

长期以来，对 PDD 的病理基础缺乏一致性解释。由于 PDD 患者脑内既可见路易病理，又可出现 AD 病理改变，所以曾有作者认为 PDD 是 PD 的一个亚型或 AD 合并 PD 的单独疾病类型。如果仅从 α-synuclein 病理改变在脑内的分布范围及路易体密度积分而言，PDD 与 DLB 的脑大体结构及海马和脑干的形态学改变相仿（图 6-2-1），镜下组织学改变也没有本质性区别。

PDD 脑内脑皮质存在广泛分布 α-synuclein 免疫组化阳性路易病理改变，包括脑干型和皮质型路易体（包涵体）、细胞突起内包涵体、路易神经突起（Lewy nurites）以及轴突球状体（axonal spheroid）等结构。Lewy 病理改变不仅使黑质纹状体系统的多巴胺能环路受损，而且蓝斑、Meynert 核、脑干中缝核以及大脑皮质的广泛受累可导致胆碱能系统、5- 羟色胺能系统以及去甲肾上腺素能系统的功能障碍，这些部位的 α-synuclein 病变、AD 样病理改变与 PDD 患者各阶段的认知功能障碍密切相关（图 6-2-2）。

AD 病理改变与 PDD 患者临床认知症状的关联，有作者强调 AD 病理改变在 PDD 认知症状中起重要作用（图 6-2-3），而且认为 AD 病理改变同样也是 PD-MCI 的病理基础。但多数意见认为 AD 病理改变在 PDD 患者临床症状中只是协同作用，因为无 AD 病理改变的 PD 患者仍可以发生 PD-MCI 和 PDD。

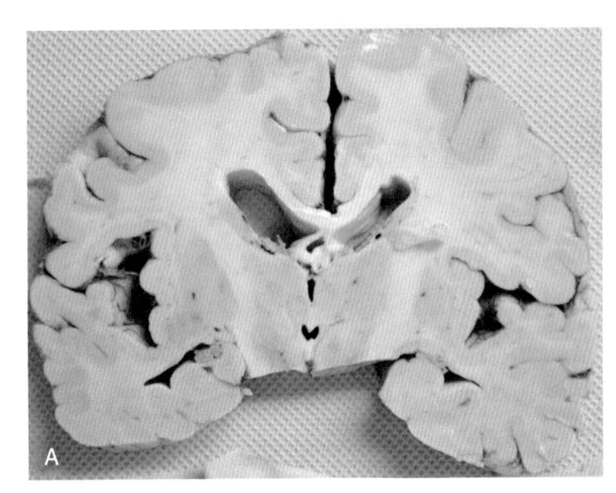


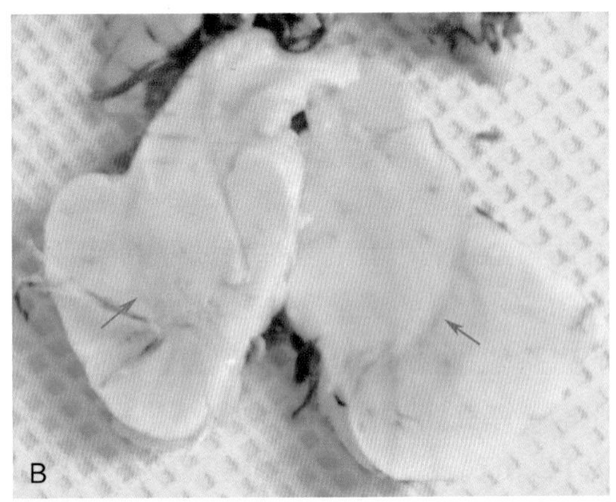


图 6-2-1　PDD 患者的脑大体观察

A. 大脑皮质、海马和基底节未见异常；B. 中脑黑质色泽变淡（箭头）

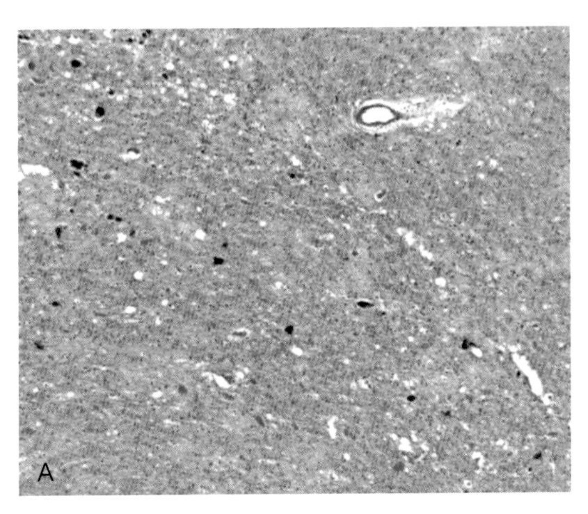


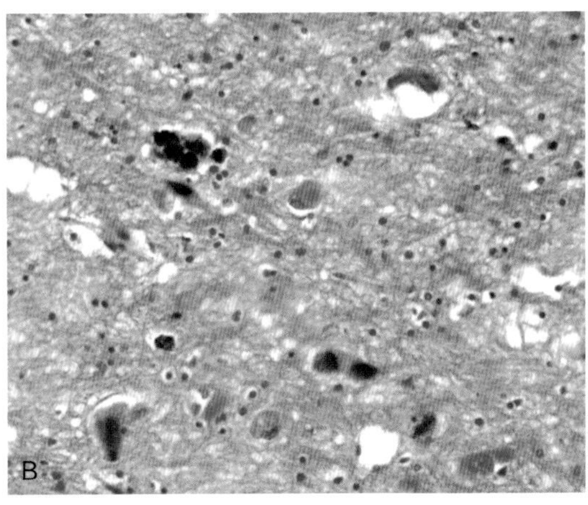

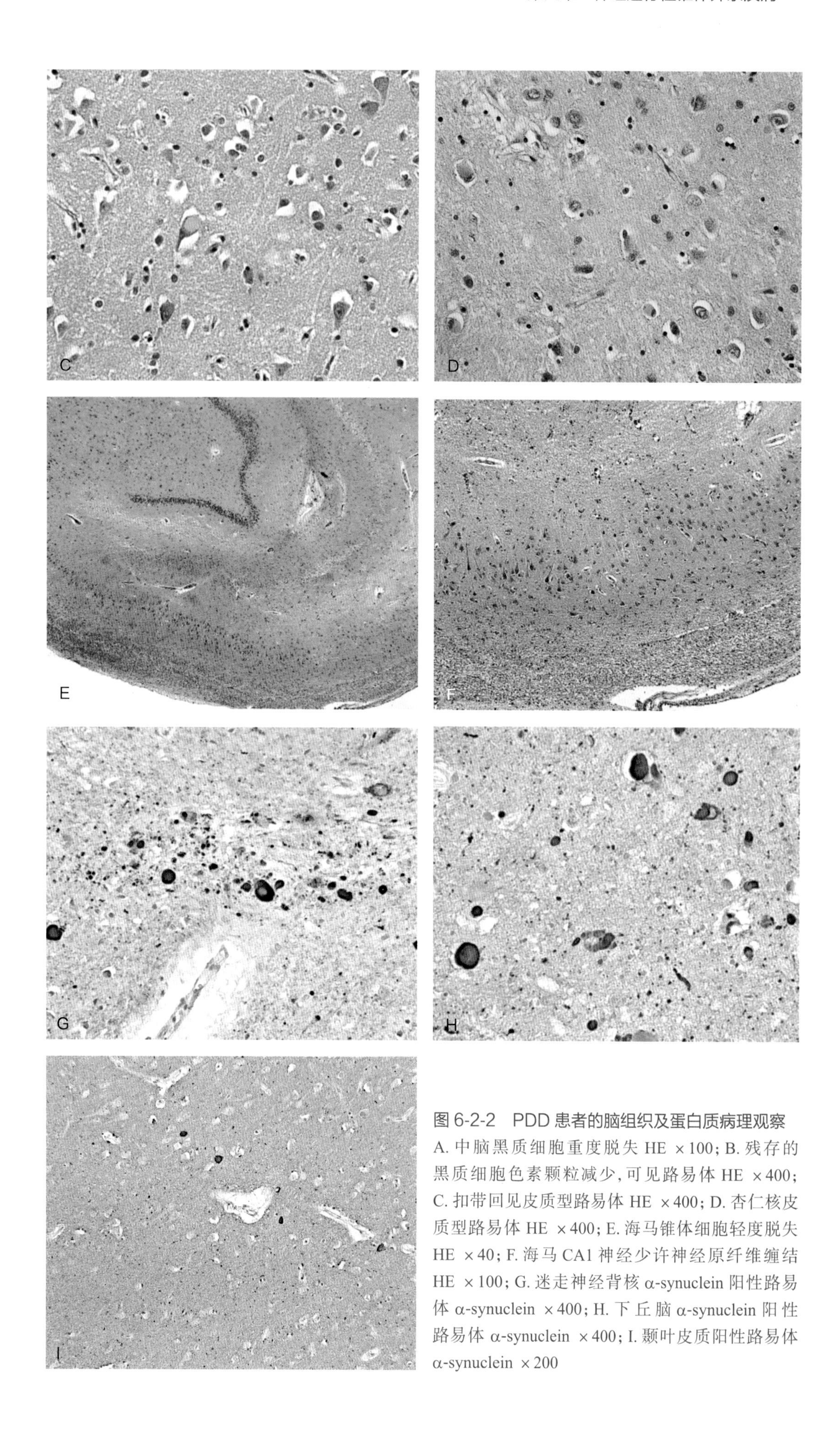


图 6-2-2　PDD 患者的脑组织及蛋白质病理观察
A. 中脑黑质细胞重度脱失 HE ×100；B. 残存的黑质细胞色素颗粒减少，可见路易体 HE ×400；C. 扣带回见皮质型路易体 HE ×400；D. 杏仁核皮质型路易体 HE ×400；E. 海马锥体细胞轻度脱失 HE ×40；F. 海马 CA1 神经少许神经原纤维缠结 HE ×100；G. 迷走神经背核 α-synuclein 阳性路易体 α-synuclein ×400；H. 下丘脑 α-synuclein 阳性路易体 α-synuclein ×400；I. 颞叶皮质阳性路易体 α-synuclein ×200

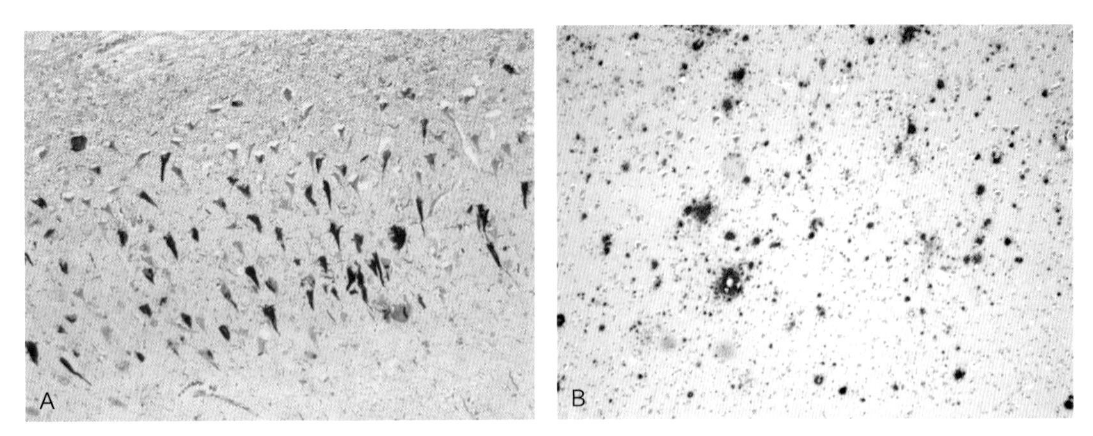


图 6-2-3　PDD 患者常合并的病理改变

A. 海马 CA1 神经原纤维缠结 Gallyas-Braak 染色 ×200；B. 额叶皮质淀粉样蛋白沉积斑 AB 染色 ×100

PDD 患者的脑病理改变与 DLB 患者的脑改变相似，但临床表现形式却存在不同。虽然 PDD 和 DLB 均表现为皮质和脑干广泛分布路易体，而且均可出现 AD 病理改变，但在疾病分类上并未将二者划归 AD 范畴，而是均属突触核蛋白病（synucleinopathies）。

PDD 患者的脑干病变与 PD 患者相同，均为黑质严重受损，且与 PD 的临床评分一致，但 DLB 患者的中脑黑质损害不及 PDD 患者严重。

Meynert 基底核变性导致的胆碱能（cholinergic）神经递质缺乏在 PDD 中更为常见。

大样本 PDD 患者的尸检观察到 PDD 脑内病变以神经元内 α-synuclein 蛋白异常聚集的路易病理为主，辅以 Aβ 斑及神经原纤维缠结的 AD 病理改变是 PDD 认知障碍的主要病理组织学基础；虽然也发现一些合并因素，如脑血管病、CAA、海马硬化、嗜银颗粒病（AGD）等，但均不能作为 PDD 的病理组织学基本病变。

## 四、临床与病理关联

PDD 是神经退行性认知障碍中的重要病因之一，由于该病是在 PD 的基础上发生，临床乃至病理组织学改变又与 DLB 相似，因此三者之间的关联一直受到关注。

目前国际上对这组疾病有不同的分类方法。

基于免疫组化技术的蛋白质病理学分类，将 PD、PDD、DLB 以及多系统萎缩（MSA）归于突触核蛋白病（synucleinopathies），即以路易体（Lewy body）为代表的路易病理改变以及 MSA 患者脑内胶质细胞包涵体显示 synuclein 蛋白的病理性聚集；而鉴于 PD、PDD 以及 DLB 患者脑内均存在典型的路易体（包涵体），近年文献中称之为路易体病（Lewy body disease，LBD），认为其属于“突触核蛋白相关谱系病”（synuclein-associated disease spectrum）。LBD 不包括 MSA，因为 MSA 脑内的 synuclein 蛋白聚集并不形成典型的路易体，而是构成胶质细胞胞质包涵体（glial cytoplasmic inclusions，GCIs）。

有学者认为，PDD 与 DLB 是一个疾病谱的两端，PDD 病程长且认知障碍出现晚，而 DLB 则生存期短且病程早期即有明显的痴呆症状。

由于 PDD 与 PD 相同，均有严重的黑质纹状体系统损伤，中脑黑质多巴胺能神经元坏死脱失，故临床表现均有典型的震颤、强直、姿势异常等锥体外系症状及体征。此外，Meynert 基底核的胆碱能神经元、蓝斑的去甲肾上腺素能神经元、脑干中缝核的 5- 羟色胺能神经元均明显受损，加之 PDD 患者脑内多有 AD 病理改变，这些病变和结构综合起来构成 PDD 临床认知功能症状、情感障碍以及精神行为异常的病理基础。

（王鲁宁　解恒革　朱明伟）

## 临床解剖病例介绍

**病例　肢体活动障碍伴震颤14年，精神行为异常4年，跌伤后1周。**

【现病史】

患者男性，84岁，于2001年年中（73岁时）开始出现四肢动作笨拙、迟缓伴间断性肢体抖动，开始见于右手，表现为间断性、静止性不自主性抖动，后逐渐进展累及右下肢、左上肢，影响书写。同时家人发现其表情较前稍显呆板，说话语速稍慢。于神经内科门诊查体提示右侧上肢腕部、肘部齿轮征阳性，初步诊断：原发帕金森病（轻度）。给予多巴丝肼125mg，2次/d口服治疗。服药后自觉肢体震颤、四肢笨拙症状有改善。服药1年左右，上述症状缓慢进展，病后第6年（2006年4月，78岁时），将多巴丝肼逐渐加量并加服甲磺酸培高利特250μg 1次/早，500μg 1次/午，250μg 1次/晚。药物调整后，肢体运动症状及震颤有所减轻。发病后第9年（2009年10月），因症状加重，加服恩他卡朋1/2片（0.1g），3次/d。病后第10年（2010年1月），出现视幻觉症状，同年5月，因频发视幻觉症状及恐惧、情绪低落等，先后就诊于多家精神专科病院，诊断为帕金森病合并老年精神症状，给予加服奥氮平5mg/次，2次/d；米氮平7.5mg，1次/晚。之后，视幻觉发作减少，夜间睡眠及白天情绪稍有改善。多巴丝肼相应改为1/2片（125mg），3次/d，盐酸普拉克索0.5mg/次，3次/d。病后第12年（2012年3月）门诊就诊，仍然诉间断性出现视幻觉及妄想症状，并出现性格、脾气变化等。伴言语表达不清晰，吞咽困难加重。伴夜间双腿抽动伴疼痛，影响睡眠。给予加服氯硝西泮1mg/晚，其后睡眠质量改善。同年9月（2012年9月13日），扶轮椅站立时不慎跌倒，出现右下肢髋部肿痛，活动受限，急诊CT检查，骨科诊断：右侧股骨颈骨折，于1周后（2012年9月20日）入住本院老年骨科。

【既往史】

1985年诊断冠心病，心绞痛；1992年心脏ECT检查诊断陈旧后壁心肌梗死；2000年行冠状动脉DSA检查后，冠脉搭桥术；1987年诊断高血压病，长期服降压药；1998年诊断2型糖尿病。1976年因车祸诊断颅前窝骨折进行手术治疗；1986年患胆石症，急性胆囊炎行胆囊切除术。

【个人史】

大学文化，长期从事研究工作；无特殊毒物接触史。爱人及子女身体健康。

【家族史】

父母具体死因不详，6个兄弟姐妹中，2个兄长生前患有冠心病；无认知功能障碍及运动疾病家族遗传史。

【查体】

体温36.4℃，脉搏68次/min，呼吸17次/min，血压130/75mmHg。发育正常，消瘦体质。神志清楚，表情淡漠。头颅外观未见异常。浅表淋巴结无肿大。胸廓无畸形，前胸壁可见斜行长条状陈旧手术瘢痕。双肺呼吸音低，未闻及干湿性啰音。心界不大，心律齐；二尖瓣及主动脉瓣可闻及2级收缩期杂音。右上腹可见斜行长条状陈旧手术瘢痕。腹壁软，肝脾无肿大，未触及异常腹部包块。肠鸣音弱。双下肢无水肿，动脉搏动弱。右侧下肢外旋位，较对侧短缩2cm。右侧髋部畸形，肿胀，压痛。其余骨关节未见异常。神经专科四肢肌张力增高，可见肢体静止性震颤。

【辅助检查】

血、尿、便常规正常；普通生化各项指标正常；甲状腺功能，贫血指标正常；男性肿瘤标志物正常(2012 年 9 月)。

脑 DAT-PET/CT 检查报告双侧壳核摄取减低(2005 年)。

头颅 CT：老年性脑改变(2010 年)。

头颅 CT：老年性脑改变，未见硬膜下血肿或积液(2011 年)。

脑 FDG-PET/CT：双侧颞叶，枕叶皮质代谢减低，基底节区未见异常(2011 年)。

【诊疗经过】

患者入院后右下肢股骨颈骨折，行保守治疗，长期卧床。住院期间间断出现发热，胸片或 CT 及实验室等检查提示肺部感染，反复使用抗生素治疗，因呼吸功能衰竭，声带麻痹于 2013 年 7 月经鼻气管插管术，2013 年 9 月气管切开术，2014 年 1 月后间断性机械通气治疗。因吞咽困难，营养状态逐渐恶化于 2014 年 1 月行胃镜下经皮胃造瘘术，此后长期经胃造瘘置管胃肠营养。住院期间内科医师病历记录：于 2013 年后认知功能障碍逐渐进展加重，2014 年呈痴呆状态，言语交流不能，但意识清楚，肢体有时出现自主活动；2015 年后逐渐演变成植物状态。于住院第 6 年(2018 年 5 月 10 日)，因再次肺部感染后，多器官功能衰竭，救治无效死亡。死亡年龄 90 岁，神经科疾病总病程 17 年。

【临床死亡诊断】

感染性休克；多器官功能衰竭(呼吸、循环、血液系统为主)；帕金森病，伴认知功能障碍；冠心病，陈旧性心肌梗死，冠脉搭桥术后；右侧股骨颈陈旧骨折。

【病理结果】

1. 大体病理　脑重 1 300g。固定后外观检查：硬脑膜内外光滑。矢状上窦未见血栓形成。蛛网膜局部轻度增厚。中央前回局部表面血管局部充血状态。双侧大脑半球基本对称，脑回、脑沟未见异常。Willis 环结构尚好。可见部分管腔金黄色粥样硬化及管腔狭窄。未见各种脑疝。大脑冠状面：双侧半球基本对称，灰白质界限清楚。蛛网膜下腔未见出血及渗出。脑干水平切面中脑黑质变淡。脑桥色素变淡，余未见著变。

2. 镜下病理

(1)组织学所见：大脑额、颞、顶、枕叶蛛网膜轻度增厚，蛛网膜下腔未见出血及渗出病变。皮质分层构筑可见。部分神经元胞质内见大量脂褐素沉积，部分神经元呈缺血性改变，伴细胞显著水肿，皮质下白质内部分区域呈空泡变伴血管周围间隙扩大，叶为著。扣带回、额叶、颞叶深部神经元可见不典型皮质型路易体。基底节、丘脑、海马：各核团及海马结构清楚。部分神经元胞质内脂褐素沉积。双侧海马、基底节、丘脑见小血管扩张伴管壁增厚，呈玻璃样变。有的血管周围间隙显著扩大，呈腔隙状态。部分血管管壁钙化。脑室壁及部分血管周，脑表面软脑膜下可见大量淀粉样小体。杏仁核见多量皮质型路易体。中脑、脑桥、延脑及小脑：蛛网膜轻度增厚。中脑黑质神经元显著减少，残留部分色素细胞体积萎缩，色素颗粒外溢。部分神经元胞质可见脑干型路易体。蓝斑神经元脱失，伴胶质细胞增生。中缝核、延髓迷走神经背核、网状核可见脑干型路易体。小血管壁增厚伴管壁玻璃样变性。小脑白质疏松，浦肯野细胞及深部核团神经细胞未见明显脱失。血管管腔呈偏心增厚，见纤维组织增生及钙化。腺垂体及神经垂体结构大致正常，局部组织退变。

(2)特殊银染色及蛋白质病理：Gallyas-Braak 银染色 /AT8 显示神经原纤维缠结仅限于海马 CA1 散在分布，脑室旁及局灶性血管周围见 tau 阳性星形胶质细胞变性；Aβ 蛋白染色未见淀粉样蛋白沉积斑，颞叶局灶性蛛网膜下腔 CAA；未见 pTDP-43 蛋白阳性包涵体结构。α-synuclein 蛋白染色显示脑干及边缘系统，大脑皮质广泛 α-synuclein 阳性路易体及轴束变性分布，相当于 PD Braak Ⅵ stage。

【神经病理诊断】

帕金森病（Braak Ⅵ stage）；老化相关胶质细胞 tau 蛋白病。

【临床神经病理诊断】

帕金森病伴痴呆。

# 第三节　多系统萎缩

## 一、概述

多系统萎缩（multiple system atrophy，MSA）是一组成年发病的进行性神经退行性疾病，多为散发。临床表现有帕金森样症状，亦有小脑、自主神经和泌尿生殖功能障碍。病理上显示为大脑的纹状体，脑干的黑质和橄榄体、脑桥、小脑结构以及脊髓的神经细胞广泛脱失，伴有大量特征性 α-synuclein 蛋白阳性表达的胶质细胞包涵体。目前将其分为两型：以锥体外症状为突出特征的称为 MSA-P 型，又称纹状体黑质变性（striatal nigra degeneration，SND），帕金森变异型；以小脑性共济失调为主要特征的称为 MSA-C 型，又称散发性橄榄体脑桥小脑萎缩（sporadic olivoponto-cerebellar atrophy，sporadic OPCA）。

“多系统萎缩”这一名称首次见于 1969 年《英国神经病学神经外科和精神疾病杂志》的一篇文献报告。实际在此之前已经有橄榄体脑桥小脑萎缩（1900）、纹状体黑质变性（1960）、Shy-Drager 综合征（1960）以及原发性直立性低血压（1925）等相对独立的临床病理疾病名称。1989 年，Papp 等首次报道了 MSA 脑组织存在特征性胶质细胞包涵体，之后进一步证实在 MSA 不同临床亚型的脑组织亦存在这种胶质细胞包涵体。1998 年，Spillantini 及 Wakabayashi 等分别研究发现 α-synuclein 免疫染色是这种胶质细胞包涵体的敏感性检测蛋白。目前 MSA 与帕金森病、路易体痴呆等疾病一同被归为突触核蛋白病（synucleinopathies）。

MSA 的病因不明。曾怀疑环境毒性可能是其危险因素，但目前并无确切证据。尚无证据表明遗传变异或基因突变在发病中起作用。

MSA 的流行病学数据很少。据美国明尼苏达州的一项调查报告，50 岁以上人群中 MSA 的年发病率大约为 3/10 万人。另有几项统计数据结果显示其发病率为 1.9~4.9/10 万人。MSA 发病的平均年龄在 52~55 岁。通常病程进展较快，首次症状出现后，平均生存年限是 6~9.5 年，个别病例生存可达 18 年。男女发病比是 2∶1。一般认为 MSA-P 和 MSA-C 的生存年限并无差别，但前者功能障碍进展更快。支气管肺炎和猝死是 MSA 的最主要致死病因。

MSA 以中枢神经系统广泛神经细胞脱失和少突胶质细胞变性为特点，发病机制尚不清楚。脑和脊髓组织检查可见特征性少突胶质细胞胞质包涵体（GCIs）。除特征性胶质细胞包涵体外，MSA 病例的脑组织内还存在广泛髓鞘变性，也是其重要的病理机制。有专家推测病变可能先累及白质，胶质细胞的慢性改变逐渐影响少突胶质细胞的功能和髓鞘形成，继而导致神经轴索营养不良，从而继发神经元变性及功能损害。然而至今尚未阐明少突胶质细胞包涵体是原发性病变还是继发性神经细胞变性损害的标志。

## 二、临床表现及神经影像

MSA 的主要临床特征包括自主神经功能衰竭、帕金森综合征、小脑性共济失调和锥体束征。以帕金森综合征为突出表现的 MSA（MSA-P 型）约占 80%，以小脑性共济失调为主要运动特征的 MSA（MSA-C 型）约占 20%。

MSA-P 型的帕金森综合征表现为进行性运动困难，强直少动，可以伴有位置性震颤，较少出现静止性震颤。很多病例可以出现舌、面或头颈部肌张力障碍，同时伴构音障碍并伴音调异常。疾病早期常出现姿势不稳，但反复发作跌倒不如进行性核上性麻痹（PSP）常见。大约 30% 的患者对多巴制剂有反应，但疗效持续时间短暂。

MSA-C 型主要表现为步态蹒跚、肢体共济失调、顿挫性构音障碍（吟诗样语言）以及眼球运动障碍。病程中出现的特征性喉鸣症状是 MSA 临床诊断的重要线索。

上述两型 MSA 均可出现自主神经功能障碍，主要表现为泌尿生殖功能障碍和直立性低血压。男性病例早期几乎均出现阳痿。尿失禁或尿潴留也是其常见的临床症状。70% 左右的病例有直立性低血压症状，多巴制剂或多巴激动剂可能诱发或加重直立性低血压的症状。虽然 MSA 患者常死于并发症，但也可发生猝死，这是因声带外展力弱导致喉梗阻，进而发生 MSA 患者猝死，较常见。

MSA 缺乏特异性的实验室诊断指标，但一些辅诊检查有助于帮助或排除诊断，如血液卧、立位去甲肾上腺素水平测定有助于诊断直立性低血压和评估自主神经功能状况。括约肌肌电图检查可以发现逼尿肌反射亢进，超声检查测量膀胱残余尿量可了解膀胱排空功能。

临床 - 影像 - 病理研究发现神经影像特征有助于 MSA 的临床诊断。在疾病进程中，MSA-C 型病例可以出现不同程度的橄榄体脑桥小脑萎缩；MSA-P 型病例晚期可以出现壳核萎缩，并与疾病严重程度相关。$T_2$ 加权像和质子像上基底节和脑干异常信号有助于 MSA 诊断。一些 MSA 病例的 $T_2$ 加权像和质子像出现脑桥和小脑中脚高信号，反映了桥小脑纤维变性，部分病例的脑桥显示“十字”征（图 6-3-1）。有报道在 $T_2$ 加权梯度回旋像上，MSA 病例的壳核低信号较原发帕金森病常见。这种逐渐进展的壳核低信号可以与壳核外侧裂隙样高信号并存。壳核外侧裂隙样高信号可能与反应性小胶质细胞增生和星形胶质细胞增生有关，曾被认为可能是 MSA-D 型临床诊断的重要影像标志物指标。其他功能影像如 PET 也有助于 MSA 与帕金森病的鉴别诊断，但大量病例研究显示 MSA 的 FDG-PET 改变缺乏特异性，其 DAT-PET 结果不能区别 MSA 与 PD、PSP 等锥体外系疾病。

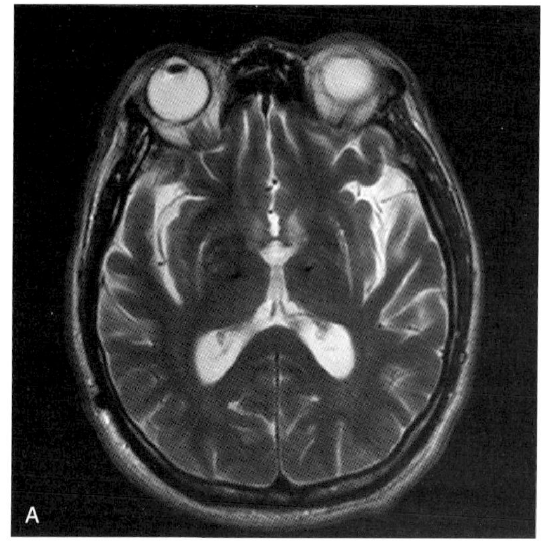


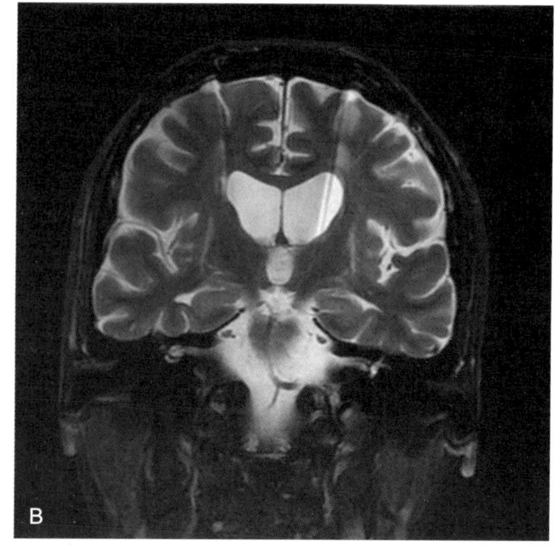

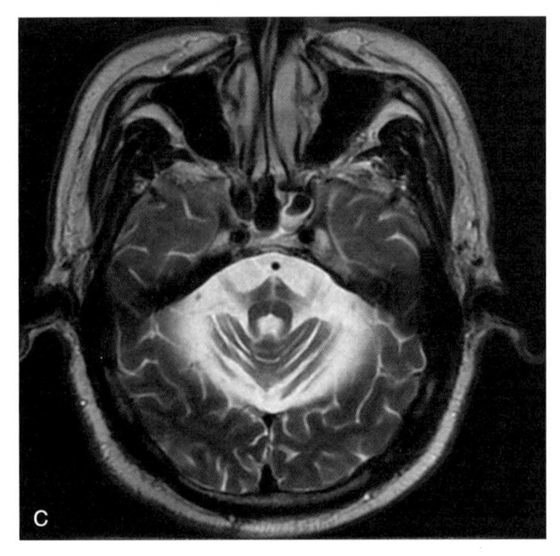

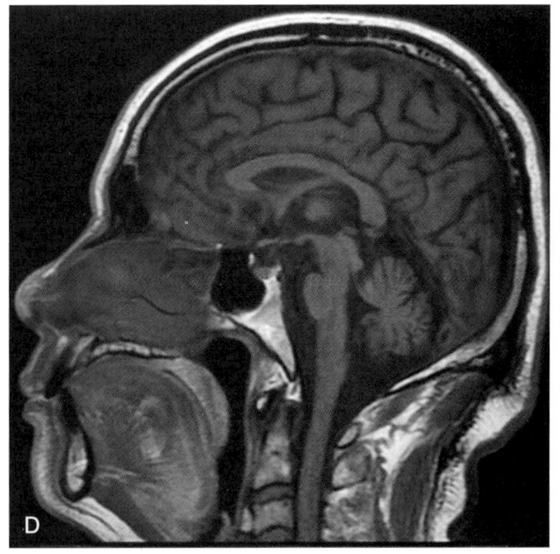


图 6-3-1　MSA 患者的脑影像特征

A. MSA-P 型轴位 $T_2$ 像示双侧壳核裂隙征；B. MSA-P 型冠状位 $T_2$ 像示双侧壳核裂隙征；C. MSA-C 型轴位 $T_2$ 像示脑桥十字征；D. MSA-C 型矢状位 $T_1$ 像示小脑萎缩

## 三、病理改变

### （一）大体改变

MSA 的不同临床表型，在大体观察中相应的脑病理改变部位及程度亦有所不同。MSA-P 型病例，其纹状体黑质系统是病变的中心区域，肉眼观察显示壳核萎缩呈灰棕色外观（图 6-3-2），特殊染色显示双侧壳核髓鞘脱色（图 6-3-3），严重病例可呈筛孔样变。早期病可累及尾状核和壳核的背外侧区，黑质致密带可见颜色变淡。MSA-C 型病例，病变主要累及橄榄核 - 脑桥 - 小脑系统（图 6-3-4），而纹状体和黑质病变较轻。由于桥核神经元脱失和桥横纤维严重变性导致脑桥基底部及延髓的橄榄体体积显著变小，小脑中脚和小脑半球也存在不同程度的萎缩（图 6-3-5）。

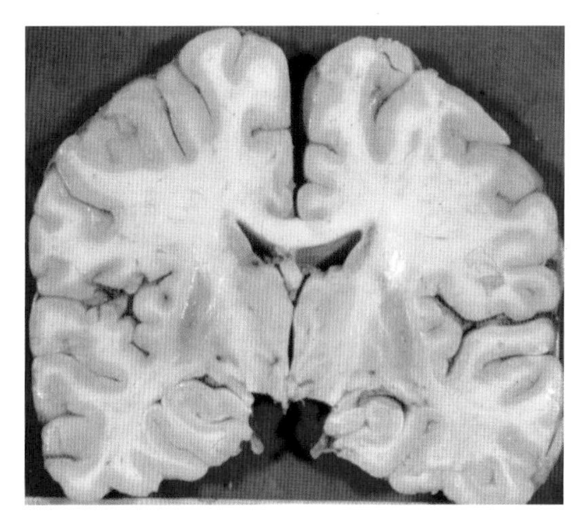

图 6-3-2　MSA-P 型患者大脑冠状面双侧壳核萎缩

### （二）镜下改变

中枢神经系统病变组织涉及范围广泛，可累及以下结构：壳核（图 6-3-6A、B）、尾状核、苍白球、丘脑、丘脑底核、黑质（图 6-3-6C）、蓝斑、迷走神经背核、前庭神经核、小脑浦肯野细胞（图 6-3-6D）、下橄榄核（图 6-3-6E）、桥核（图 6-3-6F）、脑干自主神经核团、脊髓中间外侧细胞柱以及骶髓的 Onuf 核，表现为神经细胞严重脱失伴胶质细胞增生。

MSA-P 型的病变重点累及新纹状体神经元、纹状体传出通路和黑质神经元。MSA-C 型的病变主要累及桥核、脑桥小脑纤维。髓鞘染色显示桥横纤维变性和小脑中脚萎缩，与脑桥下行性皮质脊髓束的相对保留形成鲜明对比。同时小脑中脚纤维变性与桥核神经元脱失程度不成比例，表明这是一种逆行性过程。舌咽和迷走神经可有变性改变。自主神经功能障碍严重的病例，可见显著的迷走神经背核、蓝斑和延髓腹外侧儿茶酚胺能神经元脱失。此外，有膀胱、直肠和性功能障碍的病例可见位于骶 2 和骶 3 节段的 Onuf 核，骶 3 及骶 4 节段的下中间外侧柱的神经元严重脱失。位于脊髓中间内外侧柱的交感神经节前神经元脱失是直立性低血压发生的病理基础。

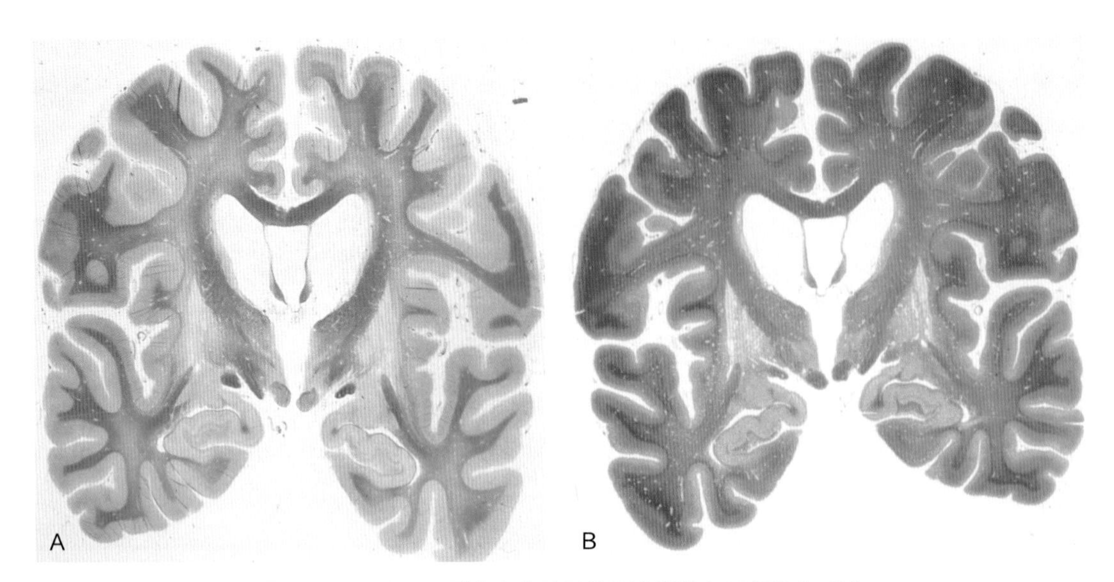


图 6-3-3　MSA-P 型患者大脑冠状面髓鞘染色及银染色观察
（美国哈佛医学院麻省总医院 Richardson 馈赠切片）
A. 髓鞘染色示双侧壳核对称性脱髓鞘；B. Bielschowsky 染色示双侧壳核对称性神经纤维变性

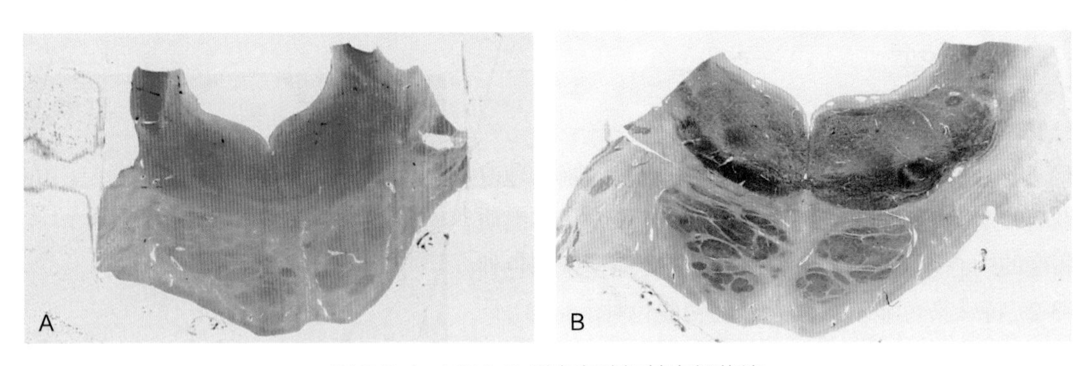


图 6-3-4　MSA-C 型患者脑桥基底部萎缩
A. HE 染色；B. 髓鞘 Loyez 染色示十字征

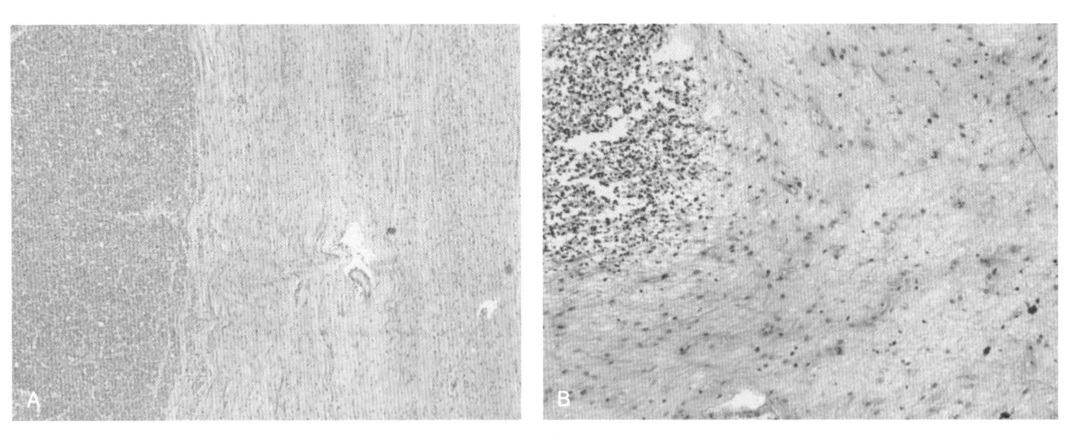


图 6-3-5　脑桥、小脑白质变性
A. 桥横纤维髓鞘脱失 LFB ×100；B. 小脑白质神经纤维疏松伴胶质细胞增生 HE ×200

除了上述神经细胞脱失和髓鞘纤维变性，MSA 中枢神经系统最具特征性组织学病变是脑脊液内广泛分布少突胶质细胞包涵体。这种胶质细胞包涵体可以使用 Gallyas 银染色法得到很好的显示（图 6-3-7），Gallyas 染色显示这种包涵体呈半月形、镰刀状、火焰状、卵圆形或圆柱形等多种形态，超微观察显示它是由直径为 20~30nm 的多层管丝样结构形成。免疫组织显示这种包涵体位于少突胶质细胞的胞质内，

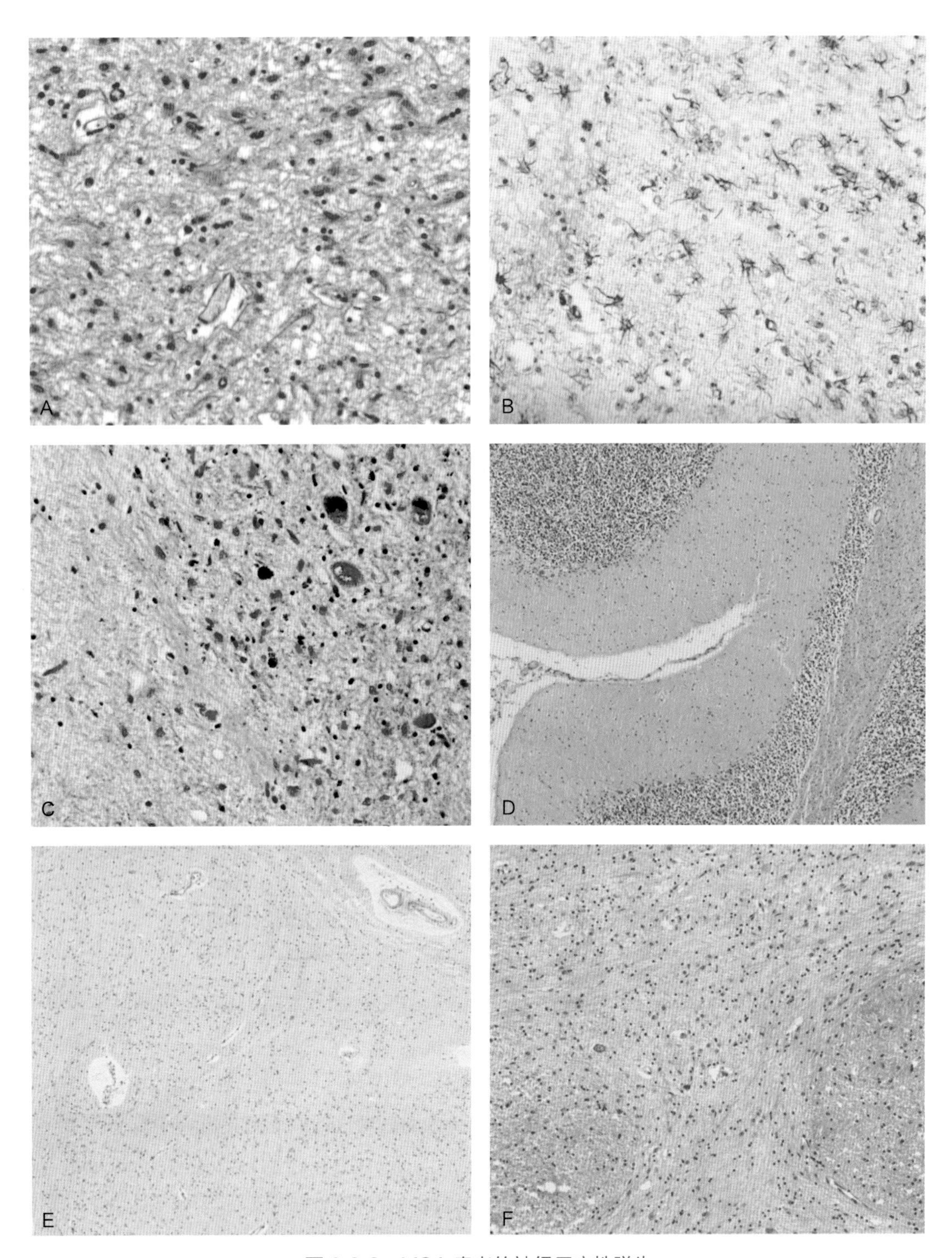


图 6-3-6　MSA 患者的神经元变性脱失

A. 壳核神经细胞脱失伴胶质细胞增生 HE ×200；B. 壳核胶质细胞增生反应 Holzher ×200；C. 黑质神经细胞脱失，色素颗粒减少伴胶质细胞增生 HE ×200；D. 小脑浦肯野细胞显著脱失 HE ×100；E. 橄榄核细胞严重脱失伴胶质细胞增生 HE ×100；F. 桥核神经元显著脱失伴胶质细胞纤维化 HE ×200

含有经典细胞骨架抗原如泛素蛋白、P62 蛋白、tau 蛋白以及 α、β 晶体蛋白成分。1998 年开始，发现用 α-synuclein 免疫标记检查这种包涵体结构具有更高的敏感性。此外，借助这些蛋白抗体免疫染色还发现其他几种神经细胞包涵体，如神经元胞质包涵体、核包涵体、神经毡丝等(图 6-3-8)。此外，交感神经节内可见 α-synuclein 阳性神经元包涵体，而内脏神经丛和腺体分布的神经丛是否存在 α-synuclein 阳性病理改变尚不清楚。

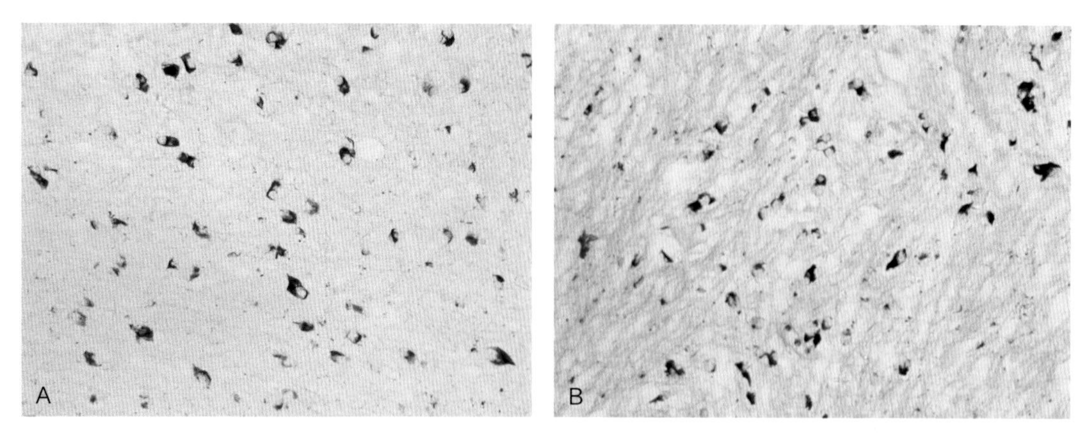


图 6-3-7 MSA 患者的嗜银少突胶质细胞包涵体
A. 小脑白质形态各异的嗜银少突胶质细胞包涵体 Gallyas 银染色法 ×400；
B. 桥横纤维间的嗜银少突胶质细胞包涵体 Gallyas 银染色法 ×400

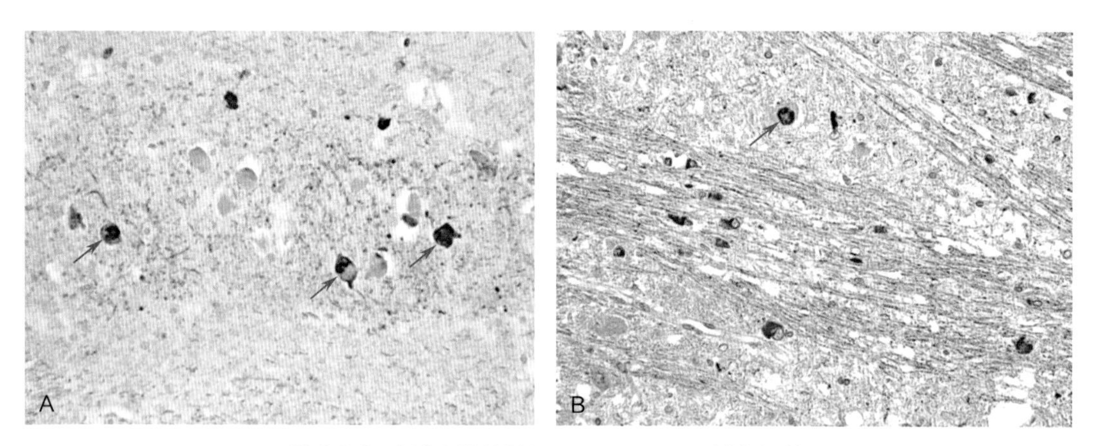


图 6-3-8 MSA 的神经元 α-synuclein 阳性包涵体
A. 延髓橄榄核胞质 α-synuclein 阳性包涵体（箭头）α-synuclein ×400；
B. 桥核细胞 α-synuclein 阳性核内包涵体（箭头）α-synuclein ×400

MSA 的胶质细胞包涵体主要分布于基底节、初级和次级运动皮质、脑干网状结构以及脑桥小脑系统。神经元胞质包涵体主要见于脑桥、壳核、丘脑底核、杏仁核、齿状束、黑质、下橄榄核、脑干网状结构，呈圆形丝状结构。少突胶质细胞包涵体除了具有良好的 Gallyas 染色嗜银特征以及 α-synuclein 免疫组化染色敏感，同时也表达 ubiquitin 和 P62 蛋白免疫活性（图 6-3-9）。表明这种包涵体的病理性蛋白质聚集过程中有 UPS 参与。

MSA 的生化和遗传学研究表明 GCIs 内含全长 α-synuclein，为转录后修饰型 α-synuclein。研究发现在 Ser129 位点存在磷酸化和硝基化。MSA 的 α-synuclein 不溶成分比例较高。目前 GCIs 中其他蛋白成分的病理意义尚不清楚。基于实验动物模型研究发现病理性 GCIs 数量或密度增多与病程相关；GCIs 负荷程度与 SND 和 OPCA 区域的神经元脱失存在关联性。因此，有学者认为 GCIs 本身在 MSA 发病机制中起重要作用。也有人推测 MSA 少突胶质细胞功能异常可能先于 GCIs 的形成。

## 四、临床与病理关联

纹状体黑质系统病理改变显著者，其生前帕金森综合征的症状比较突出，而橄榄体脑桥小脑病理改变明显者，其临床多表现位共济失调、构音障碍以及吞咽困难。治疗过程中多巴制剂疗效反应性与壳核神经元脱失程度有关。MSA 病例临床上出现的喉鸣以及猝死多归于脑干运动核团变形脱失，导致支配咽喉肌的神经功能障碍患者的自主神经功能症状往往早发于运动症状和特征，它的解剖基础涉及脑干网状核核

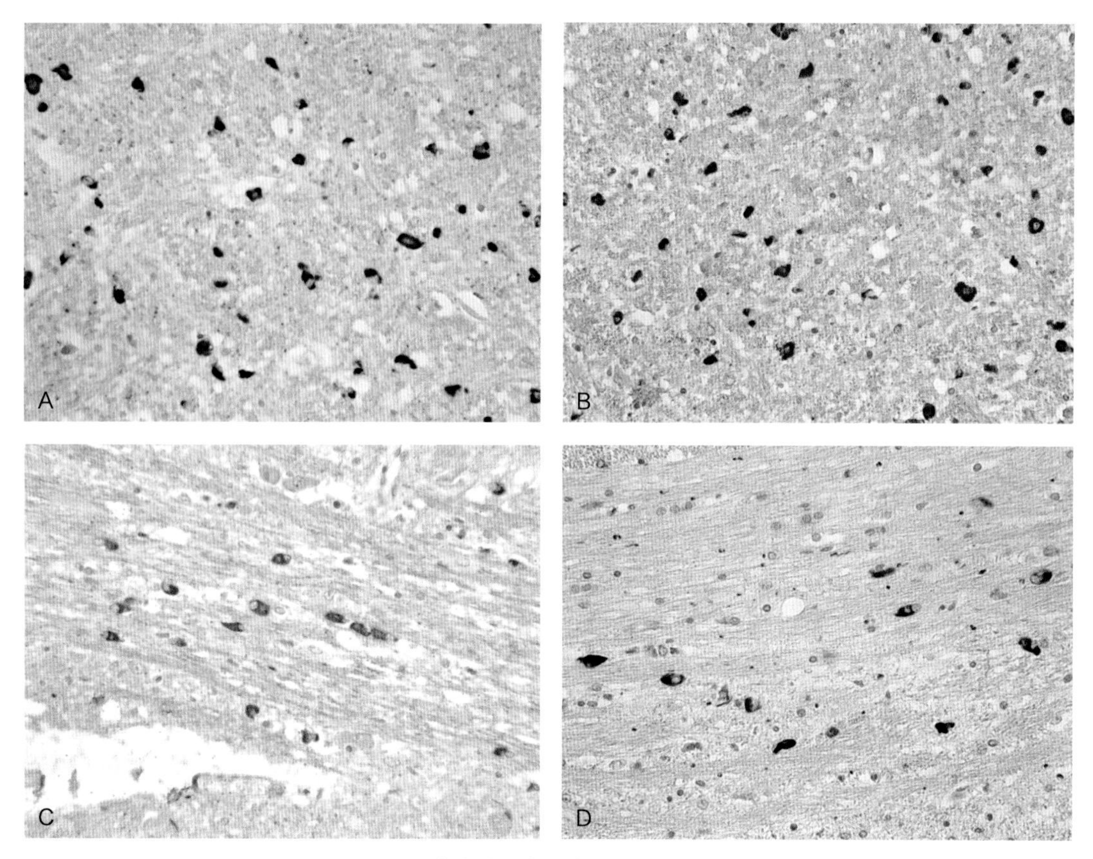


图 6-3-9　少突胶质细胞包涵体的蛋白质病理

A. 延髓 α-synuclein 阳性的少突胶质细胞包涵体 α-synuclein ×400；B. 延髓 P62 阳性的少突胶质细胞包涵体 P62 ×400；C. 脑桥 α-synuclein 阳性的少突胶质细胞包涵体 α-synuclein ×400；D. 脑桥 P62 阳性的少突胶质细胞包涵体 P62 ×400

团（延髓呼吸、循环和血压中枢）及下丘脑和脊髓的下位神经元。临床上出现的呼吸节律和通气功能障碍，以及心脏、血管调节神经功能异常主要与延髓自主神经核变性有关，且脊髓中间外侧柱变性可引起严重体位性低血压。副交感神经节前神经元以及骶髓的 Onuf 核变性可导致膀胱、直肠和性功能障碍。54% 的 MSA 病例存在锥体束征，可能与运动皮质和锥体束变性有关。共济失调与下橄榄核、桥核和小脑皮质神经细胞脱失相关。脑干病损可致构音障碍。临床观察发现高达 30% 的 MSA 病例出现不同程度认知功能下降，甚至痴呆，可能与大脑皮质受累有关。

（朱明伟　解恒革）

## 临床解剖病例介绍

**病例　行走不稳、言语不清 5 年，排尿障碍伴反复晕厥 3 年。**

【现病史】

患者男性，63 岁。患者从 1974 年逐渐出现行走不稳，身体摇晃，伴头晕、耳鸣；1975 年出现执笔不稳，书写困难，同时语言缓慢，含糊不清，声调平坦；1976 年出现排尿障碍，有时潴留，有时失禁；同时常有短暂意识丧失，多在体位变化时发生，每次意识丧失持续 1~2 分钟，不伴有肢体抽搐。因晕厥症状发作频繁，于 1979 年被迫卧床。病后 2 年开始出现吞咽困难、饮水呛咳等症状，病后5年时进食困难，全身消瘦。患者平时血压波动范围大，曾记录有血压值波动在50~200/40~100mmHg范围。自1971年始患者出现阳痿，夏天出汗减少。1976年后逐渐出现记忆力减退，反应迟钝，表情淡漠，日常生活和工作中缺乏兴趣。

【既往史】

既往患有肺结核，已治愈。

【个人史】

无特殊。

【家族史】

家族中无类似病史。

【查体】

1979年神经科检查：神志清楚，记忆力差，定向力障碍，表情缺乏。语言单调，缓慢，有时为爆发样言语。行走不稳，步态蹒跚。眼球各方向运动正常，左侧水平性眼震，无面舌瘫，软腭运动幅度小，咽反射存在。四肢远端肌肉普遍性萎缩，肌力5级，肌张力低，双手轮替笨拙。指鼻及跟-膝-胫试验不稳，不能走直线。感觉正常。四肢腱反射均活跃，双侧Babinski征及左侧Chaddock征阳性。卧位血压：136~160/80~100mmHg，立位血压70/50mmHg。

【诊疗经过】

临床诊断：多系统萎缩(橄榄体脑桥小脑萎缩)。自1980年6月开始反复发生肺部感染。于1980年12月14日因肺部感染并呼吸循环衰竭而死亡。

【病理结果】

1. 大体病理　脑重1 455g。蛛网膜普遍轻度增厚，脑底动脉轻度粥样硬化。双侧额、顶叶脑回变窄，脑沟、外侧裂轻度增宽。双侧小脑半球对称性萎缩，以小脑山顶部为著。脑桥明显萎缩。未见脑疝。冠状面见脑室系统扩大，大脑皮质灰质较正常稍变薄，灰白质界限清楚，各层面脑实质未见软化灶。基底节体积轻度萎缩。脑干水平切面显示黑质色泽变浅，尤以外侧部明显。脑桥基底部明显萎缩，桥臂及延髓橄榄体体积变小。双侧小脑齿状核及白质明显萎缩。脊髓外观正常，切面显示灰质的H形结构不清，前角萎缩并前根变细，交感神经节萎缩。

2. 镜下病理　额、顶、颞、枕叶等大脑皮质细胞构筑正常，神经元数量无明显减少。基底节及丘脑底核神经细胞形态大致正常，数量无明显减少。海马、Meynert核、杏仁核、丘脑和乳头体结构的神经细胞数量无明显减少。大脑及基底节区髓鞘无明显脱失。Bodian染色见海马及大脑皮质神经元未见神经原纤维缠结及老年斑。中脑网状带黑质细胞数量明显减少脱失，伴有胶质细胞增生，在残余的神经细胞内未见路易体。脑桥基底部见锥体束及桥横纤维变细。桥核细胞基本消失。可见星形胶质细胞增生。延髓橄榄核细胞几乎完全消失，迷走神经背核细胞减少，部分细胞呈退行性变。小脑分子层星形细胞增生，偶见棒状细胞增生。浦肯野细胞明显减少或消失。残余的细胞容积缩小，呈角形或条状，核深染。Bergmann细胞轻度增生。颗粒层疏松，可见颗粒细胞核浓集。齿状核细胞数量明显减少伴有胶质细胞增生，脑桥臂及桥横纤维以及小脑白质束髓鞘严重脱失。脊髓各平面见前角细胞减少，颈、胸、上腰段严重。侧角细胞亦减少。骶2的Onuf细胞群消失，锥体束脱髓鞘改变。交感神经节神经元数量明显减少，残余的神经细胞内未见路易体。Gallyas-Braak银染色显示脑桥、小脑、苍白球-壳核、延髓的白质纤维束和脊髓外侧束内大量少突胶质细胞包涵体，其免疫组织化学染色呈ubiquitin、α-synuclein阳性表达。

【神经病理诊断】

多系统萎缩(MSA)。

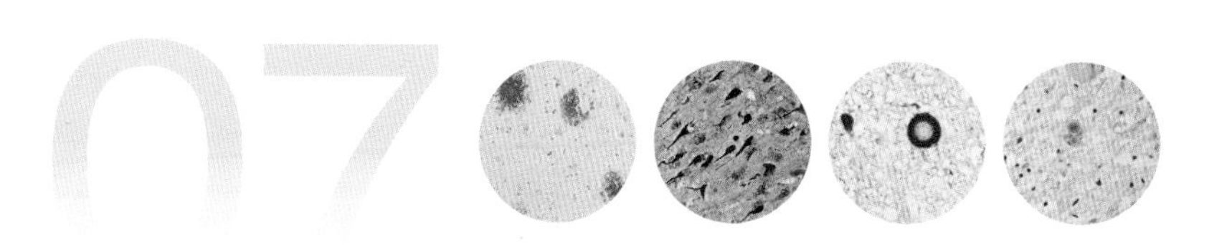

# 第七章

# 运动神经元病

运动神经元病（motor neuron disease，MND）是一组病因未明的慢性进行性神经退行性疾病，选择性侵犯脊髓前角细胞、脑干运动神经核、大脑皮质及锥体束等运动系统。临床兼有上和/或下运动神经元及传导束受损体征，表现为肌无力、肌萎缩和/或锥体束征的不同组合，而感觉和括约肌功能一般不受影响。

按其病理损害不同，出现不同的临床表现，分为肌萎缩侧索硬化（amyotrophic lateral sclerosis，ALS）、进行性肌萎缩（progressive muscular atrophy，PMA）、原发性侧索硬化（primary lateral sclerosis，PLS）和进行性延髓麻痹（progressive bulbar palsy，PBP）四个类型。肌萎缩侧索硬化多累及上、下运动神经元，可以合并不同程度非运动系统的病理改变；进行性肌萎缩具有下运动神经元受损（主要是由于前角细胞脱失）体征，而上运动神经元保留；原发性侧索硬化仅具有上运动神经元受损体征，病理改变仅限于运动皮质及皮质脊髓束；而进行性延髓麻痹临床表现为进行性构音障碍、吞咽困难，约25%的患者晚期出现ALS的其他表现。

该疾病在英国被称为MND，美国和其他国家将上述情况统称ALS，故目前使用MND或ALS表示同一定义的疾病。

## 第一节　散发性肌萎缩侧索硬化

### 一、概述

肌萎缩侧索硬化（ALS）是一种选择性侵犯脊髓前角细胞、锥体束、脑干运动神经核和大脑皮质锥体细胞，具有上、下运动神经元并存损害的慢性进行性神经退行性疾病，由Charcot在1865年第一次描述，临床表现为进行性加重的肌肉萎缩、无力及锥体束征，最终导致吞咽困难和呼吸肌无力而死亡。ALS与阿尔茨海默病、帕金森病同为神经退行性疾病，但发展速度更快。其年发病率约为2/100 000，发病年龄为50~60岁，男性多于女性。其中，5%~10%为家族性ALS（familial amyotrophic lateral sclerosis，FALS），90%~95%为散发性ALS（sporadic amyotrophic lateral sclerosis，SALS）。

SALS的病因及发病机制仍未完全明确，可能是多因素共同作用的结果。迄今为止，全世界已发现多个与ALS相关的致病基因，包括*SOD1*、*TARDBP*、*Fus*、*C9Orf72*、*ATXN2*、*UBQLN2*、*PFN1*、*SQSTM1*、*VCP*、*OPTN*、*DCTN1*、*ALS2*、*CHMP2B*、*FIG4*、*ELP3*、*SETX*、*hnRNPA1*、*ANG*、*SPG1*、*VAPB*和*NEFH*等。基于这些致病基因的发现，对ALS发病机制的研究也提出各种假说，包括氧化应激、兴奋性氨基酸毒性、轴索转运障碍、线粒体功能异常、突变蛋白聚集等。但其具体如何选择性地导致运动神经元损害目前仍不明确。

近年来人们应用生化、免疫组织化学方法证实ALS及额颞叶痴呆-肌萎缩侧索硬化(FTD-ALS)的退变运动神经元内泛素化包涵体为TDP-43蛋白成分，进一步研究发现该蛋白存在于90% SALS患者的尸检脑和脊髓组织内，因此认为TDP-43为ALS的致病蛋白。有报道4例经尸检病理证实的运动神经元病，研究进一步证实了运动神经元病患者的中枢神经系统存在广泛TDP-43蛋白阳性表达。4例中有3例存在神经元泛素阳性包涵体结构，主要表现为丝团样包涵体、致密圆形包涵体及路易样包涵体；2例存在明确的TDP-43阳性表达，1例存在TDP-43弱阳性表达。近年的研究又发现ALS患者的TDP-43包涵体内存在Fus蛋白。ALS相关TDP-43及Fus蛋白的发现是ALS研究的一个重要事件，由于大部分ALS患者存在TDP-43、Fus蛋白的沉积，ALS被认为是一种特殊蛋白聚集的退行性病的新成员。

## 二、临床表现

肌萎缩侧索硬化临床表现为上、下运动神经元同时受累的症状和体征。多数患者50~60岁发病，以单侧上肢远端起病，逐渐出现肌无力、肌萎缩。病情缓慢向近端进展，并逐渐累及对侧肢体、双下肢、咽喉肌、呼吸肌。出现肌张力增高、腱反射活跃甚至亢进、病理反射阳性等上运动神经元受累体征以及构音困难、饮水呛咳、舌肌萎缩、舌肌纤颤等延髓受累表现。最终因呼吸衰竭和/或肺部感染而死亡。起病后平均生存时间为3~5年。我国ALS患者平均发病年龄为49.8岁，早于欧洲、日本等地的报道；肢体起病型ALS患者所占比例与其他国家相仿，但球部起病型ALS患者所占比例明显偏低；中位生存时间为71个月，5年生存率为49%，10年生存率为32%。该病诊断依赖于特征性的临床表现、电生理，并结合进行性加重的病程。需排除与ALS相似症状的类ALS综合征，如多灶性运动神经病、甲状腺功能亢进症、Pancoast综合征等。

针极肌电图可在亚临床阶段识别下运动神经元受累。通常累及3个区段肌肉，支持ALS诊断(4个区段分别为延髓支配肌群，称为延髓段；颈膨大支配上肢肌群，称为颈段；胸段脊髓支配躯干肌群，称为躯干段；腰膨大和骶髓支配下肢肌群，称为腰骶段)。当肌电图显示某一区域存在下运动神经元受累时，其诊断价值与临床发现肌肉无力、萎缩的价值相同。主要表现有：

1. 进行性失神经表现　主要包括纤颤电位、正锐波。当所测定肌肉同时存在慢性失神经表现时，束颤电位与纤颤电位、正锐波具有同等临床意义。

2. 慢性失神经表现

(1)运动单位电位的时限增宽、波幅增高，通常伴有多相波增多。

(2)大力收缩时运动单位募集减少，波幅增高，严重时呈单纯相。

(3)大部分ALS可见发放不稳定、波形复杂的运动单位电位。

既往认为ALS没有特异性的影像学表现，近年研究发现ALS也有部分特异性影像学特点。$T_2$WI像上可见皮质锥体束呈高信号，范围从半卵圆中心至脑干，以内囊后肢的征象最为突出。日本学者结合ALS患者的尸检标本，指出内囊后肢皮质脊髓束定位与$T_2$高信号部位一致。液体抑制反转恢复序列(FLAIR序列)也可发现皮质下白质高信号，可能是较其他序列更为灵敏的指标。弥散张量成像(diffusion tensor imaging，DTI)是早期客观反映锥体束病理损害的有效手段。它可以客观计算出反映组织水分子在3D空间弥散固有特性的各向异性分数(fraction anisotropy，FA)以及平均扩散率(mean diffusivity，MD)。ALS患者由于上运动神经元变性，导致其神经细胞膜及轴突髓鞘的完整性破坏，水分子弥散受限制减少，FA值减小，MD增加。另外，ALS的大多数磁共振波谱成像(MRS)分析表现为运动皮质N-乙酰天冬氨酸(NAA)降低或NAA/Cr(肌酸)、NAA/Cho(胆碱)和NAA/(Cr+Cho)比值降低，提示运动神经元缺失或功能障碍。

## 三、病理改变

### (一) 大体改变

肉眼观察大脑总体没有显著异常，但少数病例可见中央前回萎缩，伴有痴呆者可出现额叶、颞叶萎缩。通过延髓的水平切片可以观察到髓质内锥体萎缩。脊髓变细，脊髓前根一般呈皱缩灰色状(图 7-1-1)。对于因快速进展性延髓功能不全而早亡的患者，可能没有这种病理改变。

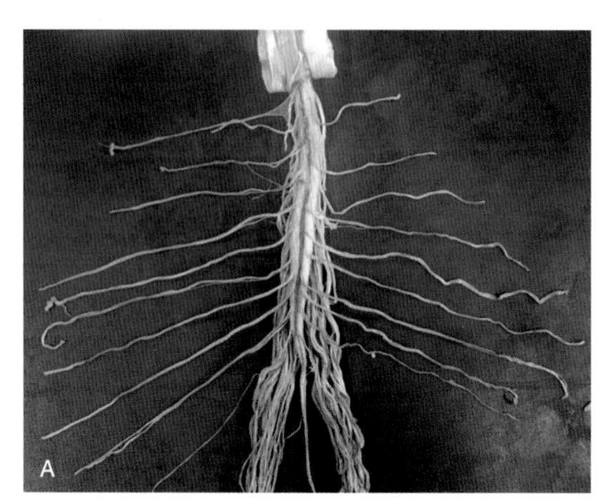

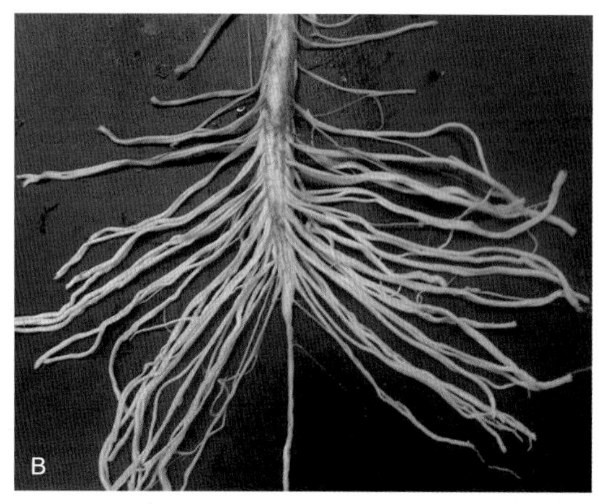


图 7-1-1　腰、骶髓及脊神经前根观察

A. ALS 患者的腰骶髓脊神经前根萎缩变细；B. 正常人的腰骶髓脊神经前根

全身肌容积减少，消瘦、皮下脂肪非常少。肉眼观察，可见肌肉容量减少，肌肉苍白。四肢、舌、肋间肌以及膈肌的远近端肌肉均会出现广泛萎缩。手部固有肌群的对称受累是 ALS 的特点之一。

### (二) 镜下改变

ALS 的组织病理变化主要有运动神经元显著缺失、Bunina 小体(布尼纳小体)、泛素阳性包涵体异常聚集和广泛 TDP-43 蛋白阳性表达等。

脊髓前角、脑干和大脑皮质运动神经元严重退变，数目减少，伴星形胶质细胞增生，病变可累及运动传导通路中的各级神经元(图 7-1-2)。可见运动神经元气球样变。脊髓和脑干残存的运动神经元显示细胞骨架异常，通过苏木精 - 伊红(HE)染色即可见到各种类型的细胞质包涵体(图 7-1-3)，用泛素蛋白免疫组化染色更易观察到这种包涵体(图 7-1-4)。脑干中多个运动神经核团受到影响，特别是舌下神经核、疑核、三叉神经运动核及面神经核。而大多数患者的动眼、滑车、外展神经核和 Onuf 核神经元数量没有明显减少，这与 ALS 患者临床表现中眼球运动功能保留和排尿、排便功能仍维持正常的临床特征相一致。然而，在动眼、滑车、外展神经核和 Onuf 核中可见泛素阳性包涵体，表明这些核团也有部分亚临床受累。

大脑运动皮质 Betz 细胞(贝兹细胞)脱失，伴有星形胶质细胞不同程度的增生以及微空泡形成。在神经元丢失严重的情况下可见微钙化。通过免疫细胞化学染色可见参与噬神经元现象的吞噬细胞。可见神经元细胞质包涵体，但与脊髓相比并不常见。在原发性侧索硬化中，运动皮质及皮质脊髓束首先受累；相反，在进行性肌萎缩中，运动皮质及下行皮质脊髓束可能完全正常。

脊髓白质中的皮质脊髓束出现髓鞘损害，与星形胶质细胞增生和小胶质细胞 / 巨噬细胞的受累有关。髓鞘苍白的严重程度与运动皮质的神经元损失没有直接关系，严重时大脑半球到脑干的髓鞘均有破坏。对早期或轻度上运动神经元疾病使用传统髓鞘染色时，皮质脊髓束的髓鞘损失可能较轻微，某些患者皮质脊髓束退变的主要特征可能是轴突病变。因此，髓鞘损失在下部髓鞘节段中最为明显，这支持了轴突自远端向近端退变的假说。脊髓前柱和侧柱表现出髓鞘染色的广泛性苍白。多达 50% 的 ALS 病例中也可见脊髓小脑束和后柱髓鞘脱失。

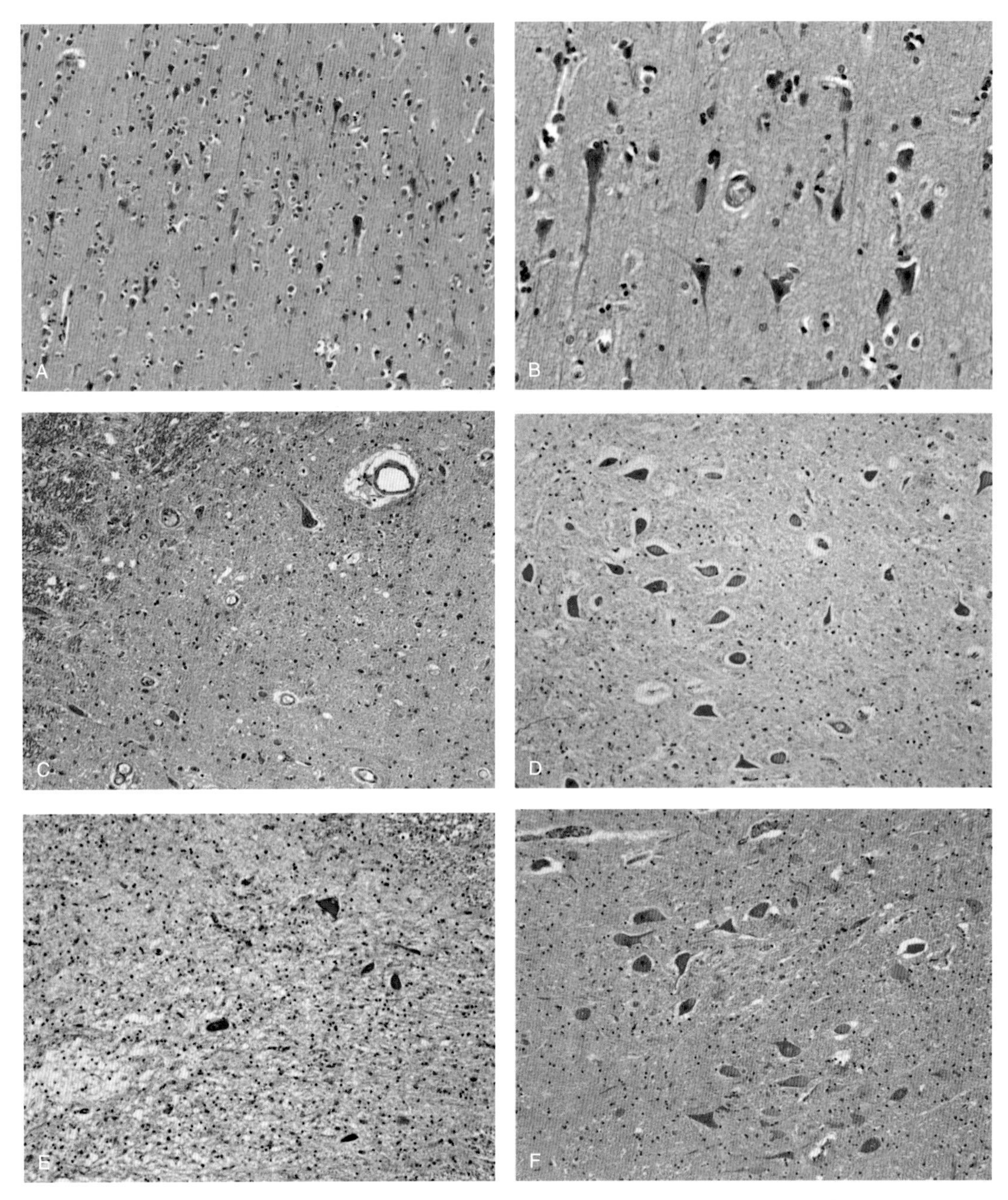


图 7-1-2 皮质运动神经元病的皮质，脑干和脊髓前角神经细胞镜下观察

A. 中央前回大型锥体细胞变性脱失 HE ×200；B. 中央前回大型锥体细胞变性脱失 HE ×400；C. 舌下神经核细胞脱失 HE ×200；D. 正常人舌下神经核细胞形态及密度 HE ×200；E. 颈髓前角细胞显著脱失 HE ×200；F. 正常颈髓前角细胞形态与密度 HE ×200

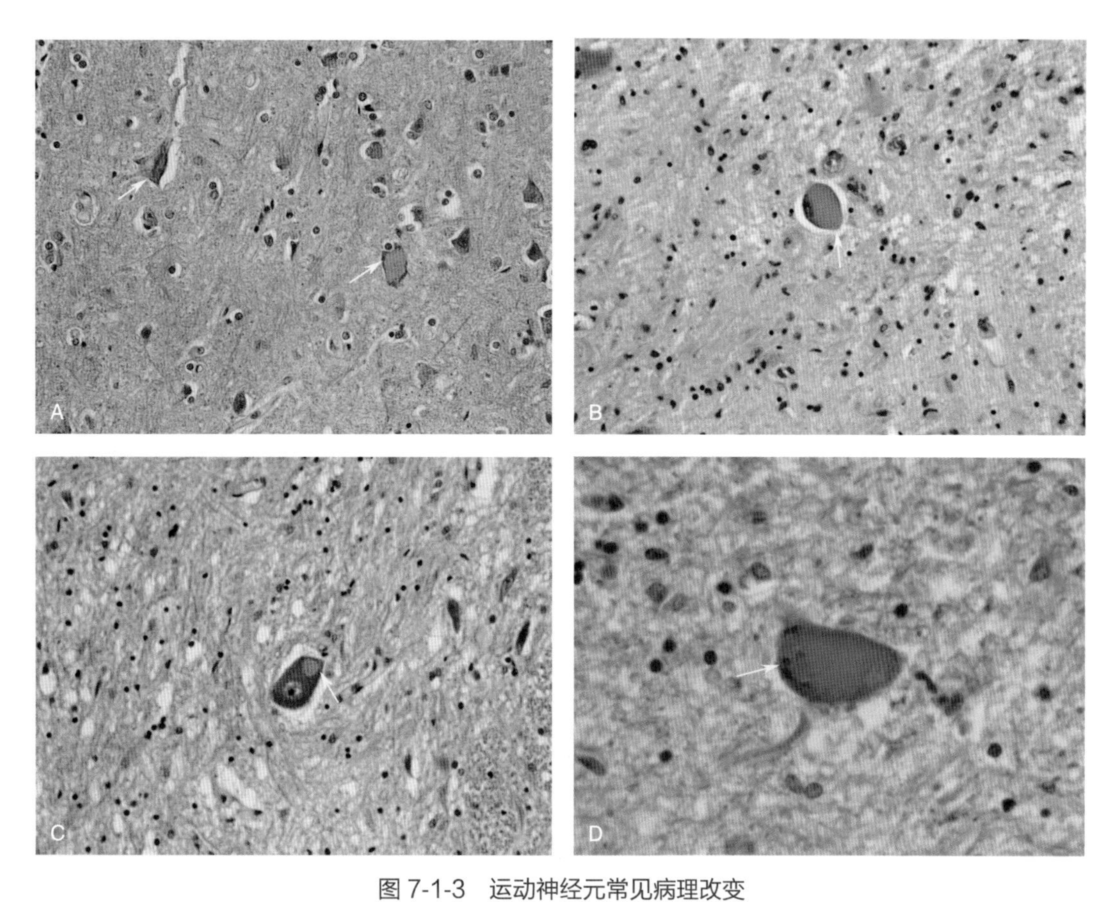


图 7-1-3 运动神经元常见病理改变

A. 中央前回锥体细胞固缩变性（箭头）HE ×40；B. 前角细胞肿胀、尼氏体消失（箭头）HE ×40；C. 前角细胞胞质路易样小体（箭头）HE ×400；D. 前角细胞胞质边缘数个 Bunina 小体（箭头）HE ×1 000

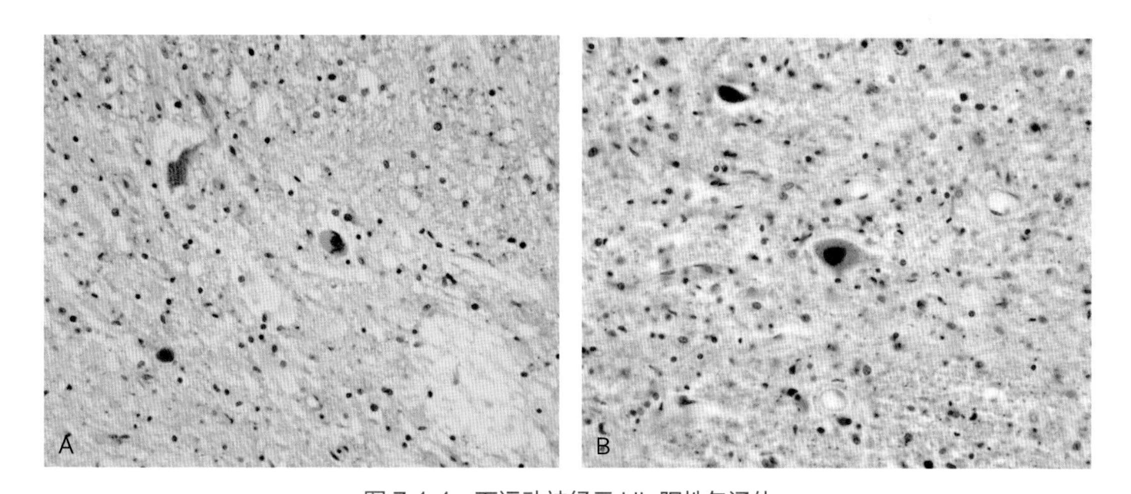


图 7-1-4 下运动神经元 Ub 阳性包涵体

A. 舌下神经核胞质 ubiquitin 阳性丝状包涵体 ubiquitin ×400；
B. 腰髓前角细胞 ubiquitin 阳性球形包涵体 ubiquitin ×400

ALS 除运动神经元系统受累外，目前还发现在运动神经元以外的其他部位亦有受累，受累的部位包括脊髓的克拉克柱、背根神经节，胸髓的中间带内外侧核，脑干的网状结构、蓝斑、脑桥被盖核、黑质、红核、大脑半球基底核、丘脑、丘脑底核，小脑的齿状核，以及非运动皮质，如颞叶、额叶、岛叶、海马齿状颗粒等，这些部位也可有神经元缺失，胶质增生及泛素阳性包涵体。

在长期存活的散发型 ALS 患者中可观察到胞内包涵体，如 Bunina 小体。1962 年，Bunina 描述了 2 例 ALS 患者脊髓和脑干运动神经元存在胞质包涵体，即 Bunina 小体（图 7-1-4A）。镜下可见其呈圆形或椭圆形，HE 染色显示直径 1~4μm、粉红色、小圆形的嗜酸性胞质包涵体，散在或融合成粗细不等的细丝。Bunina 小体常位于发生脂褐素沉积或色素缺失的神经元胞膜下面，也可见于外观正常神经元的尼氏体中间。免疫组织化学染色在 Bunina 小体中可发现两种蛋白：晶体蛋白 C 和转铁蛋白，并不表达泛素和 TDP-43 蛋白。电子显微镜下其表现为无定形电子致密物，周围有管状和多孔结构包围，尽管超微结构表征显示它们可能是溶酶体衍生的，但其来源和意义仍不确定。至少 85%ALS 病例的运动神经元内可出现 Bunina 小体，Bunina 小体在 ALS 中的形成机制及性质仍不清楚，其是 ALS 典型的病理性变化，可作为早期病变的诊断标准。

散发型 ALS 的另一病理特点为细胞内可见泛素阳性包涵体，如丝团样包涵体、致密圆形包涵体和路易样包涵体等（图 7-1-5）。存在于这些包涵体中的主要蛋白质是 TDP-43。研究显示病程长的病例其泛素阳性包涵体数量较少，而病程短的病例其包涵体数量最多，提示 ALS 包涵体形成于疾病的早期阶段。Van Welsem 等通过免疫组化方法及定量光学显微镜技术研究了 ALS 患者与对照组脊髓前角内运动神经元缺失、Bunina 小体和丝团样包涵体的情况，结果显示神经元缺失程度与丝团样包涵体的含量显著相关，而与 Bunina 小体无相关性。因此，泛素反应阳性包涵体可能是神经元变性起始阶段的标志。其变化与前角运动神经元的早期改变相一致。

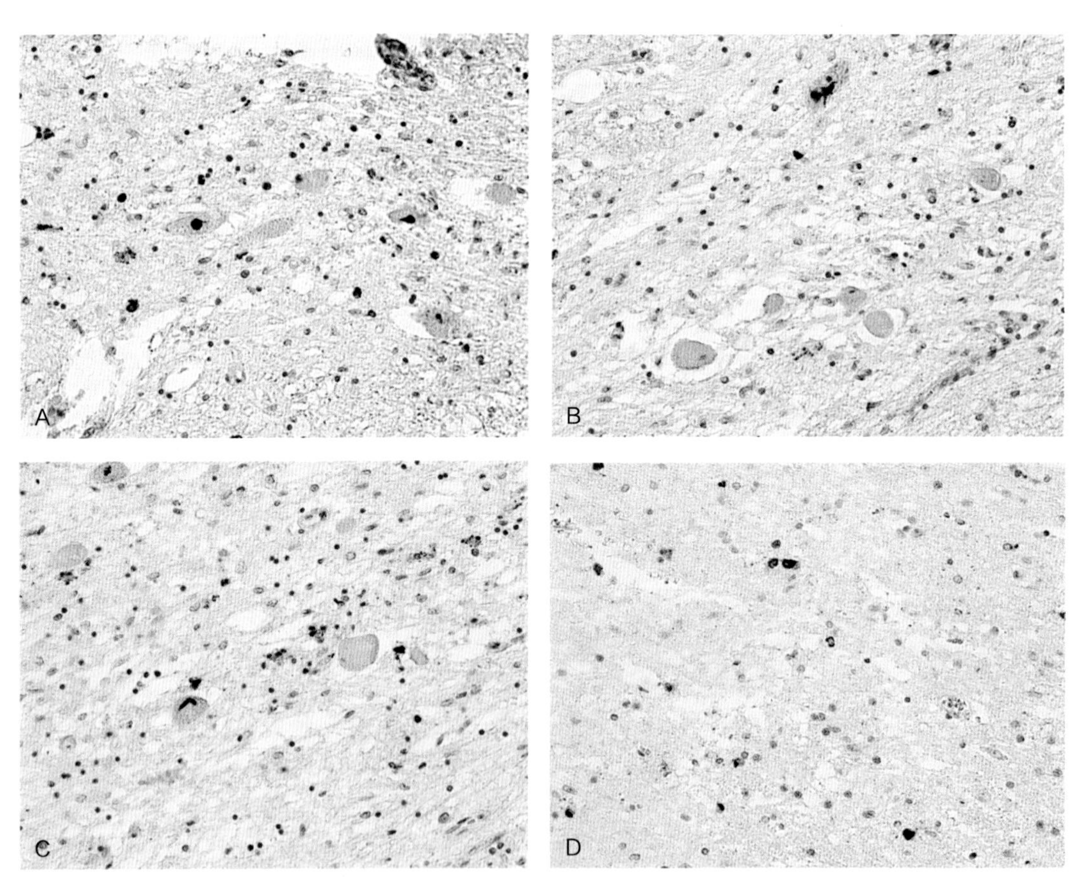


图 7-1-5　下运动神经元 TDP-43 阳性包涵体

A. 前角细胞胞质 TDP-43 阳性球形包涵体 TDP-43 ×400；B. 前角细胞胞质 TDP-43 阳性丝状包涵体 TDP-43 ×400；C. 前角细胞胞质 TDP-43 阳性线状包涵体 TDP-43 ×400；D. 前角胶质细胞胞质 TDP-43 阳性包涵体 TDP-43 ×400

运动神经元病 TDP-43 蛋白病理性表达的形态学及其分布具有特征性。如 Neumann 等最早描述的那样，运动神经元病的下运动神经元内所有泛素阳性丝团样、圆形致密包涵体及路易样包涵体均呈现 TDP-43 阳性表达，同时 TDP-43 阳性包涵体也见于海马及额颞叶皮质（图 7-1-6）。Nishihira 等进一步对 ALS 的病理性 TDP-43 表达及分布特征进行观察，发现运动神经元病同时在脑和脊髓组织存在神经元和胶质细胞 TDP-43 病理性表达（图 7-1-7），其中以舌下神经核、脊髓前角、额叶运动皮质以及顶叶感觉皮质等部位阳性率最高，均为 100%，此外，还常常累及海马、纹状体、黑质以及小脑齿状核等广泛部位，因此，他们认为运动神经元病就 TDP-43 蛋白质病理而言，应该被称为多系统退行性疾病。

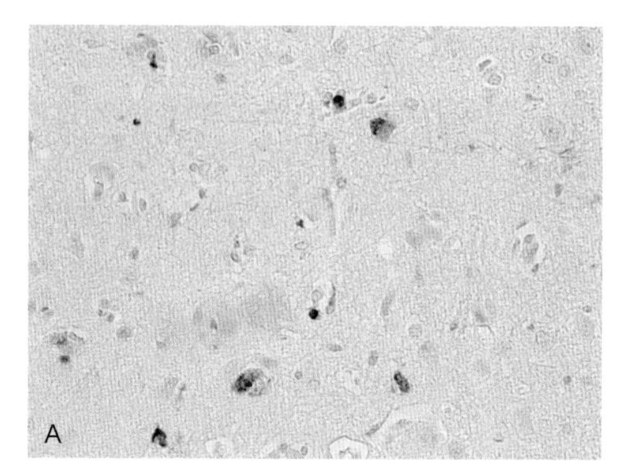

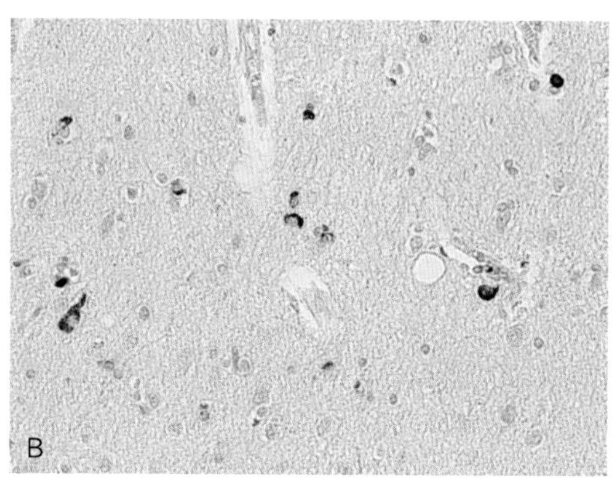


图 7-1-6　运动皮质神经元及胶质细胞 TDP-43 阳性包涵体

A. 额叶皮质神经元胞质 TDP-43 阳性包涵体 TDP-43 ×400；B. 额叶皮质胶质细胞胞质 TDP-43 阳性包涵体 TDP-43 ×400

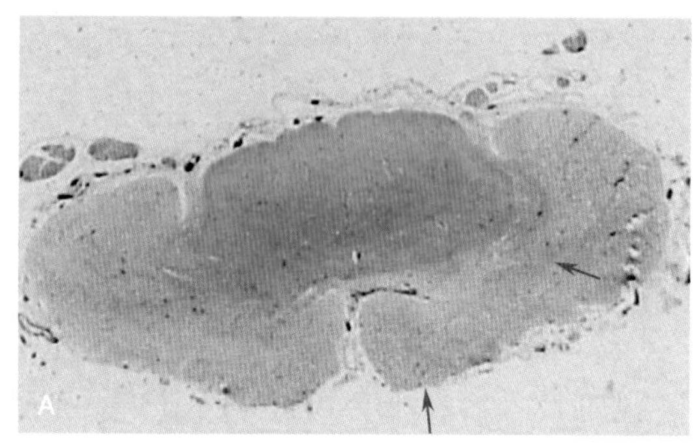

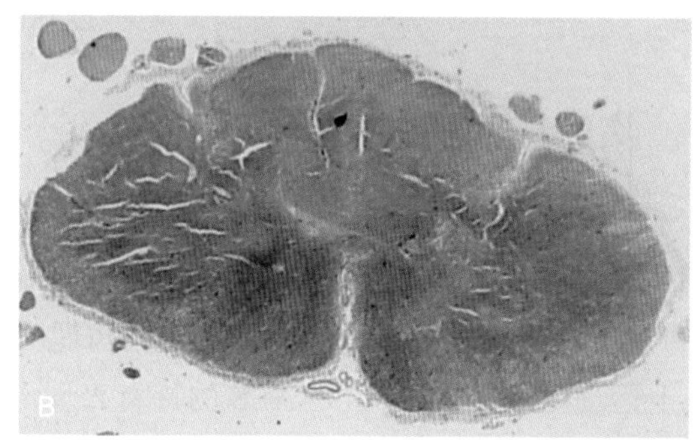


图 7-1-7　皮质脊髓束变性

A. ALS 患者胸髓上段显示皮质脊髓束脱髓鞘（箭头）LFB；B. 正常人胸髓髓鞘染色 LFB

超微结构下可见磷酸化神经丝蛋白聚集，运动神经元肿胀。脊髓的运动神经元出现异常薄的轴突，树突状细胞延伸较差，树突较薄。脊髓前角常出现轴突球状体，免疫细胞化学和超微结构研究表明，它们与其他疾病和正常老化中所见的球状体相同，并与中间丝外周蛋白有关。

舌下神经及脊神经运动根显著萎缩伴有脱髓鞘改变。

ALS 患者的骨骼肌可出现一系列特征性的病理变化，病理表现主要为失神经支配导致肌纤维萎缩等病理变化。萎缩的肌纤维呈小角形，即小角化肌纤维。由于一根周围神经支配多个肌纤维，萎缩肌纤维多成群存在，形成群组样萎缩（图 7-1-8）。此后，失神经支配导致的多个肌纤维萎缩缓慢加重，残留的肌核形成核聚集现象。这些肌肉病理改变是失神经支配的典型表现。

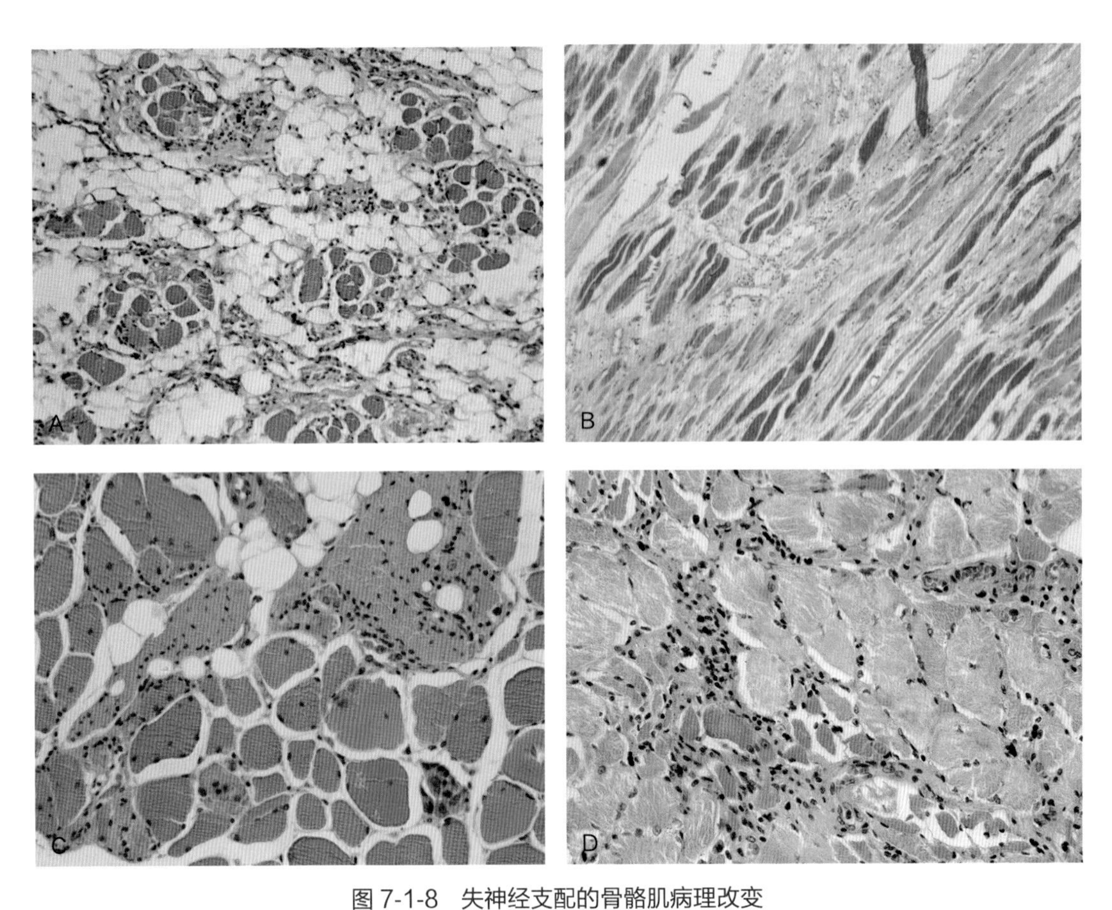


图 7-1-8　失神经支配的骨骼肌病理改变

A. 舌肌群组性萎缩 HE ×200；B. 膈肌纵行面显示群组样萎缩变性 HE ×100；C. 腰大肌群组性萎缩 HE ×400；D. 腓肠肌呈群组性变性萎缩 HE ×400

## 四、临床与病理关联

ALS 是运动神经元病中最常见的类型，一般中老年发病多见，以进行性加重的骨骼肌无力、萎缩、肌束颤动、延髓麻痹和锥体束征为主要临床表现。起始症状多为一侧手指无力及萎缩，逐渐发展为下肢或者对侧上肢的无力及萎缩，然后出现深反射亢进、病理反射，上述症状体征说明该组肌群既有下运动神经元损害，又有上运动神经元损害，这是 ALS 的特有表现。下运动神经元受累体征主要包括肌肉无力、萎缩和肌束颤动。通常需检查舌肌、面肌、咽喉肌、颈肌、四肢不同肌群、背肌和胸腹肌。上运动神经元受累体征主要包括肌张力增高、腱反射亢进、阵挛、病理征阳性等。通常检查吸吮反射、咽反射、下颏反射、掌颏反射、四肢腱反射、肌张力，Hoffmann 征、下肢病理反射以及有无强哭强笑等假性延髓麻痹表现。值得注意的是，在出现明显肌肉萎缩无力的区域，如腱反射活跃，即使没有病理征，也可以提示锥体束受损，也是上运动神经元损害的表现。

延髓麻痹可以为真性也可以为假性。言语不清、吞咽困难，无舌肌萎缩，同时下颌反射、口轮匝肌、眼轮匝肌反射亢进，这是皮质脑干束受损的表现，也就是中央前回下部的上运动神经元受损引起的。如患者表现为舌肌萎缩和纤颤，则提示为真性延髓麻痹，是脑干运动神经核团受累退变的结果。

大多数患者中的动眼、滑车、外展神经核和 Onuf 核是正常的，这与 ALS 患者临床表现中眼球运动和括约肌功能相对保留的临床特征相一致。然而，在上述核团中也可见泛素阳性包涵体，提示这些核团存在亚临床水平病变。

肌电图可发现多个节段的失神经电位，因而诊断为神经源性病变。当肌电图显示某一区域存在下运动神经元受累时，其诊断价值与临床发现肌肉无力、萎缩的价值相同。受累肌群的纤颤电位、正锐波，提示进行性失神经表现。运动单位电位的时限增宽、波幅增高，通常伴有多相波增多提示慢性失神经的表现。以上这些进行性和慢性失神经的表现，是由于下运动神经元受损引起的。原发性侧索硬化患者无舌肌萎缩或纤颤，肌电图无特异表现，这与原发性侧索硬化患者的神经病理提示脊髓前角细胞无明显受累相一致。

# 第二节　家族性肌萎缩侧索硬化

家族遗传性 ALS 占运动神经元病的 5%~10%，下面将几种主要的与基因突变相关的家族性 ALS 的神经病理学特点分述如下（表 7-2-1）。

## 一、*C9ORF72* 相关的家族性 ALS

*C9ORF72* 基因于 2011 年被报道与 ALS 相关，两个独立的研究小组报道在 *C9ORF72* 基因中发现了大量的核苷酸六聚体，可导致染色体 9p21 相关的 ALS 和 FTD。重复序列长度>30 个单位就认为与疾病相关，在患者中可达到 700~1 600 个单位。*C9ORF72* 异常扩增占散发性 ALS 患者的 5%~6%，约占家族遗传性 ALS 的 40%，是家族性 ALS 中最常见的遗传病因突变。

*C9ORF72* 家族性 ALS 的临床特点为延髓起病、进展迅速，无力症状最先易累及球部肌肉，上肢无力症状亦重于下肢，部分患者在疾病晚期仍可保留行走能力；患者本人或者其近亲很可能同时伴有认知改变甚至痴呆；可表现为帕金森样综合征，还可表现为橄榄体脑桥小脑变性、非典型帕金森样综合征和皮质基底节综合征等；影像学表现以双侧额颞叶局限性脑萎缩为典型改变，双侧额叶为主要低代谢区。*C9ORF72* 家族性 ALS 的经典病理表现为叠加了 ALS 和 FTD 这两种疾病的共同病理特点。包括下运动神经元脱失，泛素化 TDP-43 阳性的神经元细胞质包涵体和 Bunina 小体。另外许多区域均具有 p62 阳性和泛素阳性的神经元细胞质包涵体，其 TDP-43 为阴性，主要见于小脑颗粒细胞层、新皮质、海马齿状核，以及 CA4 和 CA3 段。

## 二、*SOD1* 相关的家族性 ALS

*SOD1* 家族性 ALS 的病理研究报道有限，对于迄今为止发现的 *SOD1* 基因的 130 多种与疾病相关的突变，缺乏尸检分析。到目前为止，*SOD1* 家族性 ALS 病例的病理主要分为两组：一类具有神经丝结聚包涵体（例如 A4V 和 I113T），另一类具有典型的仅包含泛素阳性的包涵体（例如 E110G、D101N、del125-126）。与散发性 ALS 病例相比，TDP-43/ 泛素阳性包涵体不是 *SOD1* 家族性 ALS 的常规表现。*SOD1* 家族性 ALS 是一种广泛累及中枢神经系统（CNS）的多系统疾病，损害运动系统表现最为严重，这与运动系统疾病突出的早期临床表现相一致。

## 三、*TARDBP* 相关的家族性 ALS

如前所述，*TARDBP* 编码 TDP-43 蛋白，其变异本身可能引起 ALS。TDP-43 蛋白病患者的临床、病理表型覆盖单纯 FTLD、FTLD 伴 ALS、单纯 ALS。*TARBBP* 家族性 ALS 的病理表现同经典的 ALS，与散发性疾病相似。迄今尚没有描述由 *TARDBP* 突变引起家族性 ALS 的独特病理特征的报道。

## 四、*Fus* 相关的家族性 ALS

*Fus* 基因突变占家族性 ALS 病例的 3%~5%。免疫组化研究显示，此种家族性 ALS 的病理特点为神经胶质和神经元细胞质包涵体对 Fus 抗血清呈阳性反应，而对 TDP-43 则为阴性反应。一般无或仅有少量泛素阳性细胞质包涵体。

表 7-2-1 不同类型运动神经元病的细胞病理比较

| 疾病 | 形态 | 包涵体 | 神经丝 |
| --- | --- | --- | --- |
| SALS | 萎缩的运动神经元 | 泛素、p62、TDP-43 阳性的绞束样致密包涵体；Bunina 小体 | — |
| FALS | | | |
| mt*C9ORF72* | 萎缩的运动神经元 | 同 SALS，另外有海马 CA4 和小脑颗粒细胞区域泛素化 TDP-43 阴性包涵体 | — |
| mt*TARDBP* | 萎缩的运动神经元 | 同 SALS | — |
| mt*Fus* | 萎缩的运动神经元 | Fus 阳性包涵体，无 TDP-43 阳性包涵体 | — |
| mt*SOD1* | 萎缩的运动神经元 | 无 TDP-43 阳性包涵体，有泛素化 TDP-43 阴性包涵体或玻璃样聚合包涵体 | 玻璃样聚合包涵体，磷酸化和非磷酸化神经丝抗体阳性染色 |
| SMA | 气球样神经元；电镜示神经丝聚集 | 泛素弥散化异常染色，无包涵体 | 异常磷酸化神经丝 |

SALS，散发性肌萎缩侧索硬化；FALS，家族性肌萎缩侧索硬化；SMA，脊髓性肌萎缩

# 第三节 脊髓性肌萎缩

## 一、概述

脊髓性肌萎缩（spinal muscular atrophy，SMA）是由于脊髓前角细胞变性导致肌无力和肌萎缩的遗传性疾病，其发病率为 0.8/10 万，新生儿患病率为 1/10 000~1/6 000，全球不同人群的基因携带频率为 1/50~1/40。临床表现为进行性、对称性肢体肌肉无力和萎缩，腱反射常减弱甚至消失，不伴随锥体束征和感觉异常，患者最终死于呼吸衰竭和严重的肺部感染，是一种致死性疾病。

## 二、临床表现

根据患者发病年龄和运动功能，将 SMA 分为 4 型。① SMA Ⅰ型，即急性婴儿型（Werdnig-Hoffmann 病），通常在出生后 6 个月内发病。患儿发病时还没有达到学会独坐的月龄，表现为不能独坐，严重时无法支撑头部。近年来，随着呼吸系统疾病管理体系及支持疗法的完善，Ⅰ型患者的平均存活时间有了显著提升，但尚无从本质上改善患者的预后，常在 2 岁前死于呼吸衰竭。② SMA Ⅱ型，即慢性婴儿型，出生后 6~18 个月发病。患儿已取得独坐的能力，但不能独站、行走，伴有关节挛缩和脊柱后突，随着病情进展需要呼吸机维持呼吸，存活时间一般在 2 年以上。③ SMA Ⅲ型（Kugelberg-Welander 病），一般于儿童期

2~17岁发病，患儿通常可以学会走路，可选择轮椅或者行走，伴有脊柱侧突和骨质疏松，表现为四肢近端肌萎缩、无力，晚期可累及远端和呼吸肌，常可存活至成年。④ SMA Ⅳ型(成人型)，发病年龄多在18岁及以上，平均发病年龄约37.5岁，缓慢发生、逐渐加重的肢体近端无力、肌肉萎缩，可伴肌束震颤。本型预后良好，基本不影响生存。另外还有人提出SMA0型，即在胎儿期发病。

SMA的遗传方式大多数为常染色体隐性遗传，突变基因为运动神经元存活基因(survival motor neuron，*SMN*)，位于5号染色体q13。*SMN1*基因缺失(包括*SMN1*基因纯合缺失或*SMN1*基因转换为*SMN2*基因)或*SMN1*基因内微小突变是引起SMA的主要原因。*SMN*基因编码一种294个氨基酸、38kD的蛋白，其在细胞核和细胞质中均有表达，在运动神经元中有高度表达，疾病严重程度与SMN蛋白的减少成正比。

## 三、病理改变

### (一) SMA Ⅰ型

SMA的经典病理学标志是脊髓前角运动神经元退化，但SMA Ⅰ~Ⅲ型的病理表现有细微差别。SMA Ⅰ型由于一般在婴幼儿期致死，所以SMA Ⅰ型的神经病理学研究最为充分。肉眼观察脊髓前根有萎缩。尸检提示脊髓前角和脑干运动神经核团广泛的运动神经元缺失，残存的神经元肿胀，表现为气球样变或者染色质溶解现象。腰骶脊髓内的自主神经核、骶髓内的Onuf核得以保留。皮质Betz细胞与锥体路径得以保存。残余的下运动神经元肿胀苍白，Nissl小体脱失。可见萎缩的神经元，偶有小胶质细胞围绕残存神经元表现为噬神经现象。脊髓前角神经胶质细胞增生，胶质细胞环绕于神经元缺失处，构成所谓的空床。残存的神经元含有异常磷酸化神经丝聚集，带状分布在神经细胞边缘，与超微电镜下所见中间丝的积聚相对应。磷酸化神经丝和中间丝的分布，提示细胞骨架功能在疾病的发病机制中起到一定作用。周边颗粒泛素免疫组化染色阳性，而无明确的包涵体(与泛素阳性包涵体为特点的运动神经元病相比截然不同)。结缔组织染色显示前根纤维化。骨骼肌为呈片的圆形萎缩纤维与散在正常大小的纤维。大脑运动皮质的Betz细胞和锥体束保留。在延髓的运动核团中也可见肿胀气球样变的神经元，包括三叉神经、面神经、舌下神经核和疑核。眼外肌运动核团，如Onuf核也可见肿胀神经元，但是没有临床上的表现。脊髓的Clarke核和丘脑腹外侧核也可见肿胀神经元。长期存活病例的尸检可见丘脑的异常病理表现和轻度额叶皮质萎缩，这些报道证明虽然SMA的病理主要表现在运动神经元上，但也不同程度存在多系统受累。

骨骼肌活检提示群组性肌萎缩。萎缩肌纤维呈大片或者群组性。ATP酶染色为I型肌纤维大小正常或者肥大。无肌细胞坏死和炎性细胞浸润。免疫组化染色显示肌纤维有神经细胞黏附分子(NCAM)表达，也有胎儿亚型的蛋白，如肌球蛋白重链表达。肌膜下有结蛋白和肌联蛋白异常聚集。

### (二) SMA Ⅱ型

SMA Ⅱ型的尸检病例数量较SMA Ⅰ型少。SMA Ⅱ型的病理表现基本同SMA Ⅰ型，表现为脊髓运动神经细胞严重丧失，前角胶质细胞增生，舌下和面神经核团神经细胞丢失，膈神经相对保留完好，与大多数5q13相关的SMA表现的膈肌功能保留特点一致。与SMA Ⅰ型相比，SMA Ⅱ型神经元也表现为萎缩，但是神经元肿胀和染色质溶解不多见，皮质Betz细胞则显著减少。免疫组化显示没有神经丝蛋白或者泛素阳性。这些与SMA Ⅰ型的不同提示它们可能存在发表机制的不同。SMA Ⅱ型的病例缺乏，仍需要更进一步的大样本病例进行研究。SMA Ⅱ型的肌肉组织病理类似SMA Ⅰ。

### (三) SMA Ⅲ、Ⅳ型

SMA Ⅲ型和SMA Ⅳ型(成年晚发)的神经病理也表现为前角运动神经元丢失和胶质增生，无上运动神经元或者锥体束的改变。神经丝外周真核染色，前角运动神经元中没有泛素阳性化的包涵体。SMA Ⅲ

型的肌肉组织病理特点与 SMA Ⅰ和 SMA Ⅱ不同，表现为典型的慢性神经源性肌萎缩，失神经支配的肌肉病理表现，呈群组化分布。

## 四、临床与病理关联

本病临床表现为肢体及舌咽肌瘫痪萎缩，并出现肌束震颤，肌电图提示神经源性损害，肌活检提示神经源性肌萎缩，以上表现与病理上表现为下运动神经元受损相一致。

大脑运动皮质的运动区锥体细胞保留，无锥体束脱髓鞘，故患者没有上运动神经元受损的临床表现，没有深反射亢进、病理征阳性等体征。眼外肌相关的核团及骶髓 Onuf 核虽有肿胀神经元，但无明显的神经元丢失，故患者眼球运动和括约肌功能一般不受影响。

（李　珂）

# 临床解剖病例介绍

**病例 1　进行性四肢无力、肌肉萎缩 1 年。**

【现病史】

患者男性，74 岁。患者缘于 1988 年 8 月无明显诱因出现上肢无力，逐渐进展，出现下肢无力，同时呼吸困难，并发现四肢近端肌肉进行性萎缩伴有肉跳，1989 年 5 月因药物过敏出现休克后症状加重，抬头困难。于 1989 年 7 月 25 日入院。

【查体】

神经系统查体：冈上肌、三角肌、胸大肌、髂腰肌、臀大肌、股四头肌、手骨间肌等明显萎缩，可见束颤。上肢肌力 0~3 级，下肢 4 级。感觉正常。腱反射低，双下肢病理征阳性。

【辅助检查】

肌电图：神经源性损害。

【诊疗经过】

1989 年 10 月气管切开，呼吸机辅助呼吸。1991 年 12 月 13 日死亡。死于肺炎伴休克。

【病理结果】

1. 大体病理　脑重 1 495g，大脑、脑干、小脑切面未见异常。脊髓颈腰段变细，前后根较后根变细。

2. 镜下病理　大脑皮质神经细胞无减少，中央前回 Betz 细胞略减少，基底节及海马神经细胞未见异常，中脑动眼神经核等完好，大脑脚无明显髓鞘脱失，脑桥三叉神经运动核细胞，延髓舌下神经核、疑核神经细胞无明显减少，锥体无脱髓鞘改变。小脑结构正常。脊髓前角细胞减少，尼氏体消失，伴有胶质细胞增生，前根及皮质脊髓束脱髓鞘。肌肉检查：膈肌、三角肌见神经源性肌萎缩，正常与萎缩肌群相间。肌核增生，肌纤维变细。

【神经病理诊断】

运动神经元病。

**病例 2　进行性四肢无力，肌肉萎缩 4 年。**

【现病史】

患者女性，56 岁。患者缘于 1989 年无明显诱因出现四肢无力，伴肌肉萎缩，呈进行性加重，发病 2 年后出现呼吸困难，吞咽无力，伴饮水呛咳。为求进一步诊治，于 1993 年 10 月 29 日入院。

【查体】

神经系统查体：舌肌萎缩伴有纤颤，下颌反射增高，语音低沉，四肢远端肌肉萎缩，可见束颤。双上肢肌力 0~3/5 级，下肢 1~2/5 级，肌张力低。感觉正常。双上肢腱反射活跃，双下肢腱反射消失，双下肢病理征阴性。

【辅助检查】

肌电图：神经源性损害。

【诊疗结果】

1994 年 1 月气管切开，呼吸机辅助呼吸。1996 年 6 月 12 日因肺部感染，休克死亡。

【病理结果】

1. 大体病理　脑重 1 320g，大脑、脑干、小脑切面未见异常。脊髓颈腰膨大变细，前根较后根变细。

2. 镜下病理　大脑皮质额顶叶神经细胞无减少，中央前回 Betz 细胞略减少，基底节、丘脑及海马神经细胞未见异常，中脑黑质及动眼神经核等完好，大脑脚无明显髓鞘脱失，脑桥三叉神经运动核及桥核细胞无明显减少。延髓迷走神经背核、舌下神经核神经细胞数量减少，轻度胶质细胞增生，残余神经细胞萎缩变小，神经纤维束无脱髓鞘改变。小脑结构正常。脊髓前角细胞减少，尼氏体消失，伴有胶质细胞增生，前根变细，侧束及前皮质脊髓束脱髓鞘改变。肌肉检查：膈肌、三角肌、胸大肌、腰大肌见神经源性肌萎缩，正常与萎缩肌群相间。肌核增生，肌纤维变细。

【神经病理诊断】

运动神经元病。

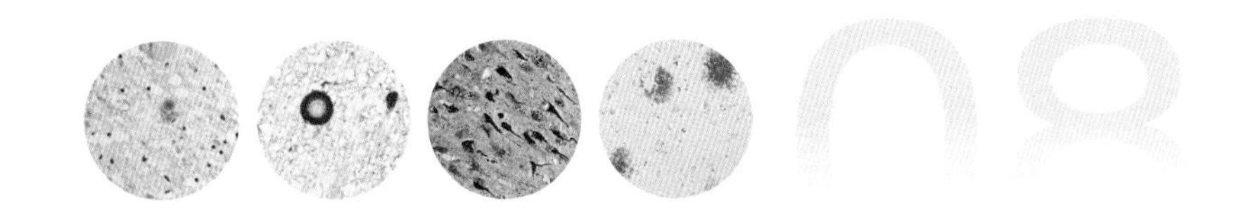

# 第八章

## 朊病毒病

朊病毒病(prion disease)是由于宿主正常的、能被蛋白酶水解的细胞朊粒蛋白(cellular prion protein, $PrP^{C}$)发生构象变化,转变成异常的、不能被蛋白酶水解的致病性朊粒蛋白,即羊瘙痒病朊粒蛋白(scrapie prion protein, $PrP^{Sc}$),并以淀粉样纤维和无定型积聚物的形式在脑组织沉积所致的一组可侵袭人类及多种动物中枢神经系统的退行性脑病,也称为可传染性海绵状脑病(transmissible spongiform encephalopathy, TSE),过去也称之为“朊蛋白病”“慢病毒感染”疾病。这组疾病潜伏期长,表现为认知和运动功能障碍,致死率100%,具有相似的临床特征和神经病理学改变,并可在同种动物间传播。

自1730年首次报道羊瘙痒病以来,目前已经在人类以及20余种动物中发现有自然发生或感染的TSE,其中包括人类的克-雅病(Creutzfeldt-Jakob disease, CJD)、致死性家族型失眠症(fatal familial insomnia, FFI)、库鲁病(Kuru disease)、GSS(Gerstmann-Straussler-Scheinker, GSS)综合征以及动物中的羊瘙痒病、牛海绵样脑病、骡和麋鹿慢性消耗病、貂可传播性海绵样脑病、猫海绵样脑病等。

prion一词来源于“蛋白感染粒”(proteinaceous infectious particle),在我国曾翻译为朊病毒、朊蛋白、朊毒体、蛋白感染粒子等。2000年全国科学技术名词审定委员会在广泛征求各领域专家意见后,正式命名为朊病毒。

朊病毒是一种不含有核酸、具有自我复制能力的感染性蛋白粒子,由以α螺旋为主的正常细胞型朊粒蛋白$PrP^{C}$发生构象变化成为以β折叠为主的$PrP^{Sc}$(Sc来源于绵羊和山羊的朊病毒病——羊瘙痒病)。同时,与传统微生物相似,TSE又具有明显的“毒株”现象。核酸成分可能在prion复制过程中完全缺如,有力的挑战了目前的“生物中心法则”。

人类朊粒蛋白由位于20号染色体短臂上的*PRNP*基因编码,由254个氨基酸组成,分子量为27~35D。朊粒蛋白是细胞膜上的糖蛋白,是高度保守的蛋白,具有抗氧化和细胞间信号转导作用。正常脑组织中也含有朊粒蛋白($PrP^{C}$),但无致病性。

朊病毒病发病机制的关键是宿主正常的、能被蛋白酶水解的朊粒蛋白$PrP^{C}$转变成异常的、不能被蛋白酶水解的致病性朊粒蛋白$PrP^{Sc}$,并以淀粉样纤维和无定型积聚物的形式在脑组织沉积。$PrP^{C}$与$PrP^{Sc}$二者的氨基酸序列相同,但由于空间构象的转化,理化性质差异很大。$PrP^{C}$空间构象40%为α螺旋结构,β片层结构仅有3%;$PrP^{Sc}$以β片层结构为主,不溶于变性剂,以多聚体形式沉积在组织中,91~231肽段能够抵抗蛋白酶水解,形成分子量27~30kD的片段$PrP^{Sc}$,也称为蛋白酶抗性蛋白。朊病毒对于外界灭活的抵抗能力强,煮沸、冷冻、乙醇、过氧化氢、高锰酸钾、碘、氧乙烯蒸汽、去垢剂、有机溶剂、甲醛、紫外线、γ射线和常规的高压灭菌等方法均不能使之完全灭活并去除感染性。

朊病毒结合在正常的prion蛋白细胞型异构体($PrP^{C}$)上,并刺激$PrP^{C}$向致病性异构体$PrP^{Sc}$转变,以此方式增殖,具有可传播性,并以不可溶性的$PrP^{Sc}$蛋白和淀粉样变形式聚积在脑组织中,进一步造成神经细胞死亡和脑组织海绵样变性。

80%~90% 的 CJD 呈散发性，称为散发性克 - 雅病（sCJD）；5%~15% 有家族遗传史，称为家族性克 - 雅病（fCJD）；获得性占 5%，包括变异型 CJD（vCJD）、医源性 CJD（iCJD）和库鲁病（Kuru disease）。致死性家族型失眠症（FFI）和 GSS 综合征（Gerstmann-Straussler-Scheinker syndrome）均为家族遗传性疾病。

近年来国外学者倾向于将人类朊病毒病分为散发性、遗传性和获得性 3 类。散发性朊病毒病包括 sCJD、变异型蛋白酶敏感性朊病毒病；遗传性朊病毒病包括 fCJD、GSS 综合征和 FFI；获得性朊病毒病包括 Kuru 病、iCJD 和 vCJD。文献中曾提到的散发性致死性失眠症目前认为是 sCJD 的丘脑亚型。

# 第一节 散发性朊病毒病

## 一、概述

1920 年，德国神经学家 Creutzfeldt 首次报道了一例有 6 年渐进性大脑功能障碍病史的 22 岁妇女。1921 年，德国神经学家 Jakob 报道了另 5 个病例，在 1922 年首次将这种疾病命名为“克 - 雅病”。研究表明，Creutzfeldt 报道的病例并不符合现代朊病毒病诊断标准，Jakob 报道的 5 个病例中有 2 个符合现代朊病毒病诊断标准，所以近年来也称之为 Jakob-Creutzfeldt disease（JCD）。

## 二、临床特征

### （一）流行病学

sCJD 世界各地均有报道。据统计，发病年龄为 16~82 岁，平均 60 岁左右。罹病者无性别差异。大多数 CJD 病例呈散发性，无地理积聚性，在患者之间无明显传播现象。发病率为 1~2 人 / 百万人年，男女患者的比例与整个人口的性别比例一致，与社会经济状况无关。目前尚不能完全排除散发性 CJD 来自环境因素的可能性。

### （二）临床表现

经典型 sCJD 以快速进行性多认知域痴呆伴肌阵挛为主要特点，发病年龄多在 45~75 岁，平均年龄 68 岁。病情恶化逐周加重，5 个月左右进入无动性缄默状态。约 1/3 的患者有某些前驱症状，如疲劳、失眠、抑郁、体重下降、头痛、全身不适或非特异性疼痛等。本病的早期症状最常见的是行为变化、情感反应异常和智能减退，或伴有持物和行走不稳。视觉障碍也不少见，如视觉模糊、视力减退等。有些病例还出现幻觉和妄想。一旦出现智能减退则病情迅速进展，数月甚至数周内进入痴呆。神经系统最常见的是锥体系、锥体外系和小脑体征，如轻偏瘫、手足徐动、指划样动作、眼球震颤、共济失调、轮替动作不灵活等。皮质盲较常见。在疾病进展过程中，约 90% 以上病例出现肌阵挛，可从单侧某组肌群开始，如手指急速抽动等，继而发展为双侧肢体某些肌群肌阵挛，常可由外界刺激诱发，如感觉刺激或声音刺激等。sCJD 的病程较短，90% 死于 1 年之内，5% 死于 1~2 年内。

非经典型 sCJD 也逐渐被认识。约 10% 的 CJD 病例病程大于 2 年。10% 的 CJD 病例小脑性共济失调重于认知功能障碍，称为共济失调型 CJD。Heidenhain 变异型 CJD 有显著的皮质盲，枕叶病变严重。全脑型 CJD 除灰质海绵状空泡形成外，大脑白质也有广泛的海绵状变性，主要见于日本。散发性致死性失眠症目前认为也是 sCJD 的亚型。

### (三) 诊断标准

1. 确诊诊断 具有典型/标准的神经病理学改变,和/或免疫细胞化学和/或 Western 印迹法确定为蛋白酶耐受性朊粒蛋白,和/或存在瘙痒病相关纤维。

2. 临床诊断 具有进行性痴呆,在病程中出现典型的脑电图改变(约每秒出现1次三相周期性复合波);和/或脑脊液14-3-3蛋白阳性;和/或头颅MRI成像可见壳核/尾状核异常高信号,并至少具有以下4种临床表现中的2种,以及临床病程短于2年:①肌阵挛;②视觉或小脑功能障碍;③锥体/锥体外系功能异常;④无动性缄默。

3. 疑似诊断 具有进行性痴呆,并至少具有以下4种临床表现中的2种,以及临床病程短于2年:①肌阵挛;②视觉或小脑功能障碍;③锥体/锥体外系功能异常;④无动性缄默。

4. 所有诊断均应排除其他痴呆相关性疾病。

### (四) 分子分型

sCJD 具有很强的临床病理异质性。根据 $PrP^{Sc}$ 的电泳条带特点将 $PrP^{Sc}$ 分为1型(无糖基化条带分子量21kD)和2型(无糖基化条带分子量19kD)。*PRNP* 基因129位点多态性有3种类型,分别为129MM、129MV和129VV。129位点多态性通过影响 $PrP^{Sc}$ 的构象变化过程从而影响朊病毒病的易感性和株特异性。欧美人群中,sCJD 患者129位点3种基因型129MM、129MV和129VV分别为72%、12%和17%。将 $PrP^{Sc}$ 的分子生物学特点与129位点多态性相结合,将sCJD分为6种类型,分别是MM1、MV1、VV1、MM2、MV2和VV2,至此sCJD的临床表现、病理特点、分子生物学特征及基因得到了较好统一,也使得sCJD临床表现更为复杂多样(表8-1-1)。

表 8-1-1 根据 *PRNP*129 位点基因型与 PrP 电泳形式对 sCJD 分类

| 分子亚型 | sCJD 占比/% | 平均发病年龄/岁 | 平均病程/月 | 临床表现 | 典型脑电图比例 | 脑脊液14-3-3阳性率 | MRI敏感性 |
|---|---|---|---|---|---|---|---|
| MM1 | 57 | 63.2 | 3.8 | 典型的sCJD | 73% | 100% | 80% |
| MV1 | 6 | 73 | 5.0 | 典型的sCJD | 73% | 100% | 80% |
| MM2 | 7 | 66 | 15.7 | 认知障碍起病,肌阵挛,锥体束征 | 24%~44% | 40% | 93% |
| VV1 | 2 | 43 | 19 | 早发,认知障碍,肌阵挛和锥体束征 | 0~42% | 100% | 100% |
| MV2 | 14 | 65 | 17.0 | 小脑共济失调起病,肌阵挛和锥体束征 | 44% | 75% | 100% |
| VV2 | 14 | 66 | 6.6 | 小脑共济失调,认知障碍,视觉异常 | 8% | 75% | 60% |

## 三、病理改变

### (一) 大体改变

sCJD 大体病理缺乏特异性,可能有一定程度的弥散性脑皮质萎缩或小脑皮质特别是小脑蚓部萎缩。Heidenhain 变异型 CJD 可见枕叶萎缩,纹状体和丘脑可能有萎缩,海马多不受累。偶尔可能有大脑和小脑皮质萎缩伴继发性脑白质变性。

### (二) 镜下改变

严重的神经元丢失和胶质细胞增生导致以皮质细胞骨架破坏和神经毡空泡形成为特点的海绵样改

变。小脑皮质神经元燃尽,广泛颗粒细胞丢失,浦肯野细胞相对保留,星形胶质细胞和小胶质细胞增殖。应当指出的是,海绵样改变非 sCJD 特异性改变,路易体痴呆中也可见到局限于颞叶的海绵样变性。

不同的分子分型,其病理特征也有一定差异。sCJD MM1 亚型多表现为典型的海绵状改变,其特征是大脑皮质小而细的微尖锐孔;sCJD VV1 亚型海绵状改变,以大脑皮质出现中等大小的空泡为特征;sCJD MM 2 亚型的海绵状改变,特征是相对大的融合空泡;sCJD MV 2K 亚型在小脑可出现 Kuru 型单中心淀粉样斑块。免疫组化也各有不同。vCJD 大脑皮质 PAS 染色和 / 或 PrP 免疫组化出现特征性花瓣样斑块;sCJD MM1 亚型小脑 PrP 突触样沉积。在分子层可以看到精细的弥散染色,小脑颗粒细胞层可见球样染色。在 MM 2C 和 MM/MV 1+2C 亚型混合 sCJD 病例中,空泡周围可出现粗大的 $PrP^{Sc}$ 染色。在 MM2C 亚型的小脑中,PrP 或阴性,或局灶性斑片状 / 粗大颗粒样染色。MV2K 亚型小脑颗粒层和分子层存在小的斑块状 PrP 沉积,sCJD 组小脑颗粒层和分子层中有较小的斑块状 PrP 沉积。这些斑块状沉积物在常规的 HE 或 PAS 染色切片中看不到。sCJD VV2 亚型大脑皮质深部神经元周围 $PrP^{Sc}$ 染色。

1. MM1/MV1 亚型　占 sCJD 的 63% 左右。临床表现为经典的快速进展性痴呆、肌阵挛等,脑脊液 14-3-3 的阳性率最高,较多出现脑电图三相波,病程 3~6 个月。

病理表现为大脑皮质广泛分布的微空泡性海绵样改变,主要累及 2~6 层。基底节、丘脑和下丘脑受累较轻,脑干和海马相对保留,内嗅皮质海绵样改变严重。小脑分子层灶性分布的海绵样改变,没有淀粉样斑块。大脑皮质特别是枕叶皮质可见海绵样变性融合伴神经元丢失和胶质细胞增生。免疫组化显示 PrP 蛋白突触样或点状沉积。

2. MM2 亚型　占 sCJD 的 7% 左右。发病年龄 66 岁,病程更长,平均 15.7 个月。通常以认知功能障碍起病,继之肌阵挛和锥体束征,共济失调少见。脑电图改变缺乏特异性,脑脊液 14-3-3 蛋白阳性率低。

MM2 亚型的病理特征是大脑皮质海绵样改变大片融合,广泛分布。没有淀粉样斑块,但融合的海绵样改变伴广泛神经元丢失和严重的星形胶质细胞增生。基底节和丘脑海绵样改变不显著,海马相对保留,但内嗅皮质可见明显受累。小脑仅见点片样海绵样改变,脑干病变轻微,PrP 在空泡周边围绕融合的海绵样改变呈致密粗大沉积。

由于我国汉族人群 *PRNP* 基因 129 位点多为 MM 纯合子(约占 94%),且我国缺乏 sCJD 的脑组织标本,故我国缺乏确切的 MM1、MM2 亚型分型数据。从我国的临床实践看,MM2 亚型的比例可能高于 7%。

3. VV1 亚型　是 sCJD 最少见的类型,1%~2%。发病年龄较 MM1 亚型小,最小有 24 岁发病。平均病程 10 个月。通常以痴呆起病,继之以肌阵挛和锥体束征,小脑性共济失调和视觉异常少见,脑电图可见非特异性慢波,脑脊液 14-3-3 可以阳性。

病理特征为大脑皮质广泛分布的微空泡性海绵样改变,特别是额叶和颞叶;基底节、丘脑、海马、小脑和脑干病变较轻;没有淀粉样斑块,PrP 沉积呈突触样或颗粒样。

4. VV2 亚型　大脑皮质海绵样改变通常表现为层状分布的微空泡,多见于大脑皮质 4~6 层,特别是额叶和颞叶皮质。通常基底节、丘脑和海马海绵样改变更严重,而中脑背侧呈灶性改变。小脑病变严重,皮质萎缩伴分子层严重的海绵样改变,颗粒细胞显著减少伴严重的胶质细胞增生。

PrP 蛋白在大脑皮质线样沉积,并在第 4~5 层神经元周围密集。大脑皮质第 2~3 层可见较多 PrP 蛋白斑块样沉积。基底节和丘脑也可见明显的 PrP 蛋白神经元周围和斑块样沉积。小脑 PrP 蛋白斑块样沉积广泛分布,包括分子层、颗粒细胞层、白质和小脑齿状回,中脑和脑桥可见广泛分布的斑块样沉积和海绵样改变。

5. MV2 亚型　占 sCJD 的 15%,临床主要表现为小脑共济失调。病程明显延长,平均 10~15 个月。肌阵挛和锥体束征常见,视觉症状少见,脑电图缺乏特异性改变。脑脊液 14-3-3 阳性率 75%

MV2亚型核心病理特征是Kuru斑，Kuru斑是具有致密核心的圆形纤维性结构，伴有周边空晕，更多见于小脑（分子层和颗粒细胞层），也可见于皮质下灰质核团，但少见于大脑皮质。PrP沉积模式同VV2亚型，PrP空泡周围积聚多见于大脑皮质，小脑Kuru斑PrP致密染色。

# 第二节 遗传性朊病毒病

遗传性朊病毒病包括家族性克-雅病（fCJD）、格斯特曼-施特劳斯勒尔-沙因克尔综合征（Gerstmann-Straussler-Scheinker syndrome，GSS syndrome）和致死性家族型失眠症（FFI）。遗传性朊病毒病呈常染色体显性遗传。

表8-2-1 遗传性朊病毒病相关致病基因

| | |
|---|---|
| gCJD | 2-ORPD、2-OPRI、3-OPRI、4-OPRI、5-OPRI、6-OPRI、7-OPR、IP105T G114V、R148H、D167G、D167N、D178N-129V、V180I、T183A、T188R、T188K、T188A、T193I、K194E、E196K、E200K、E200G、V203I、R208H、V210I、E211Q、I215V、A224V、M232R、P238S |
| GSS综合征 | 6-OPRI、7-OPRI、8-OPRI、9-OPRI、12-OPRI、P84S、P102L、P105L、P105S、A117V、G131V、S132I、A133V、H187R、F198S、D202N、D202G、E211D、Q212P、Q217R、Y218N、365~388dup |
| FFI | D178N-129M |

我国自2006年开始克-雅病监测，于2007年报道第一例经临床、病理和基因测序的fCJD病例为八肽重复区插入突变，截至2019年共报道200余例fCJD，我国fCJD的基因突变分布与欧美、日韩都有一定差异。报道最多的基因突变类型是FFI相关的D178N突变，约报道41例。在fCJD中，最常见的基因突变类型是T188K，约报道39例。国外报道最多的fCJD基因突变为E200K和E196A等。少见突变基因G114V在我国已有2个家系报道，此外还有八肽重复区插入突变的报道。GSS综合征相关的基因突变我国有P102L和P105L的报道，共报道12例。

## 一、家族性克-雅病

### （一）概述

指由于朊粒蛋白基因（prion protein gene，*PRNP*）的遗传性突变而引起的CJD，是一种常染色体显性遗传的家族性朊病毒病，包括10余种密码子点突变或八肽重复区内重复片段的插入或缺失突变，如D178N-129V、V180I、V180I+M232R、T183A、T188A、E196K、E200K、V203I、R208H、V210I、E211Q、M232R等。国外文献报道E200K是最常见的fCJD基因突变类型，我国克雅氏病监测网络自2006年成立至2019年，共报道140例遗传性克-雅病，T188K是最常见的类型。

### （二）临床表现

尽管fCJD与sCJD的临床与病理表现相似，但总体而言，发病年龄更低，病程更长。平均发病年龄一般小于55岁，比sCJD年轻12岁。平均病程为1~5年，可长达13年，比sCJD平均长18个月。

### （三）实验室和辅助检查

脑电图和脑脊液14-3-3蛋白阳性率也较sCJD低。

### （四）临床诊断标准

1. 病史与流行病学史　在一级亲属中存在遗传或家族型人类朊病毒病确诊病例。

2. 诊断分类　诊断分类包括以下两种。

⑴疑似诊断：在符合 sCJD 疑似诊断标准或出现进行性神经精神症状的基础上，加病史与流行病学史。

⑵确诊诊断：在疑似诊断的基础上，患者 *PRNP* 基因序列检测证实具有特定的基因突变。D178N-129V、V180I、V180I+M232R、T183A、T188A、T188K、E196K、E200K、V203I、R208H、V210I、E211Q、M232R、R148H、4 个额外八肽插入、5 个额外八肽插入、6 个额外八肽插入、7 个额外八肽插入及 2 个八肽重复缺失。

（五）各亚型的临床病理特征

1. T188K 亚型 我国共报道 39 例 T188K 型 fCJD 患者，是我国 fCJD 最多的基因型。fCJD-T188K 起病年龄为 39~76 岁，病情进展较快，病程较短，起病 2~9 个月内死亡，平均病程 3 个月。目前 T188K 仅有 1 例尸检报道，额叶、枕叶皮质可见海绵样改变，气球样神经元，小脑可见明显的海绵样变和严重的颗粒细胞层变性。免疫组化显示 $PrP^{Sc}$ 突触样沉积。

2. E200K-129M E200K 是国际上报道的 fCJD 最常见的突变类型，但我国克 - 雅病监测数据提示其并不是我国最常见的基因突变类型。

该型多在 59~62 岁发病，平均病程 5~7 个月，首发症状认知障碍，精神症状多见（80%~83%），还可见小脑症状（43%~45%）、视觉障碍（19%）、肌阵挛（12%）。75% 可见三相波，大部分脑脊液 14-3-3 蛋白阳性。可有运动和感觉周围神经病变，这在 sCJD 非常少见。

fCJD E200K-129M 单倍型与 SCJD 之 MM1 亚型的病理改变非常相似，包括海绵状变性，星形胶质细胞增生和神经元缺失。PrP 免疫组化提示突触型沉积为主，偶有粗颗粒型和空泡周围沉积。有报道 Aβ、tau 和 α-synuclein 共存，但未见 TDP-43 和 Fus 免疫沉积。

3. M232R 亚型 M232R 型发病年龄 54~70 岁，病程 4~26 个月，临床表现包括记忆障碍、步态异常、肌阵挛和缄默。脑电图可见三相波。

病理表现为大脑皮质、基底节区和脑干不同程度的海绵样变性、胶质细胞增生和神经元丢失。未见小脑海绵样变性的报道。免疫组化可见 $PrP^{Sc}$ 在小脑和脊髓广泛分布。

4. V180I 亚型 该型发病年龄为 66~81 岁，临床表现为进行性认知功能减退、无动性缄默、锥体束征、锥体外系表现、肌阵挛以及病理性哭笑。脑电图很少出现三相波。

病理表现为小脑海绵样变性，灰质有较弱而弥散的 PrP 沉积，可见 Kuru 斑。

5. G114V 亚型 该型在我国、乌拉圭有家系报道。起病年龄早（18~40 岁），病程更长（1~4 年）。临床表现为神经精神症状，随后出现痴呆和锥体外系表现。

病理表现为额叶海绵状改变，神经元丢失胶质细胞增生，免疫组化显示 PrP 蛋白突触样沉积。

6. 八肽重复区插入突变 朊粒蛋白 51~90 位由 5 组序列一致的 8 个氨基酸肽段组成，称为八肽重复区。八肽重复区可有 1~9 组插入突变。4 组以下八肽重复区插入突变者，平均发病年龄为 62 岁，病程 6 个月。临床表现酷似 sCJD。4 组以上八肽重复区插入突变者，平均病程 6 年，表现为缓慢进展的认知功能障碍。缺乏特异性的脑电图改变，脑脊液 14-3-3 蛋白多阴性。

病理改变与八肽重复区插入序列数有关，1~4 组插入突变者病理改变类似 sCJD。5 组以上八肽重复区插入突变者病理改变有较大异质性，可出现类似 GSS 综合征样病理改变。

## 二、GSS 综合征

（一）概述

GSS 综合征是一种常染色体显性遗传性朊病毒病，*PRNP* 基因 P102L 突变是最常见的基因突变类型，次之为 P105L，此外还有 A117V、G131V、F198S 等突变类型。

### (二) 临床特征

GSS 综合征多有家族史,发病年龄为 50~60 岁,病程常为 2~10 年。临床以进行性躯干和肢体共济失调、迟发性痴呆、锥体和 / 或锥体外系表现为特征,可以伴或不伴肌阵挛。临床表型在同一个 GSS 家族中也可有较大差异。平均病程 5~6 年(3 个月 ~13 年)。

### (三) 病理特征

病理改变以小脑和脊髓为著,除海绵状变性及星形细胞增生外,在小脑和脊髓出现特征性多中心 PrP 阳性淀粉样斑(amyloid plaque),此斑块有一淀粉样稠密中心,由细小的淀粉样球状体包围,边界不清。

### (四) GSS 综合征 P102L 亚型

**1. 临床表现** 该型是 GSS 综合征最常见的亚型,临床表现为进行性小脑症状、共济失调、失语、眼球运动失调、锥体束、假性球麻痹。大部分患者出现行为和认知功能障碍,最终发展为痴呆和无动性缄默。多在 40~60 岁起病,病程数月至 6 年。部分病例可见肌肉萎缩和肌电图失神经电位。

MRI 显示脑萎缩,SPECT 提示额叶和小脑低灌注。临床进展迅速的患者可见肌阵挛和脑电图三相波。

**2. 病理改变** 神经病理表现为淀粉样斑块与海绵样变性。典型 GSS 包括单中心和 / 或多中心 PrP 斑块,大部分分布于小脑分子层。大脑灰质也可见。大部分 PrP 严重沉积部位可见星形胶质细胞沉积。神经元丢失与海绵状改变的严重程度相关。

P102L-129M 大脑皮质多发性斑块,少量海绵状改变,神经元缺失,多发性多中心 PrP 斑块。脊髓长束变性,薄束显著髓鞘缺失。小脑多中心性 PrP 斑块积聚。

## 三、致死性家族型失眠症

### (一) 概述

1979 年,意大利医师 Ignazio Roiter 首先报告一个家族中的两个女性死于严重失眠,1984 年,该家族的一个男性也死于相同疾病。1986 年,有人发现本病是一种可以遗传的、完全的失眠症,患者脑组织有 $PrP^{Sc}$ 聚集。随后将其命名为致死性家族型失眠症(fatal familial insomnia,FFI)。

*PRNP* 基因突变类型为 D178N-129M,即 *PRNP* 基因 D178N 突变,且同一条染色体 129 密码子为蛋氨酸(如 D178N 突变的同一条染色体为缬氨酸,即 D178N-129V,则为 fCJD)。

### (二) 临床表现

本病平均发病年龄为 49 岁(25~61 岁),疾病病程为 13 个月(7~33 个月)。FFI 核心症状包括睡眠相关症状、神经精神症状和自主神经症状等症候群。睡眠障碍是其突出症状,包括失眠、睡眠相关不自主运动、睡眠相关呼吸困难和喉部喘鸣;失眠呈进行性发展,接近完全性失眠,无特效治疗,催眠药也无助于改善睡眠。神经精神症状包括快速进展性痴呆、精神症状、共济失调、锥体束征和帕金森综合征。FFI 有突出的自主神经症状,包括高血压、出汗、心动过速、阳痿、括约肌功能障碍和不规则呼吸等。晚期可见呼吸障碍(呼吸急促、反常呼吸和窒息)、缄默、木僵、昏迷和突然死亡。详见表 8-2-2。

### (三) 实验室检查

FFI 患者的睡眠脑电图以睡眠纺锤波减少和出现 K 复合波为特征,脑电图多见全导慢波。SPECT 或 PET 成像显示丘脑葡萄糖摄取减低。

表 8-2-2 FFI 临床症候群

| 症状 | 罕见 | 常见 | 非常常见 |
| --- | --- | --- | --- |
| 睡眠相关症状 | | | |
| 失眠 | – | – | + |
| 睡眠相关不自主运动 | – | – | + |
| 睡眠相关呼吸困难 | – | – | + |
| 喉部喘鸣 | – | – | + |
| 神经精神症状 | | | |
| 快速进展性痴呆 | – | – | + |
| 精神症状 | – | + | – |
| 共济失调 | – | + | – |
| 锥体束征 | – | + | – |
| 帕金森综合征 | + | – | – |
| 自主神经症状 | | | |
| 高血压 | – | + | – |
| 出汗 | – | + | – |
| 心动过速 | + | – | – |
| 不规则呼吸 | + | – | – |

（四）FFI 临床分子诊断标准

1. 可能的 FFI 诊断标准　躯体睡眠相关障碍（神经精神症状和 / 或自主神经症状）+1 或 2 项其他核心特征（神经精神症状和 / 或自主神经症状）。

2. 很可能的 FFI 诊断标准　出现以上 2 项或以上核心特征（神经精神症状和 / 或自主神经症状），且下列提示性特征中出现一项或多项，则可诊断为很可能的 FFI：①快速进展性痴呆以及失眠的阳性家族史；②躯体性失眠，睡眠相关呼吸困难，喉部喘鸣以及由多导睡眠图证实的不自主运动；③ SPECT 或 PET 成像显示丘脑葡萄糖摄取减低。

3. 确诊的 FFI 诊断标准　*RPNP* 基因检测结果显示 D178N 突变，且同一条染色体 129 密码子为蛋氨酸。

（五）病理改变

1. 大体特征　FFI 的突出病理特点是丘脑腹前核、背内侧核和丘脑枕明显萎缩，80%~90% 神经元消失，胶质细胞明显增生，缺乏海绵状改变。丘脑其他核团受累相对较轻。下橄榄核萎缩是第二位常见病变。

2. 镜下特征

（1）组织学特征：脑皮质组织学改变程度与病程和临床表现有关。发病 7~10 个月内嗅皮质局灶性海绵状改变，新皮质深部出现少量胶质细胞增生。病程较长的病例，大脑皮质出现进行性海绵状改变，不同程度星形胶质细胞增生和神经元缺失。小脑皮质、导水管周围灰质、红核和脑干网状结构出现轻度神经元丢失和胶质细胞增生。

（2）免疫组化特征：FFI 脑内 $PrP^{Sc}$ 量极低，不易检测，以 2 型非糖基化 $PrP^{Sc}$ 为主。大部分脑区域缺乏 $PrP^{Sc}$ 免疫反应性，仅小脑分子层、下托和内嗅皮质可见 $PrP^{Sc}$ 沉积。

# 第三节 获得性朊病毒病

## 一、变异型 CJD

### （一）概述

1996 年，英国和法国出现了独特的累及年轻人的新型 vCJD 患者，vCJD 无论在发病年龄、临床表现及病程等方面都明显不同于传统的 CJD，而且流行病学和实验室研究方面都高度提示 vCJD 的出现和牛海绵状脑病高度相关。

截至目前，全世界已有 229 人死于 vCJD，大部分患者居住于英国和法国，英国自 2001 年新发病例逐年减少，2012 年以来没有新发病例报告。vCJD 可通过输血造成人群之间的传播并导致发病死亡，已经对人类公共卫生形成了威胁。

### （二）临床表现

vCJD 是具有独特临床病理特点的疾病实体，vCJD 患者发病年龄低（19~39 岁），病程长达 7.5~22 个月。通常以精神异常起病，临床特征为感觉症状，共济失调和痴呆。早期出现精神症状如抑郁、焦虑、情感淡漠、退缩、妄想等；感觉症状突出，如持续性疼痛感和 / 或感觉异常；晚期出现共济失调、肌阵挛、舞蹈症、肌张力障碍和痴呆。

脑电图常无典型的散发型 CJD 波形，脑脊液 14-3-3 蛋白检出率较低，头颅 MRI 的 DWI 像在丘脑后结节有异常信号，形似“曲棍球柄”，称为丘脑枕征。扁桃体活检可能检出 $PrP^{Sc}$。

### （三）诊断标准

1. 病史与流行病学史　进行性神经精神障碍；病程 ≥6 个月；常规检查不提示存在其他疾病；无明确医源性接触史；排除遗传或家族性人类朊病毒病。

2. 临床表现　早期精神症状（抑郁、焦虑、情感淡漠、退缩、妄想）；持续性疼痛感（疼痛和 / 或感觉异常）；共济失调；肌阵挛、舞蹈症、肌张力障碍；痴呆。

3. 临床检查

（1）早期脑电图无典型的三相波（晚期可能出现三相波）。

（2）MRI 弥散加权成像、液体衰减反转恢复成像显示双侧丘脑枕（后结节）高信号。

4. 实验室检测

（1）扁桃体 Western 印迹法检测存在蛋白酶抗性 $PrP^{Sc}$ 或扁桃体免疫组织化学检测证实具有 $PrP^{Sc}$ 沉积。

（2）脑组织病理学检测显示大脑和小脑广泛的空泡样变。

（3）脑组织免疫组织化学检测证实具有“花瓣样”的蛋白酶抗性 $PrP^{Sc}$ 斑块沉积。

（4）脑组织 Western 印迹法检测存在蛋白酶抗性 $PrP^{Sc}$。

5. 诊断分类

（1）疑似诊断：符合病史及流行病学史加临床表现中的任意 4 项加临床检查“（1）”。

（2）临床诊断：在疑似诊断的基础上符合临床检查“（2）”；或病史及流行病学史加实验室检测“（1）”。

（3）确诊诊断：在病史及流行病学史加实验室检测的“（2）（3）（4）”中任意 1 条。

### （四）病理特征

1. 大体改变　多数 vCJD 的脑标本在大体层面上是正常的，但一些病程较长（超过 2 年）的病例则存在小脑和大脑皮质萎缩的证据。

2. 镜下改变

(1) 组织学特征：vCJD 病理特点是脑组织出现大量“花瓣样斑块”。花瓣样斑块是刚果红染色阳性的“淀粉样”纤维样物质，周围围以空泡。花瓣样斑块在大脑皮质广泛分布，多数聚集于枕叶皮质，在小脑皮质中也有发现。大脑的其他灰质区域可以出现无海绵状改变包绕的小纤维样斑块，包括基底节和丘脑。

vCJD 的其他神经病理特征包括海绵状改变，以基底神经节，特别是壳核和尾状核，最为严重。丘脑枕部神经元严重丢失，伴有严重的星形细胞增生，其神经解剖分布似乎与疾病临床期患者 MRI 丘脑枕部高信号区域（特别是在 $T_2$ 加权序列或 FLAIR 序列）相关。

(2) 免疫组化特征：免疫组化显示在 vCJD 中 $PrP^{Sc}$ 以独特的沉积模式广泛分布。除了在红色斑块中表现出强阳性外，还可见大量的小斑块样病变聚集，$PrP^{Sc}$ 在细胞外广泛堆积，呈无定形或羽毛状在小神经元和星形胶质细胞周围分布。

$PrP^{Sc}$ 不仅可以在 vCJD 患者脑组织检出，还可以在淋巴网状系统等外周组织中检出。在包括感觉神经节和自主神经节在内的多种外周神经组织中 $PrP^{Sc}$ 免疫组化阳性。$PrP^{Sc}$ 在滤泡树突状细胞的生发中心呈强阳性。淋巴滤泡中的 $PrP^{Sc}$ 沉积阳性，在临床症状出现之前就能在扁桃体活检中发现 $PrP^{Sc}$ 沉积，可以辅助 vCJD 的生前诊断。此外，使用高灵敏度检测方法在 vCJD 患者的骨骼肌中发现了 $PrP^{Sc}$。组织石蜡包埋的组织印迹分析显示 $PrP^{Sc}$ 也存在于周围运动神经纤维中。

(3) 电镜特征：vCJD 脑组织中刚果红染色阳性的“淀粉样”斑块在电镜下显示出致密的纤维状核，外围淀粉样原纤维分布松散，周围有一些营养不良的神经突起。

## 二、医源性 CJD

### （一）概述

CJD 具有医源性传播的危险。目前已经明确 CJD 可通过神经外科手术、硬脑膜移植、角膜移植、脑垂体提取物注射、输血和消化道等方式传播。目前共报道 470 余例医源性 CJD（iatrogenic CJD, iCJD），其中 228 例与硬脑膜移植相关，226 例与尸体来源生长激素有关，角膜移植、插入电极、神经外科手术器械等相关各 2~4 例。此外，有 3 例与输入无症状期 vCJD 患者提供的血液制品相关。

### （二）临床特征

iCJD 的临床表现与感染的病原和感染途径有关。肌内注射生长激素等外周途径感染的 iCJD 潜伏期长，临床表现类似 Kuru 病，即在疾病早期主要表现为共济失调等小脑症状，病程晚期出现认知障碍，病程 1 年左右。通过神经外科手术器械等中枢途径感染的 iCJD 痴呆出现早且明显。硬脑膜移植感染的 iCJD 临床表现多类似 sCJD。

### （三）诊断标准

病史与主要临床表现与散发型克 - 雅病相似。

诊断分类：诊断分类仅为确诊诊断。在散发型克 - 雅病确诊诊断基础上，符合以下任意一项：①接受由人脑提取的垂体激素治疗患者出现进行性小脑综合征；②确定的暴露危险，如曾接受过来自 CJD 患者的硬脑膜移植、角膜移植等手术。

### （四）病理特征

iCJD 的病理表现与 sCJD 类似。但硬脑膜移植导致的 iCJD 通常在移植部位邻近脑组织出现严重的病理改变，大脑皮质甚至部分基底节区可以见到少见的花瓣样斑块。尸源性生长激素相关 iCJD 患者多出现严重的小脑病变，包括海绵样变性、神经元减少、胶质细胞增生等。

## 三、库鲁病

库鲁病(Kuru disease)见于巴布亚新几内亚 Fore 部落,于 20 世纪前半叶流行,与当地食尸的宗教风俗有关,多见于妇女和儿童。临床表现为震颤、共济失调等小脑症状,认知障碍证据较少。停止食尸风俗后,未再有新发病例。Kuru 病大体病理改变可见小脑明显萎缩。镜下可见大脑皮质病变主要局限于 3~5 层,尾状核、壳核、脑干和脊髓也可见海绵样改变、神经元丢失等。小脑可见严重的海绵样改变,浦肯野和颗粒细胞层神经细胞丢失,并可见特征性小圆形纤维淀粉样斑块,称为"Kuru 斑"。

我国是人口大国,近年来我国各地都有越来越多的散发性及家族性朊病毒病报道。我国汉族人群 *PRNP* 基因以 129MM 占绝对优势,我国可能存在更多的朊病毒病患者。因我国尸检率较低,且朊病毒病具有一定传染性,国际上也不推荐朊病毒病进行脑活检或尸检诊断,我国朊病毒病的分子生物学特征及相关研究受到极大限制。期待朊病毒病的分子生物学研究和治疗有更大突破。

(郭燕军)

# 临床解剖病例介绍

**病例 1**

患者女性,48 岁,北京人,工人。1997 年入院。反应迟钝 4 年,记忆力减退 2 年,工作容易出错、与人交流减少 2 个月。不能独立行走、主动进食及与人交谈 1 周。既往体健。家族史:其母 58 岁时出现不自主运动、智能减退及抽搐样动作,曾在外院诊断"小脑萎缩",半年后死亡。患者外祖父 58 岁时"又瘫又傻",卧床不起,半年后死亡。

入院神经系统查体:神志清楚,轻度构音障碍,认知功能减退。四肢肌张力增高,共济失调,病理反射(-)。腰穿:压力 90mm$H_2O$,白细胞计数 0,红细胞计数 0,蛋白质 20mg/dl,葡萄糖 79mg/dl,氯化物 99mg/dl,OB(-,寡克隆区带),脑脊液病毒抗体 IgM(-),涂片未见恶性细胞。头颅 MRI:常规 $T_1$ 及 $T_2$ 加权像未见异常(当时尚不能进行 DWI 检查)。脑电图:入院第 2 天检查重度不正常,弥漫性改变,右侧变化为著。入院第 13 天检查重度不正常,可见阵发性三相波出现。

入院后 1 周出现幻觉,尿失禁,入院 20 天出现肌阵挛。入院 33 天行左额叶脑活检术,术后一直昏迷,间断发作抽搐,抗癫痫治疗及对症支持治疗无效。入院 46 天死亡。8 年(2005 年)后基因检测发现 *PRNP* 基因八肽重复区 7 组额外八肽插入突变。这是我国第 1 例临床、病理及分子生物学检查证实的家族性克 - 雅病(fCJD)病例。

脑活检见皮质内弥漫性神经元变性,数目减少,渐进性坏死,部分呈缺血性改变,皮质基质可见空泡形成,呈明显海绵样改变,部分融合成较大空泡。血管周围间隙增宽,呈水肿表现。轻度星形胶质细胞增生,未见炎性细胞浸润。

**病例 2**

患者男性,48 岁,河南人,农民。主因"发热、失眠、精神异常伴不自主运动 8 个月"在当地医院就诊。患者 8 个月前无明显诱因出现低热、多汗。睡眠障碍,睡眠周期紊乱,入睡和清醒交替,各约 15 分钟。不自主手足不规则运动,清醒时减轻,睡眠时明显,渐出现双手抓捏、撕东西、爆发性手臂外摆、蹬腿、双脚趾不自主抖动。皮肤瘙痒难耐。能自主排便,但有反复排大小便现象。阳痿 4 个月。发病后有时血压升高,未正规治疗。既往体健。家族中多位亲属有类似病史，多于发病后数月死亡。

查体：神清，精神差，消瘦面容，查体欠合作，皮肤散在溃疡，喉部可闻喉鸣音。言语含混不清，表情呆板，反应迟钝，记忆力、计算力下降，空间、时间、定向力尚可，有时胡言乱语，四肢肌张力大致正常，肌力Ⅴ级，动作缓慢，指鼻、跟-膝-胫试验不稳，Romberg征(−)，四肢较多无目的、不规则不自主运动。双侧深浅感觉大致正常，腱反射对称，双侧病理征(+)。

入院后发现患者入睡后呼吸费力，三凹征(+)，伴喉鸣，偶有呼吸暂停。夜间患者时有幻觉。脑脊液(外院)：常规生化正常。皮质醇节律正常。脑电图：轻度异常脑电图，以α波为主，较多β波活动，较多θ波活动，少量δ波活动。头颅MRI：左侧大脑半球可见一小片状长$T_2$信号。

出院后随访患者肌张力升高。发病10个月后在家中死亡，死亡原因推测为窒息。死后行尸检及*PRNP*基因检测，*PRNP*基因D178N-129M突变。这是我国第1例临床、病理及分子生物学证实的致死性家族型失眠症(FFI)病例。

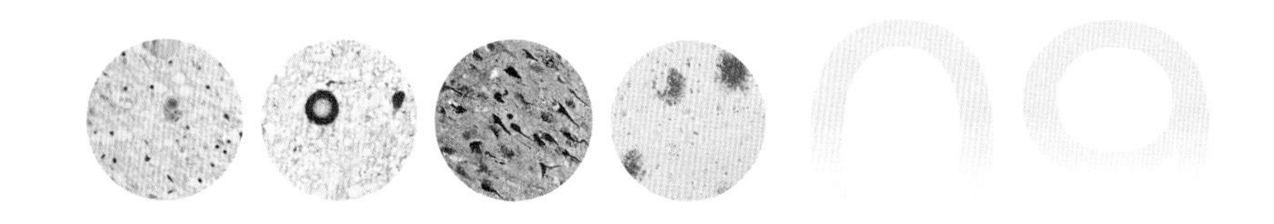

# 第九章

## 三核苷酸重复相关神经退行性疾病

基因突变通常指碱基组成或顺序发生改变，突变方式为碱基取代、插入或缺失等。此外还存在多核苷酸重复扩增这种变异形式，即重复序列拷贝数增加。与经典的孟德尔遗传规律不同，多核苷酸重复序列的拷贝数在世代传递间可发生改变，故也被称为DNA的动态突变（dynamic mutation）。神经系统遗传性退行性病是一类主要累及神经系统并严重危害人类健康的疾病，目前认为多核苷酸重复扩增突变是其主要的致病原因。

1991年，有学者发现"脆性X综合征（fragile X syndrome，FXS）"在*FMR*基因的5'非编码区（UTR）存在不稳定扩增的CGG三联密码子重复，第一次将三核苷酸重复序列扩增突变与疾病之间建立了联系。此后，亨廷顿病（Huntington disease，HD）、脊髓小脑性共济失调（spinocerebellar ataxia，SCA）的多个亚型等均被发现与不同基因编码区的CAG重复扩增有关，由于CAG重复序列编码多聚谷氨酰胺，因此这类疾病也被称为"多聚谷氨酰胺病"，即polyQ疾病。迄今为止，已有超过30种神经系统遗传性退行性病被发现与多核苷酸重复扩增突变有关。这些疾病根据重复序列的核苷酸数，通常包括三核苷酸、四核苷酸、五核苷酸、六核苷酸甚至十二核苷酸重复扩增突变，其中三核苷酸重复扩增突变相关疾病最为常见；根据多核苷酸重复扩增所在的基因功能区域，可分为重复扩增突变位于致病基因编码区、3'或5'-UTR、启动子区、内含子区等；根据遗传方式，可分为常染色体显性遗传、常染色体隐性遗传及X连锁隐性遗传等；根据所致疾病表型分类，可分为运动障碍类、肌肉异常类、癫痫类和其他类等。

多核苷酸重复扩增突变所致神经系统遗传性退行性病，具有下列共同的特点：①由人类基因组中多核苷酸序列的病理性扩增产生，多核苷酸重复数具有正常范围，超过正常范围"阈值"达到病理扩增次数时即致病，每一种多核苷酸重复扩增导致疾病发生的正常范围"阈值"并不相同。②多核苷酸重复的拷贝数在世代间传递时具有"不稳定性"，常会发生变化，如拷贝数增加或减少，形成"动态突变"。③多核苷酸重复扩增突变既有体细胞也有生殖细胞，通过父系遗传的重复突变比通过母系遗传的多。④多核苷酸重复扩增突变存在"遗传早现"现象，一般表现为子代的重复次数较亲代多，发病年龄提前，病情更重。

多核苷酸重复扩增引起的神经系统遗传性退行性疾病的发病机制目前仍未完全阐明。重复扩增突变位于基因编码区，可因致病基因编码蛋白本身表达异常和/或其他途径异常而致病。研究发现HD、SCA等polyQ疾病，其CAG重复序列编码的多聚谷氨酰胺残基能选择性地与磷酸甘油醛脱氢酶（GAPDH）相互作用，降低该酶的活性，从而导致能量代谢障碍，选择性地引起神经元丢失。而重复扩增突变位于基因非翻译区的致病机制更加复杂，目前有"RNA毒性作用（RNA toxicity）"及"重复相关非ATG翻译（RAN translation）"等假说。近年来，得益于高通量测序技术，尤其是长读长测序技术（long-read sequencing，LRS）的发展，越来越多难以检出的多核苷酸重复扩增突变（如超大片段重复扩增突变、"插入"重复扩增突变及位于大片段重复序列内的多核苷酸重复扩增突变等）均获得证实。如研究发现，位于人类特有的*NOTCH2NLC*基因5'非编码区的GGC重复扩增突变与神经元核内包涵体病（NIID）相关，并提出了

“NIID 相关疾病”这一新概念，认为 *NOTCH2NLC* 基因的 GGC 重复扩增突变可导致 NIID、阿尔茨海默病、肌萎缩侧索硬化、帕金森病及原发性震颤等多种临床表型。

目前对神经系统遗传性退行性疾病仍以对症支持治疗为主，但以 HD、SCA 及 FXS 等为代表的疾病已经在基因治疗方面取得了一些积极进展。随着分子遗传学等检测技术的不断发展，以及对多核苷酸重复扩增突变机制的深入了解，未来对其诊断及治疗将不断取得新的突破。

（赵恒立）

# 第一节　脊髓小脑性共济失调

## 一、概述

脊髓小脑性共济失调（spinocerebellar ataxia，SCA）是一组异质性较强的常染色体显性遗传性神经退行性疾病。该病的全球患病率约为 3/10 万，但不同亚型在不同地区的患病率差异很大，其中 SCA3 最常见（20%~50%），其次为 SCA2（13%~18%）和 SCA6（13%~15%）。SCA 的基因变异形式包括 CAG 重复扩增、缺失突变及错义突变，但大多数 SCA 由相应基因外显子的 CAG 重复扩增引起。多数病例在 30~40 岁起病，发病年龄因基因型不同而有差异，并与 CAG 重复扩增数呈负相关，可见儿童期和老年期起病者。

SCA 的核心症状为进行性共济失调，部分患者可表现为锥体束征、锥体外系受损、眼球运动障碍、癫痫、肌阵挛、认知障碍、感觉障碍及睡眠障碍等。根据临床症状，目前存在两种 SCA 分类法。一是 Harding 于 1982 年提出的，将 SCA 分为三型，即 ADCA Ⅰ型：共济失调 + 多神经系统受损症状及体征；ADCA Ⅱ型：共济失调 + 视网膜色素变性；ADCA Ⅲ型：单纯共济失调。二是国际帕金森病和运动障碍工作组于 2016 年提出的，将 SCA 分为单纯或相对单纯型共济失调和复杂型共济失调。

## 二、临床表现

多数情况下，患者最先出现步态不稳，随共济失调进展，四肢协调性逐渐变差，最终导致书写困难和精细运动不能。几乎所有 SCA 患者都会出现构音困难及吞咽障碍。查体可见眼球运动障碍，包括眼震、快速扫视障碍等。此外，可伴非共济失调症状，如肢体无力、痉挛和萎缩、帕金森综合征、舞蹈样动作、周围神经病、癫痫、肌阵挛、认知障碍以及睡眠障碍等。视网膜变性导致的视力丧失常是 SCA7 型特征。脑 MRI 检查可见小脑和脑干萎缩，尤其是脑桥和小脑中脚萎缩。

## 三、病理改变

大体观察可见小脑显著萎缩，亦可见脑干萎缩及脊髓变细。镜下观察可见小脑浦肯野细胞、颗粒细胞明显脱失，伴胶质细胞增生；小脑齿状核细胞变性；小脑白质及小脑脚髓鞘脱失；脑桥和下橄榄核神经元脱失明显，伴胶质细胞增生；基底核及脑干运动核（Ⅲ、Ⅳ、Ⅵ、Ⅶ、Ⅻ）细胞变性脱失；脊髓 Clarke 柱、脊髓前角细胞和后柱细胞均可受累；小脑传入及传出纤维如橄榄小脑束、桥小脑束、脊髓小脑束纤维脱髓鞘或轴索变性。除上述共同的病理改变，各亚型又有其特点，如 SCA7 的特征改变为视网膜色素变性。

（王圆圆）

# 第二节 马查多 - 约瑟夫病

## 一、概述

马查多 - 约瑟夫病(Machado-Joseph disease,MJD)即脊髓小脑性共济失调 3 型(SCA3),为常染色体显性遗传性疾病,由 14 号染色体致病基因中 CAG 三核苷酸重复次数改变引起。发病年龄多变,常与临床特征相关。根据临床表现和 / 或 CAG 扩增倍数,分为 4 个临床表型:Ⅰ型最少见,CAG 大量扩增,5~30 岁起病,以轻微共济失调伴痉挛、僵直和运动迟缓为特征;Ⅱ型最常见,CAG 中等扩增,通常 40 岁起病,表现为进行性共济失调和痉挛;Ⅲ型少量扩增,平均 50 岁起病,以共济失调、感觉运动神经病伴肌萎缩和反射减退为特征;Ⅳ型以帕金森综合征为主要症状。

## 二、临床表现

临床常以共济失调步态为初始症状,以小脑性共济失调及不同程度的锥体束征、锥体外系征或周围性肌萎缩为主要特征。早期可有软腭无力、构音障碍、眼球震颤以及睁眼和上视困难等。晚期可有突眼,面部、口周及舌肌纤颤、萎缩,眼睑挛缩,面部、软腭肌阵挛,第Ⅴ、Ⅶ、Ⅸ~Ⅻ支配肌肉受累,肌强直、痉挛、锥体束征、锥体外系征,四肢肌束震颤及末端肌萎缩,下肢振动觉减退,脊髓侧凸、弓形足、杵状指等骨骼畸形表现。

## 三、病理改变

神经病理学研究证实小脑传入和传出纤维、锥体外系和下运动神经元受累。大体观察见大脑皮质无明显萎缩,中脑黑质变性,小脑、脑桥、延髓萎缩,小脑中脚和Ⅲ~Ⅻ脑神经受累。镜下可见神经元缺失累及小脑 - 丘脑 - 皮质环路、基底节 - 丘脑 - 运动环路,视觉、听觉和体感环路、动眼、前庭系统,以及和小脑相关的脑干核团(黑质、蓝斑、腹侧被盖区、脑桥核致密部)和丘脑网状核。此外,髓鞘脱失可见于小脑白质、小脑脚、脑神经、内侧和外侧丘系、斜方体、前庭脊髓束、脊髓丘脑束、脊髓小脑束、内侧纵束、薄束和楔束。

(刘 佳 王圆圆)

# 第三节 齿状核红核苍白球路易体萎缩

## 一、概述

齿状核红核苍白球路易体萎缩(dentatorubral-pallidoluysian atrophy,DRPLA)是一种常染色体显性遗传的神经退行性疾病,为遗传性 SCA 的一种亚型,由 Smith 等于 1958 年首先报道。该病与 12 号染色体上 *ATN1* 基因内 CAG 重复扩增超过正常阈值有关,主要见于日本,发病率为 2~4/10 万。

### 二、临床表现及神经影像

临床特征表现为小脑性共济失调、舞蹈或手足徐动症、肌阵挛、癫痫、痴呆及精神症状等。临床综合征的严重程度和发病年龄与CAG重复扩增倍数有关。CAG大量扩增且儿童期发病的患者往往以肌阵挛性癫痫为显著特征，同时伴有共济失调和认知能力下降。20岁后发病患者，以共济失调、舞蹈症和痴呆为主要特征，癫痫发作不明显或无。成人发病者可能会被误认为是亨廷顿病和其他类型的SCA。MRI表现为小脑和脑干结构进行性萎缩。部分成人DRPLA患者$T_2$加权像可见脑白质和脑干高信号改变。

### 三、病理改变

肉眼可见大脑重量减轻，脑室不同程度扩张，无皮质萎缩，苍白球和丘脑底核萎缩并褐色变，小脑和脑干明显萎缩，小脑齿状核及其传出纤维变性伴萎缩。镜下可见苍白球外侧段严重神经元丢失伴胶质细胞增生。丘脑底核严重胶质增生，神经元保留，提示胶质增生继发于苍白球失投射。小脑皮质神经元相对保留，但齿状核神经元严重丢失伴胶质细胞增生。小脑上脚明显胶质增生伴纤维缺失。红核胶质细胞增生较神经元丢失更为突出。新纹状体、丘脑、黑质和下橄榄核较少累及。部分可见皮质白质及脑干白质弥漫性髓鞘脱失，但轴索保留。脊髓小脑束和脊髓后柱可见轴索丢失。

（王圆圆）

## 第四节　亨廷顿病

### 一、概述

亨廷顿病（Huntington disease，HD）也称为“亨廷顿舞蹈症（Huntington chorea）”，由George Huntington医生于1872年首先描述，是常染色体显性遗传的神经退行性疾病。科学家们于1993年发现亨廷顿病的致病基因*IT15*位于4号染色体短臂的顶端（4p16.3），包括68个外显子，mRNA具有13 474个核苷酸，编码一个3 142氨基酸残基的亨廷顿蛋白（huntingtin，Htt。在其第一外显子上存在一段多态三核苷酸重复序列CAG，正常人有11~34个，亨廷顿病患者则为37~86个。CAG重复序列的数目和发病年龄呈负相关。三核苷酸CAG编码谷氨酰胺，多聚谷氨酰胺的增加将阻止蛋白质的正常转化，导致蛋白质在胞质和细胞核内堆积。

亨廷顿病在全世界各种族均有发病，尤以白种人高发。目前仅在北美洲就大约有30 000人患有该病，另有150 000人具有潜在发病风险，因为他们的父母一方为亨廷顿病患者。大多数患者中年发病，但约有10%为20岁之前发病（青年型），另有10%为55岁之后发病（晚发型），遗传早现明显。男性和女性具有同等的遗传和发病概率。

### 二、临床表现

临床主要表现为肢体和躯干舞蹈样运动、口面部不自主运动、肌张力障碍、站立和行走姿势异常以及神经精神症状和痴呆。

## 三、病理改变

德国神经病理学家 Alois Alzheimer 医生于 1911 年首次提出亨廷顿病具有广泛脑病理改变，指出随纹状体和苍白球变性，皮质下结构（包括丘脑、脑干、脊髓）和大脑皮质均发生相应的病理改变，并且归因于纹状体的变性。亨廷顿病的主要病理改变在纹状体：冠状切面可见尾状核头部变平或凹陷，侧脑室前角扩大，壳核也有萎缩而伏隔核和苍白球受累不明显（图 9-4-1）。显微镜下可见尾状核及壳核神经细胞大量消失伴星形胶质细胞增生（图 9-4-2）。

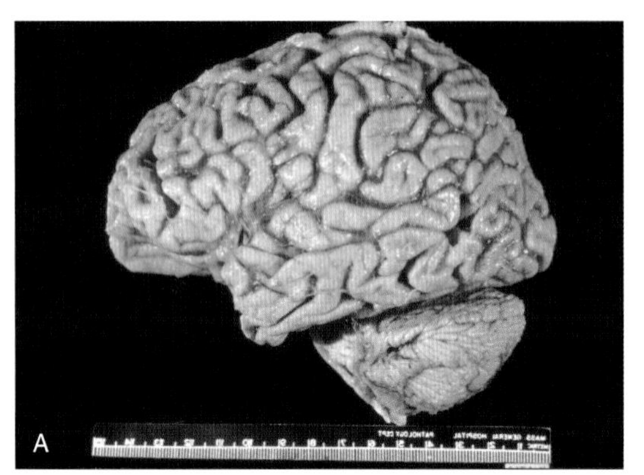


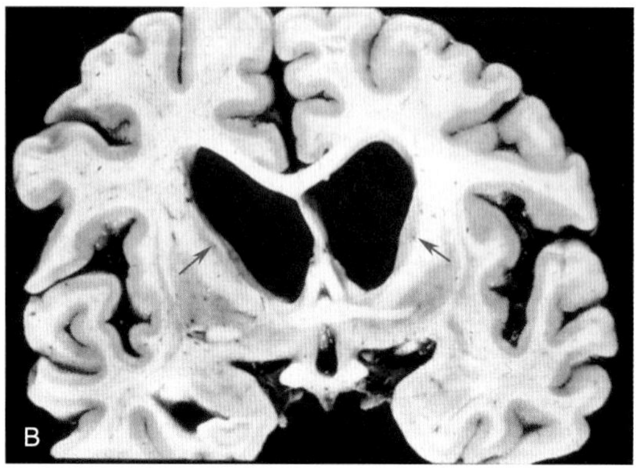


图 9-4-1 亨廷顿病患者脑大体观察（美国哈佛医学院麻省总医院 Richardson 教授赠予）
A. 大脑外观普遍性轻度萎缩；B. 冠状位显示双侧尾状核显著萎缩，呈扁平外观，侧脑室扩大（箭头）

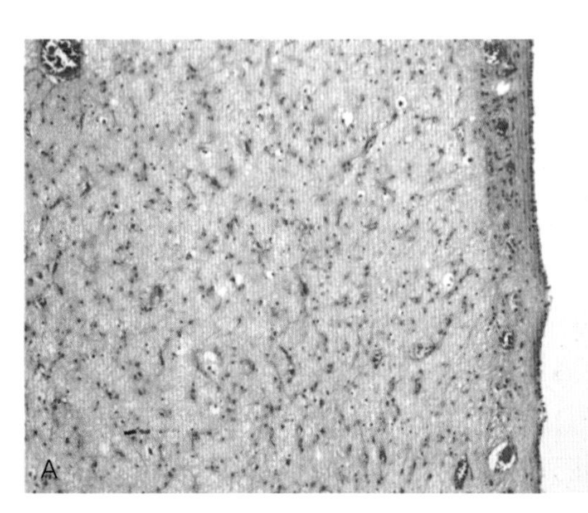


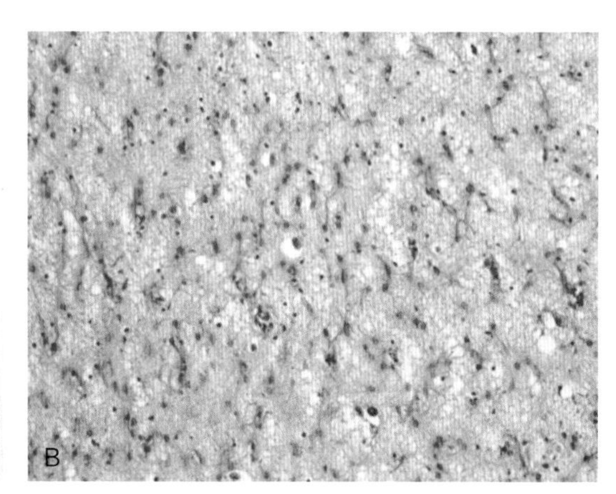


图 9-4-2 亨廷顿病患者尾状核组织镜下观察（美国哈佛医学院麻省总医院 Richardson 教授赠予）
A. 尾状核神经细胞严重脱失，胶质细胞增生 HE ×40；B. 尾状核神经细胞严重脱失，胶质细胞增生 HE ×100

目前国际公认的 Vonsattel 病理分级（0~4 级）主要根据纹状体病变程度，由 Jean Paul G.Vonsattel 医生于 1985 年制定。

0 级：大体标本新纹状体未见异常；显微镜下未见神经元减少以及星形胶质细胞增生；体视学分析神经元数目可减少 30%~40%。

1 级：大体标本新纹状体可未见异常或者尾状核尾轻度萎缩；显微镜下未见神经元减少以及星形胶质细胞增生主要集中在尾状核尾；体视学分析神经元数目可减少 50%。

2 级：大体标本侧脑室扩大，尾状核体部和头部萎缩，但尾状核头凸出状轮廓仍可辨别；显微镜下伏隔核未见异常。

3 级：大体标本侧脑室扩大，尾状核体部和头部萎缩明显，它的内侧轮廓为直线形态，平行于前肢内囊；伏隔核未见异常。

4 级：大体标本新纹状体严重萎缩，尾状核头轮廓呈凹陷状，部分病例可见伏隔核萎缩。此外，旧纹状体苍白球在 2 级及以上的病变程度分级中，可见到变性萎缩。

亨廷顿病大脑皮质有不同程度萎缩伴神经元减少和星形胶质细胞增生，主要累及大脑皮质Ⅲ、Ⅵ和Ⅵ层。而海马旁内嗅皮质神经元减少主要集中在 pre-β 和 pri-γ 层。大脑皮质萎缩可能与临床上神经精神症状、痴呆甚至舞蹈样动作等相关。体视学分析表明丘脑内侧背核、中央中核和束旁核在亨廷顿病均有神经元减少、星形胶质细胞增生以及核团体积的萎缩。在 Vonsattel 2 级以上的患者小脑萎缩明显，主要表现为浦肯野细胞以及小脑顶核、球状核、栓状核和齿状核细胞丢失，而不与纹状体萎缩程度相关。临床上可能与快速眼动和精细运动受损、构音障碍、共济失调、姿势不稳、步态和姿势失衡、步基增宽有关。即使是存活的神经元，形态也发生明显改变，呈现神经元肿胀（球样或者鱼雷样变）。脑干病理改变主要表现为黑质，脑桥核，网状被盖核，上、下橄榄核，水平扫视相关的兴奋神经元区，中缝核以及前庭核的神经元减少。这些改变可以解释临床上的小脑症状、眼动异常和前庭症状。

（刘　佳）

# 第五节　肯尼迪病

## 一、概述

肯尼迪病（Kennedy disease，KD）又称脊髓延髓肌萎缩症（spinal and bulbar muscular atrophy，SBMA），是一种 X 染色体连锁的隐性遗传性神经肌肉病。由美国医生 Kennedy 于 1968 年首先报道，其系统描述 2 个家系总计 11 例中年发病缓慢进展的脊髓及延髓肌萎缩病例，该组病例呈性染色体连锁隐性遗传，患者寿命未受影响，病变主要累及脊髓前角细胞，无上运动神经元受累，故认为该组病例不同于以往疾病实体。1975 年 Schoenen 报道 4 例类似病例，并对以往病例进行回顾，并将其命名为 KD。1991 年 La Spada 证实该病与 X 染色体上雄激素受体基因中 CAG 重复扩增（>38）有关，且重复扩增倍数与疾病严重程度相关，与发病年龄成反比。目前该病具体发病率未知，诊断该病需要结合临床、电生理、肌肉活检和基因检测，其中基因检测为确诊“金标准”。

## 二、临床表现

该病常于 20~60 岁发病，病情进展缓慢，对预期寿命影响不大，平均病程约为 27 年，绝大多数为男性，女性少见。常见神经系统症状体征包括下运动神经元病变，如面部、四肢肌肉无力和萎缩，肢体无力近端更明显，延髓麻痹（构音障碍、吞咽困难、发音困难），肌束震颤，腱反射减弱或消失；其次肌病表现，如无力、肌肉萎缩、疲劳、肌痛；感觉神经病表现，如麻木、刺痛、感觉异常；少见中枢神经系统表现，如姿势性震颤、运动性震颤、记忆障碍、睡眠质量差。非神经系统症状包括，男性乳房发育、面部毛发减少、性欲减退、勃起功能障碍、不育、睾丸萎缩。此外，该病常合并糖代谢异常、血脂异常和肝功能异常。肌电图可发现大部分亚临床感觉神经病变。

## 三、病理改变

尸检可见脊髓各节段前角细胞及脑干运动核（Ⅴ、Ⅶ、Ⅺ、Ⅻ）神经元严重脱失，伴胶质细胞增生，残存的神经元明显萎缩。支配眼外肌的运动核团（Ⅲ、Ⅳ、Ⅵ）、克拉克柱、Onuf 核和中间外侧柱神经元一般不受累。锥体束无变性。感觉神经节和背根神经节受影响较小。虽然临床无感觉异常，但周围神经活检提示有原发性感觉神经轴索和髓鞘病变。骨骼肌病理主要呈神经源性病理改变，部分伴随肌病样病理改变。神经元核内可见 ubiquitin 染色阳性包涵体，此包涵体还可见于阴囊皮肤、真皮、肾和心脏等组织。电镜下该包涵体直径在 1~5μm 之间，无膜结构，由颗粒状和纤维状物质组成。

（王圆圆）

# 第六节 弗里德赖希共济失调

## 一、概述

弗里德赖希共济失调（Friedreich ataxia，FRDA）由德国医生 Nikolaus Friedreich 首先描述，该病在我国及亚洲人群中并不常见。它主要为常染色体隐性遗传，影响儿童和青少年。致病基因定位于 9q21，患者 1 号内含子中有不稳定 GAA 三核苷酸动态扩增，导致共济蛋白（frataxin）缺乏。多在 20 岁前发病，进展缓慢。

## 二、临床表现

最初症状为双下肢共济失调，首发症状多为走路不稳，步态蹒跚，易跌倒，奔跑困难，站立时双足间距宽，身体向两侧摇晃，可逐渐出现双手笨拙、辨距不良、构音障碍及吞咽困难。因后索受损故闭目时症状加重，检查可见闭目难立征阳性，之后双上肢也可出现共济失调，但症状较下肢轻。查体发现双下肢深感觉消失，跟膝反射消失，锥体束受累明显时可表现为腱反射活跃，晚期可有 Babinski 征。多数患者可见眼震，部分伴视神经萎缩、听力下降及智力减退。疾病早期也可有心电图异常，且部分患者可出现心脏扩大及心律失常等，大约 85% 的患者死于心脏病。25% 的患者同时患有糖尿病。本病常伴有骨骼畸形，如脊柱后侧凸，弓形足、马蹄内翻足等。本病尚有两种变异型：①迟发型 FRDA，30 岁后起病，病程进展慢，病情较轻，心脏受累轻，少见骨骼畸形；②腱反射存在的 FRDA，15 岁前起病，膝踝反射存在，早期出现肥厚型心肌病，死亡率较高。

## 三、病理改变

大脑基本正常，脊髓及脊神经根萎缩明显，整个脊髓发育细小，以胸段最重。主要病变在脊髓后索、脊髓小脑束和皮质脊髓束。组织学改变主要表现为：①脊髓后索变性（星形胶质细胞增生，薄束较楔束受累严重），锥体束和脊髓小脑束远端变性，Clark 柱神经元严重缺失。②延髓部位，接近薄束核和楔束核的神经通路变性，伴神经元缺失，即跨神经元变性。前庭神经核、蜗神经核、上橄榄核神经元缺失伴星形胶质细胞增生，下橄榄核相对受累不明显。③小脑白质星形胶质细胞增生而小脑皮质相对未受累，齿状核神经元缺失严重伴小脑脚萎缩，迟发型 FRDA 齿状核受累较晚。④背根神经节细胞缺失，同时伴后根和感觉神经大的有髓纤维轴索缺失，大脑皮质、基底节和丘脑无特异性改变。

（刘　佳）

# 第七节　脆性X相关震颤/共济失调综合征

## 一、概述

脆性X相关震颤/共济失调综合征（Fragile X-associated tremor/ataxia syndrome，FXTAS）是一种以意向性震颤、小脑性共济失调为临床核心的进行性神经退行性疾病。美国学者Hagerman于2001年首先报道5例伴有预突变且临床表现为进行性动作性震颤的老年男性。2003年Jacquemont和Hagerman报道了26例类似病例，并将其命名为FXTAS。

FXTAS与X染色体*FMR1*基因中CGG扩增有关，根据扩增倍数不同，可以分为：完全突变（>200CGG重复）、预突变（55~200CGG重复）、灰色或中等突变（41~54CGG重复）。FXTAS主要影响预突变携带者。美国一项研究显示预突变携带率在男性中约为0.2%，女性中约为0.5%。预突变携带者发展为FXTAS的概率随年龄增长而增加，但男性比女性更易发展为FXTAS，因为女性有一条正常的X染色体。男性患者的发病年龄普遍在50岁以上。确诊该病需结合临床症状、影像学表现、基因检测，必要时完善病理。

## 二、临床表现及神经影像

核心症状为进行性意向性震颤、小脑性共济失调，随着疾病进展，可出现帕金森综合征、多发性神经病、执行功能与认知功能障碍、自主神经功能障碍、精神症状等。其中典型意向性震颤首先累及双手，随着疾病进展逐渐出现写字不能和不能自理。此外也可见头部震颤表现。继震颤之后，出现小脑性步态共济失调，逐渐发展成不能行走。帕金森综合征多表现为运动迟缓和肌强直，少见静止性震颤和姿势不稳。根据临床表现，可以将该病分为两种亚型，其一，以震颤为主型；其二，以步态共济失调和认知功能下降为主型。大部分FXTAS有长度依赖性轴索型感觉运动多发性神经病。自主神经功能障碍表现为排尿障碍、阳痿和体位性低血压。FXTAS的认知障碍表现为皮质-皮质下混合性模式，且多早于运动症状出现。此外精神症状见于约1/2患者，表现为焦虑、社交恐惧、抑郁，随着疾病进展出现敌意、激越、易怒等。影像学可见皮质、全脑、小脑轻至重度萎缩，侧脑室扩大。脑MRI $T_2$加权像可见双侧对称小脑半球和小脑中脚高信号，小脑齿状核不受累。小脑中脚高信号又称为“小脑中脚（middle cerebellar peduncle，MCP）征”，是该病的影像学特征，约60%男性病例和13%女性病例影像学可见此征象。因此当临床上患者表现为意向性震颤、共济失调，且影像上出现“MCP征”时应高度怀疑本病。此外皮质下白质散在高信号也很常见，部分患者胼胝体压部可见高信号病变。

## 三、病理改变

肉眼可见大脑、小脑、脑桥不同程度萎缩，侧脑室扩大，严重白质病变，灰质、白质变薄。大脑和小脑半球白质以及小脑中脚可见明显脱色和空泡变，与影像学白质高信号相对应。镜下可见白质病变髓鞘脱失、轴索变性。小脑皮质浦肯野细胞严重丢失，轴索鱼雷样变，Bergmann胶质增生。脑实质、脑毛细血管、脉络丛、纹状体和小脑细胞内外均可出现不同程度铁沉积，其中纹状体铁沉积最常见且最重，而小脑最少见且最轻。大部分病例可见严重的星形胶质细胞增生和严重的小胶质细胞活化。特征性核内包涵体（FXTAS包涵体）呈泛素（ubiquitin）、P62、FMR1 mRNA染色阳性，1C2多聚谷氨酸抗体染色阴性。该包涵体负荷与CGG扩增倍数呈正相关。在中枢神经系统中，FXTAS包涵体见于皮质、壳核、苍白球、黑质和杏仁核等的星形胶质细胞和神经元，在海马和额叶皮质密度最大，而在小脑浦肯野细胞和脑桥基底神经元中很少见。在男性病例中，FXTAS包涵体往往较大且出现在星形胶质细胞中的频率较高。此外FXTAS包涵体也存在于外周组织，包括周围神经系统、肠神经系统、内分泌腺、心脏和肾脏等。

（王圆圆）

# 第八节 神经元核内包涵体病

## 一、概述

神经元核内包涵体病（neuronal intranuclear inclusion disease，NIID）又称神经元核内透明包涵体病（neuronal intranuclear hyaline inclusion disease，NIHID）或核内包涵体病（intranuclear inclusion body disease，INIBD），是一种缓慢进展的神经退行性疾病，以中枢、周围神经系统及内脏器官中嗜酸性透明核内包涵体为特征。Lindenberg于1968年首次报道一例智力发育迟缓的28岁男子，自童年以来出现进行性痉挛和共济失调，病理可见大脑及内脏器官细胞内大量嗜酸性核内包涵体。1980年Sung报道一例21岁女性类似病例，病理可见神经元核内透明包涵体累及多系统，遂命名为NIHID。此后许多病例通过尸检确诊，NIID、INIBD等术语见诸文献，目前应用较广泛的术语为NIID。

由于该病临床异质性强，导致生前诊断该病存在一定困难。虽然有学者提出通过直肠活检、手术切除胃肠道标本以及腓肠神经活检来实现该病的生前诊断，但因操作难度大或造成损害大等原因未被推广。直到2011年Sone等提出皮肤活检，使该病生前确诊成为可能。皮肤活检的应用使该病的确诊病例数，尤其是成人发病病例大幅提升，因此认为成人起病的NIID此前可能被低估。2016年日本学者总结了日本成人NIID发病的临床病理特点。2017年温州医科大学附属第一医院陈为安教授、首都医科大学附属北京天坛医院张在强教授等发起成立了中国NIID协作组群。2018年陈为安教授报道我国第1例NIID病例，此后国内对该病的报道逐渐增多，目前已报道近200例。2019年中南大学湘雅医院沈璐教授团队发现该病与1号染色体上人类*NOTCH2NLC*基因的GGC异常重复扩增有关，这一发现后来也被其他学者证实。随着大家对该病的认识逐渐深入，意识到NIID可能并不少见。

## 二、临床表现及神经影像

### （一）临床表现

NIID分为未成年型（儿童型和青少年型）和成人型（散发型和家族型），不同分型其临床表现及病程差异很大。

1. 儿童型NIID　5岁前起病，病程一般不超过10年，无家族史报道。核心症状表现为肢体或躯干共济失调、构音障碍及不自主运动等；其次为癫痫发作、反射低下、自主神经系统功能障碍及发育迟滞等；偶见神经系统外受累表现，如心肌病。

2. 青少年型 NIID 学龄期发病，病程 10~20 年，隐性遗传家族史。该型常见进行性多系统损害，人格改变、学习障碍是最主要和特征性的改变；随着病情进展，常出现帕金森综合征、锥体束征的症状和体征，而出现帕金森综合征的患者其病情进展相对迅速。此外，尚可出现不自主运动、假性肠麻痹、小脑损害及肌病等多系统损害症状。

3. 成人型 NIID 散发呈常染色体隐性遗传或常染色体显性遗传。该型症状异质性没有前两型明显。根据首发症状或者主要症状不同，该型又可分为"以痴呆为主要表现的 NIID"和"以肢体力弱为主要表现的 NIID"。前者发病年龄大于 40 岁，病程 1~19 年，多数病例以痴呆为首发症状，部分病例尚可同时出现自主神经系统障碍（瞳孔缩小、体位性低血压、性功能障碍、膀胱功能障碍、假性肠麻痹）、共济失调、震颤和肌强直。虽然很少有肌无力及感觉障碍主诉，但可检出亚临床神经病变。后者发病年龄相对年轻，为 16~39 岁，病程 1~44 年。多数以下肢无力起病，随着病程进展，肢体无力症状加重，并出现感觉障碍和自主神经障碍。痴呆及脑白质病变通常在肌无力发病 20 年以后出现，且相对轻微。通常无共济失调、震颤和肌强直表现。

（二）神经影像

儿童型和青少年型 NIID 影像学检查缺乏特征性；成人型 NIID 脑 MRI $T_2$ 加权像和 FLAIR 像上呈双侧弥漫对称白质高信号。DWI 像上皮髓质交界区出现持续性高信号具有一定的特征性诊断价值。在疾病早期，DWI 皮髓质交界区高信号见于额叶，随着疾病进展，DWI 高信号沿着皮髓质交界区向后延伸，但不会扩展到深部白质。以亚急性脑病症状（发热、头痛、呕吐、意识障碍）起病的患者，脑 MRI $T_2$ 加权像和 FLAIR 像可见局灶性非对称脑水肿，水肿部分可见强化，DWI 像无高信号表现。

## 三、病理改变

具有小脑症状的儿童型 NIID 可见小脑萎缩，镜下可见小脑皮质及下橄榄核神经元丢失，小脑胶质细胞增生伴浦肯野细胞丢失。青少年型 NIID 可见神经元广泛丢失，累及小脑、齿状核、脑桥核、大脑皮质、纹状体和脊髓腹侧灰质等。成人型 NIID 可见弥漫性脑萎缩，脑回变窄，脑沟增宽，皮质神经元丢失伴胶质细胞增生，可见大脑白质不同程度髓鞘丢失，灰、白质交界区海绵状改变，与 DWI 像皮髓质交界区高信号区域一致。病理特征为中枢、外周和自主神经系统细胞以及内脏器官细胞中出现嗜酸性核内包涵体，其呈泛素、P62 免疫组织化学染色阳性，1C2 多聚谷氨酸抗体染色阴性。嗜酸性核内包涵体在中枢神经系统分布广泛，见于额叶（包括中央前回）、颞叶、枕叶、海马体、壳核、舌下神经核、小脑和脊髓前角等神经元和胶质细胞；在周围神经系统中，这些核内包涵体见于交感神经节、背根神经节、肌间神经节和施万细胞。呼吸系统包括肺；胃肠系统包括脾、胰腺、食管、胃、空肠、回肠、结肠和直肠等，如平滑肌细胞；内分泌系统包括甲状旁腺、垂体、甲状腺和肾上腺；泌尿系统包括肾脏和膀胱，如肾小管、肾上腺髓质；循环系统包括心脏和淋巴结；生殖系统包括卵巢和子宫；以及包括皮肤在内的其他系统，如脂肪细胞、成纤维细胞均可见嗜酸性核内包涵体，而骨骼肌细胞和肝细胞少见。所有系统中，神经系统最早受累。嗜酸性核内包涵体呈圆形，直径 1.5~10μm，位于细胞核内且与细胞核紧邻，电镜下可见其为无膜结构，由致密纤维物质及颗粒物质组成。

（王圆圆 冯 枫）

# 第九节 遗传性痉挛性截瘫

## 一、概述

遗传性痉挛性截瘫(hereditary spastic paraplegia,HSP)也称为家族性痉挛性截瘫,由德国Adolph Strümpell医生于1880年首先描述的一类较为罕见的单基因神经系统遗传性疾病。遗传方式可分为3类:常染色体显性遗传、常染色体隐性遗传和X连锁遗传。根据1984年的Hardin分型可分为单纯型HSP和复杂型HSP。约70%的患者为常染色体显性遗传,大多表现为单纯型HSP;而常染色体隐性遗传大多表现为复杂型HSP。

## 二、临床表现

1. 单纯型HSP 按年龄分为早发型和晚发型。早发型最多见,常于35岁前发病,双下肢肌张力增高,行走不灵活,痉挛性瘫痪,腱反射亢进、膝、踝阵挛阳性,病理征阳性。双上肢可有轻微手指活动不灵活,腱反射活跃,深感觉障碍。括约肌障碍和弓形足也可见。晚发型患者常于40~65岁出现行走困难,临床表现类似早发型,但双下肢肌无力、深感觉障碍、括约肌障碍更常见。

2. 复杂型HSP 临床上较少见,除痉挛性截瘫表现外,常伴有脊髓病损外的伴发症状体征,如认知功能障碍和共济失调等,遗传异质性更明显。

## 三、病理改变

脊髓中双侧皮质脊髓束受累及,以胸段最重。而脊髓小脑束、后索受累不明显。常染色体显性遗传性单纯型HSP的主要病理改变是轴索变性,以皮质脊髓束和薄束的终末部分改变最明显,脊髓小脑束纤维受累较轻。变性纤维的神经元胞体保留,没有原发的脱髓鞘改变。在一些病例中可以见到脊髓前角细胞丢失,背根神经节、后根和周围神经正常。常染色体隐性遗传性复杂型HSP的病理可见皮质脊髓束、丘脑、脑白质、黑质、脊髓前角和后索以及胼胝体变性改变。

(刘 佳)

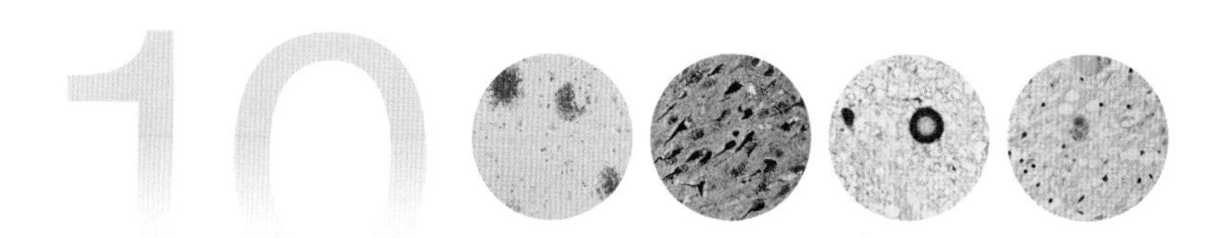

# 第十章

# 神经退行性疾病的鉴别诊断

## 第一节　血管性认知障碍

血管性认知障碍是指脑血管病变损伤脑组织而导致的认知功能障碍，可以从轻度认知功能损伤到痴呆状态。病因涉及颅内大、中血管硬化，脑小血管病，脑淀粉样血管病以及遗传性脑血管病。常见的血管病变为闭塞性脑血管病、脑出血及蛛网膜下腔出血等。血管性认知障碍可与阿尔茨海默病、路易体痴呆或额颞叶变性等神经系统退行性病并存。

### 一、血管性认知障碍概念的历史演变

早期对血管性认知障碍的认识仅限于认知功能症状较重的病例，故使用“血管性痴呆（vascular dementia）”一称。19 世纪末，Otto Binswanger 和 Alois Alzheimer 通过病理观察将血管性痴呆与神经梅毒引起的麻痹性痴呆首次区分开来，同时描述血管性痴呆的常见脑病理特征为卒中后脑组织病理改变、动脉硬化性脑改变，以及血管性皮质萎缩，又称颗粒性皮质萎缩（granular cortical atrophy）和皮质下广泛脑白质损伤（subcortical encephalopathy）。早期精神病学教科书将血管性痴呆列入“老年期和早老性痴呆”章节中，并称之为脑动脉硬化性痴呆。1910 年到 1974 年间，“血管性痴呆”几乎成为“老年期痴呆（senile dementia）”的同义词。自 20 世纪 60 年代始，神经病理学家逐渐认识到阿尔茨海默病（AD）是老年期痴呆的主要病因，而血管性痴呆的病理改变为多发性脑梗死、大块脑梗死、关键部位梗死以及分水岭区梗死等。Hachinski 等于 1974 年提出“多发脑梗死性痴呆（multi-infarct dementia，MID）”取代“脑动脉硬化性痴呆”。美国国立卫生研究院（NIH）以临床 - 影像为主要证据的诊断分类标准，于 1993 年公布了《血管性痴呆的共识性诊断标准》。1995 年从预防和早期诊断及治疗角度，学者们又提出“血管性认知障碍”（vascular cognitive impairment）概念，进而涵盖了各种脑血管损伤导致认知功能下降的全貌。

### 二、血管性认知障碍的神经病理研究性评估方案

对于脑血管病变引起的脑组织损害所致的认知功能障碍，尚无广泛认可的病理评估标准。但文献报道中有 2 套实用性评估方案。一是 NIA-AA 脑血管病理检查评估方案，其推荐评估 12 个脑区的血管性脑损伤、微血管病变和海马硬化情况，但没有说明如何评估血管性病变的负荷程度，也没有指出血管病变具有的临床意义。二是 Deramecourt 方案，推荐评估颞叶、额叶、海马和基底节血管病变情况，通过血管病变的半定量评估，界定每个脑区血管病理负荷的神经病理定量值。上述方案各有优缺点，欧洲脑库联盟（BNE）则推荐采用可识别的标准化脑区取材，应用可重复的脑切片和染色方法进行神经病理评估。该方

案对切脑方法、组织标本采集大小与部位、染色方法(包括常规组织学染色和免疫组化染色)以及大体和镜下观察指标进行了细化,具有较高的研究性价值。

美国神经病理实验室大多采用ADRC脑库方案,其特点是一侧半球脑组织为常规固定,进行病理诊断检查,另一侧半球进行冰冻处理,用作生化、分子病理研究。血管性认知障碍患者的脑血管病理评估应包括,导致新发或陈旧脑梗死或脑出血的主干血管是否存在异常;观察记录大脑基底部Willis动脉环以及主要分支血管硬化情况及程度;基底动脉及椎动脉硬化程度,并注意是否有基底动脉和椎动脉延长扩张和颅底Willis动脉环及分支是否存在梭形动脉瘤。大的动脉血管断面切开后,可观察评估其狭窄程度。

(一)脑血管病的评估

常见脑血管病包括脑动脉硬化症(cerebral arteriosclerosis)、脑小血管病(cerebral small vessel disease,SVD)和脑淀粉样血管病(cerebral amyloid angiopathy,CAA),这些血管病好发于老年人,且随增龄发病率增高,严重程度增加。颅内血管病变相关的病理改变如下。

1. 脑动脉硬化 此系脑大、中动脉变性疾病,由于血管内膜增生和血源性脂质,特别是胆固醇物质沉积于血管壁(图10-1-1),引起炎性细胞反应,各种炎症因子刺激并导致血管管壁增生、增厚及管腔狭窄(图10-1-2),形成动脉硬化钙化斑。如果血管变性进一步加重,可出现管壁纤维化。斑块破裂容易引起局部管腔内形成血栓,急性血栓形成可引起大灶脑梗死,不稳定性硬化斑的栓子脱落,可导致远端供血区脑梗死。有的动脉硬化血管可以形成局部夹层损伤,也容易引发急性脑缺血发作。部分动脉硬化血管可形成动脉瘤。

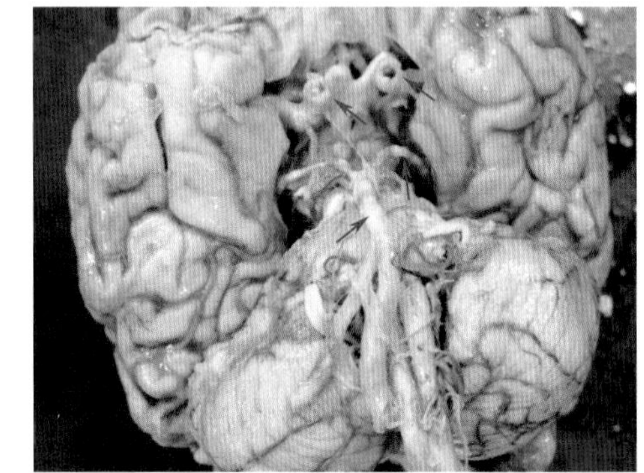

图10-1-1 血管性痴呆患者脑大血管动脉硬化(箭头)

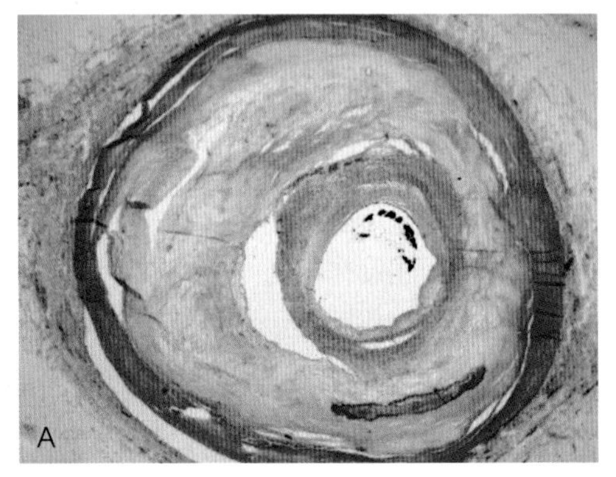


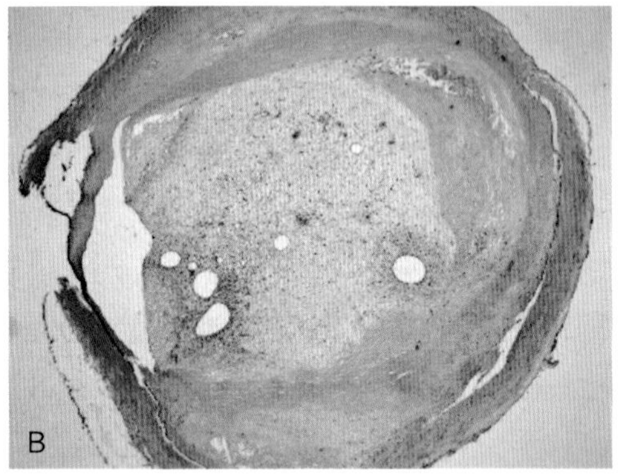


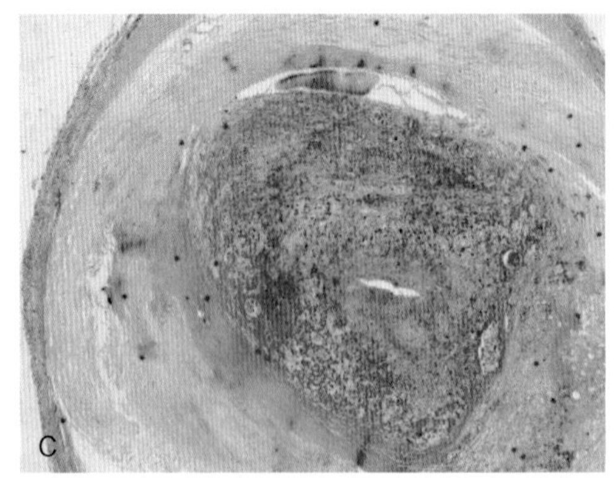


图10-1-2 脑大动脉硬化与狭窄的组织镜下观察

A. 颈内动脉硬化及狭窄 HE ×40;B. 基底动脉硬化、闭塞后再通 HE ×40;C. 大脑中动脉血栓形成、管腔闭塞 HE ×40

2. **脑小血管病**　通常包括直径为 200~800μm 的小血管动脉硬化或动脉粥样硬化改变，但罕见钙化；直径为 40~300μm 的小动脉血管管壁透明变性或称管壁脂肪玻璃样变；直径为 40~150μm 小动脉管壁呈同心圆透明样（玻璃样）增厚伴管腔狭窄（图 10-1-3）。脑小血管病可导致腔隙脑梗死、微梗死、脑出血和微出血。

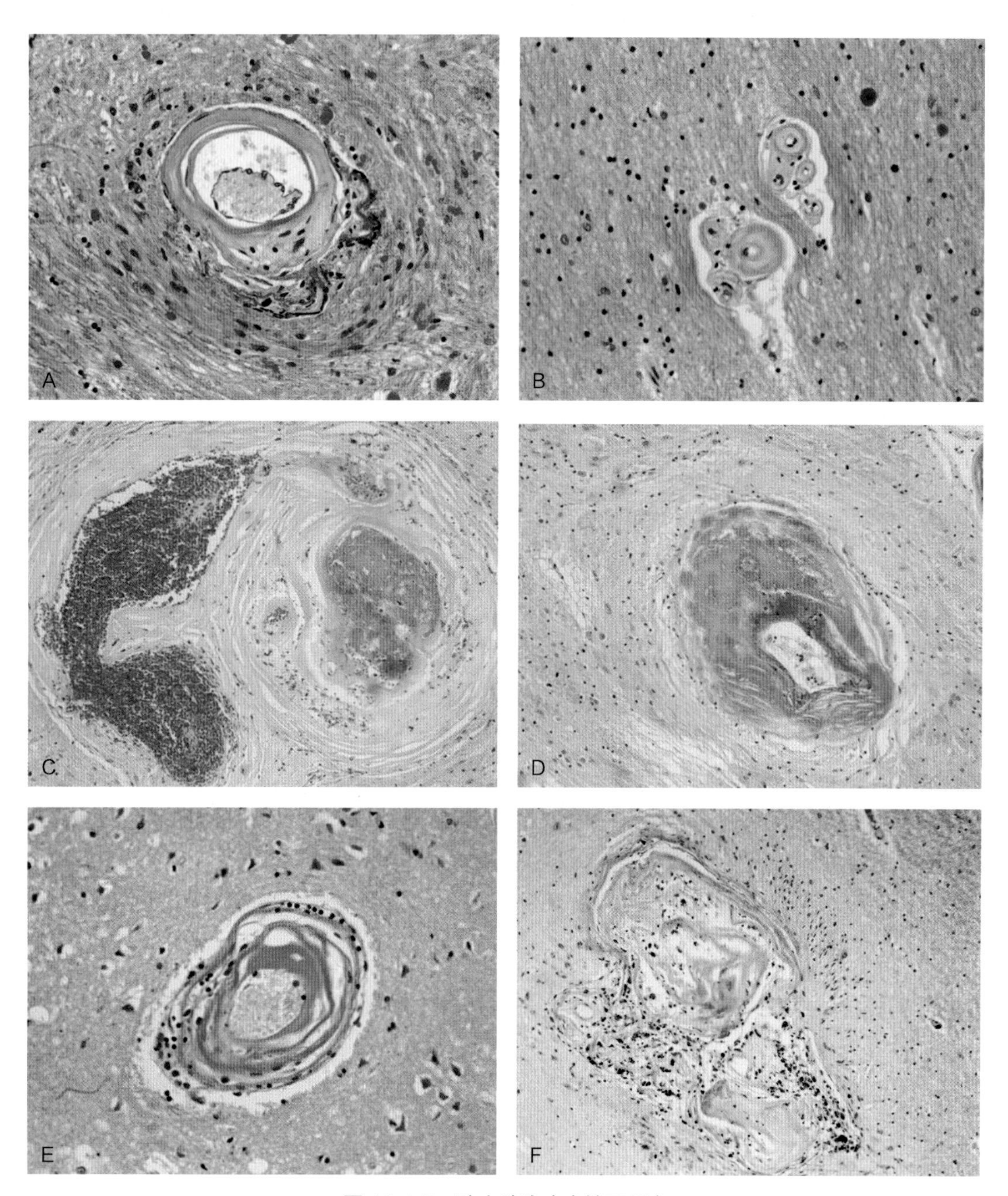


图 10-1-3　脑小动脉病变镜下观察

A. 基底节区小动脉硬化，管壁增厚、透明变性 HE ×400；B. 大脑白质小动脉玻璃样变性 HE ×400；C. 丘脑小动脉硬化、管腔闭塞，管壁形成夹层 HE ×200；D. 丘脑小动脉管壁非均质染色，扭曲变形 HE ×200；E. 大脑皮质小动脉管壁纤维素样坏死 HE ×400；F. 海马小动脉管壁坏死、破损伴出血 HE ×200

## （二）血管性脑实质损伤的评估

老年人脑内常见血管性脑实质损伤包括脑梗死、脑白质病变和脑出血。

1. **脑梗死**　是由脑血流不足导致的脑实质坏死区。根据病灶大小分为大灶脑梗死（直径 1cm，体积

1.5cm$^3$)；腔隙脑梗死(直径 0.5~1.0cm，体积 0.5~1.5cm$^3$)；微梗死(直径 0.5cm)。大体检查时通常应评估和记录各种脑梗死数目、大小及位置(图 10-1-4)。镜下观察到的血管性脑组织损害远较肉眼观察范围更广、程度更重(图 10-1-5)。注意评估是否存在层状坏死及分水岭区梗死灶。

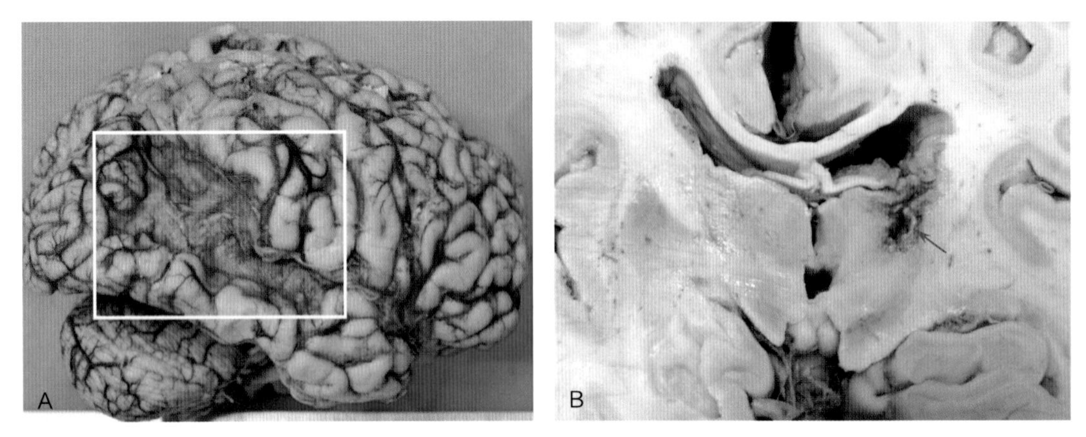

图 10-1-4　血管性脑组织损害的大体观察

A. 左大脑中动脉皮质支闭塞导致左颞顶处大面积陈旧性脑梗死；B. 左侧丘脑陈旧性梗死(箭头)

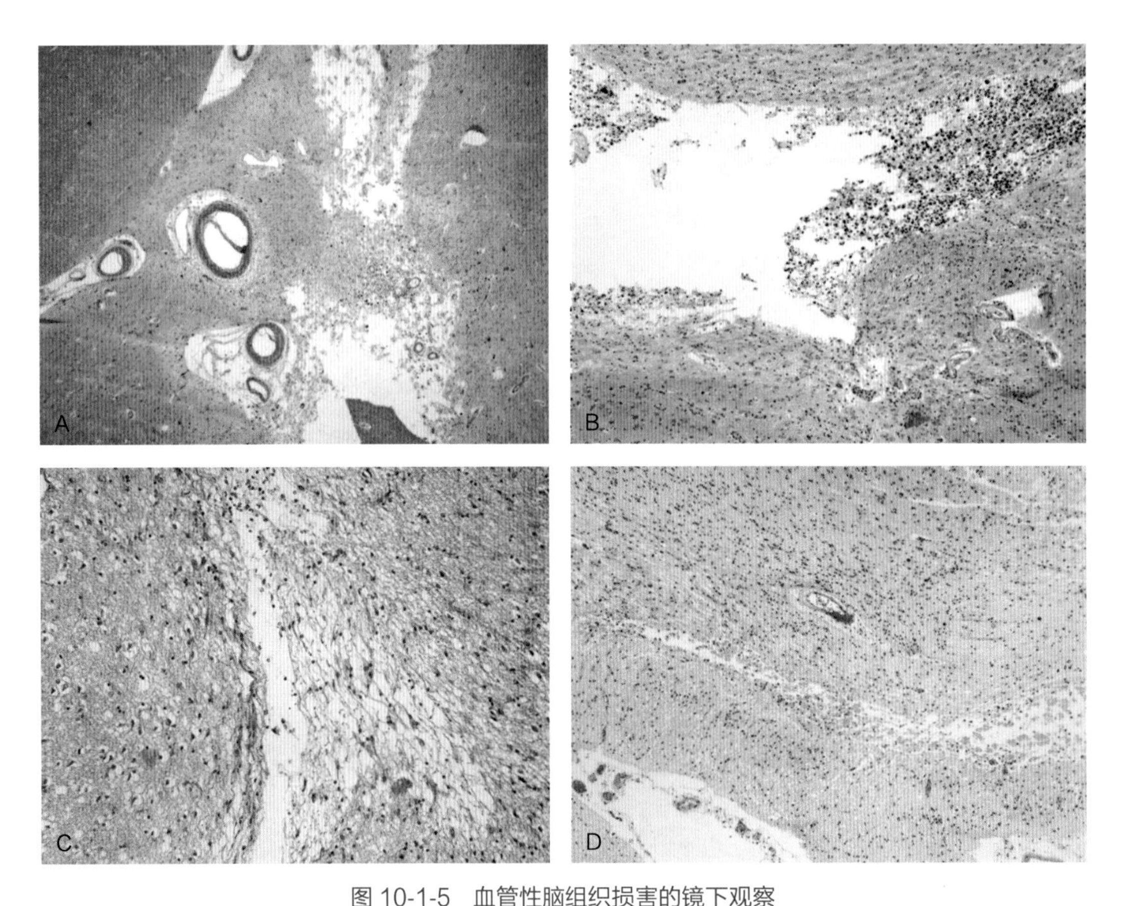

图 10-1-5　血管性脑组织损害的镜下观察

A. 基底节区微梗死 HE ×40；B. 尾状核陈旧性微梗死囊腔伴吞噬含铁色素细胞 HE ×100；C. 顶叶皮质下白质条带状微梗死 HE ×200；D. 颞叶皮质条状微梗死 HE ×100

2. 脑白质损害　亦称血管性白质脑病(vascular leukoencephalopathy)，文献中曾称“白质疏松”(leukoaraiosis)。实则为脑白质非坏死性病变，其特征是髓鞘脱失，轴束丧失；可伴有星形胶质细胞增生及小胶质细胞活化。通常采用髓鞘染色评估髓鞘组织脱失部位、范围及程度(图 10-1-6)。也可采用抗髓鞘少突胶质细胞糖蛋白、磷酸化神经丝蛋白等免疫组化染色评估髓鞘组织脱失情况。

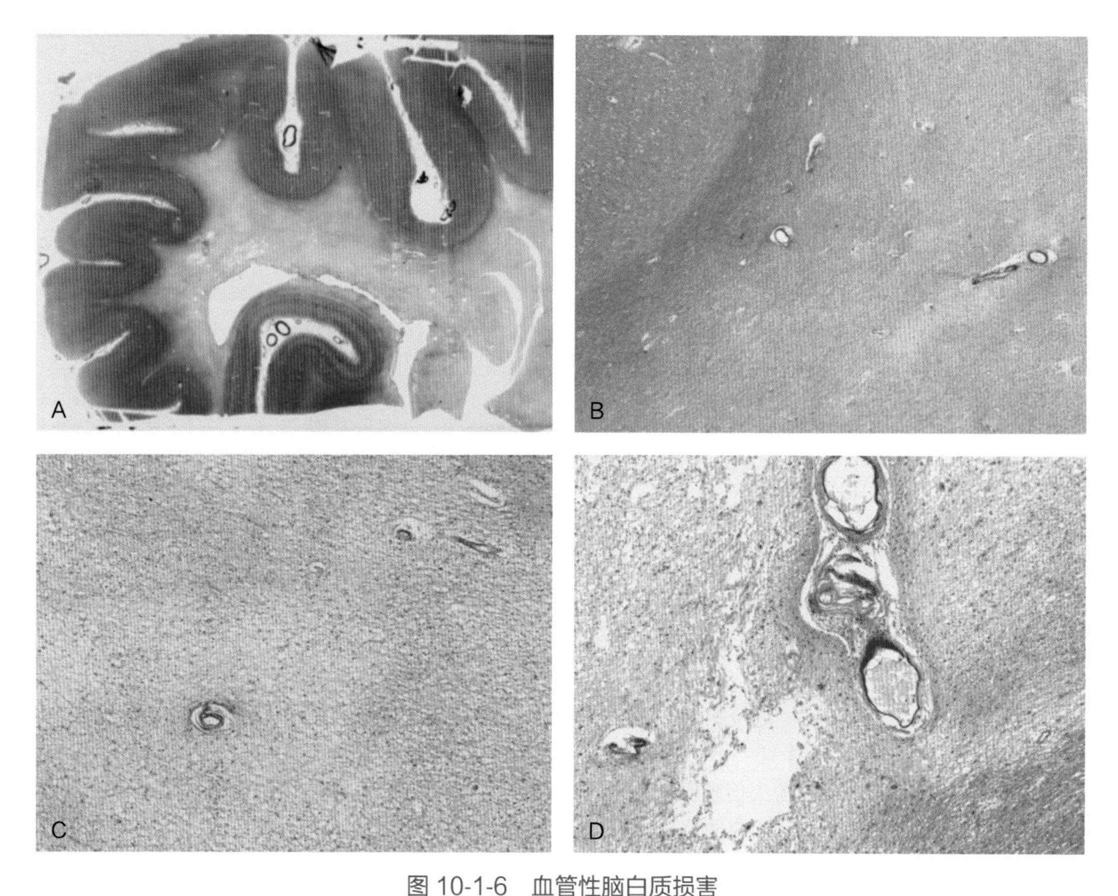


图 10-1-6　血管性脑白质损害

A. 枕叶白质变性 LFB；B. 枕叶皮质下白质髓鞘脱失，U 纤维保留 LFB ×40；C. 枕叶白质小血管周围髓鞘染色呈苍白外观 LFB ×100；D. 顶叶白质小血管管壁变性，并见微梗死 LFB ×100

3. 脑出血　由于脑血管破裂导致血管内红细胞进入脑实质而致脑出血(cerebral hemorrhage)。大体观察应记录其血肿大小、位置及评估病灶大致发生时间。

4. 海马损害　除了评估小血管闭塞导致的海马微梗死(hippocampal microinfarction)外，还应关注的是与老化相关的海马硬化。有研究报告老年人尸检资料中，大约 10% 的 85 岁及以上老年人出现单纯性海马硬化改变。在病理生理机制上，其与颞叶癫痫患者的海马硬化(hippocampal sclerosis)或称内侧颞叶硬化不同。一般认为老年人海马硬化是由血管源因素导致，如生前发生过心搏骤停、严重低血压及低氧血症等(图 10-1-7)。海马硬化组织学概念是指仅限于海马 CA1 段神经元完全或大部分脱失并伴有胶质细胞增生改变(图 10-1-8)。90% 左右与老化相关的海马硬化病例存在 TDP-43 蛋白阳性病理改变，也可见不同程度 ubiquitin 阳性细胞包涵体及神经毡结构。

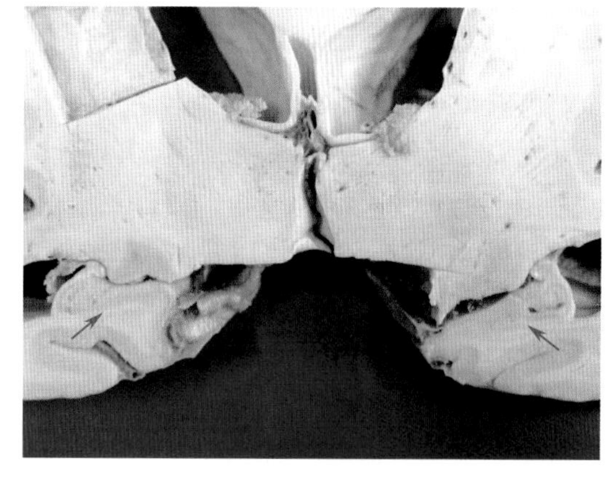

图 10-1-7　缺血性海马硬化患者的双侧海马轻度萎缩及层状变性(箭头)

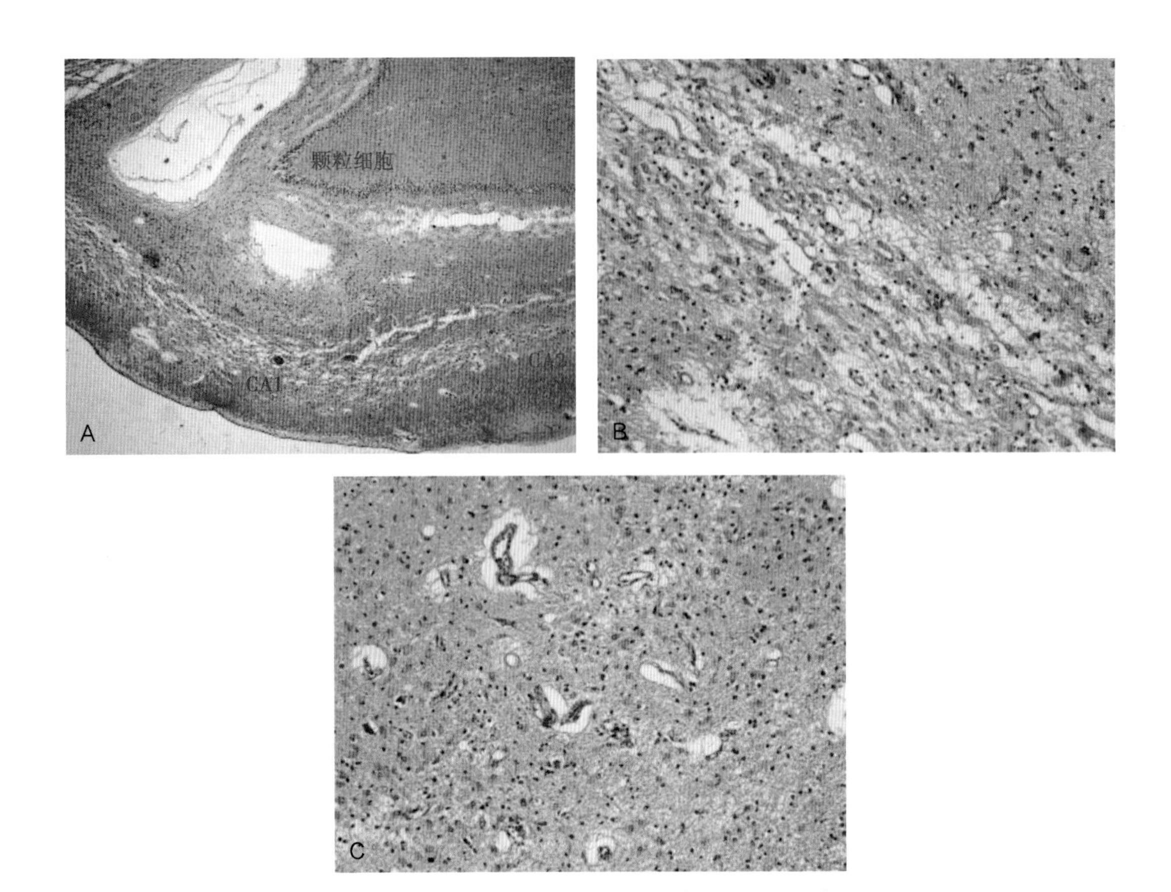


图 10-1-8 缺血性海马硬化患者海马的镜下观察
A. 海马 CA1 及 CA2 段神经细胞脱失伴胶质纤维化 HE ×40；B. CA1 神经细胞脱失伴胶质细胞增生 HE ×200；C. CA2 神经细胞脱失伴胶质细胞增生 HE ×200

5. 其他类型血管性脑组织损伤

（1）不完全性缺血损伤：HE 染色表现为组织结构疏松，没有囊腔形成；免疫组化染色提示组织损伤反应如小胶质细胞活化、星形细胞增生。

（2）筛状改变：多数神经病理学者认为其并非真实的梗死病变，实际上为血管周围间隙扩大。

（3）混合型脑血管病与脑实质损伤病理：年龄越大，其脑组织中出现脑血管病合并阿尔茨海默病样病理改变的概率越高，因此在病理检查时应观察和记录是否存在阿尔茨海默病样病理改变以及路易体病病理改变，并记录其严重程度。

（4）关键部位脑梗死：一般认为，其梗死部位比脑梗死组织容积大小在导致认知障碍中作用更大。如丘脑小梗死灶，海马、额叶、扣带回以及顶枕叶脑梗死等导致临床上缄默、前额叶综合征、巴林特综合征（Bálint syndrome）、诵读困难以及失算等特殊类型表现的认知障碍症状。

（5）腔隙脑梗死和腔隙状态：腔隙脑梗死是指直径大约在 15mm 的腔隙病灶，最常见于 Willis 环的穿通动脉或基底动脉内侧支血管闭塞，而血管周围间隙扩大可拟似腔隙状态。

（6）宾斯旺格病（Binswanger disease）：通常称为“皮质下动脉硬化性脑病”“进行性皮质下血管性脑病”。曾被认为是血管性痴呆的经典类型，其病变特征是大脑半球皮质下广泛脑白质髓鞘脱失，且伴轴束丧失，而皮质下 U 纤维保留。有的病例合并有基底节、丘脑、脑室旁白质单发或多发腔隙梗死灶，基底节呈筛状改变。可伴有不同程度弥漫性脑萎缩及脑室扩大。

（7）家族遗传性脑小血管病：代表性疾病为伴皮质下梗死和白质脑病的常染色体显性遗传性脑动脉病（cerebral autosomal dominant arteriopathy with subcortical infarcts and leukoencephalopathy，CADASIL），它是

由于19号染色体上*Notch3*基因突变导致的一种早发、家族性脑小血管病。患者的脑或者皮肤活检可见特征性血管壁增厚。电镜下，血管平滑肌细胞基底膜上出现嗜锇颗粒沉积，平滑肌纤维萎缩，使得血管壁呈玻璃样变性。其脑内血管病变导致多发脑梗死、腔隙脑梗死、脑白质严重脱髓鞘和轴束丧失；脑MRI $T_2$像上具有特征性分布白质改变。

（朱明伟）

# 临床解剖病例介绍

## 病例1 右侧肢体活动不利伴言语不利2年，记忆力减退半年。

【现病史】

患者男性，82岁。1983年出现右侧肢体活动不利，伴言语不利，诊断为左侧半球腔隙脑梗死。1985年初开始出现记忆力减退，主动言语减少，情感淡漠，回答问题速度慢。于1985年以“脑梗死”收入院。

【既往史】

既往有高血压、糖尿病病史，口服降压、降糖药物，控制欠佳。

【家族史】

无高血压、脑血管病等家族遗传疾病史。

【查体】

神志清楚，自发言语不流畅、语速缓慢，有时停顿，阅读理解功能正常，计算正常。记忆力减退，以近记忆为主，如3件常用物品名称5分钟后仅能说出1件。视力和视野正常，眼球运动功能正常。示齿右侧鼻唇沟稍浅，闭眼对称有力。伸舌居中，软腭上抬对称，咽反射迟钝，饮水呛咳。右上肢肌力4/5级，下肢3/5级。左侧肢体肌力5/5级。四肢肌张力正常。右侧指鼻试验及跟-膝-胫试验速度稍慢。站立行走出现步态不稳。右侧肢体痛觉、音叉觉较左侧略差。右侧腱反射高于左侧。双下肢Babinski征、Chaddock征(+)，双侧掌颌反射阴性，下颌反射不高。

【辅助检查】

头颅CT检查右侧脑室三角旁、左侧基底节区多发点片状低密度区。脑室系统轻度对称扩大，皮质脑沟略增宽。

【诊疗经过】

患者住院后相继出现性格及精神行为异常，表现为性格固执，无故辱骂夫人，说老伴不做好事，所以家中才无人传宗接代。还说夫人是老狐狸，对自己不善，要害死自己，把孩子惯坏了。并出现睡眠倒错，常常夜间吵醒他人，频繁起床下地活动。白天则精神萎靡不振，嗜睡。此外，还间断出现幻觉症状，说看见单位的1名会计来算账了，房间里摆放了5本书，有5个熟人站在旁边。服用硫利达嗪治疗，精神及情感症状时好时坏。1986年4月，开始因夜间兴奋多语、躁动，白天出现违拗、不配合治疗等症状。此后，多次误吸，发热，呼吸困难，于1986年12月后患者逐渐出现言语功能丧失，四肢运动障碍加重，卧床不起。于1987年10月再次因发热、呼吸困难加重伴有意识障碍，行气管切开。于1988年1月11死亡，死于肺部感染，多器官衰竭。死后家属及单位同意行全身尸检。

【病理结果】

1. 大体病理 脑重1 315g。硬膜下无血肿，蛛网膜下腔无陈旧出血。双侧大脑半球对称，大脑脑回轻度变窄，脑沟增宽。脑干的中脑大脑脚、脑桥基底部轻度萎缩。双侧颈内动脉起始部，椎动脉及基底动脉，后交通动脉可见严重粥样硬化斑。冠状层面：额、颞叶皮质灰质无明显变薄，灰白质界限尚清楚。脑室系统中度扩大。双侧前额叶白质可见陈旧软化灶，大小为左侧0.2cm×0.15cm×0.2cm，右侧0.5cm×0.5cm×1cm。乳头体及前连合层面的双侧基底节区各有3~5个米粒至黄豆大小软化灶，部分形成微小囊腔。右侧枕叶视放射可见黄豆大小陈旧卒中囊腔。脑桥背盖部及基底部，延髓及右侧小脑齿状核，小脑下脚旁多发腔隙软化灶或微小囊腔。

2. 镜下病理 大脑额、顶、枕叶皮质分层结构清楚，软膜下皮质浅层大量淀粉样小体。部分神经细胞呈缺血样改变，伴有胶质细胞增生，以额顶叶皮质为著。额叶白质区血管周围间隙扩大，组织结构疏松，胶质细胞增生，胞体、胞核大。软化灶区见含有铁色素的格子细胞。皮质下U纤维保留，白质髓鞘脱失。颞叶、海马分子层可见大量淀粉样小体。神经细胞普遍缺血性改变，存在中度神经细胞脱失。残留的细胞体积萎缩，伴有胶质细胞增生。左侧海马可见陈旧软化灶。格子细胞增多。右侧尾状核、壳核区组织结构疏松，格子细胞增多。左侧基底节血管壁透明样变性，数个微小囊腔样改变。右侧丘脑神经细胞减少，结构疏松，存在格子细胞。杏仁核部分神经细胞缺血性改变，大量淀粉样小体，髓鞘脱失。脑桥延髓和小脑也存在多灶梗死，白质纤维不同程度髓鞘脱失。Bodian染色显示额、颞叶皮质神经细胞，海马区锥体细胞少量神经原纤维缠结，神经毡内无老年斑。小脑浦肯野细胞数量轻度脱失，Bergmann细胞增生。小脑齿状核结构疏松，细胞数量减少，髓鞘染色无明显脱髓鞘改变。

【神经病理诊断】

重度脑动脉硬化；多发性脑梗死；结合临床考虑皮质下动脉硬化性多发脑梗死性痴呆。

## 病例2 左侧肢体活动不利6年，精神行为异常1年，意识不清1天。

【现病史】

患者男性，76岁，大学文化，退休教师。1978年突发左侧肢体不利，住院诊断“脑梗死”，治疗好转出院。遗留左侧肢体轻瘫，但可以独自活动，不影响日常生活及自理能力。1983年老伴去世后逐渐出现精神行为症状，表现为间断出现情感淡漠与冲动行为，每次症状发作可持续1~2个月。其情绪低落时连续数天不言不语，卧床不起，睡眠可以长达18~20小时。之后患者话语增多，有时到马路中央去指挥交通。白天外出后，晚上回到家里，要求子女们都来自己房间召开“家庭会议”。家人多次规劝，认为其行为不对时，患者大发脾气，有时在地上打滚，头撞墙壁。曾被送至某精神病院治疗，诊断器质性精神障碍。出院后时常出现精神行为异常，此外，逐渐出现行动不便、言语表达困难以及生活不能自理。于1984年12月8日因突发“意识不清，呼吸困难”，急诊送某精神病专科医院。

【既往史】

患者于1968—1975年“劳教”农场期间，经常出现头痛，头晕。1975年恢复工作后，发现血压增高，最高达210/110mmHg。1983年12月出现精神症状，曾被送某精神病专科医院，诊断为老年精神病。长期服用抗精神药物(氯丙嗪100mg，1次/d)，效果不明显。

【查体】

神志不清，昏睡。面色灰白，口唇青紫，瞳孔小，光反射消失，体温36.5℃，呼吸24次/min，心率96次/min，血压60/40mmHg。右肺湿性啰音，心律齐，腹部无异常。四肢肌力3/5级，左侧肌张力略增高，左侧腱反射高于右侧，左侧Babinski征阳性。其他辅助检查结果不详。

【诊疗经过】

入院后予以吸氧、补液等措施，病情一度改善，意识恢复清醒，血压平稳。清醒后，患者出现情绪亢奋，精神症状活跃，予以奋乃静口服2日后再次出现嗜睡，同时呼吸困难，次日7:40呼吸突然衰弱，至停止，继之心跳停止，复苏抢救无效，患者死亡。临床诊断老年精神障碍、猝死原因待查。家属同意行全身尸检。

【病理结果】

1. 大体病理　脑重 1 279g。硬膜下无血肿，蛛网膜下腔无陈旧出血。双侧大脑半球对称，脑回轻度变窄，脑沟增宽。脑干及小脑未见著变。Wills 环完整。双侧颈内动脉、椎动脉及基底动脉，可见散在粥样硬化斑。冠状层面：左右半球对称，额、颞叶皮质灰质无明显变薄，灰白质界限尚清楚。侧脑室及第三脑室轻度扩大。乳头体及前连合层面的双侧基底节区见多发陈旧软化灶。右侧尾状核 3~5 个米粒至黄豆大小软化灶，部分形成微小囊腔。右侧壳核见陈旧软化灶，大小为 2cm×0.15cm×0.5cm，左侧外囊 1cm×0.1cm×0.5cm 陈旧软化灶。双侧丘脑及乳头体结构无萎缩。中脑、脑桥、延髓及小脑未见异常。

2. 镜下病理　大脑额、顶、枕叶皮质分层结构清楚，软膜下皮质浅层大量淀粉样小体。部分神经细胞呈缺血样改变，伴有胶质细胞增生，以颞叶皮质为著。左、右侧尾状核均可见神经细胞及纤维结构缺失灶，周围有大量格子细胞，少量肥胖性星形细胞增生，小血管壁增厚，呈玻璃样变性。左、右侧基底节多发脑梗死灶：右侧壳核小灶坏死灶，左侧外囊区长条状坏死区伴大量格子细胞及肥胖性星形细胞增生。脑小动脉硬化，可见多发镜下微梗死灶。右侧颞叶：缺血性改变；右侧丘脑结构疏松，肥胖性星形细胞增多（右侧丘脑陈旧梗死）。左侧丘脑及双侧苍白球结构正常。双侧海马齿状回颗粒细胞及 Sommer 段细胞无明显减少，但神经细胞体积萎缩，胶质细胞增生，白质纤维可见多个镜下坏死区，软化灶区见含有铁色素的格子细胞，血管周围间隙扩大，组织结构疏松，齿状回可见小片状坏死（左侧海马陈旧梗死），右侧海马陈旧出血性坏死灶。髓鞘染色大脑皮质下 U 纤维保留，白质髓鞘局灶性脱失。Bodian 染色显示额、颞叶皮质神经细胞，海马区锥体细胞少量神经原纤维缠结，神经毡内无老年斑。中脑黑质及导水管灰质结构正常，右侧脑桥基底部血管壁坏变，周围间隙扩大，有少量格子细胞。小脑齿状核可见镜下陈旧性微小坏死灶，结构疏松，齿状核细胞减少。小脑浦肯野细胞数量轻度脱失，Bergmann 细胞增生。小脑齿状核结构疏松，细胞数量减少，髓鞘染色无明显脱髓鞘改变。

【神经病理诊断】

重度脑动脉硬化；多发性脑梗死。内脏病理检查报告：肺炎、高血压病、冠状动脉硬化Ⅲ级，未见心肌梗死。

**病例 3　认知功能减退 7 年，肢体活动不利 4 年。**

【现病史】

患者男性，80 岁，离休干部。1965 年初开始出现记忆力减退，反应迟钝，经常丢三落四。听到或自述一些平常事情时，容易动感情，有时落泪，有时忍不住发笑。1968 年神经科检查发现：表情少，主动语言贫乏，语言不流畅，说话时停顿。有时语言理解错误，时间定向差。右侧鼻唇沟浅，四肢肌力正常，右侧肢体肌张力高于左侧，右侧腱反射高于左侧，左侧霍夫曼征阳性。诊断为动脉硬化性脑病。从 1969 年开始出现右侧肢体活动不灵，行动困难，生活不能自理。与人交谈时，常常注意力不集中，无故哭笑。经常尿便失禁，常污染床单或裤子，也没有主动要求处理。于 1972 年以“认知功能障碍，动脉硬化性脑病” 收住院

【既往史】

1950 年发现高血压，血压波动在 160~220/90~130mmHg。1970 年诊断为糖尿病。1961 年有 2 次行走不稳，伴短暂意识障碍。1963 年发作 1 次突发短暂语言不利，字句不清，伴有四肢无力。1965 年再次发作言语不利，反应迟钝，糊涂伴有嗜睡等症，治疗后症状基本恢复。

【个人史及家族史】

有无高血压、痴呆及运动障碍疾病家族史不详。

【查体】

远、近记忆力减退，时间地点定向障碍，分辨不清年月和季节，不能回答出自己的住址等。计算力障碍(100–13=？)。否认自己有病。语词贫乏，回答问题简单，如问“头痛吗？”答“不”，问“刚看了的报纸上有什么内容？”答“不知道”或“没有看”，言语含糊；饮水呛咳，咽反射迟钝。右上肢及左侧肢体肌力5/5级，右下肢肌力4/5级。右侧肢体肌张力高于左侧。行走慢，小碎步。起床、翻身及转弯时动作迟缓。共济运动正常。双上肢Hoffmann征阳性，掌颌反射、下颌反射增高。右侧腱反射高于左侧，双侧踝阵挛，右侧Babinski征阳性。

【辅助检查】

头颅CT检查：大脑半球侧脑室旁白质及基底节区多发斑片状低密度改变。

【入院临床诊断】多发性脑梗死，动脉硬化性脑病；高血压，糖尿病。

【诊疗经过】

患者入院后，积极口服降压、降糖药物控制高血压、高血糖等内科疾病。但其肢体运动功能障碍及认知症状持续缓慢进展，长期住院治疗。住院期间出现性格改变，动不动对家人或身边工作人员发脾气，打人或骂粗话。1973年查体：患者不能分辨家人与工作人员，语言贫乏，无自发言语。经常走错房间，昼夜时间不分，睡眠颠倒。患者眼球运动正常，双侧软腭运动存在，咽反射迟钝。四肢肌力正常，四肢肌张力高，但运动缓慢，行走需要他人扶持。双上肢强握征，双下肢病理征阳性。1975年开始患者卧床不起，经常出现呛咳、发热，诊断肺部感染而长期住院。1978年神经科检查：患者呈高度痴呆状态，喊叫名字可睁眼，但问话不答。面部缺乏表情，四肢有主动运动，但自己不能翻身起床及下地站立。四肢肌张力增高，呈强直状。痛刺激肢体出现双上肢屈曲，下肢伸直样姿势。1980年4月曾出现突发全身抽动，伴意识丧失发作，持续6分钟。此后患者处于持续性植物状态。1985年7月28日，死于肺部感染后多脏器功能衰竭。家属及单位同意行全身尸检。

【病理结果】

1. 大体病理 脑重926g。双侧大脑半球对称，脑回明显变窄，脑沟增宽。表面观：双侧颞叶见陈旧性软化灶，脑组织液化丧失，形成陈旧囊腔，左侧软化灶面积大小5cm×4cm，右侧14cm×5.2cm，表面黄褐色。脑底动脉环完整，双侧颈内动脉起始部、椎动脉及基底动脉管壁严重硬化，散在黄色粥样斑，质硬似钢丝。脑干的中脑大脑脚、脑桥基底部轻度萎缩，小脑未见明显萎缩。冠状层面：皮质灰质明显变薄，灰白质界限尚清楚。侧脑室中度扩大。双侧基底节数个陈旧小囊腔，小者米粒至黄豆大小软化灶，大的直径达0.2~0.5cm。双侧颞叶、部分岛叶组织坏死液化，左侧颞叶软化囊，大小5cm×4cm×4cm，囊内少量无色透明液体。右侧颞叶大部分坏死缺如。乳头体及杏仁核结构不清楚。中脑、脑桥基底部轻度萎缩，延髓及小脑未见异常。

2. 镜下病理 大脑额、顶、枕叶皮质分层结构清楚，软膜下皮质浅层大量淀粉样小体。部分神经细胞呈缺血样改变，伴有胶质细胞增生。皮质下U纤维保留，白质轻度髓鞘脱失，胶质细胞增生。颞叶皮质软化灶区神经细胞减少、固缩，白质结构疏松，肥胖性星形胶质细胞增生，坏死灶周边见含有铁色素的格子细胞。海马：分子层可见大量淀粉样小体。神经细胞普遍缺血性改变，存在中度神经细胞脱失。残留的细胞体积萎缩，伴有胶质细胞增生。双侧海马可见陈旧软化灶，格子细胞增多。基底节区血管壁钙化，有的透明样变性，周围间隙扩大。坏死灶组织结构疏松，格子细胞增多。双侧丘脑神经细胞减少，结构疏松，存在少量格子细胞。脑室旁白质多发局灶性髓鞘脱失。脑桥、延髓和小脑也存在微小软化灶,白质纤维不同程度髓鞘脱失。Bodian 染色显示额皮质神经细胞,海马区锥体细胞少量神经原纤维缠结,神经毡内无老年斑。

【神经病理诊断】

脑动脉硬化;多发性脑梗死。

# 第二节 脑淀粉样血管病

## 一、概述

脑淀粉样血管病是老年人好发的反复脑叶出血或蛛网膜下腔出血以及认知功能下降的重要原因之一。它不仅特指一组脑小血管病的特殊病理类型,还代表一组有不同表现特征的临床综合征,神经影像上可见特征性脑损害表现,故生前即可做出诊断。

早期临床病理研究报告文献中,脑淀粉样血管病又称大脑嗜刚果红脑淀粉样血管病或类淀粉样脑血管病。现在普遍使用"脑淀粉样血管病"(cerebral amyloid angiopathy,CAA)这一名称。早期的 CAA 组织学观察有:Oppenheim(1909 年)首次描述在毛细血管附近观察到斑样核心结构的异染特性。Divry(1927 年)发现这种血管壁上的结构具有淀粉样属性。Scholz(1938 年)观察到大脑皮质小动脉管壁的形态和染色均具有类似于阿尔茨海默病脑组织中的老年斑样特性。20 世纪 80 年代,应用 Aβ 蛋白免疫组化染色后,发现这种血管斑实际上是以小动脉为中心,致密样、边界清楚的淀粉样蛋白斑。表现为较为弥散的动脉周围 Aβ 沉积,没有明确的分界,而在毛细血管则表现为血管周围基底膜的 Aβ 沉积呈薄层状线样和毛细血管壁呈球状 Aβ 沉积。20 世纪 70 年代初,基于欧美老年疾病脑组织库的病例报告,老年人尸检脑病理检查 10%~40% 病例存在 CAA。从 20 世纪 80 年代后,CAA 作为老年人一种独特类型的血管变性疾病开始受到重视。

增龄是散发性 CAA 发病最重要的危险因素。基于尸检系列研究结果显示老年人非痴呆组的 CAA 发生率在 20%~40%,痴呆组则升至 50%~60%。在阿尔茨海默病患者脑内,CAA 发生率高达 85%~95%。中国人民解放军总医院的临床病理研究显示,应用刚果红和 Aβ 蛋白免疫组化染色观察在 362 例 60 岁以上老年人尸检病例中,CAA 发生率为 31.7%,其中 60 岁组为 22.1%,70 岁组上升为 26.7%,80 岁组达 46.5%,而 90 岁以上则高达 66.7%,该项研究数据表明我国老年人中,CAA 发生率与欧美等国家尸检统计数据相同,增龄是发生 CAA 的重要危险因素。

## 二、临床表现及神经影像

CAA 常见特征性临床表现为急性神经功能缺损的自发性脑叶出血,或无症状性脑叶出血,血肿发生的部位依次为枕叶、额叶、顶叶、颞叶,小脑亦可受累且反复发作。其次为进行性认知功能受损和痴呆,表现为类似于皮质下动脉硬化性脑病症状或者多发性脑梗死阶梯式进程的认知功能下降。认知功能障碍可发生在卒中之后,也可发生在没有明确卒中发作病史的老年人。部分患者可出现短暂性局灶神经功能缺损发作症状,常伴有急性脑凸面蛛网膜下腔出血或脑浅表血色素沉积。患者的这种发作性症状可表现为局灶性癫痫发作,单侧肢体麻木及无力,言语不利等局灶症状和体征。

1. CT 脑叶出血或无症状性皮质下血肿(intracerebral hematoma,ICH),平扫可见出血灶直径从 5mm 到

10mm 及以上大小不等的高密度影。微小出血是指直径小于 5mm 斑点状出血，脑 CT 检查不容易发现，临床一般没有症状。血管变性严重的病例，脑 CT 还可发现伴有不同程度脑室周围及皮质下脑白质低密度改变。

2. MRI 临床上有急性局灶性短暂性缺血症状发作及查体发现局灶运动或感觉功能异常体征的病例，其 DWI 上可发现皮质局灶性高信号征（图 10-2-1A、E）。SWI（磁敏感加权成像）检查是目前认为诊断 CAA 最敏感的 MRI，可见皮质多发微出血（图 10-2-1B），脑浅表含铁色素沉积症（图 10-2-1D~F）。另外，$T_2$ 和 FLAIR 像上可见类似宾斯旺格病的脑白质病变影像特征。

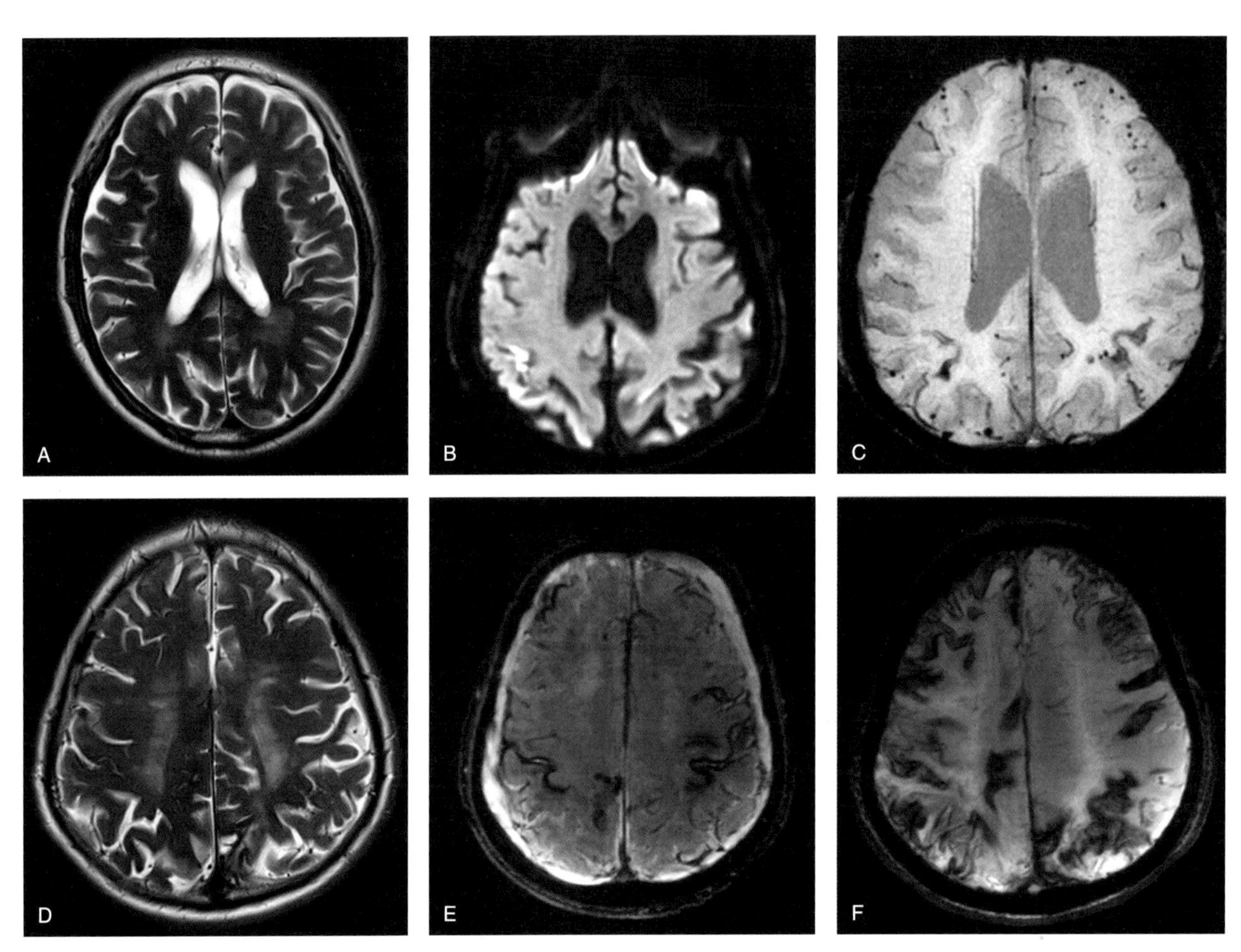

图 10-2-1 CAA 的脑 MRI 特征

A. 老年轻度认知障碍患者突发左上肢短暂性无力，其急诊脑 MRI $T_2$ 像未见明确异常信号；B. A 图同一例患者 DWI 示右侧运动皮质局灶高信号；C. SWI 示额叶及枕叶皮质多发微出血；D. $T_2$ 像示左枕叶陈旧性出血（C、D 为同一例老年 MCI 患者）；E. SWI 示双侧大脑半球的脑沟沉积含铁血黄素（A、B 同一例）；F. 表现为反复发作蛛网膜下腔出血的 90 岁老年患者 SWI 像示大脑表面广泛含铁血黄素沉积

## 三、病理改变

### （一）大体改变

脑出血急性期死亡病例尸检时新鲜脑重增加，脑组织肿胀，脑表面血管充血（图 10-2-2A），固定后血肿呈棕褐色外观（图 10-2-2）。脑的冠状面可见血肿位于大脑脑叶皮质及皮质下，有的血肿可破入脑室或蛛网膜下腔。脑叶出血后数月以上或单纯只有蛛网膜下腔出血史的病例，可见大脑或小脑半球表面褐色含铁血黄素沉着，皮质及皮质下白质可见陈旧性卒中囊；伴发脑室出血或积血的病例可见继发性脑室扩大，临床上有局灶神经功能异常发作的病例也可见皮质微小软化灶。

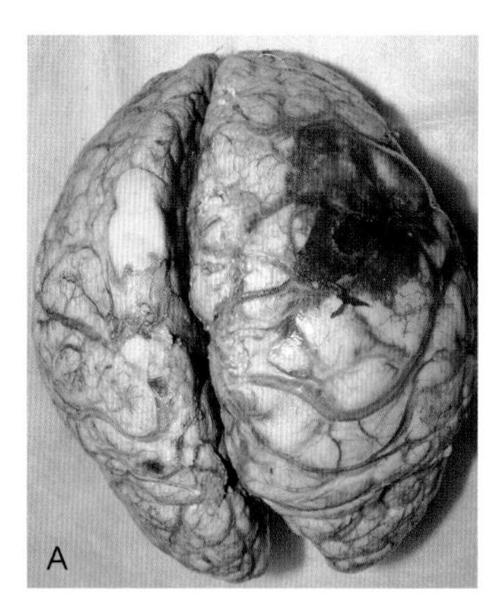

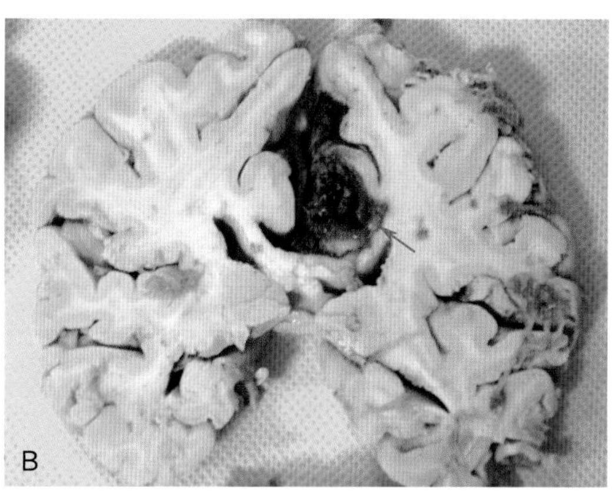


图 10-2-2 CAA 脑叶出血的大体观察

A. 78 岁 AD 合并 CAA 患者脑叶出血外面观冠状面显示双侧陈旧出血性卒中囊；
B. 93 岁 AD 合并 VaD 患者大脑冠状面示新鲜扣带回皮质出血（箭头）

## （二）镜下改变

CAA 是脑小动脉中膜平滑肌细胞逐渐丧失，同时伴嗜伊红物质沉积导致血管壁慢性进行性变性的血管病。HE 染色见血管管壁为嗜伊红、均质性无细胞结构外观，管壁增厚（图 10-2-3A）。刚果红染色普通光镜观察血管呈橙红色外观（图 10-2-3B、C），偏振光下血管壁呈苹果绿外观（图 10-2-3D）。硫磺素 S 染色呈绿色荧光。Aβ 蛋白免疫染色显示皮质及蛛网膜下腔血管管壁部分或全层阳性表达（图 10-2-3E、F）。此外，在血管病变严重的病例，HE 染色可见其他 CAA 相关血管病理改变：①小动脉聚集成所谓的“肾小球”样结构；②动脉瘤样血管病；③血管管壁增厚，有的部位管腔闭塞，严重者管壁呈葱皮样伴或不伴弹力纤维变性（图 10-2-4A、C）；④出现双筒征（图 10-2-4B）；⑤血管周围间隙可见散在或跨膜慢性炎细胞成分，主要是淋巴细胞；⑥玻璃样动脉变性（10-2-4D），伴或不伴瘤样扩张；⑦血管壁呈纤维素样坏死。

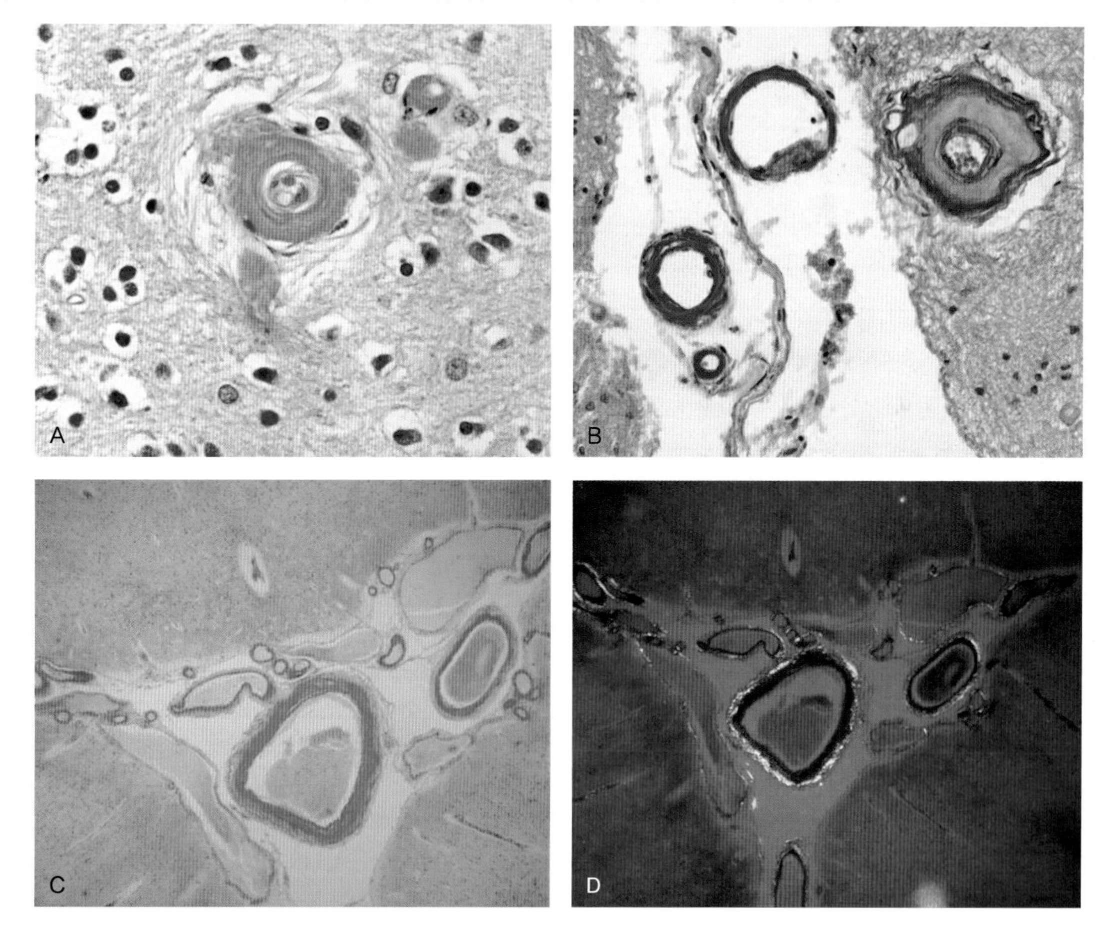

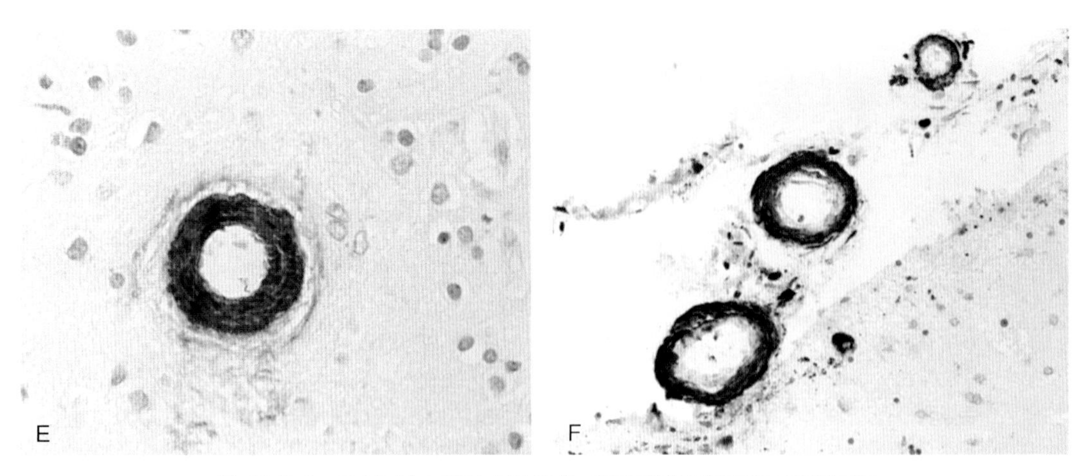


图 10-2-3　CAA 脑血管的 HE 染色、刚果红染色及蛋白病理特征

A. 皮质小动脉管壁增厚、呈均一嗜伊红染色 HE ×400；B. 蛛网膜下腔及皮质血管管壁呈橙红色外观 刚果红 ×400；C. 蛛网膜下腔血管普通光镜下呈均匀嗜伊红色 刚果红 ×100；D. C 病例切片偏振光镜下管壁呈苹果绿色 刚果红 ×100；E. 皮质小血管管壁 Aβ 呈强阳性 Aβ ×400；F. 蛛网膜下腔小血管管壁 Aβ 呈强阳性 Aβ ×200

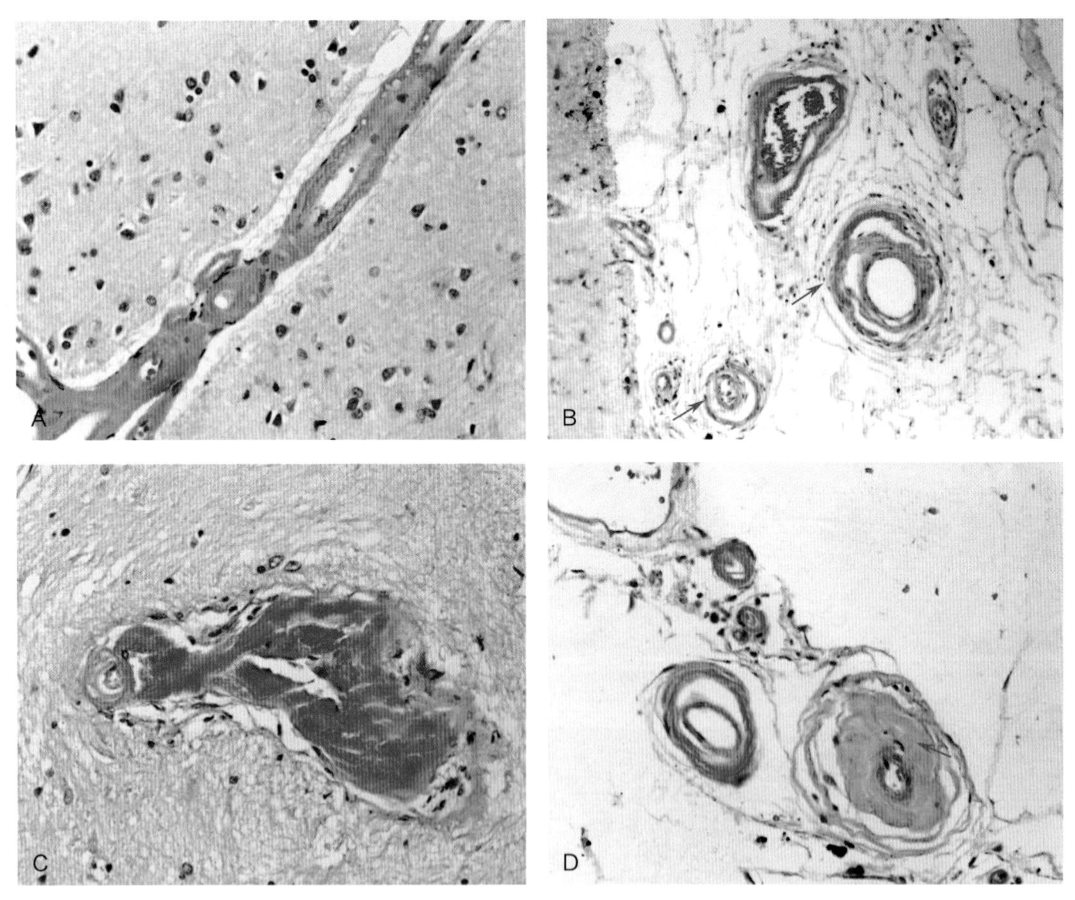


图 10-2-4　CAA 的常见血管形态改变

A. 皮质穿支小动脉管壁增厚，管腔节段性重度狭窄 HE ×200；B. 蛛网膜下腔血管管腔呈双筒征（箭头）HE ×200；C. 嗜伊红物质沉积、管壁增厚变形易碎外观 HE ×400；D. 蛛网膜下腔血管管壁增厚呈玻璃样变（箭头）HE ×200

CAA 血管壁上的嗜伊红物质主要由可溶性淀粉样蛋白 Aβ40 构成，而阿尔茨海默病老年斑则主要由 Aβ42 成分构成。实际上蛋白质定性及定量分析结果显示二者均含有 Aβ40 和 Aβ42 成分，只是其构成比

不同。Aβ 蛋白免疫组化染色显示 CAA 血管病理改变情况：纤维素样坏死血管，其 Aβ 蛋白染色呈阴性；平滑肌细胞丧失的血管，其血管管壁为 Aβ 强阳性沉积；管壁增厚的血管 Aβ 也呈强阳性致密沉积；微动脉瘤也可见 Aβ 阳性表达。根据 Aβ 蛋白沉积血管管径大小，目前将 CAA 分为 2 个亚型：即 CAA type 1，特指皮质毛细血管为著的 Aβ 蛋白阳性沉积；CAA type 2 是指 Aβ 蛋白阳性沉积限于软脑膜和皮质小动脉，一般不累及毛细血管。

依据 Aβ 蛋白免疫组化染色观察所见，脑组织的淀粉样血管变性呈斑片样或节段性分布，在同一张切片，镜下可见不同程度的 Aβ 沉积血管。多数学者认为 CAA 最常好发于枕叶（图 10-2-5A、B）、额叶，其次是颞叶或顶叶皮质及蛛网膜下腔（图 10-2-5C）。枕叶不仅是 CAA 最常见部位，也是其病变程度最严重区域。小脑半球的 CAA 发生率仅次于大脑新皮质（图 10-2-5D），而大脑深部的基底节、丘脑及下丘脑血管罕见 CAA；双侧半球脑白质及脑干通常不出现 Aβ 阳性血管。CAA 病变脑内分布也不均一，一般认为软脑膜血管较皮质内血管（灰质小血管）更容易受累，而脑白质血管几乎不发生淀粉样血管变性。据此有人推测软脑膜血管的 Aβ 沉积发生在疾病早期阶段，然后出现软脑膜下皮质血管逐渐受累。软脑膜静脉血管也可受累，但通常较动脉病变轻。当出现毛细血管淀粉样蛋白沉积时，则 CAA 累及部位较广泛且病变严重，除大脑新皮质外，海马、杏仁核、丘脑、下丘脑、Meynert 基底核以及中脑等非常见部位均可受累。

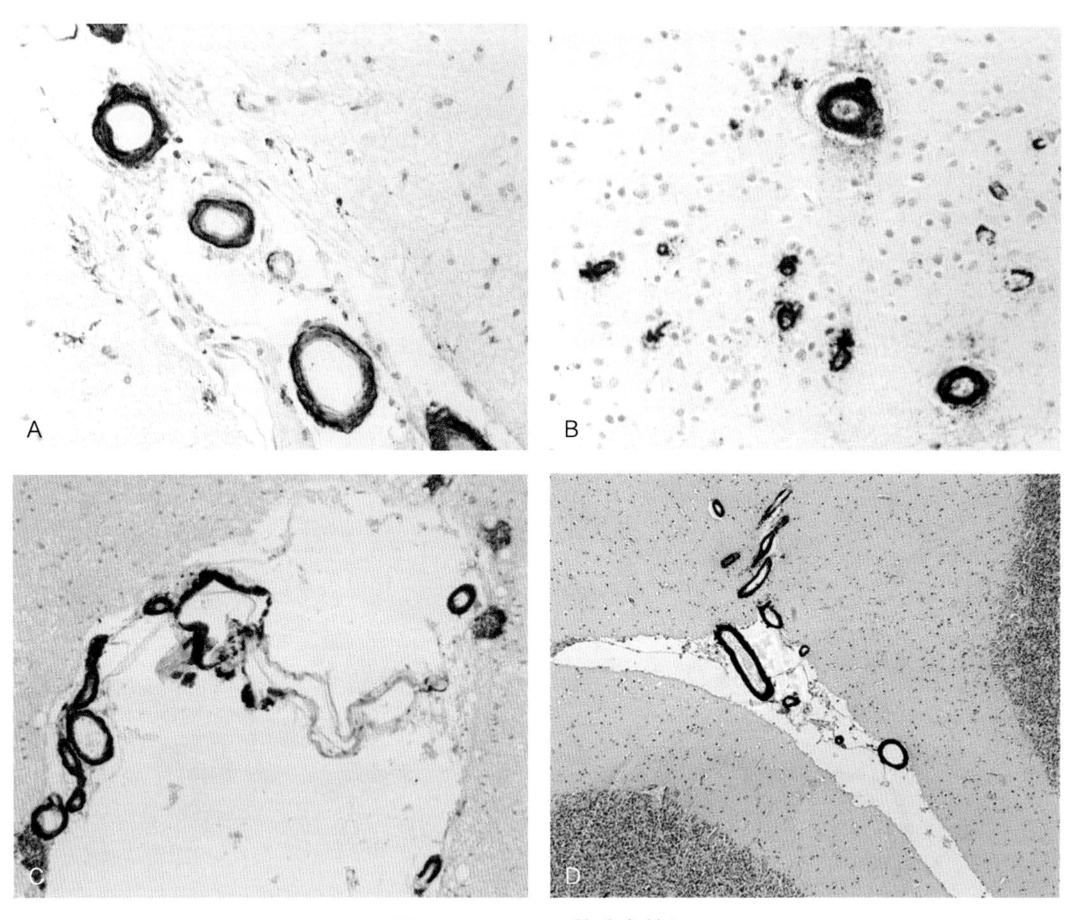


图 10-2-5　CAA 的分布特征

A. 枕叶蛛网膜下腔血管管壁 Aβ 阳性 Aβ ×200；B. 枕叶皮质血管管壁 Aβ 阳性 Aβ ×200；C. 顶叶蛛网膜下腔血管管壁 Aβ 阳性 Aβ ×200；D. 小脑蛛网膜下腔血管管壁也可出现 Aβ 阳性 Aβ ×100

CAA 相关脑白质病理改变表现为大脑半球白质不同程度脱髓鞘改变，以脑室周边受累较重，表现为亚急性或慢性水肿样改变，血管周围间隙扩大，可见含铁血黄素细胞。脑白质小血管玻璃样变性，血管周围可见轻、重程度不等的脱髓鞘和星形胶质细胞增生。一般皮质下白质的 U 纤维以及胼胝体和内囊神经纤维相对保留。

（三）病理改变分级

文献报告的 CAA 两个常用分级方案采用 Aβ 蛋白免疫染色方法评估血管病变程度。Olichney 等提出定量积分评估方案如下：0 分为没有 Aβ 阳性血管；1 分为有零散的软脑膜或皮质血管 Aβ 阳性；2 分为软脑膜或皮质血管呈明显的环状 Aβ 阳性；3 分为软脑膜及皮质内 Aβ 阳性血管广泛分布且环状改变显著；在满足 3 分分值基础上，CAA 伴周围神经毡淀粉样物质沉积者定为 4 分。Vonattel 提出针对单一血管 CAA 病变程度的分级方案：轻度（mild），淀粉样蛋白仅限于中膜，没有明显血管平滑肌受损；中度（moderate），血管中膜被淀粉样蛋白取代，血管管壁较正常增厚；重度（severe），血管壁显示广泛淀粉样蛋白沉积，伴局灶性管壁破碎或管壁“双筒征”，微小动脉瘤形成，纤维素样坏死和血管周围间隙。Olichney 的定量积分评估没有对皮质和软脑膜血管的 Aβ 阳性强度进行评分，而 Vonattel 方案没有区分软脑膜血管与脑皮质血管受累程度。为此，有学者在此基础上提出了较为实用的另一种分级方案。该方案分别对切片上软脑膜血管和皮质血管进行评分：0 分为没有 Aβ 阳性血管；1 分（轻度病变）为零散血管管壁 Aβ 阳性（图 10-2-6A）；2 分（中度病变）为多数血管壁散在 Aβ 阳性或少数血管 Aβ 呈强阳性（图 10-2-6B）；3 分（重度病变）为多数血管管壁 Aβ 强阳性（图 10-2-6C）；4 分为重度 Aβ 阳性血管且伴有血管周围神经毡内淀粉样物质沉积（图 10-2-6D）。

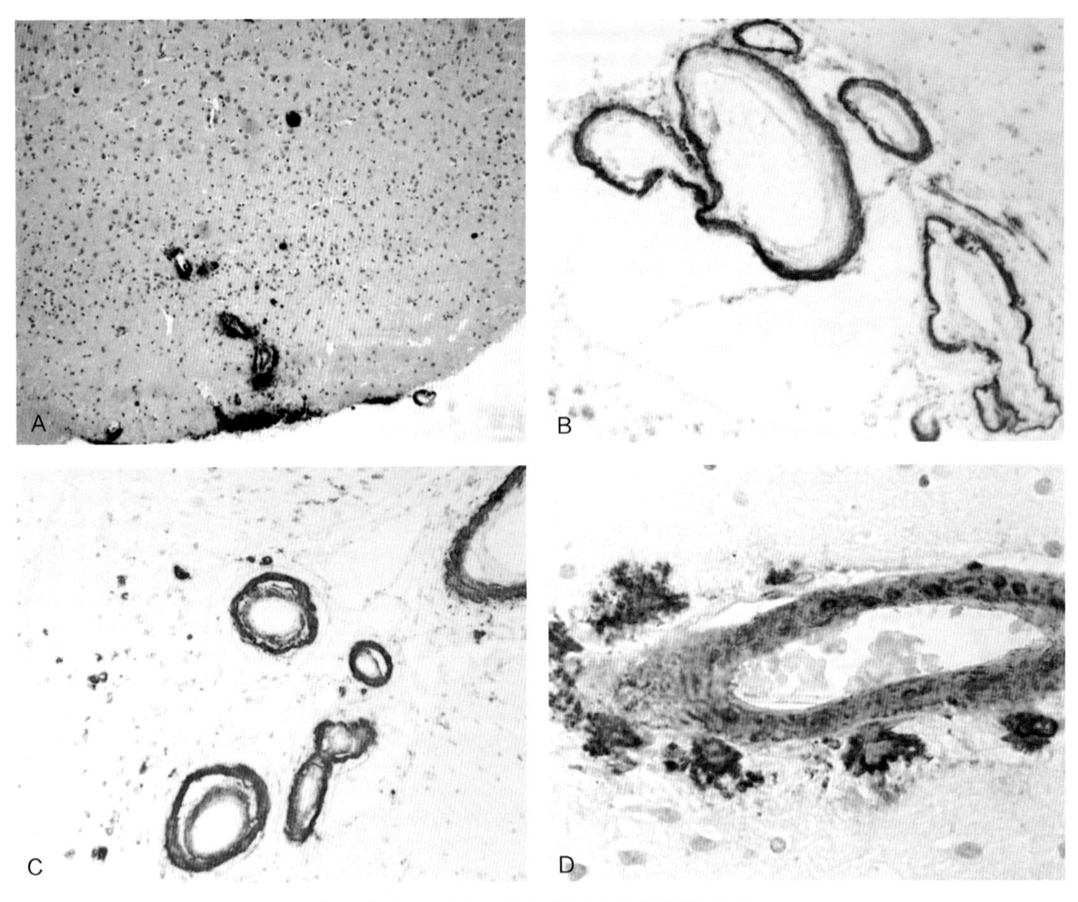


图 10-2-6　CAA 的血管病变严重程度分级

A. 轻度 CAA 的血管管壁呈断续 Aβ 阳性表达 Aβ ×100；B. 轻度 CAA 的 Aβ 蛋白累及整个血管外膜 Aβ ×100；C. 重度 CAA 的 Aβ 蛋白沉积于管壁内外膜 Aβ ×100；D. 伴血管周围神经毡内淀粉样蛋白沉积的重度 CAA Aβ ×400

（四）CAA 与 AD 病理改变关系

文献报告 AD 患者中，合并有 CAA 改变的病例占 80%~95%，二者均与 Aβ 蛋白异常沉积有关，因此有学者认为 CAA 就是 AD 的一个特征病变。经蛋白质的定量和定性分析显示 CAA 的血管壁 Aβ 蛋白沉积与

AD 老年斑的 Aβ 蛋白还是有所不同。普通型 CAA 的软脑膜和皮质血管管壁可表达 Aβ40 和 Aβ42 两种成分，但 Aβ40 比例更高，而 AD 的淀粉样斑以及神经炎性斑主要由 Aβ42 构成；AD 的毛细血管型 CAA 管壁及周围间隙的淀粉样蛋白沉积物主要是 Aβ42 成分，与其邻近神经毡内淀粉样蛋白沉积斑的 Aβ42 相同。实际上，在 AD 尸检病例脑组织中，并不能完全区分出合并普通型 CAA 或毛细血管型 CAA。有学者观察到多数病例以普通型 CAA 为主，部分病例可合并毛细血管型 CAA，而单纯毛细血管型 CAA 少见。AD 患者脑内严重 CAA，导致脑叶出血是 AD 致死事件的主因。

（五）Aβ 相关性血管炎

Aβ 相关性血管炎（Aβ-related angiitis，ABRA）是一种发生在中枢神经系统，与 CAA 相关的原发性血管炎。它是不同于原发性中枢神经系统血管炎和单纯 CAA 的独立疾病实体。也有文献使用脑淀粉样血管病相关炎症（CAA-RI）这个术语。Aβ 相关性血管炎患者的发病年龄较增龄相关的散发性 CAA 患者相对年轻。多数患者临床表现为急性或亚急性起病，精神行为症状较为突出，往往表现为快速进展性认知功能障碍，患者除以精神行为症状为首发表现外，还可以头痛、癫痫发作和局灶神经功能缺损形式发病。CSF 检查其蛋白稍高，细胞数增加。报道认为 Aβ 沉积引起的血管炎症反应或邻近脑组织水肿为可逆性脑损伤，故临床上首选糖皮质激素治疗以控制亚急性或急性脑病症状。基于临床 - 影像 - 病理研究资料，与常见的中枢神经系统血管炎和单纯 CAA 相比，Aβ 相关性血管炎的临床症状及影像学改变具有特征性，生前即可诊断并进行有效治疗。简化的 Aβ 相关性血管炎推荐诊断标准如下：①年龄>40 岁；②急性或亚急性形式发病；③头痛；④卒中样症状；⑤精神行为症状；⑥癫痫发作；⑦ MRI 检查 $T_2$ 像显示皮质肿胀和皮质下白质高信号（图 10-2-7A、B），SWI 像可见相应脑皮质及皮质下灰白质交界大量的微出血信号征（图 10-2-7C、D）和皮质表面铁色素沉积。尽管神经影像有助于临床诊断，但活检仍然是 ABRA 诊断的“金标准”。Aβ 相关性血管炎活检组织显示血管管壁破坏性炎症反应，其血管外膜和血管周围有淋巴细胞、组织细胞浸润，包括多核巨细胞，病变血管中存在 Aβ 蛋白沉积，伴有吞噬 Aβ 蛋白的吞噬细胞，脑膜可见淋巴细胞反应。有的皮质区可出现大量活化的小胶质细胞。偶尔见 Aβ 蛋白斑样结构。脑白质可见斑片状胶质细胞增生和组织结构疏松改变。

（六）家族遗传性脑淀粉样血管病

1. 荷兰型遗传性脑出血伴淀粉样蛋白病（HCHWA-D）　这是一种最早报告的家族遗传性淀粉样蛋白血管病，是由淀粉样前体蛋白编码基因突变导致的常染色体显性遗传病，其临床特征为反复卒中发作，卒中类型以脑出血为主，也有缺血性卒中发作。其发病年龄在 50 岁左右，平均卒中 3 次，最多达 10 次。痴呆亦为常见症状，多发生在首次卒中后，且逐渐加重。神经影像示 85% 的病例为脑叶出血，余者病例可为出血性或非出血性脑梗死、弥散性脑白质损害或微出血，平均死亡年龄 60 岁左右。尸检病理检查发现脑内陈旧或新鲜脑出血及脑梗死和严重 CAA。CAA 好发于大脑、小脑皮质小动脉和微小动脉，但皮质下白质血管可幸免。脑膜血管的淀粉样蛋白沉积常见。此外，有的病例亦可累及脊髓蛛网膜下腔。免疫组化染色示脑实质内 Aβ 蛋白沉积，主要是非纤丝 Aβ 蛋白沉积，表现为弥散斑。神经原纤维缠结少见。血管及脑实质的 Aβ 蛋白以 Aβ40 以为主，少量为 Aβ42。

2. 遗传性胱抑素 C 淀粉样血管病（HCCAA）　该病最早由一位冰岛乡村医师报告描述。报告中，他记录并描述了当地一些年轻人死于脑出血，具有家族遗传特征。这些家系中一些死亡病例进行了尸检，采用刚果红染色，发现其脑小动脉有淀粉样物质沉积，从这种淀粉样物质中分离出一种被称为胱抑素 C 的蛋白质。这种蛋白质存在于脑脊液中，是一种细胞外蛋白酶的主要抑制剂。遗传分析发现编码这种蛋白的基因位于 20 号染色体短臂上。病理大体可见大脑半球脑叶皮质和基底节区不同时期且大小不等的多发出血灶。镜下见脑和脊髓广泛的动脉及小动脉管壁玻璃样变性和同心圆形管腔狭窄，有的出现血管闭塞。病变血管中膜分离，动脉瘤形成以及血管周围纤维素渗出，一些脑实质血管的血管周围间隙扩大，其中含有血红蛋白或吞噬血红蛋白的吞噬细胞，也可见新鲜或陈旧性血栓，但静脉和毛细血管病变轻微。生化分析刚果红阳性物质主要由胱抑素 C 蛋白构成的淀粉样蛋白纤丝沉积。

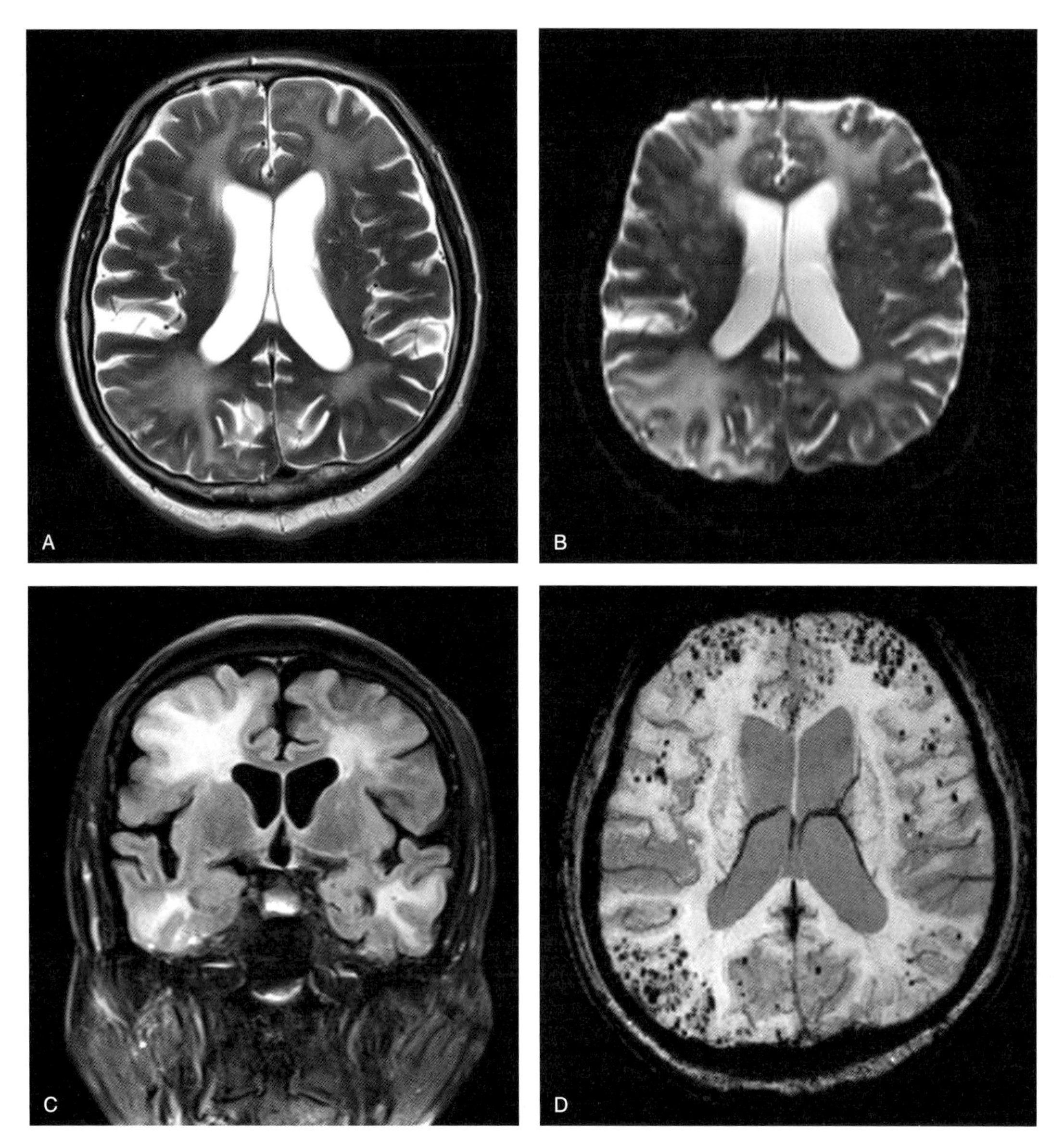


图 10-2-7 Aβ 相关性血管炎的脑 MRI 特征

A. 轴位 $T_2$ 像示双侧大脑半球灰白质多发片状高信号；B.ADC（表观弥散系数）示双侧大脑半球灰白质广泛高信号；C. 冠状位 FLAIR 成像示双侧额颞叶灰白质高信号；D.SWI 示双侧大脑半球皮质及灰白质交界区广泛微出血

3. 家族性英国和丹麦型痴呆　这两种家族遗传疾病均与 *BRI2* 基因突变有关，发病较早。遗传分析证实 *BRI2* 基因位于 13 号染色体长臂上，其终止密码子异常，使得该基因编码的蛋白质较正常蛋白更长，这种蛋白释放两种肽，均是淀粉样蛋白纤丝的主要成分。目前确切的病理生理机制尚不十分清楚。这两种家族遗传性痴呆与 AD 病理改变具有共同病理特征，包括神经原纤维缠结、神经原纤维前缠结和淀粉样蛋白沉积、CAA 以及广泛的炎性反应。

上述家族遗传性淀粉样蛋白血管病较常见的散发性 CAA 和 Aβ 相关性 CAA 的血管病变更严重，累及范围更广，病理检查发现，病变血管累及范围除散发性 CAA 常见部位外，还可累及大脑、小脑白质、深部灰质以及脑干和脊髓血管。

（朱明伟）

# 第三节 宾斯旺格病

## 一、概述

宾斯旺格病(Binswanger disease, BD)又称"皮质下动脉硬化性脑病"(subcortical arteriosclerotic encephalopathy, SAE)。德国学者 Binswanger 于 1894 年首次报道 8 例皮质下白质动脉硬化所致的慢性进行性痴呆，病理检查肉眼所见为明显的白质萎缩、脑室周围白质大片状脱髓鞘改变和侧脑室扩大，因为有明显的动脉硬化，故认为此种改变系由脑小动脉硬化而引起的脑白质营养不良，最终导致皮质下白质萎缩，当时命名为"皮质下脑炎"。1902 年，Alzheimer 对本病进行了显微镜观察，发现皮质下白质有退行性改变，镜下可见中央白质广泛性脱髓鞘，而皮质及皮质下弓状纤维(U 型纤维)相对完好，认为此种病理改变系由深穿支动脉粥样硬化导致，丘脑基底节区可见腔隙性软化灶，此后命名为 Binswanger 病。1962 年，Olszewski 深入研究了 BD 患者的脑部病理变化，也发现脑深部白质弥漫性脱髓鞘改变，半球白质基底节区有多发性梗死灶，而皮质及弓状纤维不受累，认为本病与动脉硬化有关，并正式命名为"皮质下动脉硬化性脑病"。1964 年，Jellinger 等观察了 BD 患者脑部病理变化，发现高血压和动脉硬化改变并存，并指出脑白质损害是由于高血压造成的缺血性改变。1982 年，Tomonaga 等报道 45 例 BD，其病理改变所见与 Jellinger 等所描述的病理改变一致。

BD 最初主要依靠病理学诊断，因此检出率较低。随着 CT、MRI、DSA 等影像学诊断技术的发展，BD 检出率逐渐增加，越来越受到人们的重视。国外文献报道，BD 在老年人的发病率为 1%~5%。国内资料显示，BD 约占我国老年人口的 2.2%(402 例 ≥ 60 岁老年人尸检中有 9 例确诊为 BD)，随着年龄增长，BD 发病率亦有所增加，说明该病在老年人中并不少见。

## 二、临床表现及神经影像

BD 发病年龄多在 40~90 岁，60 岁以后高发。主要表现为进行性、隐匿性发展的痴呆，常伴明显的意志缺失、情感和行为改变(如激越、易激惹、抑郁、欣快和情感失禁)、注意力不集中、精神运动迟缓、假性球麻痹和一些皮质症状(如步态不稳、尿失禁和帕金森病等)。绝大多数患者表现以精神症状作为首发或唯一症状。BD 患者头颅 CT 的典型表现为：①对称性脑室周围低密度并广泛脑室周围白质萎缩，双侧侧脑室不同程度扩大；②重者发展至低密度区融合到全半卵圆中心，并伴有白质萎缩；③基底节区单发、多发的脑梗死或腔隙性脑梗死。MRI 检出深部白质小病灶病变较 CT 更为敏感，其典型表现为：①侧脑室前角、后角及体部周围对称性月晕样异常信号，$T_1$ 加权像病灶呈低信号，$T_2$ 加权像病灶呈高信号；②严重患者的异常信号可与放射冠、半卵圆中心的异常信号融合，双侧侧脑室扩大；③基底节区、丘脑、脑干的腔隙性梗死或脑梗死灶。但常规的 CT 和 MRI 检查只能显示发展到较重程度的白质病变，难以准确显示白质损伤区域，无法检测病变白质内的血流和代谢变化。近年开展的一些检查，如磁共振波谱(MRS)及功能 MRI 等弥补了以上缺陷，能够更好地评估 BD 患者的认知功能，代表了未来的发展方向。

## 三、病理改变

BD 主要的病理改变在脑深部白质，以皮质下、脑室周围白质的广泛性髓鞘脱失病变为主要特征，可伴有多发性腔隙灶、星形胶质细胞增生等病变以及小动脉的玻璃样变性等，而大脑皮质及皮髓质交界处的弓形纤维则相对保留，这可能与大脑深部白质位于皮质长髓支和白质深穿支等终末动脉供血交界区，缺少侧支循环，更易受缺血的影响有关。肉眼观察脑白质融合的区域变薄、质硬、颗粒状，多发生在脑室额角和脑室旁，其次好发于半卵圆中心，小脑白质也经常累及。同时出现脑室系统扩大、胼胝体变小、脑沟脑池增宽。脑白质的体积减小，而皮质一般不受累，基底节 - 内囊区、丘脑、脑干常伴发不等的腔隙性脑梗死。因大脑深部白质广泛的小动脉硬化导致该区域长期处于低灌注状态，显微镜下可见皮质下白质广泛的髓鞘脱失，有时脑白质严重病变会发生坏死、囊变及液化，脱髓鞘区域胶质细胞明显增生，小血管周围间隙扩大，穿支血管壁增厚、透明变性，但小动脉闭塞罕见。一般认为高血压动脉硬化是 BD 的重要危险因素。根据 Binswanger、Alzheimer、Olszewski 的病理研究，均认为本病是在高血压及动脉硬化基础上导致脑深部白质血液循环障碍以及由此而引起的缺血性脱髓鞘改变。提示慢性高血压动脉硬化、脑缺血是 BD 的重要致病因素。

### 四、临床与病理关联

由于弥漫性白质脱髓鞘，患者多数有侧脑室扩大、胼胝体变薄的脑萎缩征象。在高血压及动脉硬化的病理基础上，可以合并脑梗死及脑出血。基底节和半卵圆中心集合了与学习、记忆和认知功能有关的大量神经元和神经纤维，与额叶有广泛的联系。丘脑与边缘系统的联系对于记忆也有重要作用。小动脉的病变导致基底节、丘脑多发性小灶性梗死以及侧脑室周围、半卵圆中心白质病变，使白质与皮质之间联系纤维中断，发生痴呆，这种病理过程呈逐渐或阶梯式进展，因此临床表现出程度不同的智能减退。

（杨国锋　高 雅）

## 第四节　多发性梗死性痴呆

### 一、概述

多发性梗死性痴呆（multiple infarct dementia，MID）由加拿大神经病学家 Hachinski 于 1974 年提出，是血管性痴呆（vascular dementia，VaD）最常见的类型（39.4%）。由于反复发生卒中，双侧半球大脑中动脉或后动脉多个分支供血区的皮质、白质或基底核区受累，导致智能及认知功能障碍综合征，是老年性痴呆的常见病因之一。

### 二、临床表现及神经影像

MID 的临床表现复杂多样，起病急，以智能障碍为主，呈阶梯样进行性发展，而局灶性神经系统症状体征则较轻微。MID 的发生与梗死体积有关，但不是产生 MID 的唯一条件，同时也和梗死部位有关。多数文献报道，梗死容积与痴呆程度呈正相关，梗死容积大于 50ml，易发生痴呆。梗死部位以基节区居多（占 44.6%），其次为额叶、颞叶、顶叶、丘脑、枕叶、小脑。MID 的主要 CT 征象为：①腔隙性梗死，多位于基底节区、丘脑与脑桥区；②双侧或多处脑软化灶，以基底节与内囊区最为常见，亦可散布于脑叶；③脑萎缩与脑室扩大，常为局限性脑萎缩，CT 显示脑室、脑池或脑沟局部扩大。病情严重者可显示广泛脑萎缩。多数病例发现脑白质疏松,CT 显示双侧脑室旁可见月晕状低密度影。脑白质疏松是指大脑半球白质非特异性改变,在 MRI 上主要表现为双侧侧脑室周围、半卵圆区基本对称的斑片状长 $T_1$、$T_2$ 信号影。

## 三、病理改变

MID 的病理特征包括组织损伤,表现为大梗死灶、皮质微梗死灶、基底节区陷窝、白质陷窝、扩张的血管周围间隙(图 10-4-1)、弥漫性白质稀少和血管周围水肿;血管异常,可表现为累及颅外或颅内动脉的动脉粥样硬化、小动脉硬化、先天性血管病、栓子和结构异常;以及神经变性性改变。VaD 患者的 SP 与 NET 出现频率高于正常老年人,此外也可存在其他神经变性性改变,如胆碱能神经元缺乏等。如果这些病理学改变只限于海马,而且 SP 和 NET 未超过 Thal 和 Braak 界定的Ⅲ期标准,那么就应诊断为 VaD;如果 SP 和 NFT 超出Ⅲ期标准,则应诊断为混合性痴呆。

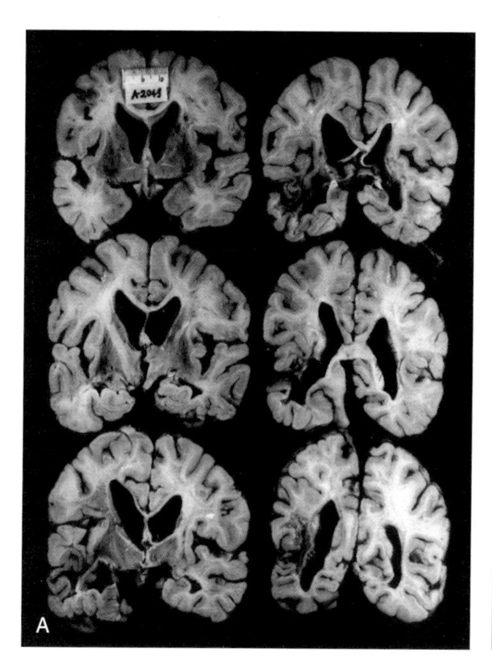


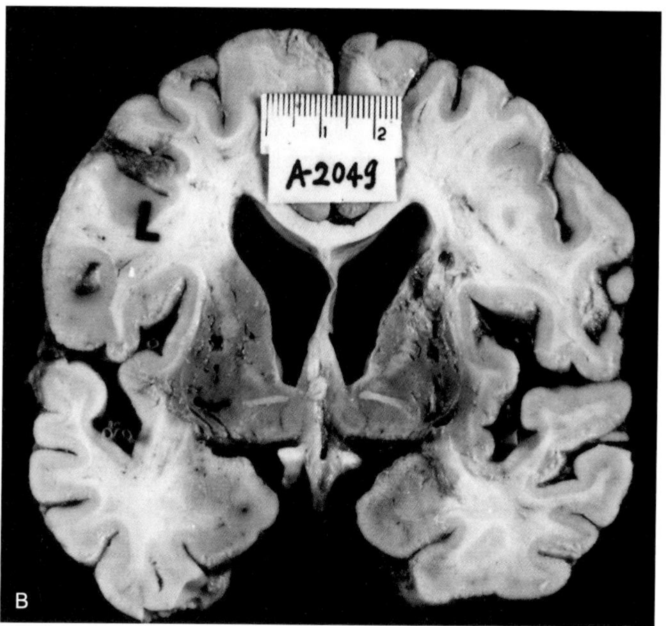


图 10-4-1 多发性梗死性痴呆患者的脑大体观察

A. 多发性梗死性痴呆的脑大体所见;B. 皮质及基底节区多发梗死灶

## 四、临床与病理关联

基底节区是大脑皮质与神经系统其他部位通路中的重要环节,基底节损害可导致神经传导异常、神经递质失衡而出现记忆、思维障碍。颞叶病变可导致记忆障碍、人格障碍,影响智能,是痴呆形成的重要因素。顶叶损害可导致感觉冲动的分析 - 结合障碍及感觉性语言障碍,发生痴呆。丘脑损害可引起记忆障碍,导致痴呆。

(杨国锋 高 雅)

# 第五节　伴皮质下梗死和白质脑病的常染色体显性遗传性脑动脉病

## 一、概述

伴皮质下梗死和白质脑病的常染色体显性遗传性脑动脉病(cerebral autosomal dominant arteriopathy with subcortical infarcts and leukoencephalopathy,CADASIL),是一种中年发病的遗传性小动脉脑血管疾病。在CADASIL正式命名以前,该病曾被描述为Binswanger样脑病。1955年,法国学者Bogaert描述两姐妹在中年先后发生的Binswanger样脑病,临床进展较同类疾病快,当时被称为“快速进展的Binswanger样脑病”。1977年,Sourander等在一瑞典家系中发现三代5例中青年患者,反复缺血性脑卒中发作,伴进行性智力障碍,具有显性遗传倾向,尸检病理显示多发性腔隙性梗死灶、弥散性脑白质病变和小动脉闭塞,但未发现脑内动脉硬化及淀粉样血管病变,作者将其命名为“遗传性多发性梗死性痴呆”。同年,Stevens也报道了类似病例,并称之为“慢性家族性血管性脑病”。此后,日本、法国等其他国家也对该病进行了相关报道。随着基因研究的发展,1993年Tournier-Lasserve首先将本病基因突变定位于19号染色体短臂,同年,巴黎国际专题研讨会形成共识,将该病统一命名为CADASIL。1996年,Joutel等将其致病基因确定为*Notch3*基因。2000年谢淑萍等首次报道了国内第一个CADASIL家系。迄今为止,全世界已经报道该病大约500个家系,国内陆续发现并报道了70多个家系。

*Notch3*基因包括33个外显子,编码1个含2 321个氨基酸的跨膜蛋白受体。在成年人,它仅表达于血管平滑肌细胞(VSMC),对VSMC的稳定起重要作用。基因突变影响了Notch3受体细胞外片段在细胞表面的清除,导致在胞膜外异常堆积,电镜下可观察到特征性的嗜锇颗粒物质(GOM)沉积。目前,我国*Notch3*突变基因谱共发现43种突变,突变热点为外显子4,其次是外显子3,最常见的突变是p.R90C,其次是p.R169C、p.R182C和p.R141C。本病发病率约为1.98/10万成年人,也有些学者认为CADASIL的实际发病率更高。

## 二、临床表现及神经影像

CADASIL的临床表现症状各异,即使在同一个家族中的患者,临床表现变化也很大。典型CADASIL有明显的家族倾向,中青年起病,发病年龄在29~74岁之间,平均45岁,早期可伴或不伴有先兆的偏头痛发作史。欧洲人多表现为偏头痛,而亚洲人则以多发性脑梗死及进行性痴呆为主要临床表现。国内资料显示仅有28.7%患者有偏头痛或头痛发作史,最常见的临床表现为中年反复发作的短暂性脑缺血发作(TIA)和脑缺血卒中,无其他脑卒中危险因素,呈阶梯性或进展性加重,逐渐出现步态障碍、尿便障碍,最终导致假性延髓麻痹和四肢瘫。其次为皮质下血管性痴呆,通常在疾病晚期出现,起病形式隐匿,进行性加重,导致严重的认知功能减退,可伴有精神和情感障碍,其他少见症状包括癫痫、原发性脑出血、神经性耳聋等。

CADASIL的MRI表现包括脑白质病变、皮质下和脑深部灰质及脑干多发腔隙性脑梗死、脑萎缩。典型的MRI主要表现为大脑半球白质广泛长$T_1$、长$T_2$异常信号,常位于双侧颞叶、顶叶、额叶皮质下及脑室周围基底节区。早期呈散在的斑点或结节状,大小不一,对称分布,不累及弓形纤维,以后渐进融合成片。晚期随白质病变范围的扩大,可累及包括弓形纤维在内的整个白质区域以及脑干。不同于长期高血压引起的白质缺血改变主要位于侧脑室周围，其外囊和颞极白质常较早受累。CADASIL 脑深部灰质病灶以腔隙性梗死灶为主，陈旧病灶表现为小片状长 $T_1$、长 $T_2$ 信号的软化灶，FLAIR 呈低信号。脑干病变主要见于脑桥，小脑一般不受累。CADASIL 患者常伴有脑内微灶性出血，主要位于皮质下白质、丘脑和脑干。典型的颞极白质受累、皮质下腔隙病灶、外囊及内囊前肢同时受累的“人”字征、微出血灶等有助于诊断本病。

## 三、病理改变

与动脉粥样硬化和脑淀粉样血管病不同，小动脉病变是本病的主要特点，伴弥漫性白质疏松和深部多发性小梗死灶。皮质基本正常，没有大动脉的区域梗死。脑组织病理突出的改变是大脑半球白质弥漫性髓鞘脱失，髓鞘染色显示双侧大脑白质呈弥散性和局灶性苍白，伴神经纤维破坏和神经胶质增生。光镜下可见受累部位的小动脉内膜下纤维增生和透明样变性，导致小血管壁的向心性增厚和管腔狭窄。内膜弹力层可见重叠和断裂，有些出现血管阻塞，内膜发生纤维性坏死、壁间水肿及炎性细胞在血管周围浸润，伴有明显的平滑肌细胞变性。电镜下超微结构显示小动脉内膜基底层正常，中膜明显增厚，沉淀物中含有胶原和弹性碎片。可以见到特征性 GOM 沉积于小动脉血管平滑肌细胞的基底层，此种 GOM 沉积也可见于小静脉及毛细血管。GOM 不仅在脑血管中存在，在外周组织如皮肤血管、肌肉、腓总神经也有发现，但损害程度较前者轻微。皮肤、肌肉的阳性率高于腓总神经。GOM 对 CADASIL 诊断的敏感性为 45%~96%，特异性为 100%。因此，GOM 阳性可帮助诊断 CADASIL，但阴性不能排除 CADASIL。

（杨国锋 高 雅）

# 第六节 血管性帕金森综合征

## 一、概述

Brissand 于 1884 首先提出“帕金森综合征”（Parkinson syndrome，PS）的概念，并指出其具有多病因特性，如感染、中毒、药物、外伤、脑血管意外等致病因素。1929 年 Critchley 提出“动脉硬化性帕金森综合征”的概念，又称“血管性帕金森综合征”（vascular parkinsonism，VP）。Critchley 详尽描述了 VP 的临床特点，但并没有描述临床 - 病理的相关性。CT 出现之前动脉硬化性帕金森综合征受到很大质疑。1981 年 Critchley 将其重新命名为动脉硬化所致假性帕金森综合征。随着 CT 和 MRI 技术的发展，在与帕金森病（Parkinson’s disease，PD）表现不同的帕金森综合征患者中发现了基底节区病变和弥漫性皮质下白质病变（diffuse subcortical white matter lesions，DWML）。VP 作为有独特临床和影像特点的另一类型帕金森综合征逐渐得到认可。这一概念也得到尸检结果的支持，一些临床上具有多次卒中发作及典型 PS 表现的尸检病例主要表现为纹状体血管病变及多发腔隙性梗死，而未发现 PD 的病理改变，中脑黑质色素神经元及蓝斑完全正常，没有发现路易体。因此证实老年人 PS 可以由脑血管病变引起。据估计，VP 占全部帕金森综合征病例的 3%~12%。

## 二、临床表现

PD 是一种锥体外系疾病，主要影响黑质多巴胺能神经元的功能，对锥体系统并不造成影响，而

VP可同时累及锥体束和锥体外系，表现出PD的锥体外系症状。与PD有所不同，VP发病年龄更晚，病程更短，既往常有高血压病、动脉硬化或脑卒中发作史。起病形式一般为亚急性起病，或在卒中后急性起病，病程呈阶梯式进展，临床以小碎步或冻结步态起病，表现为对称性铅管样肌强直，一般缺乏"搓丸样"静止性震颤，常并存假性球麻痹、锥体束征和/或多发性梗死性痴呆。对左旋多巴反应欠佳。影像学改变也不同于PD，VP患者MRI检查绝大多数可见多发腔隙性梗死，梗死灶以基底节区、侧脑室旁和半卵圆中心最多见，少数脑干、脑叶也可见梗死灶，可伴白质疏松或脑萎缩，中脑黑质无明显变化。

## 三、病理改变

VP的主要病理改变为颅底动脉粥样硬化，大脑及脑干萎缩，侧脑室扩大，脑实质内存在多发性腔隙性梗死灶（图10-6-1），同时小动脉玻璃样变，基底节区、脑干及脑叶深部白质内多发新旧不一的梗死灶，有的以大量炎性细胞渗出为主，伴有胶质增生、囊腔形成，可见明显脱髓鞘改变。Marttila指出腔隙性梗死（特别是多发性腔隙性梗死）是导致VP的主要原因。Murrow等病理报告中显示，VP患者除脑萎缩、动脉粥样硬化改变之外，在尾状核、内囊、苍白球、壳核及中脑，可见小的、圆形囊腔改变，直径均小于0.2cm；外囊也见多发陈旧性不规则梗死灶，直径最大0.5cm，而缺乏PD的病理改变。尸检病理结果也证实了VP患者具有脑动脉硬化，小血管玻璃样变及双侧基底节区存在多发性腔隙性梗死，且在额叶、海马等处也有多发性腔隙性梗死（图10-6-2）。另外，VP可能不仅与基底节区损害有关，而且与额叶白质损伤也有着密切的关系。Yamanouchi等在研究中发现，大部分VP患者存在广泛的白质损害，表现为严重的白质疏松，尤其额叶显著，而基底节病变则相对较轻，其黑质多巴胺（DA）能神经元保持良好，认为脑白质损害（特别是额叶前部的白质）与VP的关系较为密切。

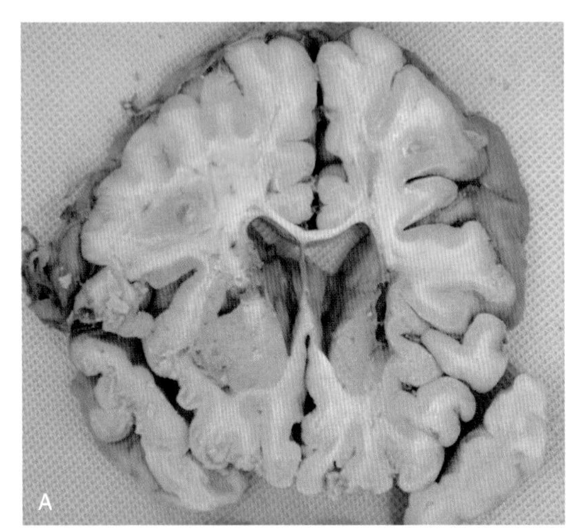


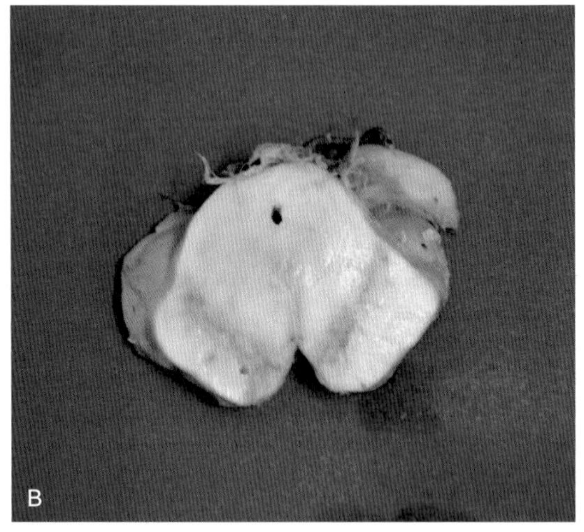


图10-6-1 血管性帕金森综合征患者的脑大体观察

A. 双侧基底节区多发陈旧性脑梗死；B. 中脑黑质色素带未见明显异常

## 四、临床与病理关联

基底节区多发腔隙性梗死可损害纹状体多巴胺能突触及突触后结构，同时也可累及黑质-纹状体通路或基底节与皮质的联络，可能是VP发病的重要病理生理机制。VP中皮质下白质病变显著的患者出现帕金森综合征可能涉及如下机制：①经过白质的长程反射受损，导致大脑感觉运动整合功能破坏，而使患者失去平衡；②弥散的血管病灶破坏基底节与运动皮质间的联络纤维导致步态障碍。

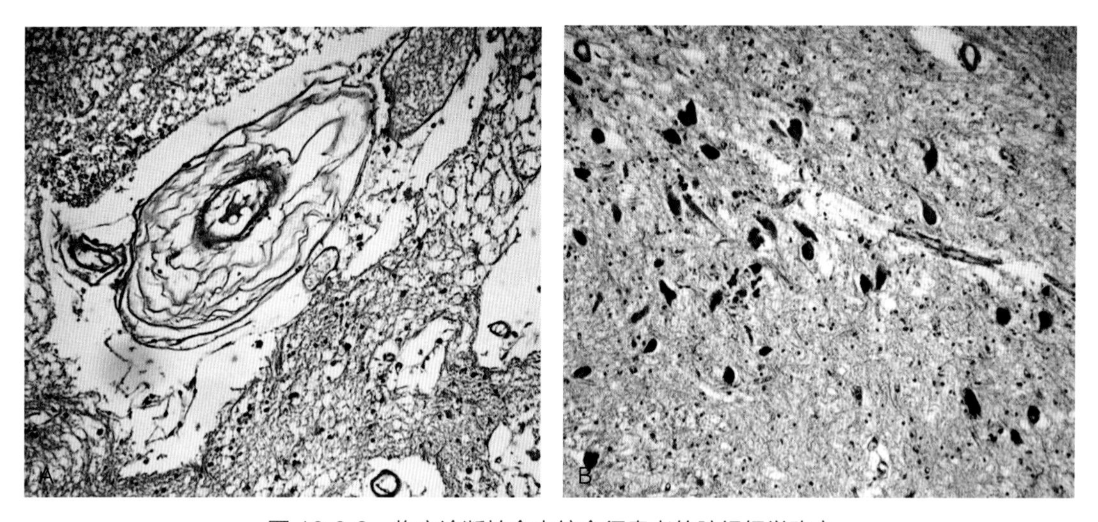


图 10-6-2　临床诊断帕金森综合征患者的脑组织学改变

A. 右侧壳核小血管变性及神经组织坏死 HE ×200；B. 中脑黑质神经细胞未见明显减少 HE ×200

（杨国锋　高 雅）

# 第七节　神经轴索营养不良

神经轴索营养不良（neuroaxonal dystrophy）是一组金属代谢及相关疾病，主要特点为神经轴索营养不良的病理改变、脑内铁和铜沉积或代谢障碍以及肝脑退行性变所致的综合征，大部分由基因突变引起，且病理改变和受累部位相似。目前这些疾病可根据形态学改变（神经轴索营养不良）、脑内铁代谢异常及铜代谢相关肝脑退行性变进行归纳，它们之间的关系仍有待深入研究。

神经轴索营养不良是发生于中枢和周围神经系统的轴索形态异常，表现为轴索肿胀，其中多数被称为球状体（spheroids），其病理机制尚不明确。这种营养不良性的神经轴索肿胀，直径在 20~120μm 之间，呈灰白色外观，可见嗜酸性颗粒，有时中心处的嗜酸染色更深。球状体可经 Bodian 银染法清楚显示，伴不染色的缝隙和空泡，尤其见于较大的球状体。超微结构显示肿胀的轴索内包含线粒体、溶酶体相关致密体、靠近细胞膜边界的小泡等，而神经原纤维一般很少。免疫细胞化学显示仅直径少于 30μm 的球状体其抗神经原纤维蛋白和泛素（ubiquitin）反应阳性；轴索球状体还呈 α-synuclein 免疫阳性。在发生神经轴索营养不良的部位可见球状体内有星形胶质细胞增生和铁色素沉着，还有相关的胶质增生。

神经轴索营养不良分为 3 种亚型：①生理性神经轴索营养不良，系脑正常老化改变之一；②继发性神经轴索营养不良，其他疾病所致的继发性改变；③原发性神经轴索营养不良：神经轴索营养不良是其显著的病理改变。

生理性及继发性神经轴索营养不良本节不做重点介绍，原发性神经轴索营养不良常见疾病为脑组织铁沉积性神经变性病（NBIA）以及肝脑退变综合征和铜相关疾病，目前分类如下。

## 一、脑内铁代谢异常

1. NBIA1 或 *PANK2* 基因变异所致的泛酸激酶相关性神经退行性病（pantothenate kinase-associated neurodegeneration，PKAN），也称为苍白球黑质红核色素变性或 Hallervorden-Spatz 病，见本章第九节。

2. NBIA2 或 *PLA2G6* 基因变异所致的非钙依赖型磷脂酶 A2 相关性神经退行性病（phospholipase A2-associated neurodegeneration，PLAN），也称为婴儿神经轴索营养不良（infantile neuroaxonal dystrophy）或 Seitelberger 病。

3. NBIA3 或 *ATP13A2* 基因变异所致的 Kufor-Rakeb 病（PARK9）。

4. *FA2H* 相关性神经退行性病（*FA2H*-associated neurodegeneration，FAHN），为 *FA2H* 基因变异所致。

5. Nasu-Hakola 病与 *DAP12* 和 *TREM2* 基因变异相关。

6. 遗传性铁蛋白病（hereditary ferritinopathy），也称神经系统铁蛋白病（neuroferritinopathy），与编码铁蛋白轻链蛋白基因（*FTL* 基因）的变异有关。

## 二、铜代谢相关肝脑退行性变

1. 慢性获得性肝脑退行性变，运动障碍见于反复发作肝性脑病的部分患者，但也见于无肝性昏迷发作的慢性肝病患者。

2. 威尔逊病（Wilson disease）即肝豆状核变性，与 *ATP7B* 基因变异有关，见本章第四节。

3. 门克斯病（Menkes disease）为 X 连锁隐性遗传，大部分与 *ATP7B* 基因变异有关。

4. 无铜蓝蛋白血症（aceruloplasminemia）为常染色体隐性遗传，与编码铜蓝蛋白的 *CP* 基因变异有关。

（冯 枫）

# 第八节 肝豆状核变性

## 一、概述

肝豆状核变性（hepatolenticular degeneration，HLD）是一种主要累及肝脏和颅脑的常染色体隐性遗传性铜代谢障碍性疾病，于 1921 年由 Wilson 首先详细描述，又称"威尔逊病"（Wilson disease，WD），致病基因 *ATP7B* 定位于 13q14.3，编码一种 P 型铜转运 ATP 酶，主要在肝脏表达，功能是转运肝细胞内的铜，合成铜蓝蛋白并将铜排入胆汁。*ATP7B* 基因突变可引发铜蓝蛋白合成障碍及胆道排铜障碍，导致过量的铜沉积在肝脏、大脑及角膜等全身各处，引发相应组织器官病变。

本病的患病率各国报道不一，一般在（0.5~3）/10 万，欧美国家罕见，但在某些国家和地区，如意大利南部和西西里岛、罗马尼亚某些地区以及日本的一些小岛的患病率较高。有关中国人 WD 的研究最早见于程玉麟（1932 年）和林文秉（1932 年）等的报道，近年来国内 WD 的病例报道呈增多趋势。国内一项流行病学调查显示在 153 370 人中共发现 WD 患者 9 例，其中 3 例在 1 年内发病，人群发病率约为 1.96/10 万，患病率约为 5.87/10 万。

## 二、临床表现及神经影像

HLD 临床表现变异很大，主要取决于铜沉积导致靶组织器官损伤的程度。特征性表现包括肝病综合征、神经精神症状、角膜色素环（Kayser-Fleischer ring，K-F 环）和急性溶血征象。首发症状在儿童以肝病综合征多见，包括从轻微肝酶异常、慢性隐源性肝炎、肝硬化到暴发性肝衰竭的各种表现，也称肝病型肝豆状核变性。在大年龄组以神经精神症状多见，主要表现为锥体外系症状，包括肌强直、痉挛、震颤、共济失调、构音障碍、流涎和不随意运动等，也称神经型肝豆状核变性。Coombs 阴性的溶血性贫血是除肝病和神经精神症状以外最常见的表现，有时可能是肝豆状核变性唯一的初发症状，明显的溶血通常与严重肝病甚至急性肝功能衰竭相关，肝细胞大量坏死导致蓄积于肝细胞的铜大量释放入血诱发急性严重溶血。K-F 环为 HLD 的特异性表现，是由于铜沉积于角膜后弹力层所致。其他少见症状包括巨人症、氨基酸尿、肾结石、肾钙化、心肌病、甲状旁腺功能减退、胰腺炎、不孕、反复流产等。

HLD 神经影像学主要表现为大脑深部核团对称性病变，病变较集中于豆状核、尾状核、丘脑、中脑、脑桥。头颅 CT 最多见征象是脑萎缩及基底节低密度灶，特别是双侧豆状核区对称性低密度灶。头颅 MRI 的特征性改变是基底节异常信号，显示为对称性长 $T_1$、长 $T_2$ 及高 FLAIR 信号，其中两侧壳核受累者形如“八字”，两侧豆状核均受累者表现为“蝶翼状”，严重时可累及丘脑、脑干和小脑，其中累及中脑的长 $T_2$ 信号可以形成一种 WD 特征性的改变，即“大熊猫脸征”，而同时累及脑桥后方的 $T_2$ 高信号可形成“小熊猫脸征”；另一改变是广泛性脑萎缩，包括提示大脑皮质萎缩的脑沟、脑裂加宽、加深和提示大脑白质萎缩的白质变薄，脑室扩大。

## 三、病理改变

**1. 大体改变** 肉眼可见大脑有不同程度的萎缩，豆状核缩小、软化及空洞形成，双侧纹状体对称性局灶坏死（图 10-8-1A）以及胶质细胞增生斑。

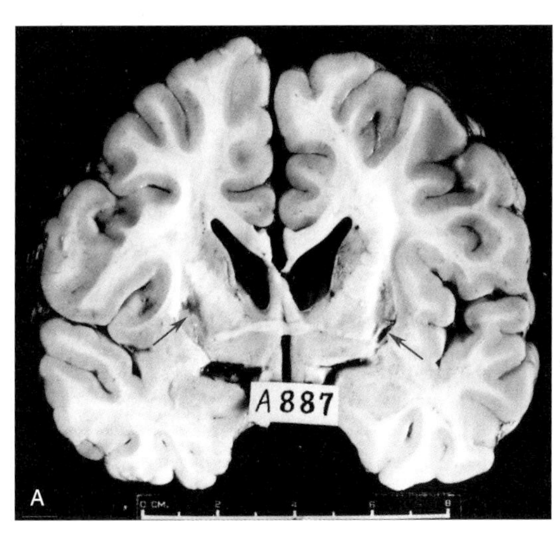


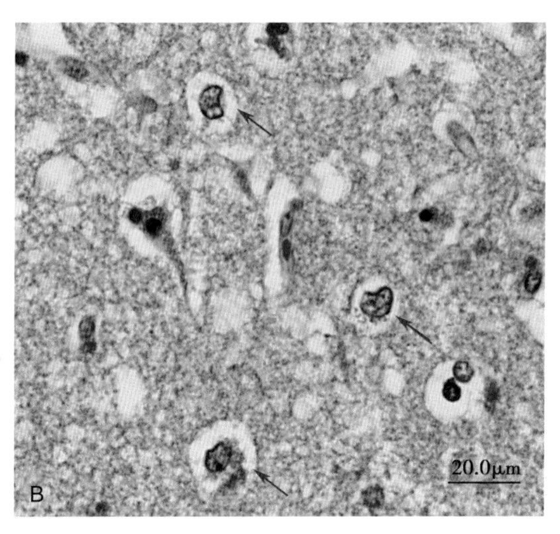


图 10-8-1 Wilson 病患者脑大体与组织学改变

A. 脑冠状切面示双侧壳核对称性局灶坏死（箭头）；B. 脑组织见 Alzheimer Ⅱ型胶质细胞（箭头）HE ×400

**2. 镜下改变** 脑部病变以豆状核、视丘、尾状核最为显著。大脑皮质、红核、黑质、小脑齿状核等部位也可累及。组织学基本病变为由铜过量沉积引起神经细胞坏死和星形胶质细胞肥大、增生改变。病变处神经细胞减少、脱失，尼氏体分解或消失，核浓缩，核边移，空泡变性，甚至坏死、钙化。有的部分形成软化灶和囊腔。小胶质细胞在软化区有增生，并逐渐变为泡沫细胞。星形细胞增生肥大、神经纤维变性而断裂等形成大小不等的脑组织疏松区或小软化灶。在软化灶内或大脑其他病变区可见 Alzheimer Ⅰ、Ⅱ型细胞（图 10-8-1B）或 Opalski 细胞，对诊断有一定价值。有作者认为 Opalski 细胞和 Alzheimer 细胞均来源于星形细胞，只是同一演变过程中不同病变时期的两种形态，但也有人认为此种细胞由组织细胞衍生而来。邹焕文等将所谓 Alzheimer 细胞发生、发展分为四期：①细胞肥大；②核仁出现和变形；③变形显著和多核巨细胞形成；④胞核破裂和崩解，核仁消失以及突起断裂、消失。前三期为进行性病变过程，第四期为退行变性过程。毛细血管可有增生，部分血管壁变性、钙化，血管周围有吞噬含铁血黄素细胞。

电镜观察发现，基底节区特别是豆状核神经细胞变性、坏死，核膜撕裂、核破碎、尼氏体溶解成空泡状，胞质及轴突内有许多异常致密颗粒和凝集物存在，髓鞘溶解。星形胶质细胞核染色质稀疏，胞质内细胞器破坏，基质空泡化，胞膜消失，吞噬类脂质等物质而肥大成 Alzheimer 细胞。毛细血管基底膜可见高电子密度物质（铜颗粒）沉积。

（杨国锋 高 雅）

# 第九节 哈勒沃登 - 施帕茨病

## 一、概述

哈勒沃登 - 施帕茨病（Hallervorden-Spatz disease，HSD）也称“苍白球黑质红核色素变性或泛酸激酶相关性神经退行性病”（pantothenate kinase-associated neurodegeneration，PKAN），是因铁代谢障碍引起的一种罕见中枢神经系统疾病，由 Hallervorden 和 Spatz 于 1922 年首次报道。HSD 多数呈常染色体隐性遗传，少数为常染色体显性遗传，也有散发病例。Taylor 等通过对一个大家系研究，将其致病基因定位于 20p12.3-13。2001 年 Zhou 等克隆了该病的致病基因——泛酸激酶 2（pantothenate kinase 2，*PANK2*）基因，目前已发现 *PANK2* 基因的多种突变类型。该基因所编码的泛酸激酶为辅酶 A 生物合成中的关键酶，泛酸激酶的缺乏可引起半胱氨酸在基底节聚集，而后者对铁离子具有螯合作用，导致半胱氨酸复合铁蓄积和氧自由基生成增加，最终导致神经元变性、死亡。

## 二、临床表现

HSD 临床表现以锥体外系受累为主，以姿势和步态异常、肌张力增高和不自主运动为起始症状，常见舞蹈、手足徐动或震颤；晚期出现构音、吞咽困难、锥体束征和智能障碍。家族性病例有视网膜色素变性或视神经萎缩的报道。根据发病年龄可分为早发型（儿童型）和晚发型（成人型）。大部分病例在数年后逐渐进展，并在早期死亡。典型 HSD 即早发型，发病年龄$<10$ 岁，病情进展快，一般发病 15 年内出现不能行走，20 岁前出现生活不能自理，主要表现为肌张力障碍、构音障碍和肌强直等。不典型 HSD 即晚发型，发病年龄$\geqslant 10$ 岁，病情缓慢进展，多数患者到成人期仍能行走，临床表现多种多样。头颅 MRI 的 $T_2WI$ 可见苍白球和黑质呈低信号，并在双侧苍白球前内侧低信号的背景上对称出现高信号，即“虎眼征”。这是由于铁盐在双侧苍白球、黑质等部位异常沉积，造成双侧苍白球、黑质对称性的信号减低，而双侧苍白球内侧区域信号增高。高信号的出现是由于相应区域出现神经胶质细胞增生、神经元坏死及轴突水肿等病理学改变。

## 三、病理改变

HSD 的典型病理改变包括：大体标本可见苍白球和中脑黑质部呈黄褐色；镜下可见苍白球和黑质网状区，以及一些邻近区域存在大量棕褐色颗粒物沉积，以血管周围为著，铁染色阳性，有髓神经纤维和神经元脱失，伴有胶质细胞增生，节段性神经轴索肿胀呈圆形或卵圆形，称为“球状体”（图 10-9-1）。少数患者尚可累及海马和脊髓。部分患者有额颞叶萎缩，在苍白球、黑质、大脑皮质、脑干等部位，甚至在“球状体”内均可见广泛分布的α突触核蛋白免疫阳性的路易体；在“球状体”内尚可见β突触核蛋白和γ突触核蛋白聚集。因此，推测突触核蛋白在HSD发病中可能起重要作用。进一步研究发现，有和无路易体在HSD表型上没有差别。HSD除累及中枢神经系统外，肌肉系统也可受累。Malandrini等报道2例HSD患者由于血清肌酶显著增高而行肌肉病理检查，发现肌膜下大量髓样小体聚集，伴有局灶性肌纤维坏死、巨噬细胞增生、肌纤维分裂和再生，但肌肉病理改变是原发性损害还是继发于神经损害并不清楚。

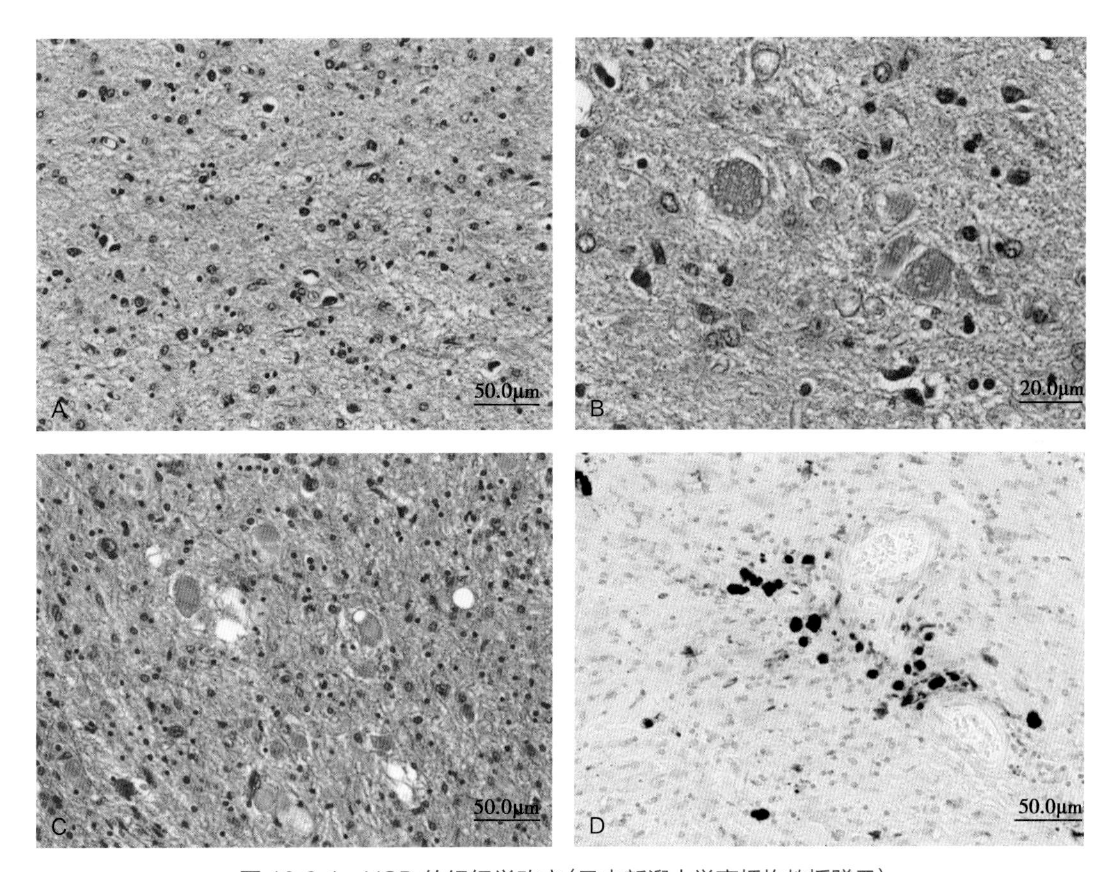


图10-9-1　HSD的组织学改变（日本新潟大学高桥均教授赠予）

A. 基底节区神经细胞脱失，胶质细胞增生 HE ×200；B. 基底节区可见球形小体 HE ×400；C. 黑质色素细胞脱失、神经毡内大量球形小体 HE ×200；D. 黑质铁反应染色阳性铁蛋白染色 ×200

（杨国锋　高　雅）

# 第十节　正常压力脑积水

## 一、概述

正常压力脑积水（normal pressure hydrocephalus，NPH）的概念首先由Adams和Hakim于1965年提出。他们曾报道3例60多岁的痴呆患者，检查发现脑积水而脑脊液压力正常，经脑室静脉分流术后获得满意效果。NPH分为特发性（iNPH）和继发性（sNPH）两种，后者多发生在蛛网膜下腔出血、脑外伤、脑膜炎、颅后窝病变及手术粘连之后；前者病因多不明，可能是无症状性隐性蛛网膜下腔出血或脑膜感染的后果。

## 二、临床表现及神经影像

sNPH 的症状发生较快，有些患者在蛛网膜下腔出血后立即产生，大部分最迟在两个月内产生，也有头部外伤后数年起病者。iNPH 多发生于老年人群，症状出现较为缓慢，以步态不稳、痴呆、尿失禁为主要临床表现，缺少蛛网膜下腔出血、脑膜炎等病因，其中以步行障碍发生频率最高，几乎见于全部病例，其次为认知障碍，尿失禁相对较少。本病的步行障碍，Adam 认为与额叶性运动失调相似，即步幅小、宽基距、足外旋、步行速度慢、站立不稳、在拐弯时更明显。iNPH 所致的认知障碍主要是额叶及皮质下功能障碍（表现为精神活动缓慢、注意力障碍、执行力及视觉空间障碍）。与 AD 相比，其额叶损害表现更为严重，而记忆、定位损害较轻。iNPH 患者排尿功能障碍表现为尿急、尿频、夜尿增多、最大尿速降低、膀胱容量减小等，严重患者才会出现真正的尿失禁症状。CT 和 MRI 可见脑室扩大而皮质萎缩不明显（图 10-10-1）。此外，部分 iNPH 患者 MRI 影像表现出额顶部近中线附近蛛网膜下腔缩小，外侧裂及基底池蛛网膜间隙扩大，将其称为不成比例的蛛网膜下腔扩大型脑积水（disproportionately enlarged subarachnoid space hydrocephalus，DESH）。

## 三、病理改变

NPH 基本病理改变为蛛网膜下腔，特别是基底池部位的脑膜纤维化。这种纤维化可以单独存在，也可以伴有蛛网膜颗粒的改变。有的在大脑皮质广泛区域内可见到类似于高血压微血管变化的小腔隙性梗死。某些患者血管中可见到脑淀粉样血管病，还可见到由于外部压迫或内部炎症反应导致的导水管狭窄。iNPH 尸检显示，脑底或脑表面的软脑膜增厚，蛛网膜慢性炎性肉芽肿及脑室膜下胶质增生。

在许多 NPH 的病例中，尸检或活检都证明有 AD 的病理改变（如 SP 与 NET）。有人在对 iNPH 患者行分流手术时，发现有 75% 的重度痴呆患者皮质组织病检发现有 AD 的病理学改变，这些患者在分流术后步态障碍得以改善，但是痴呆症状通常难以改善。

## 四、临床与病理关联

本病的三主征与额叶功能密切相关，当脑室内压力上升时，脑室增大使其周围神经纤维伸延以及脑实质受压。此外由于脑实质受压使血管腔变窄，导致继发性脑缺血。

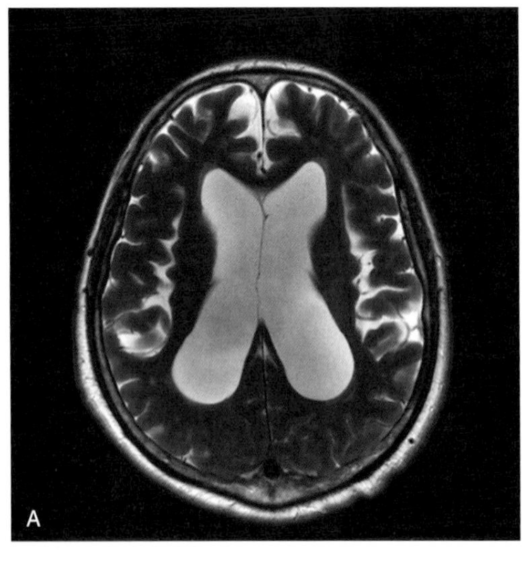


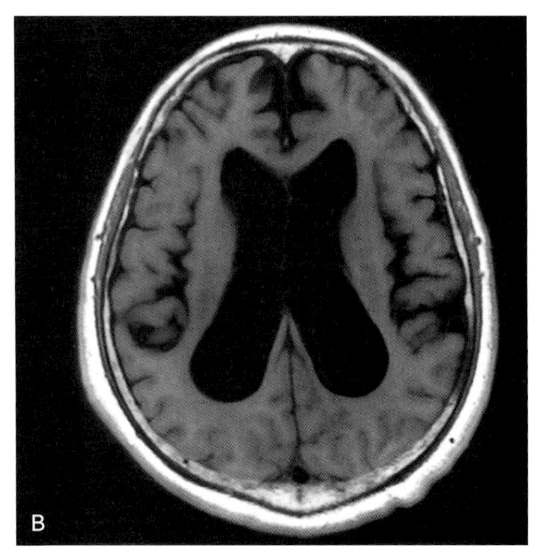

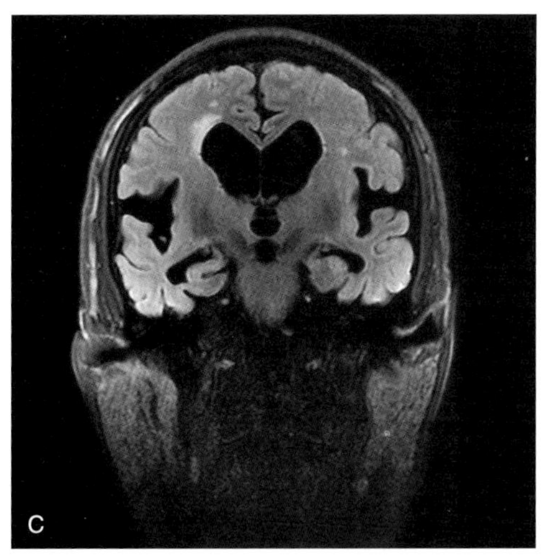
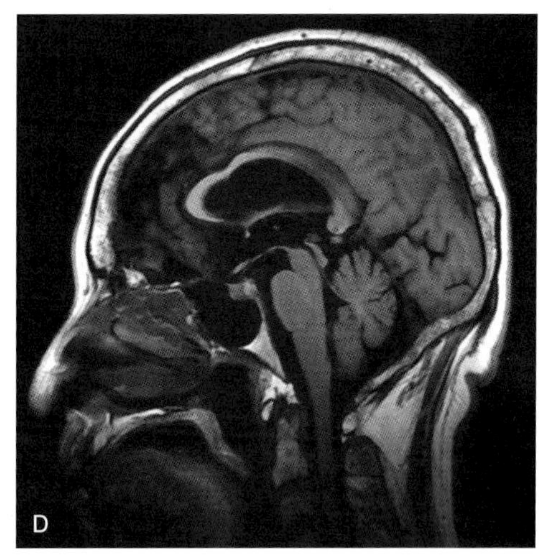

图 10-10-1　NPH 患者的脑 MRI 特征

A. 轴位 $T_2$ 像示双侧脑室对称性扩大；B. 轴位 $T_1$ 像示脑沟与外侧裂无明显增宽；C. 冠状位 FLAIR 像示侧脑室及第三脑室扩大，双侧额角变钝；D. 矢状位 $T_1$ 像示胼胝体变薄，脑室系统未见梗阻

（杨国锋　高　雅）

## 临床解剖病例介绍

**病例　行走不稳 2 年伴认知障碍 1 年。**

【现病史】

男性，4 年前（72 岁）出现行走不稳、易跌倒，逐渐加重，伴穿衣、洗漱等动作迟缓。1 年前出现记忆力减退，不能说出熟人的名字，描述错事情发生的时间顺序，无故对家人或不认识的人发脾气，对家里的事情漠不关心，同时翻身、起床、穿衣及洗漱等动作迟缓加重，并出现言语含糊、小便失禁。1984 年 6 月以“帕金森综合征伴认知功能障碍”收入神经内科。

【既往史、个人史及家族史】

长期高血压病史 27 年。个人史及家族史无特殊。

【查体】

内科查体未见明显异常。神志清楚，反应迟钝，语速缓慢、欠流畅，个别字词构音不清。粗测记忆力减退（不能正确回答住院时的年、月及季节，不能说出熟人的名字）、计算力减退（8+5=11，100−7=？）。表情呆板，瞬目动作明显减少。双侧眼球各方向运动正常。伸舌动作慢。软腭运动正常。饮水呛咳。四肢肌容积正常，双上肢肌力 5 级，双下肢肌力 4 级。四肢及颈部肌张力增高。未见肢体静止性震颤及口舌部不自主运动。站立及行走时始动缓慢，呈小碎步。双手轮替动作笨拙，指鼻及跟 - 膝 - 胫试验慢，不准。双上肢腱反射对称存在，下肢腱反射减低。双侧 Hoffmann 征、掌颌反射及吸吮反射阴性。双侧 Babinski 征、Chaddock 征阳性。

【辅助检查】

头 CT 示第三脑室及侧脑室轻度扩大，大脑皮质脑沟、脑裂及脑池轻度增宽。

【诊疗经过】

入院后患者运动及认知障碍缓慢加重。半年后无主动语言，不能独立下地活动，牙关紧闭，吞咽困难，双肘关节屈曲，双腕下垂，双手握拳状、不能伸展，双下肢屈曲，四肢疼痛刺激有躲避动作，四肢肌张力呈铅管样增高。半年后患者呈去皮质状态，对声音等刺激无反应，有自发睁眼动作，睡眠周期存在，四肢关节挛缩变形。此后患者多次出现肺部感染，于1986年11月气管切开，并于1988年7月因全身脏器衰竭死亡，死亡年龄77岁。

【病理结果】

1. 大体病理　脑重1 368g。外观检查：双侧大脑半球对称，脑回变窄，脑沟增宽，以中央前回及双侧颞叶为著；中脑及脑桥明显萎缩。双侧颈内动脉、大脑中动脉及基底动脉可见散在黄色粥样斑块。大脑冠状切面检查：皮质灰质明显变薄，为正常厚度的1/3~1/2，以额叶、颞叶及顶叶皮质为著，灰白质界限清楚；右侧皮质下白质可见一2cm×3cm×3cm大小的软化灶；左侧基底节可见数个腔隙软化灶；双侧尾状核头部萎缩、呈凹陷状，壳核及苍白球萎缩，丘脑正常；海马及杏仁核轻度萎缩；双侧侧脑室明显扩大，第三脑室扩大、呈球形；胼胝体变薄，为正常厚度的1/2。脑干水平切面检查：中脑大脑脚萎缩，红核及黑质色泽正常；脑桥基底部萎缩，桥延交界平面的右侧腹侧可见一直径0.5cm大小的软化灶；小脑无萎缩。

2. 镜下病理　额、顶叶蛛网膜增厚，皮质分层清楚，额叶及顶叶神经细胞明显脱失，伴不同程度缺血改变，并可见胶质细胞增生。双侧颞叶神经细胞数量减少，残余神经细胞可见气球样变性。皮质下白质的胶质细胞退行改变，弥散分布肥胖星形胶质细胞，白质纤维束疏松，伴不同程度髓鞘脱失。右侧额叶白质病灶区组织结构疏松，中间细胞数量减少，血管增生，大片脱髓鞘改变。杏仁核及海马神经细胞轻度减少，部分细胞缺血样变。大脑脚及延髓锥体交叉束变细，可见沃勒变性及髓鞘脱失。Bodian染色示：双侧额叶、顶叶皮质及海马未见老年斑及神经原纤维缠结，双侧颞叶皮质可见少数神经原纤维缠结；中脑黑质及脑桥蓝斑色素细胞无明显脱失，未见路易体；小脑齿状核细胞无明显减少，浦肯野细胞数量轻度脱失，Bergmann细胞增生。Gallyas-Braak银染色示：大脑皮质、海马、皮质下基底节及脑干神经核团未见神经细胞和胶质细胞包涵体。

【神经病理诊断】

正常压力脑积水；脑动脉硬化；多发陈旧脑梗死。

（朱明伟）

# 第十一节　Fahr病

## 一、概述

Fahr病（Fahr disease，FD）又称特发性基底节钙化（idopathic basal ganylia calcification，IBGC），临床罕见，分别由Delacour于1850年和Bamberger于1855年提出，1930年由Fahr进一步描述，是一种散发或家族性的双侧基底节等部位特发性钙化而导致的进行性痴呆、精神异常、运动障碍等症状的疾病。国内于1983年由蒋雨平等首先报道，所见病例为散发性。Fahr病属于一种神经组织退行性疾病，主要病理过程为酸性黏多糖组成的嗜酸性物质在血管周围沉积，钙盐在此基础上沉着。钙化部位常有神经元丧失和神经胶质细胞增生，少数有脱髓鞘改变，病程晚期部分脑实质几乎被钙化和神经胶质替代。多数患者的症状与钙化的部位、数目有关，随年龄增大，钙化数目增多，症状亦见加重。

Fahr病可为家族性或散发性（特发性），多为常染色体显性遗传，但也有常染色体隐性遗传和性染色体遗传的病例报道。目前为止报道过的Fahr病有3个致病位点，分别为14q13（IBGC1）、2q37（IBGC2）、8p21.1-q11.23（IBGC3）。2012年国内发现了IBGC第一个致病基因*SLC20A2*，随后，相继有其他4个

IBGC 致病基因（*PDGFRB*、*PDGFB*、*ISG15* 和 *XPR1*）被发现。

## 二、临床表现及神经影像

Fahr 病多发于青中年，无明显性别差异，多隐匿起病，进行性发展，临床症状多样，因脑内钙化的部位和程度而异。Fahr 病首发症状多种多样，有的以精神异常为首发，有的以运动失调为首发，也有的以帕金森综合征为首发，有的患者临床表现始终单一，如仅表现为早老性痴呆，有的患者临床表现和其他疾病相似，难以鉴别。通常主要症状为运动障碍和认知精神障碍，包括头痛、眩晕、运动不能、痴呆、卒中样发作、认知障碍、精神障碍、锥体束症状和癫痫发作，其他表现有手足抽搐、智力低下、发育障碍、语言障碍或共济失调，也可只表现为行为异常和神经心理异常而无运动失调等其他症状。如并发脑出血、脑梗死，则出现相应的神经系统症状。血清钙、磷及甲状旁腺激素水平正常是 Fahr 病与其他疾病鉴别的关键指标。

Fahr 病的神经影像学特点主要为颅内对称性钙化，具有明显的特征性。其钙化分布广泛，好发部位依次为苍白球、尾状核、壳核、丘脑、额顶叶脑回底部、齿状核、小脑皮质、脑干中央部及侧脑室周围，亦见于内囊及侧脑室旁等。Fahr 病在不同的部位，病程的不同时期，钙化的形态和大小也有差别。基底节区是钙化最好发的部位，其中尾状核头部的钙化呈倒“八”字形排列；豆状核为条片状钙化，呈正“八”字形排列；丘脑的钙化呈“三角”形，部分病例的钙化呈条片状；小脑齿状核的钙化多呈多层弧线形；而额、顶、颞、枕叶灰白质交界区多为对称的点状、片状或条状钙化。Fahr 病影像学上其他的表现为颅内有脑白质脱髓鞘、脑萎缩，可合并脑出血及囊变。增强时囊状灶及钙化周围可见不连续的条状轻度强化，可能与其周围脑实质的胶质增生有关。CT 对钙化高度敏感，定位准确，可作为 Fahr 病的首选检查方法。磁共振对钙化不敏感，信号差异很大。在 MRI 上多数病灶钙化区在 $T_1WI$、$T_2WI$ 上均为低信号，少数可在 $T_2WI$ 呈高信号或稍高信号，$T_2WI$ 高信号可能与病变活动、钙化区内的胶质增生或者结合水的含量有关。

## 三、病理改变

大体所见：Fahr 病患者尸检观察发现脑组织重量大致正常，无明显大脑皮质萎缩，仅有轻度侧脑室扩张，脑内动脉可有硬化。在基底节、丘脑及小脑的白质区可见广泛的灰白色颗粒状物质沉积，其内可见表面不规则的钙化颗粒，直径 1mm~1cm 不等。同样在额叶、枕叶及顶叶的深部白质亦可见微小的钙化颗粒，在皮质区深部的脑沟内及脑干被盖部可见褐色沉积物，观察发现黑质及蓝斑结构正常。

镜下所见：镜下主要病理改变为广泛对称的终末小动脉和静脉周围钙盐沉着，还包括酸性黏多糖类物质及铁、铝、钾、磷、亚铅等盐类沉着，其化学组成及结构与骨和牙齿等处的生理性钙化相同。颅内钙化物质在 von kossa 染色时显示黑色，钙化形状各种各样，有球形、卵圆形及长柱形等，开始钙化仅局限于小动脉中层和外膜及小血管周围，随着钙化的小颗粒末端融合，可由血管周围扩展到邻近的脑实质。一般而言，钙质沉着首先发生于基底节，主要在尾状核和豆状核，也可扩展至丘脑、额叶、顶叶及枕叶及小脑的深部白质中。皮质的钙化仅限于额叶、顶叶及枕叶，主要分布在深层皮质，达到脑沟的深度。一般视觉皮质受累严重，脑干受累部位主要分布在被盖部。在 von kossa 染色及甲酚紫染色双阳性的区域内，一些神经元及星形胶质细胞胞质内可见 von kossa 染色阳性的颗粒。运用 Gallyas 银注入血管的技术发现受累皮质的钙化区域可见黑染，高倍镜下可见微小的钙化体附着于血管壁上。在脑内钙化周围反应性的星形胶质细胞间黏附分子 1（ICAM-1）和胶质纤维酸性蛋白（GFAP）免疫反应阳性，小胶质人类白细胞（位点）DR 抗原（HLA-DR）及淋巴细胞功能相关抗原 -1（LFA-1）免疫反应阳性。日本学者报道 Fahr 病的一些少见病例表现为病理性钙化伴弥漫性神经原纤维缠结，称为“diffuse neurofibrillary tangles with calcification，DNTC”，并认为其应属于 Fahr 病的范畴（详见第五章第十节）。

**（杨国锋　高 雅）**

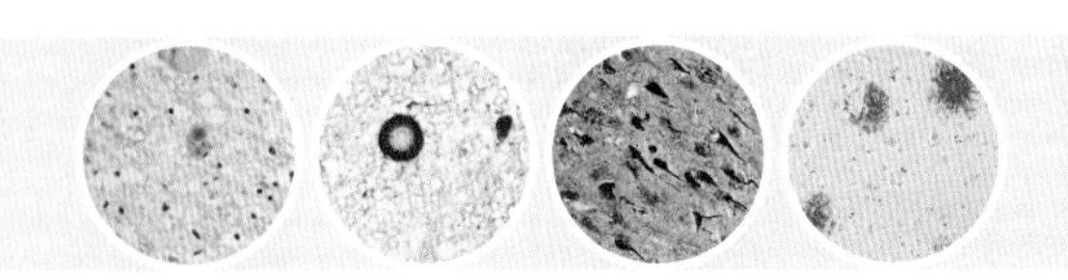

# 参考文献


[1] 黄克维. 神经病理学 [M]. 2 版. 北京: 人民卫生出版社, 1989.

[2] 郭玉璞, 徐庆中. 神经病学 (第 5 卷): 临床神经病理学 [M]. 北京: 人民军医出版社, 2008.

[3] McKhann G, Drachman D, Folstein MC, et al. Clinical diagnosis of Alzheimer's disease: report of the NINCDS-ADRDA Work Group under the auspices of Department of Health and Human Services Task Force on Alzheimer's Disease [J]. Neurology, 1984, 34 (7): 939-944.

[4] Mirra SS, Heyman A, McKeel D, et al. The Consortium to Establish a Registry for Alzheimer's Disease (CERAD). Part Ⅱ. Standardization of the neuropathologic assessment of Alzheimer's disease [J]. Neurology, 1991, 41 (4): 479-486.

[5] Pollanen MS, Dickson DW, Bergeron C. Pathology and biology of the Lewy body [J]. J Neuropathol Exp Neurol, 1993, 52 (3): 183-191.

[6] Hauw JJ, Daniel SE, Dickson D, et al. Preliminary NINDS neuropathologic criteria for Steele-Richardson-Olszewski syndrome (progressive supranuclear palsy)[J]. Neurology, 1994, 44 (11): 2015-2019.

[7] Litvan I, Agid Y, Calne D, et al. Clinical research criteria for the diagnosis of progressive supranuclear palsy (Steele-Richardson-Olszewski syndrome): report of the NINDS-SPSP international workshop [J]. Neurology, 1996, 47 (1): 1-9.

[8] Litvan I, Hauw JJ, Bartko JJ, et al. Validity and reliability of the preliminary NINDS neuropathologic criteria for progressive supranuclear palsy and related disorders [J]. J Neuropathol Exp Neurol, 1996, 55 (1): 97-105.

[9] Forno LS. Neuropathology of Parkinson's disease [J]. J Neuropathol Exp Neurol, 1996, 55 (3): 259-272.

[10] McKeith IG, Galasko D, Kosaka K, et al. Consensus guidelines for the clinical and pathologic diagnosis of dementia with Lewy bodies (DLB): report of the consortium on DLB international workshop [J]. Neurology, 1996, 47 (5): 1113-1124.

[11] The National Institute on Aging and Reagan Institute Working Group on Diagnostic Criteria for the Neuropathological Assessement of Alzheimer's Disease. Consensus recommendation for the postmortem diagnosis of Alzheimer's disease [J]. Neurobiol Aging, 1997, 18 (Suppl 4): S1-S2.

[12] Lowe J. Establishing a pathological diagnosis in degenerative dementias [J]. Brain Pathol, 1998, 8 (2): 403-406.

[13] Neary D, Snowden JS, Gustafson L, et al. Frontotemporal lobar degeneration: a consensus on clinical diagnostic criteria [J]. Neurology, 1998, 51 (6): 1546-1554.

[14] Gelb DJ, Oliver E, Gilman S. Diagnostic criteria for Parkinson disease [J]. Arch Neurol, 1999, 56 (1): 33-39.

[15] Brooks BR, Miller RG, Swash M, et al. El Escorial revisited: revised criteria for the diagnosis of amyotrophic lateral sclerosis [J]. Amyotroph Lateral Scler Other Motor Neuron Disord, 2000, 1 (5): 293-299.

[16] McKhann GM, Albert MS, Grossman M, et al. Clinical and pathological diagnosis of frontotemporal dementia: report of the Work Group on Frontotemporal Dementia and Pick's Disease [J]. Arch Neurol, 2001, 58 (11): 1803-1809.

[17] Trojanowski JQ, Dickson D. Update on neuropathological diagnosis of frontotemporal dementias [J]. J Neuropathol Exp Neurol, 2001, 60 (12): 1123-1126.

[18] Zhukareva V, Mann D, Pickering-Brown S, et al. Sporadic Pick's disease: a tauopathy characterized by a spectrum of pathological tau isoforms in gray and white matter [J]. Ann Neurol, 2002, 51 (6): 730-739.

[19] Dickson DW, Bergeron C, Chin SS, et al. Office of Rare Diseases neuropathologic criteria for corticobasal degeneration [J]. J Neuropathol Exp Neurol, 2002, 61 (11): 935-946.

[ 20 ] Thal DR, Rüb U, Orantes M, et al. Phases of A beta-deposition in the human brain and its relevance for the development of AD [J]. Neurology, 2002, 58 (12): 1791-1800.
[ 21 ] Braak H, Del Tredici K, Rüb U, et al. Staging of brain pathology related to sporadic Parkinson's disease [J]. Neurobiol Aging, 2003, 24 (2): 197-211.
[ 22 ] Budka H. Neuropathology of prion diseases [J]. Br Med Bull, 2003, 66: 121-130.
[ 23 ] Love S. Post mortem sampling of the brain and other tissues in neurodegenerative disease [J]. Histopathology, 2004, 44 (4): 309-317.
[ 24 ] Mahapatra RK, Edwards MJ, Schott JM, et al. Corticobasal degeneration [J]. Lancet Neurol, 2004, 3 (12): 736-743.
[ 25 ] Dickson DW. Required techniques and useful molecular markers in the neuropathologic diagnosis of neurodegenerative diseases [J]. Acta Neuropathol, 2005, 109 (1): 14-24.
[ 26 ] Chui H. Neuropathology lessons in vascular dementia [J]. Alzheimer Dis Assoc Disord, 2005, 19 (1): 45-52.
[ 27 ] McKeith IG, Dickson DW, Lowe J, et al. Diagnosis and management of dementia with Lewy bodies: third report of the DLB Consortium [J]. Neurology, 2005, 65 (12): 1863-1872.
[ 28 ] Love S. Neuropathological investigation of dementia: a guide for neurologists [J]. J Neurol Neurosurg Psychiatry, 2005, 76 (Suppl 5): v8-v14.
[ 29 ] Jellinger KA, Seppi K, Wenning GK. Grading of Neuropathology in multiple system atrophy: proposal for a novel scale [J]. Mov Disord, 2005, 20 (Suppl 12): S29-S36.
[ 30 ] Zhang-Nunes SX, Maat-Schieman ML, van Duinen SG, et al. The cerebral beta-amyloid angiopathies: hereditary and sporadic [J]. Brain Pathol, 2006, 16 (1): 30-39.
[ 31 ] Braak H, Alafuzoff I, Arzberger T, et al. Staging of Alzheimer disease-associated neurofibrillary pathology using paraffin sections and immunocytochemistry [J]. Acta Neuropathol, 2006, 112 (4): 389-404.
[ 32 ] Shults CW. Lewy bodies [J]. Proc Natl Acad Sci U S A, 2006, 103 (6): 1661-1668
[ 33 ] Cairns NJ, Bigio EH, Mackenzie IR, et al. Neuropathologic diagnostic and nosologic criteria for frontotemporal lobar degeneration: consensus of the Consortium for Frontotemporal Lobar Degeneration [J]. Acta Neuropathologica, 2007, 114 (1): 5-22.
[ 34 ] Trojanowski JQ, Revesz T; Neuropathology Working Group on MSA. Proposed neuropathological criteria for the post mortem diagnosis of multiple system atrophy [J]. Neuropathol Appl Neurobiol, 2007, 33 (6): 615-620.
[ 35 ] Dubois B, Feldman HH, Jacova C, et al. Research criteria for the diagnosis of Alzheimer's disease: revising the NINCDS-ADRDA criteria [J]. Lancet Neurol, 2007, 6 (8): 734-746.
[ 36 ] Emre M, Aarsland D, Brown R, et al. Clinical diagnostic criteria for dementia associated with Parkinson's disease [J]. Mov Disord, 2007, 22 (12): 1689-1707.
[ 37 ] Ince PG, Wharton SB. Chapter 5 Cytopathology of the motor neuron [J]. Handb Clin Neurol, 2007, 82: 89-119.
[ 38 ] de Carvalho M, Dengler R, Eisen A, et al. Electrodiagnostic criteria for diagnosis of ALS [J]. Clin Neurophysiol, 2008, 119 (3): 497-503.
[ 39 ] Gilman S, Wenning GK, Low PA, et al. Second consensus statement on the diagnosis of multiple system atrophy [J]. Neurology, 2008, 71 (9): 670-676.
[ 40 ] Duyckaerts C, Delatour B, Potier MC. Classification and basic pathology of Alzheimer disease [J]. Acta Neuropathol, 2009, 118 (1): 5-36.
[ 41 ] Williams DR, Lees AJ. Progressive supranuclear palsy: clinicopathological concepts and diagnostic challenges [J]. Lancet Neurol, 2009, 8 (3): 270-279.
[ 42 ] Alafuzoff I, Ince PG, Arzberger T, et al. Staging/typing of Lewy body related alpha-synuclein pathology: a study of the BrainNet Europe Consortium [J]. Acta Neuropathol, 2009, 117 (6): 635-652.
[ 43 ] Savva GM, Wharton SB, Ince PG, et al. Age, neuropathology and dementia [J]. N Engl J Med, 2009, 360 (22): 2302-2309.
[ 44 ] Mackenzie IR, Neumann M, Bigio EH, et al. Nomenclature and nosology for neuropathogic subtypes of frontotemporal lobar degeneration: an update [J]. Acta Neuropathol, 2010, 119 (1): 1-4.
[ 45 ] Kovacs GG, Budka H. Current concepts of neuropathological diagnostics in practice: neurodegenerative diseases [J]. Clin Neuropathol, 2010, 29 (5): 271-288.
[ 46 ] Ling H, O'Sullivan SS, Holton JL, et al. Does corticobasal degeneration exist ？ A clinicopathological re-evaluation [J].

Brain, 2010, 133 (Pt 7): 2045-2057.

[47] Albert MS, DeKosky ST, Dickson D, et al. The diagnosis of mild cognitive impairment due to Alzheimer's disease: recommendations from the National Institute on Aging-Alzheimer's Association workgroups on diagnostic guidelines for Alzheimer's disease [J]. Alzheimers Dement, 2011, 7 (3): 270-279.

[48] Boeve BF. The multiple phenotypes of corticobasal syndrome and corticobasal degeneration: implications for further study [J]. J Mol Neurosci, 2011, 45 (3): 350-353.

[49] McKhann GM, Knopman DS, Chertkow H, et al. The diagnosis of dementia due to Alzheimer's disease: recommendations from the National Institute on Aging-Alzheimer's Association workgroups on diagnostic guidelines for Alzheimer's disease [J]. Alzheimers Dement, 2011, 7 (3): 263-269.

[50] Sperling RA, Aisen PS, Beckett LA, et al. Toward defining the preclinical stages of Alzheimer's disease: recommendations from the National Institute on Aging-Alzheimer's Association workgroups on diagnostic guidelines for Alzheimer's disease [J]. Alzheimers Dement, 2011, 7 (3): 280-292.

[51] Hyman BT, Phelps CH, Beach TG, et al. National Institute on Aging-Alzheimer's Association guidelines for the neuropathologic assessment of Alzheimer's disease [J]. Alzheimers Dement, 2012, 8 (1): 1-13.

[52] Armstrong MJ, Litvan I, Lang AE, et al. Criteria for the diagnosis of corticobasal degeneration [J]. Neurology, 2013, 80 (5): 496-503.

[53] Jellinger KA. Pathology and pathogenesis of vascular cognitive impairment-a critical update [J]. Front Aging Neurosci, 2013, 5: 17.

[54] McKee AC, Daneshvar DH, Alvarez VE, et al. The neuropathology of sport [J]. Acta Neuropathol, 2014, 127 (1): 29-51.

[55] Love S, Chalmers K, Ince P, et al. Development, appraisal, validation and implementation of a consensus protocol for the assessment of cerebral amyloid angiopathy in post-mortem brain tissue [J]. Am J Neurodegener Dis, 2014, 3 (1): 19-32.

[56] Sachdev P, Kalaria R, O'Brien J, et al. Diagnostic criteria for vascular cognitive disorders: a VASCOG statement [J]. Alzheimer Dis Assoc Disord, 2014, 28 (3): 206-218.

[57] Dubois B, Feldman HH, Jacova C, et al. Advancing research diagnostic criteria for Alzheimer's disease: the IWG-2 criteria [J]. Lancet Neurol, 2014, 13 (6): 614-629.

[58] Jellinger KA. Neuropathology of multiple system atrophy: new thoughts about pathogenesis [J]. Mov Disord, 2014, 29 (14): 1720-1741.

[59] 朱明伟, 刘佳, 王鲁宁, 等. 运动神经元病与 TDP-43 蛋白的病理性表达 [J]. 中华内科杂志, 2015, 54 (1): 31-34.

[60] Yoshida M. Neuropathology of cerebral corties in neurodegenerative disorders [J]. Brain Nerve, 2015, 67 (4): 355-369.

[61] Postuma RB, Berg D, Stern M, et al. MDS clinical diagnostic criteria for Parkinson's disease [J]. Mov Disord, 2015, 30 (12): 1591-1601.

[62] McAleese KE, Alafuzoff I, Charidimou A, et al. Post-mortem assessment in vascular dementia: advances and aspirations [J]. BMC Med, 2016, 14 (1): 129.

[63] Montine TJ, Monsell SE, Beach TG, et al. Multisite assessment of NIA-AA guidelines for the neuropathologic evaluation of Alzheimer's disease [J]. Alzheimers Dement, 2016, 12 (2): 164-169.

[64] Irwin DJ, Brettschneider J, McMillan CT, et al. Deep clinical and neuropathological phenotyping of Pick disease [J]. Ann Neurol, 2016, 79 (2): 272-287.

[65] Ringman JM, Monsell S, Ng DW, et al. Neuropathology of Autosomal Dominant Alzheimer Disease in the National Alzheimer Coordinating Center Database [J]. J Neuropathol Exp Neurol, 2016, 75 (3): 284-290.

[66] Kalaria RN. Neuropathological diagnosis of vascular cognitive impairment and vascular dementia with implications for Alzheimer's disease [J]. Acta Neuropathol, 2016, 131 (5): 659-685.

[67] Mattsson N, Schott JM, Hardy J, et al. Selective vulnerability in neurodegeneration: insights from clinical variants of Alzheimer's disease [J]. J Neurol Neurosurg Psychiatry, 2016, 87 (9): 1000-1004.

[68] McKeith IG, Boeve BF, Dickson DW, et al. Diagnosis and management of dementia with Lewy bodies: Fourth consensus report of the DLB Consortium [J]. Neurology, 2017, 89 (1): 88-100.

[69] Will RG, Ironside JW. Sporadic and Infectious Human Prion Diseases [J]. Cold Spring Harb Perspect Med, 2017, 7 (1): a024364.

[70] Iwasaki Y. Creutzfeldt-Jakob disease [J]. Neuropathology, 2017, 37 (2): 174-188.

[71] Höglinger GU, Respondek G, Stamelou M, et al. Clinical diagnosis of progressive supranuclear palsy: The movement disorder society criteria [J]. Mov Disord, 2017, 32 (6): 853-864.
[72] Boxer AL, Yu JT, Golbe LI, et al. Advances in progressive supranuclear palsy: new diagnostic criteria, biomarkers and therapeutic apporoaches [J]. Lancet Neurol, 2017, 16 (7): 552-563.
[73] Charidimou A, Boulouis G, Gurol ME, et al. Emerging concepts in sporadic cerebral amyloid angiopathy [J]. Brain, 2017, 140 (7): 1829-1850.
[74] 冯枫, 张海峰, 王鲁宁. 进行性皮质下胶质细胞增生症: 不应忽视的神经变性痴呆 [J]. 中国现代神经疾病杂志, 2017, 17 (8): 626-628.
[75] 冯枫, 张海峰, 王鲁宁. 嗜银颗粒病研究进展 [J]. 中华内科杂志, 2018, 57 (1): 69-72.
[76] Koga S, Dickson DW. Recent advances in neuropathology, biomarkers and therapeutic approach of multiple system atrophy [J]. J Neurol Neurosurg Psychiatry, 2018, 89 (2): 175-184.
[77] Jack CR Jr, Bennett DA, Blennow K, et al. NIA-AA Research Framework: Toward a biological definition of Alzheimer' s disease [J]. Alzheimers Dement, 2018, 14 (4): 535-562.
[78] 冯枫, 张熙, 王鲁宁. 全脑胶质细胞 tau 蛋白病的研究进展 [J]. 中华内科杂志, 2018, 57 (10): 763-765.
[79] Dickson DW. Neuropathology of Parkinson disease [J]. Parkinsonism Relat Disord, 2018, 46 (Suppl 1): S30-S33.
[80] Mckee AC, Abdolmohammadi B, Stein TD. The neuropathology of chronic traumatic encephalopathy [J]. Handb Clin Neurol Vol, 2018, 158: 297-307.
[81] Kovacs GG. Molecular pathology of neurodegenerative diseases: principles and practice [J]. J Clin Pathol, 2019, 72 (11): 725-735.
[82] Yoshida M. Neuropathology of Amyotrophic Lateral Sclerosis [J]. Brain Nerve, 2019, 71 (11): 1152-1168.
[83] Kovacs GG, Lukic MJ, Irwin DJ, et al. Distribution patterns of tau pathology in progressive supranuclear palsy [J]. Acta Neuropathol, 2020, 140 (2): 99-119.
[84] Bieniek KF, Cairns NJ, Crary JF, et al. The Second NINDS/NIBIB Consensus Meeting to Define Neuropathological Criteria for the Diagnosis of Chronic Traumatic Encephalopathy [J]. J Neuropathol Exp Neurol, 2021, 80 (3): 210-219.
[85] 冯枫, 王圆圆, 王鲁宁. 原发性年龄相关 tau 蛋白病的研究进展 [J]. 中华神经科杂志, 2021, 54 (5): 528-531.
[86] 冯枫, 朱明伟, 王鲁宁. 伴钙化的弥散性神经原纤维缠结病 [J]. 中华老年医学杂志, 2021, 40 (12): 1589-1591.
[87] Wang H, Feng F, Liu J, et al. Sporadic adult-onset neuronal intranuclear inclusion disease without high-intensity signal on DWI and T2WI: a case report [J]. BMC Neurol, 2022, 22 (1): 150.

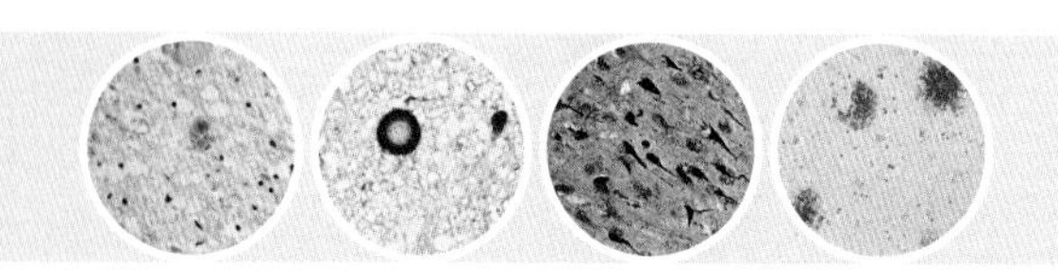

# 附录一　神经病理染色技术与方法的具体步骤

## 一、常用组织染色法

### （一）苏木精 - 伊红染色法

#### 1. 染液配制

(1) A 液(0.5%~1% 的伊红乙醇溶液)：称取伊红 0.5~1g，加少量蒸馏水溶解后再滴加冰醋酸直至浆糊状。滤纸过滤，将滤渣在烘箱中烤干后，以 95% 乙醇(无水乙醇或工业乙醇均可)100ml 溶解。

(2) B 液(苏木精染液)

| 苏木精 | 6g |
|---|---|
| 无水乙醇 | 100ml |
| 硫酸铝钾 | 150g |
| 蒸馏水 | 2 000ml |
| 碘酸钠 | 1.2g |
| 冰醋酸 | 120ml |
| 甘油 | 900ml |

分别将苏木精溶于无水乙醇、硫酸铝钾溶于蒸馏水，混合后再倒入甘油，最后加入冰醋酸和碘酸钠。

(3) C 液(1% 盐酸乙醇分化液)：将 1ml 浓盐酸加入 99ml 的 70% 乙醇中即可。

#### 2. 染色步骤

(1) 二甲苯(Ⅰ)15 分钟。

(2) 二甲苯(Ⅱ)15 分钟。

(3) 无水乙醇(Ⅰ)5 分钟。

(4) 无水乙醇(Ⅱ)5 分钟。

(5) 80% 乙醇 5 分钟。

(6) 蒸馏水 5 分钟。

(7) 苏木精液染色 5 分钟。

(8)流水稍洗去苏木精液 1~3 秒。

(9)1% 盐酸乙醇 1~3 秒。

(10)稍水洗 10~30 秒。

(11)蒸馏水过洗 1~2 秒。

(12)0.5% 伊红液染色 1~3 分钟。

(13)蒸馏水稍洗 1~2 分钟。

(14)80% 乙醇稍洗 1~2 秒。

(15)95% 乙醇(Ⅰ)2~3 秒。

(16)95% 乙醇(Ⅱ)3~5 秒。

(17)无水乙醇 5~10 分钟。

(18)无水乙醇 5~10 分钟。

(19)二甲苯(Ⅰ)2 分钟。

(20)二甲苯(Ⅱ)2 分钟。

(21)二甲苯(Ⅲ)2 分钟。

(22)中性树胶封固。

3. 染色结果　细胞核呈蓝色,细胞质呈红色。

4. 注意事项

(1)脱蜡:脱蜡前,切片要烘烤,脱蜡好坏决定于二甲苯的温度和时间,染色步骤中提到的时间均指新的二甲苯且室温 25℃以下时。如放置了一定时间或切片较厚,应延长脱蜡时间。脱蜡不彻底是影响染色质量的重要因素。

(2)染色:置于新配制的苏木精染液中 1~5 分钟,可根据染色切片多少适当延长染色时间。苏木精染液染色后的切片不宜在蒸馏水及 1% 盐酸乙醇中停留时间过长。新配制的伊红染液染色时间不宜过长。

(3)脱水:切片短暂置于 95% 乙醇(Ⅰ)(Ⅱ)中,然后置于无水乙醇中 5~10 分钟。如脱水不彻底可使切片起雾,导致组织结构显示不清。

(二)尼氏体染色法

1. 焦油紫(cresyl violet)染色

(1)染色步骤

1)切片脱蜡至水。

2)0.1% 焦油 37℃紫染 10 分钟。

3)蒸馏水洗。

4)95% 乙醇分化至尼氏体呈紫色。

5)无水乙醇脱水、透明、封固。

(2)染色结果:尼氏体呈紫色,胶质细胞呈淡紫色,背景无色。

2. 甲苯胺蓝(TB)染色

(1)染色步骤

1)石蜡切片 15~20μm,脱蜡至水。

2)放入预热至 50℃的 1% 甲苯胺蓝溶液中,然后放在 50℃温箱中染色 20 分钟。

3)蒸馏水清洗。

4)入 70% 乙醇溶液中 1 分钟。

5)95% 乙醇分化,镜下控制,以尼氏体清晰为度。

6) 无水乙醇迅速脱水，二甲苯透明，中性树脂封固。

(2) 染色结果：细胞核呈淡蓝色，尼氏体呈深蓝色，背景无色。

3. 注意事项

(1) 用于尼氏体染色的组织要新鲜，离体后立即固定，否则尼氏体易溶解而着色困难。

(2) 分化在显微镜下控制，1% 甲苯胺蓝可代替焦油紫，分化用苯胺乙醇。

(3) 尼氏体染色标本需避光保存，否则容易褪色。

### (三) Luxol fast blue 髓鞘染色法

1. Luxol fast blue(固蓝)液配制

| 固蓝 | 0.1g |
|---|---|
| 95% 乙醇 | 100ml |
| 10% 冰醋酸 | 0.5ml |

2. 染色步骤

(1) 石蜡切片脱蜡至水，再入 95% 乙醇稍清洗。

(2) 切片放入固蓝液后置于 60℃烤箱 24 小时。

(3) 取出切片冷却 15 分钟。

(4) 依次在 95% 乙醇、90% 乙醇、80% 乙醇及 70% 乙醇中清洗，再放入水中清洗 3 分钟。

(5) 切片放入 0.5% 碳酸锂液中分化数分钟，然后直接用 70% 乙醇分化至灰白质界限清晰为止。

(6) 自来水洗至蓝色不再从切片上消除为宜。

(7) Harris 苏木精染细胞核 3~5 分钟。

(8) 流水冲洗，用 1% 盐酸乙醇分化，氨水返蓝，水洗。

(9) 入 0.5% 伊红液复染 2~4 分钟。

(10) 水洗、脱水、透明、封固。

3. 染色结果　髓鞘呈青绿色，细胞核呈蓝色，其他组织呈伊红色。

### (四) 刚果红染色法

1. 染液配制

(1) 1% 刚果红(Congo red)溶液：刚果红 1g 加入蒸馏水 100ml。

(2) 饱和碳酸锂溶液：碳酸锂 1.5g 加入蒸馏水 100ml。

2. 染色步骤

(1) 石蜡切片脱蜡至水。

(2) 切片浸入 1% 刚果红溶液中 5~10 分钟，然后流水冲洗。

(3) 在饱和碳酸锂溶液中分化(最好镜下观察)，水洗。

(4) Harris 苏木精对比染色 2~3 分钟，之后水洗。

(5) 脱水，二甲苯透明，封固。

3. 染色结果　细胞核呈蓝色，淀粉样物质呈红色。

### （五）Holzer 染色法

1. 染液配制

| A 液 | 0.5% 磷钼酸（新配制） | 20ml |
|---|---|---|
| | 95% 乙醇（新配制） | 40ml |
| B 液 | 无水乙醇 | 40ml |
| | 氯仿 | 160ml |
| C 液 | 结晶紫 | 5g |
| | 无水乙醇 | 20ml |
| | 氯仿 | 80ml |
| D 液 | 溴化钾 | 10g |
| | 蒸馏水 | 100ml |
| E 液 | 苯胺油 | 40ml |
| | 氯仿 | 60ml |
| | 10% 醋酸 | 10 滴 |

2. 染色步骤

（1）石蜡切片脱蜡至水。

（2）切片放入 A 液 3~5 分钟，再放入 B 液稍清洗，勿使切片干燥，使灰白质不能分辨为止。

（3）切片入 C 液约 30 秒，不水洗。

（4）将 D 液滴入切片可看见有绿色发光为止（约 1 分钟），不用水洗，用吸水纸吸干切片（必须吸干）。

（5）用 E 液分色，并在镜下控制，此液分色较快，急用二甲苯清洗 2 次，见背景无色或淡蓝色即可。

（6）二甲苯透明、封固。

3. 染色结果　神经胶质细胞核和神经胶质纤维呈紫蓝色。

## 二、常用银染色法

### （一）Bielschowsky 染色法

1. 染液配制

（1）氨银液：10% 硝酸银 5ml，40% 氢氧化钠 0.5ml，浓氨水。其中，氢氧化钠液为新配制。缓慢滴加氢氧化钠液入硝酸银液内，产生棕色沉淀；用蒸馏水清洗沉淀物 3~4 次，然后逐滴加入浓氨水，每加 1 滴即轻微震荡，使沉淀物溶解，但不要全部溶解完为佳（剩下几粒棕色颗粒，再加蒸馏水 25ml。此液在临用前 10min 配制）。

（2）4% 硝酸银液：硝酸银 2g 加入蒸馏水 50ml。

（3）10% 甲醛液：甲醛 10ml 加入蒸馏水 90ml。

（4）氯化金液：蒸馏水 10ml，1% 氯化金 3~5 滴。

（5）氨水液：蒸馏水 8ml，氢氧化氨 2ml。

（6）5% 硫代硫酸钠液：硫代硫酸钠 5g 加入蒸馏水 100ml。

2. 染色步骤

(1)石蜡切片 8~10μm,烤片箱烤 2 小时,脱蜡至水。

(2)蒸馏水洗 2~3 次,切片入 4% 硝酸银液内 1 小时(置于暗处或放在 37℃温箱内 25~30 分钟即可)。

(3)蒸馏水洗 2 次,入新配制的氨银液中 20 分钟,此时切片呈浅褐色。

(4)迅速蒸馏水洗 2 次。

(5)10% 甲醛液还原 3~5 分钟,切片呈灰黑色。

(6)蒸馏水洗。

(7)0.5% 氯化金调色至切片清晰为度,蒸馏水洗。

(8)5% 硫代硫酸钠固定 1~2 分钟,自来水洗。

(9)脱水、二甲苯透明,树脂封固。

3. 染色结果 神经细胞、轴索、树突及神经原纤维均为深褐色至黑色,背景为淡黄或红色。

(二) Bodian 染色法

1. 染液配制

(1)蛋白银染色剂:1% 蛋白银(Protargol S)1g,蒸馏水 100ml。称好蛋白银后,将药品从称量纸上洒至蒸馏水上,不要搅拌,让蛋白银从表面逐渐向下溶解,切片入此液前,在溶液中加入 5g 干净的铜颗粒(铜颗粒的处理:用细纱纸将铜颗粒表面的铜锈打磨干净,在 7ml 蒸馏水中加入 3ml 硝酸,将打磨好的铜颗粒浸入,使其表面的氧化层完全去除,蒸馏水洗后置入烤箱内烤干后使用)。Protargol 是由部分羟化的蛋白质构成,Bodian 染色程序的第一步是将组织切片浸入加有金属铜的 Protargol 溶液中。Protargol 首先浸染神经和结缔组织,但由于铜的作用,结缔组织脱染,神经和结缔组织间存在较大程度的染色差异,沉积在某些组织结构上的银由于对二苯酚作用而还原成可见的金属银。切片入氯化金液调色,其功能与氨银液调色相似。调色后的切片置入草酸液,使切片呈紫色,草酸液也还原氯化金,通过增加金属金的沉积而增强切片染色。草酸液处理时间不能过长,否则将破坏蛋白银反应。

(2)还原液:对苯二酚 1g,无水亚硫酸钠 5g,蒸馏水 100ml。配制后立刻使用。

(3)氯化金液:氯化金 1g,蒸馏水 100ml,冰醋酸 3 滴。

(4)草酸液:2% 草酸 100ml。

(5)硫代硫酸钠液:硫代硫酸钠 5g,蒸馏水 100ml。

2. 染色步骤

(1)石蜡切片 6~8μm,脱蜡至水。

(2)切片入 100ml 含 5g 铜颗粒的 1% 蛋白银液中,37℃下 12~48 小时。

(3)蒸馏水洗 1~2 次。

(4)切片入对二苯酚还原液中还原液 10 分钟。

(5)蒸馏水充分洗。

(6)氯化金液中调色 5~10 分钟。

(7)蒸馏水洗。

(8)切片入 2% 草酸液中,直到切片呈紫色(5~10 分钟)。

(9)切片入硫代硫酸钠液处理 5~10 分钟,去除残余银盐。

(10)蒸馏水洗。

(11)95% 乙醇和无水乙醇依次脱水,二甲苯透明,树脂封固。

3. 染色结果 有髓纤维、小的无髓纤维及神经原纤维呈黑色。

### （三）改良的 Gallyas-Braak 银染色法

1. 染液配制

| | | |
|---|---|---|
| 硝酸镧 | 氯水合硝酸镧 | 0.4g |
| | 醋酸钠 | 2g |
| | 蒸馏水 | 100ml |
| 碱性碘化银 | 氢氧化钠 | 4g |
| | 碘化钠 | 10g |
| | 1% 硝酸银水溶液 | 3.5ml |
| | 蒸馏水 | 100ml |
| 显影原液 A | 硝酸铵 | 2g |
| | 硝酸银 | 2g |
| | 硅钨酸 | 10g |
| | 40% 甲醛水溶液 | 4.3ml* |
| | 蒸馏水 | 1 000ml |
| 显影原液 B | 无水碳酸钠 | 50g |
| | 蒸馏水 | 1 000ml |

* 或 35% 甲醛水溶液 5.1ml，显影原液 A 和显影原液 B 可在黑色瓶中保存数月。

2. 染色步骤

(1) 用二甲苯乙醇脱蜡，先后用自来水、蒸馏水冲洗。

(2) 入 0.3% 高锰酸钾液 10 分钟，用自来水、蒸馏水冲洗。

(3) 入 1% 草酸液 1 分钟，用自来水冲洗 5~10 分钟，蒸馏水冲洗。

(4) 入硝酸镧液 1 小时。

(5) 用蒸馏水洗 3 次，每次 5 分钟。

(6) 入碱性碘化银液 1 分钟。

(7) 用 1% 醋酸洗 3 次，每次 1 分钟。

(8) 在显影液中显影 5~20 分钟（用前即刻加等量显影液 A 入显影液 B，剧烈搅拌至澄清，以切片变成淡棕色为宜）。

(9) 1% 醋酸洗 3 次，每次 1 分钟。

(10) 0.5% 氯化金溶液数秒 ~ 数分钟。

(11) 用自来水、蒸馏水依次冲洗。

(12) 入 1% 硫代硫酸钠 1 分钟。

(13) 自来水冲洗 5~10 分钟，蒸馏水冲洗。

(14) 梯度乙醇脱水，二甲苯透明，封片。

3. 染色结果　神经原纤维缠结、胶质细胞纤维缠结呈褐色。

### （四）Campbell-Switzer 染色法

1. 染液配制

(1) 1% 硝酸银溶液：硝酸银 1g、蒸馏水 100ml 混匀，备用。

(2) 1% 碳酸钾溶液：碳酸钾 1g、蒸馏水 100ml 混匀，备用。

(3) 银 - 吡啶 - 碳酸盐溶液（SPC）：1% 硝酸银溶液 120ml、吡啶 34ml、1% 碳酸钾溶液 90ml 混匀，备用。

(4) 2% 氢氧化铵溶液：浓氨水（29%）2ml、蒸馏水 98ml 混匀，备用。

(5)1% 柠檬酸溶液:柠檬酸 1g、蒸馏水 100ml 混匀,备用。
(6)醋酸(pH4.99)缓冲储备液:1mol/L 醋酸 60ml、1mol/L 醋酸钠 140ml 混匀,备用。
(7)醋酸(pH4.99)缓冲工作液:醋酸(pH4.99)缓冲储备液 12ml、蒸馏水 238ml 混匀,备用。
(8)0.5% 硫代硫酸钠溶液:硫代硫酸钠 2g、蒸馏水 400ml 混匀,备用。
(9)物理显影液 A:碳酸钠 25g、蒸馏水 500ml 混匀,备用。
(10)物理显影液 B:硝酸铵 1g、硝酸银 1g、硅钨酸 5g、蒸馏水 500ml 混匀,备用。
(11)物理显影液 C:硝酸铵 0.5g、硝酸银 0.5g、硅钨酸 2.5g、37% 甲醛 1.75ml、蒸馏水 250ml 混匀,备用。
(12)物理显影液 ABC:物理显影液 A 100ml、物理显影液 B 80ml、物理显影液 C 20ml,染色时临时配制。

2. 染色步骤

(1)石蜡切片 6~8μm,脱蜡至水,然后放入双蒸水洗 3 次,每次 10 分钟。
(2)准备 SPC 溶液,搅拌至所需条件,准备其他溶液。
(3)切片入 2% 氨水溶液,并搅拌 5 分钟。
(4)双蒸水洗 2 次,每次 1 分钟。
(5)切片入 SPV 溶液,并盖好盖,轻轻搅拌 40 分钟。
(6)切片入 1% 柠檬酸溶液 3 分钟。
(7)切片入醋酸(pH4.99)缓冲工作液,直到准备好显影液。
(8)新配显影液 ABC。
(9)在光亮下切片入物理显影液 ABC 中,显影时间视显色效果而定。
(10)快速入醋酸(pH4.99)缓冲工作液终止显影。
(11)放入新配的醋酸(pH4.99)缓冲工作液。
(12)放入另一新配的醋酸(pH4.99)缓冲工作液。
(13)切片入双蒸水 30 秒。
(14)切片入 0.5% 硫代硫酸钠溶液 45 秒。
(15)切片入新双蒸水洗 3 次,每次 2 分钟。
(16)封片。

3. 染色结果　老年斑及神经原纤维缠结呈黑色。

### (五) thioflavin-S 染色法

1. 染液配制

1%thioflavin-S(硫磺素 S):thioflavin-S 1g、蒸馏水 100ml。
注意:thioflavin-S 需避光,染色液应避光保存在 4℃环境中。

2. 染色步骤

(1)石蜡切片 6~8μm,脱蜡至水。
(2)切片入 1%thioflavin-S 孵育 8 分钟(此过程尽量避光,在 4℃环境进行)。
(3)80% 乙醇洗 2 次,每次 3 分钟。
(4)95% 乙醇洗 3 分钟。
(5)蒸馏水洗 3 次。
(6)切片放于暗处过夜。
(7)次日浸二甲苯,树脂封片。
注意:尽量在染色后几日至几周内观察,切片保存于 4℃,时间过久易褪色。

3. 染色结果　神经炎斑和血管壁上的淀粉样物质在荧光显微镜下呈强黄白色荧光。

## 三、免疫组织化学染色技术

神经退行性疾病病理检查中，根据所需观察细胞或神经组织中的目标抗原蛋白种类以及分子构象的不同，可选择国际上常用抗体生产厂家（生物试剂公司）的目标抗体如 AT8、α-synuclein、Aβ 及 p-TDP-43 等。然后，依据选择的目标抗体（一抗），按产品说明分别选择相应的免疫组化染色方法。下述三种方法是目前石蜡切片较常用的免疫组化染色方法，但不同的实验室，不同的技术人员，可能有自己染色的习惯，比如有的常用 ABC 法；有的常用 DAB 显色法（棕黄色）。此处介绍的方法均采用 DAB 显色法。

### （一）EnVison 法

1. 染色步骤

（1）石蜡切片脱蜡至水。冰冻切片固定后蒸馏水洗。

（2）必要时进行抗原修复，修复后蒸馏水洗。

（3）切片入 3% $H_2O_2$ 水溶液 10 分钟，磷酸缓冲盐溶液（PBS）洗 5 分钟。

（4）滴加一抗工作液，37℃孵育 30~60 分钟；或 4℃孵育过夜（约 16 小时）。

（5）PBS 洗 3 次，每次 5 分钟。

（6）滴加 EnVision/HRP/ 鼠 / 兔二抗，37℃孵育 10~30 分钟。

（7）PBS 洗 3 次，每次 5 分钟。

（8）DAB-$H_2O_2$ 显色 1~5 分钟，蒸馏水洗终止显色。

（9）Mayer 苏木精染液复染细胞核 3~5 分钟，蒸馏水洗 5~10 分钟。

（10）常规脱水透明，中性树胶封片。

2. 染色结果说明 细胞或组织存在目标抗原，则染色可显示细胞质或细胞核棕黄色阳性结构，或神经毡各种棕黄色结构。一般免疫组化染色时需同时有阳性对照片，有时也可加阴性抗体染色。

### （二）LSAB（SP）法

1. 染色步骤

（1）石蜡切片脱蜡至水。冰冻切片固定后蒸馏水洗。

（2）必要时进行抗原修复，修复后蒸馏水洗。

（3）切片入 3% $H_2O_2$ 水溶液 10 分钟，PBS 洗 5 分钟。

（4）正常血清封闭后直接滴加一抗工作液，37℃孵育 30~60 分钟；或 4℃孵育过夜（约 16 小时）。

（5）PBS 洗 3 次，每次 5 分钟。

（6）滴加鼠 / 兔 / 羊二抗，37℃孵育 20~30 分钟。

（7）PBS 洗 3 次，每次 5 分钟。

（8）滴加链霉抗生物素蛋白（SP）/HRP 三抗，37℃孵育 20~30 分钟。

（9）PBS 洗 3 次，每次 5 分钟。

（10）DAB-$H_2O_2$ 显色 1~5 分钟，蒸馏水洗终止显色。

（11）Mayer 苏木精染液复染细胞核 3~5 分钟，蒸馏水洗 5~10 分钟。

（12）常规脱水透明，中性树胶封片。

2. 染色结果 细胞或组织存在目标抗原，则染色可显示细胞质或细胞核棕黄色阳性结构，或神经毡各种棕黄色结构。一般免疫组化染色时需同时有阳性对照片，有时也可加阴性抗体染色。

### （三）EPOS（增强聚合物一步法）法

1. 染色步骤

（1）石蜡切片脱蜡至水。冰冻切片固定后蒸馏水洗。

(2)必要时进行抗原修复,修复后蒸馏水洗。

(3)切片入3% $H_2O_2$ 水溶液10分钟,PBS洗5分钟。

(4)滴加一抗工作液,37℃孵育45分钟。

(5)PBS洗3次,每次5分钟。

(6)DAB-$H_2O_2$ 显色1~5分钟,蒸馏水洗终止显色。

(7)Mayer苏木精染液复染细胞核3~5分钟,蒸馏水洗5~10分钟。

(8)常规脱水透明,中性树胶封片。

2. 染色结果 细胞或组织存在目标抗原,则染色可显示细胞质或细胞核棕黄色阳性结构,或神经毡各种棕黄色结构。一般免疫组化染色时需同时有阳性对照片,有时也可加阴性抗体染色。

## 四、免疫荧光组织化学技术

免疫荧光组织化学染色法在神经退行性疾病的病理研究中应用广泛。但常规的病理诊断中应用不多。通常有两种方法。

### (一) 直接法

通常为冰冻切片组织,切片厚度4~5μm。

1. 染色步骤

(1)冷冻切片经冷丙酮固定后蒸馏水洗,然后PBS洗。

(2)滴加荧光标记一抗工作液,37℃孵育45分钟。

(3)PBS洗3次,每次5分钟。

(4)晾干或甩去PBS,用缓冲甘油封片。

2. 染色结果 在荧光显微镜下观察细胞或组织存在目标抗原则阳性结果荧光呈明暗不一的亮黄绿色(FITC标记抗体)或橙红色(TRITC标记抗体)。

### (二) 间接法

冰冻切片或石蜡切片均可。

1. 染色步骤

(1)石蜡切片脱蜡至水。冷冻切片固定后蒸馏水洗。

(2)必要时石蜡切片进行抗原修复,修复后蒸馏水洗。

(3)必要时用正常血清封闭切片10分钟,甩去血清,不洗。

(4)滴加一抗工作液,37℃孵育30~60分钟。

(5)PBS洗3次,每次5分钟。

(6)滴加荧光素标记二抗,37℃孵育30分钟。

(7)PBS洗3次,每次5分钟。

(8)晾干或甩去PBS,用缓冲甘油封片。

2. 染色结果 在荧光显微镜下观察细胞或组织存在目标抗原则阳性结果,荧光呈明暗不一的亮黄绿色(FITC标记抗体)或橙红色(TRITC标记抗体)。

## 五、蛋白质印迹技术

### (一) 所需仪器及设备

匀浆器,离心机,DY-38型稳压稳流定时电泳仪,垂直型平板电泳槽,玻璃板,电转移装置,转移电源,微量移液器,硝酸纤维素膜。

（二）所需试剂

目的蛋白一抗，Western blotting 试剂盒，蛋白质分子质量标准剂。

（三）操作步骤

1. 细胞裂解物的制备　蛋白质位于细胞质、细胞核或细胞膜，故需裂解细胞以释放细胞内容物。根据目标蛋白主要定位、特性及分析目的（定性及半定量或单纯定性）选择不同的细胞裂解方法，常用 SDS-PAGE（十二烷基硫酸钠 - 聚丙烯酰胺凝胶电泳）样品缓冲液裂解法、非离子去垢剂缓冲液裂解法（NP-40、Trion X-100）、低渗缓冲液裂解法等。为确保细胞裂解物完全释放，加入裂解液后可在显微镜下观察细胞裂解状态。在组织和细胞裂解过程中，可在裂解缓冲液中加入蛋白酶抑制剂、胃蛋白酶抑制剂或胰蛋白酶抑制剂等，并保持低温操作，从而避免或减少蛋白质降解。

2. 细胞裂解物的蛋白定量　取 15μl 上清液，利用上一步裂解液相容蛋白质定量试剂盒测定蛋白含量。如浓度过高，可按比例稀释，读出蛋白质浓度后再折算回原样品浓度。

3. 细胞裂解物的 SDS-PAGE　制备 SDS-PAGE 不连续平板胶。取出相当于 10μg 蛋白的细胞裂解上清液（体积应在 40μl 以内），加入 1/4 体积的 SDS-PAGE 样品缓冲液，95℃加热 3min，离心使蒸发到管壁的水分沉到管底。取出 25μl 加到电泳胶的样品槽内，同时在其他样品槽内加入高分子量蛋白质分子标准品混合液。在 100V 电压下电泳，直至指示剂前沿到达胶的底部。

4. 蛋白质的转移　蛋白质转移方法有多种，基本原理相同。可依据装置设计，实验室习惯，选用蛋白质转移膜如硝酸纤维素膜、尼龙膜、PVDF 膜（聚偏二氟乙烯）。在电泳接近完成时，提前配制好转移缓冲液。蛋白质电泳完成后，将胶板取出，在转移液中洗涤 10min，再依次装好胶板和转移膜。转移膜和胶板不能有气泡。转移有蛋白质的转移膜可以在塑料袋内存于 4℃，在此条件下可保存 1~3 年。

5. 目的蛋白的检测　转移完成后，目的蛋白的检测依赖于高特异性的抗目的蛋白抗体。目前，第二抗体多采用较为敏感的底物显色、底物化学发光和荧光底物来显示目的蛋白的有无和所在位置。其中，底物电化学发光法（electrochemiluminescence，ECL）较为常用。用 ECL 法检测目的蛋白的信号效果主要取决于目的蛋白在细胞中的丰度以及应用抗体抗目的蛋白的特异性、亲和力和效价。用 ECL 法检测细胞裂解物中目的蛋白的主要步骤包括：封闭（blocking）膜的非特异结合位点，目的蛋白与特异性抗体（primary antibody）结合，特异抗体与抗抗体（second antibody）结合，底物电化学发光和显影。

（四）注意事项

1. 蛋白印迹技术测定的不是目的蛋白绝对含量，只是其相对含量。由于信号强弱受多种因素影响，所以一般仅作为半定量指标。

2. 比较一种目的蛋白在不同细胞或者同一细胞不同条件下的相对含量时，各样品的总蛋白量必须相同，只有这样所获结果才具有可比性。故在蛋白转移完成后，用可逆染色剂如丽春红 S 染色，确认转移是否完全以及不同样品间的蛋白质含量是否平衡。

3. 选用合适的 SDS-PAGE 胶浓度，使目的蛋白可以得到较好的分辨。大分子量蛋白的转移效率有限，小分子量蛋白容易穿透转移膜而丢失，因此小分子量蛋白转移应选小孔径的转移膜。

4. 开始电泳和转移前，一定要确认电极的正负极接头是否正确，以免损失样品。

5. 在免疫检测中，要注意充分封闭非特异性结合位点，封闭液除了 1.5% 明胶外，还可以采用脱脂奶粉或牛血清白蛋白。

6. 抗体反应在封口塑料袋内进行，一定要驱除带内所有气泡，否则会导致抗体结合不均匀，影响结果的准确性。

7. 在整个操作过程中，转移膜要始终在液体中，不能干燥。操作要轻柔，接触胶和膜时要戴手套，不要在转移膜上造成刮痕。

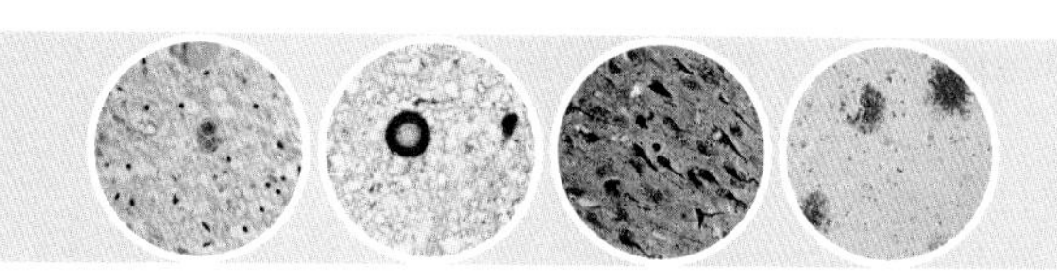

# 附录二　朊病毒病神经组织的病理学检测方法

## 一、常规病理检测方法

1. 中枢神经组织的分区采集

(1) 去除硬脑膜，称重。

(2) 中枢神经组织经甲醛固定，最佳固定时间为 10~21 天。

(3) 脑：常规途径及方法切脑、分区取材，分别记录、标记。

(4) 脊髓：切开脊髓硬膜，分别记录、标记颈、胸、腰部脊髓组织块，然后采集脊神经根节。

(5) 标本感染性的清除：在进一步检测之前，所有的固定组织应在 96% 以上浓度的甲酸溶液中浸泡至少 1 小时。需要注意的是，由于变性剂相互作用可产生化学反应，任何事先经过酚处理的组织都不能再进行 96% 以上浓度的甲酸溶液处理，故这些组织仍具有感染性。

2. 去除感染的组织常规包埋、脱水、沁蜡。

3. 制片

(1) 组织标本蜡块的修块、切片、制片按常规病理学方法进行。

(2) 如组织蜡块未经 96% 以上浓度的甲酸溶液处理，操作人员应戴金属网状手套防护以防利器损伤导致医源性感染。

(3) 用于常规病理检测和免疫组织化学检测的脑组织片厚度为 5μm。

(4) 废弃组织、蜡块、碎片等收集后 134℃高压灭菌 1 小时或焚烧。

4. HE 染色　按常规病理学方法进行。

## 二、脑组织 $PrP^{Sc}$ 的免疫组织化学检测方法

### (一) 原理

$PrP^{Sc}$ 可抵抗变性剂、蛋白酶的水解作用，组织切片经高压水解、变性剂或蛋白酶处理破坏 $PrP^{C}$ 后，以朊粒蛋白特异性抗体进行免疫组织化学染色，光学显微镜下观测 $PrP^{Sc}$ 蛋白的沉积。

### (二) 实验步骤

1. 组织切片置于 56℃烘烤 24 小时，常规脱蜡至水。
2. 取出后浸入水中 5 分钟，饱和苦味酸浸泡 15 分钟，除去甲醛色素。
3. 水洗 3 次，每次 5 分钟，除去苦味酸。
4. 3% $H_2O_2$/ 甲醇溶液封闭 15~20 分钟(阻断内源性过氧化物酶)。
5. 水洗 3 次，每次 5 分钟。

6. 高压水解(121℃,双蒸水)10min,或微波炉(高功率,双蒸水)3 次,每次 5min。

7. 取出后室温冷却。

8. 在含量不小于 96% 的甲酸中浸泡 5~10 分钟(石蜡包埋前未作甲酸处理的标本)。

9. 水洗 3 次(缓慢水滴洗)。

10. 4mol/L 异硫氰酸胍浸泡 2 小时(4℃ )。

11. 充分水洗。

12. 血清封闭:1∶100 稀释的正常羊血清 /PBS 封闭 20 分钟。

13. 弃封闭液,加一抗孵育过夜,用 1∶100 正常羊血清 /PBS 稀释朊粒蛋白特异性单克隆抗体(如 3F4),稀释度为 1∶500~1∶1 000。

14. PBS 洗 3 次,每次 5 分钟。

15. 加二抗孵育 30 分钟,用 1∶100 正常羊血清 /PBS 稀释,辣根过氧化物酶(HRP)标记的抗兔抗体 1∶200 稀释用于多克隆抗体检测,HRP 标记的抗小鼠抗体 1∶200 稀释,用于单克隆抗体检测。

16. PBS 洗 3 次,每次 5 分钟。

17. 3,3′- 二氨基联苯胺(DAB)显色后,充分水洗。

18. 苏木素(轻微)复染。

19. 常规脱水、透明、封片。

# 登录中华临床影像库步骤

## 公众号登录 >>

扫描二维码
关注“临床影像库”公众号

点击“影像库”菜单
进入中华临床影像库首页

临床影像库

中华临床影像库内容涵盖国内近百家大型三甲医院临床影像诊断中所能见...

7位朋友关注

关注公众号

影像库

## 网站登录 >>

输入网址 medbooks.ipmph.com/yx
进入中华临床影像库首页

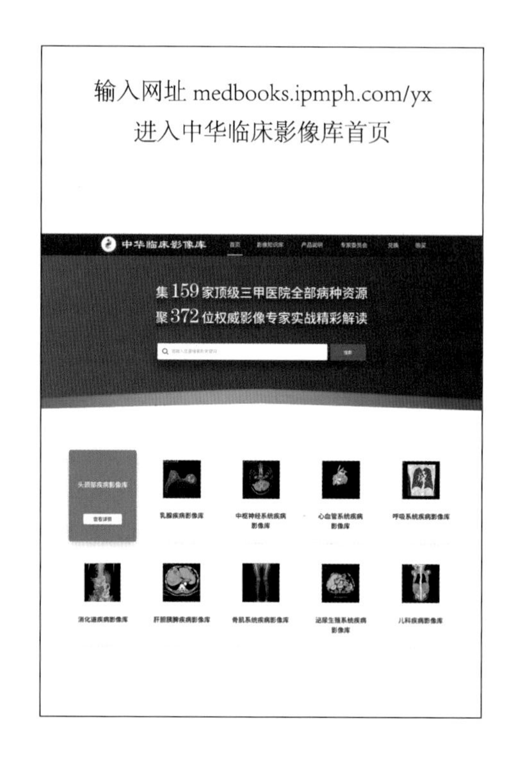


进入中华临床影像库首页

注册或登录

PC端点击首页“兑换”按钮
移动端在首页菜单中选择“兑换”按钮

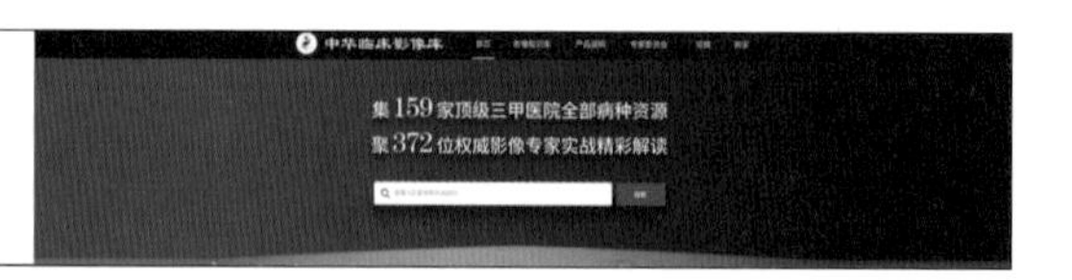


输入兑换码，点击“激活”按钮
开通中华临床影像库的使用权限

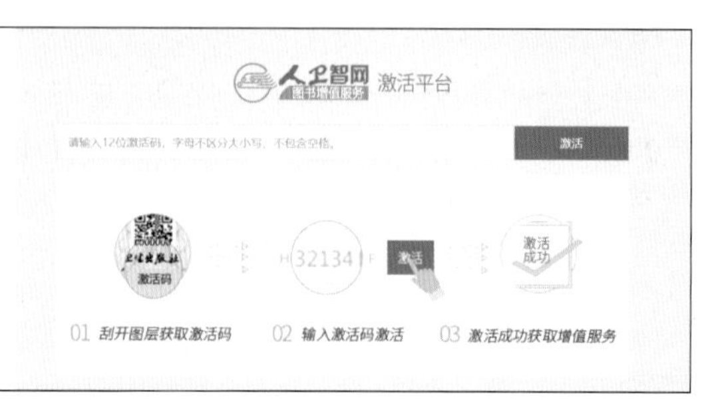